19.IV.78
Gozzi J.
Rembrandtstr. 2
67 Lu

German Weiß
Laboruntersuchungen nach Symptomen und Krankheiten

German Weiß

Labor-untersuchungen nach Symptomen und Krankheiten

Mit differentialdiagnostischen Tabellen

Unter Mitarbeit von
G. Scheurer, N. Schneemann
J.-D. Summa, K.H. Welsch, U. Wertz

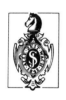

Springer-Verlag
Berlin Heidelberg New York 1978

Dr. med. German Weiß
Facharzt für innere Krankheiten
Schießgrabenstraße 4
D-8900 Augsburg

ISBN 3-540-08567-X Springer-Verlag Berlin Heidelberg New York
ISBN 0-387-08567-X Springer-Verlag New York Heidelberg Berlin

Library of Congress Cataloging in Publication Data. Weiß, German, 1935 – Laboruntersuchungen nach Symptomen und Krankheiten. Bibliography: p. Includes index. 1. Diagnosis, Laboratory. I. Title.   RB37.W44   616.07'56   77-17917

Das Werk ist urheberrechtlich geschützt. Die dadurch begründeten Rechte, insbesondere die der Übersetzung, des Nachdruckes, der Funksendung, der Wiedergabe auf photomechanischem oder ähnlichem Wege und der Speicherung in Datenverarbeitungsanlagen bleiben, auch bei nur auszugsweiser Verwertung, vorbehalten. Bei Vervielfältigungen für gewerbliche Zwecke ist gemäß § 54 UrhG eine Vergütung an den Verlag zu zahlen, deren Höhe mit dem Verlag zu vereinbaren ist.

© Springer-Verlag Berlin Heidelberg 1978

Printed in Germany

Die Wiedergabe von Gebrauchsnamen, Handelsnamen, Warenbezeichnungen usw. in diesem Werk berechtigt auch ohne besondere Kennzeichen nicht zu der Annahme, daß solche Namen im Sinne der Warenzeichen- und Markenschutz-Gesetzgebung als frei zu betrachten wären und daher von jedermann benutzt werden dürfen.

Satz: Gruber + Hueber, Regensburg
Druck: aprinta, Wemding. Bindung: G. Appl, Wemding
2127/3321-543210

Inhalt

Vorwort VII

Abkürzungen IX

Zeichen und Symbole XII

Laboruntersuchungen (alphabetisch geordnet) 1

Einheiten, Meßgrößen und neue Normalwerte in
SI-Einheiten sowie Umrechnungsfaktoren 839

Anhang 852

Literaturverzeichnis 855

Bezugsquellennachweis 861

Vorwort

Wie schon mein Buch „Diagnostische Bewertung von Laborbefunden" so ist auch dieses aus der Praxis heraus für die Praxis entstanden. Die in der täglichen Laborarbeit auftretenden Fragestellungen sollen rasch beantwortet werden können. Zwar gibt es Lehrbücher und andere Fachliteratur, die zum ersten Lernen und zur Erweiterung der Kenntnisse hervorragend geeignet sind; in der täglichen Arbeit geben sie jedoch nicht rasch und ausführlich genug Auskunft, insbesondere wenn es um die Frage geht, welche Untersuchungsmethode gewählt werden sollte.

Von den Symptomen ausgehend, sollten zunächst nur Untersuchungsprogramme erarbeitet werden, die die Differentialdiagnose wirksam unterstützen können. Da jedoch in der täglichen Praxis immer wieder Fragen nach bestimmten Krankheitsbildern auftreten, mußten nicht nur Symptome, sondern auch die wichtigsten Krankheiten aufgenommen werden. Zur leichteren Auffindbarkeit sind daher die Symptome alphabetisch neben den Krankheiten aufgeführt.

Da das Buch auf Teilfragen aus dem Gesamtgebiet der Medizin Antwort gibt, bezieht sich auch die Darstellung vorwiegend auf solche Teilbereiche. Dadurch ist das Buch umfangreicher geworden als zunächst vorgesehen. Denn es ist zum Beispiel schwierig, beim Thema „Ulcus ventriculi" nur begleitende und im Verhältnis zur Hauptdiagnostik verhältnismäßig unwichtige Laborbefunde allein darzustellen; vielmehr ist es erforderlich, bei bestimmten Krankheitsbildern auch auf andere technische Untersuchungen hinzuweisen.

Neben Röntgendiagnostik, EKG und anderen Funktionsprüfungen, die immer nur stichwortartig angedeutet werden, bleibt jedoch die Labordiagnostik Hauptthema. Ein wesentliches Anliegen ist mir dabei, Untersuchungsmöglichkeiten aufzuführen, die für die Differentialdiagnostik von Bedeutung sind, und bei denen pathologische Werte zu erwarten sind, die Beweise oder mindestens konkrete Hinweise in Bezug auf das Krankheitsbild bieten.

Obwohl vorausgesetzt wird, daß den Ärzten die Symptome von Krankheitsbildern bekannt sind, werden bei den entsprechenden Kapiteln die Leitsymptome kurz aufgezählt. Dadurch wird auch medizinisch Teilausgebildeten, wie Krankenschwestern, technischen Assistenten und Arzthelferinnen das Verständnis erleichtert.

Ich erwarte auch, daß in der Zukunft Werke dieser Art klärend und aufklärend wirken werden hinsichtlich der Bestrebungen von Krankenkassen und Kassenärztlichen Vereinigungen, die Kosten zu senken. Außerdem hoffe ich, daß sich bald die Auffassung durchsetzt, die Differentialdiagnose nicht nur auf subjektive Eindrücke, sondern auf beweisende Befund aus Laboruntersuchungen zu stützen.

Es kommt mir mit diesem Buch nicht nur darauf an, die tägliche praktische Arbeit des Arztes zu erleichtern, sondern auch darauf, das Gesundheitswesen zu optimieren; denn wichtige Untersuchungen bei bestimmten Fragestellungen müssen so rasch wie möglich durchgeführt werden, damit sich die Zahl von Fehldiagnosen oder verzögerten Diagnosestellungen reduziert. Ich bin mir darüber klar, daß die vorliegende Arbeit in diesem Sinne nur ein kleines Steinchen im Mosaik unserer Gesundheitspolitik sein kann.

Ich nehme an, daß ich auch zu diesem Buch eine Fülle positiver Zuschriften und Anregungen erhalten werde. Ich bitte darum, auch negative Kritik und Verbesserungsvorschläge in stärkerem Maße an mich heranzutragen als das bei meinem früheren Werk „Diagnostische Bewertung von Laborbefunden" der Fall war.

Ich bin mir sicher, daß es noch viel zu verbessern und zu erweitern gibt, nicht zuletzt, weil sich alle diagnostischen Methoden langfristig ändern, verbessern und verfeinern lassen. In diesem Sinne sind auch Fachleute aufgerufen, bei Darstellungen, die sie für nicht ganz befriedigend halten, Kritik zu äußern und die Bereitschaft zu einer möglichen Mitwirkung bei einer späteren Auflage zu zeigen.

Zum Abschluß möchte ich mich bei den Mitarbeitern, die zum Gelingen des Buches beigetragen haben, bedanken; insbesondere bei Fräulein Christine Appaly, Frau Ingrid Streit, Frau Lieselotte Tabor, Frau Marietta Wagner; vor allem aber auch bei den Kollegen, die freundlicherweise bereit waren, die Bearbeitung einiger Kapitel zu übernehmen.

Weiterhin bedanke ich mich bei den Mitarbeitern der Verlage J.F. Lehmann, J. F. Bergmann und des Springer-Verlages, die immer Verständnis zeigten, wenn sich durch praxisbedingte Probleme und Prioritäten die Fertigstellung des Buches verzögerte.

German Weiß

Abkürzungen

Alb.	Albumine
α_1Glob.	α_1-Globuline
α_2Glob.	α_2-Globuline
alk.	alkalisch
Alk. Phos.	Alkalische Phosphatase
BB	Blutbild
βGlob.	β-Globuline
BKS (= BSG)	Blutkörperchensenkung
Bili	Bilirubin
BSP	Bromsulphalein
BZ	Blutzucker
C	Celsius
Ca	Calcium
CHE (ChE)	Cholinesterase
Chol.	Cholesterin
chron.	chronisch
Cl	Chlorid
CO_2	Kohlendioxyd
CRP	C-reaktives Protein
CTG	Computertomogramm
Cu	Kupfer
dir.	direkt
E	Eiweiß
EEG	Elektroencephalogramm
EKG	Elektrokardiogramm
Elphor	Elektrophorese
Ery	Erythrozyten
Fe	Eisen
F. I.	Färbeindex
γ-GT	Gamma-Glutamyl-Transpeptidase
γGlob.	γ-Globuline
GE	Gesamteiweiß
GLDH	Glutaminsäuredehydrogenase
Glob.	Globuline

X Abkürzungen

GOT (= SGOT)	Glutamat-Oxalazetat-Transaminase
GPT (= SGPT)	Glutamat-Pyruvat-Transaminase
h	Stunde(n)
Hb	Hämoglobin
Hb/E	Hämoglobin pro Erythrozyt
HBDH	α-Hydroxybutyrat-Dehydrogenase
HCG	Human-Chorion-Gonadotropin
HCO_3	Bicarbonat (Blutgasanalysenergebnis)
Hkt	Hämatokrit (Anteil der zellulären Bestandteile im Blut, v. a. Erythrozyten)
HPL	Humanes Prolactin
ICDH	Isocitratdehydrogenase
IE	Internationale Einheit
indir.	indirekt
IGA	Immunglobulin A
IGE	Immunglobulin E
IGG	Immunglobulin G
IGM	Immunglobulin M
IU	International Unit (= IE)
K	Kalium
KBR	Komplementbindungsreaktion
LDH	Laktatdehydrogenase
LE	Lupus erythematodes
Leuko	Leukozyten
Mg	Magnesium
Min (= min)	Minute
mval/l	Milliäquivalent pro Liter
Na	Natrium
NR	Nebenreaktion(en)
NNR	Nebennierenrinde
P	anorganischer Phosphor (entspr. d. Phosphat)

PAT	Plättchen-Aggregations-Test
PBJ	Proteingebundenes Jod
PCP	(= progressiv chronische Polyarthritis = Rheumatoide arthritis = Rheumatoide Arthritis)
pCO_2	CO_2-Partialdruck bei Blutgasanalyse
PTT	Partielle Thromboplastinzeit
pH	negativer dekadischer Logarithmus der Wasserstoffionenkonzentration
Phos.	Phosphatase
pO_2	Sauerstoffpartialdruck bei Blutgasanalyse
PO_4	Phosphat
RES	Retikuloendotheliales System
Rest-N	Reststickstoff
RF	Rheumafaktor
Rheo	Rheogramm
RR	Blutdruck (Riva-Rocci)
Sec (= Sek)	Sekunde
Sono	Sonogramm
Std (= h)	Stunde
TPHA	Treponema-pallida-Haemagglutinationstest
v.a.	vor allem
vgl.	vergleiche
Vol.	Volumen
Vol.-%	Volumenprozent
WAR	Wassermann'sche Reaktion
z.B.	zum Beispiel
z.T.	zum Teil

Zeichen und Symbole

< Weniger als

> Mehr als

↑ Erhöhte Werte

↗ Leicht erhöhte Werte

→ Normale Werte

↘ Leicht erniedrigte Werte

↓ Erniedrigte Werte

↑↳ Die Befunde können normal oder erhöht sein

⇄ Die Ergebnisse schwanken zwischen leicht erhöhten und leicht erniedrigten Werten

⊿ Normale oder leicht erhöhte Werte

↑↑ Stark erhöhte Werte

↑↑↑ Extrem erhöhte Werte

⇅↳ Die Befunde können zwischen starken Erhöhungen und normalen Werten schwanken

↑↳ Meist normale, selten erhöhte Werte

↑↳ Meist liegen erhöhte Werte vor, es können aber auch normale Befunde vorkommen

⊿: Normale oder hochnormale Werte (d. h. im oberen Grenzbereich der Norm)

⊾: Normale oder niedernormale Werte (d. h. im unteren Grenzbereich der Norm)

⇝ Schwankende, unsichere oder nicht festlegbare Werte

♂ Symbol für das männliche Geschlecht allgemein, im Text zur besseren Hervorhebung auch für „Männer" gesetzt

♀ Symbol für das weibliche Geschlecht allgemein, im Text zur besseren Hervorhebung auch für „Frauen" gesetzt

α alpha

β beta

γ gamma

μ my

↗ ansteigende Werte

− Nach Seitenverweis im Text (z.B. S. 91−) bedeutet Seite 91 und folgende

Abderhalden-Fanconi-Syndrom
(Zystinspeicherkrankheit)

Maligne Störung des Aminosäurestoffwechsels mit Zystinspeicherung, Zwergwuchs, Rachitis, chronischer Obstipation.

$P \downarrow$, *Phosphatausscheidung im Harn* $\uparrow$ (Phosphaturie nicht immer vorhanden).
Phosphatkristalle im *Harnsediment.*
$Ca \searrow$, *Alk. Phos.* $\measuredangle$, $K \downarrow$, $GE \uparrow$, leichte Proteinurie (E *(Harn)* (+))
Alkalireserve $\downarrow$.

Abdominal-Schmerz
s. unter Akutes Abdomen S. 19

A-Beta-Lipoprotein-Syndrom
(Bassen-Kornzweig-Syndrom)

Steatorrhoe, rezessiv erblich,
Betalipoproteide $\downarrow\downarrow$, *Chol.* $\downarrow$, *Phosphatide* $\downarrow$, *Bili* $\downarrow$, Akanthozytose.

Abort

Schwangerschaftstest wird negativ.
HCG-Titer fällt ab, etwa 8 Tage lang bewegen sich die HCG-Titer zwischen 10 000 und 2 000 IE/l, so daß die meisten qualitativen Schwangerschaftstests positiv bleiben. Wenn die Pregnandiolausscheidung im Harn unter 5 mg/24 Std. sinkt, ist der Abort unvermeidlich.
Oestriol (RIA) und *HPL* (RIA) fällt ab.

Weitere Hinweissymptome sind:
Abfall des *PBI*,
Abfall des *Serum-Gonadotropinspiegels*.

Bei **artefiziellem Abort** evtl.:
akutes Entzündungsbild
Zeichen einer Hämolyse, auch *Bili* $\uparrow$, (Clostridium perfringens-Sepsis, Chinin-Vergiftung etc.),
Zeichen einer Niereninsuffizienz, v.a. *Harnstoff* $\uparrow$

Abort, Zustand nach

Anstieg der fibrinolytischen Aktivität im Plasma.

Abort, drohender (Abortus imminens)

HPL fällt unter Normbereich, der vom Alter der Schwangerschaft abhängt.
Plötzlicher Abfall der vorher erhöhten *Alk. Phos.*,
Oestriol fällt ab.

Abortus incompletus

Der *HCG-Test* bleibt solange positiv, wie aktives Plazentagewebe vorhanden ist.

Abortus Bang

s. unter Bangsche Krankheit   S. 88

Abszeß

Zeichen der akuten Entzündung (s. d.),
evtl. auch der chronischen Entzündung (s. d.).

s. auch unter Hirnabszeß   S. 363

Abszeß, chronisch rezidivierender

Weißes Blutbild,
Blutzucker, Harnzucker und *Azeton.* Wenn letztere normal,
evtl. *Glukosebelastungsprobe* (v. a. bei Familienanamnese),
Serumelektrophorese (Antikörpermangelsyndrom?),
Punktion mit *Eiter*aspiration für *Kultur* und *Antibiogramm,*
Fe ($\downarrow$ bedingt Resistenzminderung).

s. unter Antikörpermangelsyndrom   S. 66

Achillessehnen-Ruptur

Serum-Harnsäure kontrollieren!

Nicht selten besteht Harnsäurediathese.

Acholinesterasämie, idiopathische
ChE ↓.

Achor-Smith-Syndrom
(Mangelernährungs-Syndrom)

Muskeldegeneration bei Unterernährung.
Ca ↓, K ↓, Cl ↓, *Alkalose, Albumine* ↓
EKG: QT-Zeit verlängert, ST-Senkung,
Proteinurie.

Achylie
s. *Magensaftuntersuchung,* fraktionierte nach Lambling.

Indirekte Hinweissymptome sind:
Ca ↓, Fe ↓, Ery ↓, Hb ↓, Fl ↓,
Schillingtest ↓ (gestörte Resorption).

Nach Magenresektion evtl. gestörte Resorption durch S t u r z e n t -
l e e r u n g. Beweis: *Eisenresorptionstest* mit 6 Ferrlecit Drg. *im Stehen,*
3 Std. nach Einnahme geringer Eisenanstieg,
im Liegen (Kontrolluntersuchung) 3 Std. nach Einnahme starker
Eisenanstieg.

Heute üblicher sind: *Magenschleimhautbiopsie, Gastroskopie.*

Acrocyanosis haematopathica
(chronische Kälteagglutininkrankheit)

Aldehydprobe ++,
Bili ↑,
Retikulozyten ↑ (ca. 40 ‰),
BKS in Kälte (Kühlschrank, in der kalten Jahreszeit vor dem
Fenster) schneller als bei normaler Temperatur oder bei 37° (sonst
umgekehrt!),
Ery-Resistenzbestimmung bei 38° C normal.

ACTH-Syndrom, ektopisches

Leitsymptome:
Oligo- oder sekundäre Amenorrhoe, dysfunktionelle Blutungen, plötzlich auftretende Virilisierung, evtl. auch Cushing-Zeichen, ausgelöst z. B. durch Bronchialkarzinom (= Schwartz-Bartter-Syndrom), Mediastinal-, Pankreas- oder Ovarialkarzinom.

Labor:
  17 KS ↑,
  17 OHCS ↝ - ↗.

Addison-Krise

s. auch unter Addison-Syndrom S. 5

(Akute Nebennierenrindeninsuffizienz)

Leitsymptome:
RR ↓↓, Adynamie, Exsikkose, Oligurie, Bewußtseinstrübung, evtl. sogar Bewußtlosigkeit.
Häufig kolikartige Abdominalsymptome, auch Abwehrspannung mit Zeichen des akuten Bauchs, auch Durchfälle oder Erbrechen, evtl. Wadenkrämpfe.
Hautpigmentierungen (bronzefarben – graubraun), immer auch an der Mund-Wangenschleimhaut. Die Hautpigmentierungen finden sich nur, wenn die Krise bei einem schon länger bestehenden Addison-Syndrom auftritt.

Laborbefunde:
  Na ↓, Cl ↓, K ↑,
  Blutvolumen ↓,
  Erythrozytenvolumen ↓↗,
  Hämatokrit ↑,
  24 Std.-Harn ↓ (Oligurie), niedriges *spezifisches Gewicht*,
  17-Ketosteroide ↓, kein Anstieg der Werte nach ACTH-Injektion.

Addison-Krise
s. unter Bewußtseinsstörungen, Differentialdiagnostik   S. 100

Addison-Syndrom

Leitsymptome:
Adynamie, RR ↓, bronzefarbene Hautpigmentierungen, auch an der Wangenschleimhaut.

Laborbefunde:
Wie bei Addison-Krise (s. d.), jedoch nicht so ausgeprägt!
Begleitbefund: *BKS* ↑↑ möglich (Ätiologie unklar).

Adenokarzinom des Ileums

Alk. Phos. ↑ (evtl. *Ca* ↓, *P* ↓).
Röntgen!
Stuhl auf *Blut* evtl. +,

Adenom, eosinophiles
s. unter Akromegalie   S. 15

Adenomatose

(Inselzellhyperplasie in extremem Ausmaß)

Blutzucker ↓↓, am besten *Tagesprofil*,
Insulin ↑ (Untersuchung radiochemisch in größerem Labor heute möglich).

Adenom der Schilddrüse, autonomes, toxisches

Diagnostischer Hinweis:
1. Meist zufällige Feststellung beim Schilddrüsenszintigramm.
2. Feststellung aufgrund einer Hyperthyreosesymptomatik (s. S. 662) mit anschließender Schilddrüsendiagnostik.

6 Adenom der Schilddrüse, autonomes, toxisches

Diagnosestellung aufgrund des Schilddrüsenszintigrammes:

Diagnose	Szintigramm			
	Spontan-Szintigramm	nach Suppressionstest	nach TSH-Belastung	Leerlaufphänomen
Nodulåre Hyperplasie bei Euthyreose		Relation unverändert Speicherung insgesamt abgeschwächt	unverändert	$\emptyset$
Kompensiertes autonomes Adenom				+
Dekompensiertes autonomes (toxisches) Adenom				+

Begleitende Laborbefunde:
T_3 RIA ↑, T_4 ↑,
TSH ↓, nach TRH-STIMULATION
keine oder geringe TSH-REAKTION.
PBJ ↑.

NB: Früher wurde jedes automene Adenom der Schilddrüse als toxisches Adenom bezeichnet. Es ist jedoch richtiger, nur dekompensierte autonome Adenome mit Hyperthyreosesymptomatik als toxisches Adenom zu bezeichnen. Die „Dekompensation" bezieht sich auf die völlige Ruhigstellung des übrigen Schilddrüsengewebes, nicht auf den peripheren Hormonjodstoffwechsel.

Durchschnittsgewicht Erwachsener in Kilogramm

(in Hauskleidern)

Größe (in Schuhen) cm	20–24 Jahre	25–29 Jahre	30–39 Jahre	40–49 Jahre	50–59 Jahre	60–69 Jahre
Männer						
154	56,2	58,9	60,3	61,6	62,5	61,2
156	57,2	60,0	61,3	62,7	63,6	62,2
158	58,4	61,2	62,5	63,9	64,7	63,3
160	59,9	62,6	63,9	65,3	65,8	64,4
162	61,3	63,7	65,4	66,7	67,2	65,8
164	62,5	64,8	66,8	68,2	68,6	67,3
166	63,5	66,0	68,2	69,6	70,0	68,7
168	64,6	67,3	69,7	71,1	71,5	70,2
170	65,7	68,4	71,1	72,9	73,3	72,0
172	67,1	69,8	72,5	74,3	74,8	73,4
174	68,5	71,2	73,9	75,8	76,2	75,1
176	69,9	72,6	75,5	77,3	77,8	76,9
178	71,4	74,1	77,3	79,1	79,6	78,7
180	72,8	75,5	78,7	80,5	81,3	80,4
182	74,5	77,2	80,4	82,2	83,1	82,2
184	76,1	79,0	82,0	83,8	84,7	84,0
186	77,5	80,8	83,5	85,3	86,2	85,8
188	79,0	82,6	85,3	87,1	88,0	87,6
190	80,4	84,0	87,1	88,9	89,8	89,4
192	81,5	85,4	89,2	91,0	91,9	91,4
194	82,6	86,9	91,3	93,1	94,0	93,6
Frauen						
148	46,6	48,9	52,4	55,6	56,9	57,8
150	47,7	50,0	53,1	56,3	57,7	58,6
152	48,8	51,0	54,2	57,4	58,8	59,3
154	50,1	52,1	55,3	58,5	59,8	60,3
156	51,3	53,2	56,3	59,5	60,9	61,3
158	52,4	54,3	57,4	60,6	62,1	62,5
160	53,5	55,3	58,5	61,7	63,5	63,9
162	54,6	56,5	59,6	63,1	64,9	65,4
164	55,9	57,7	60,7	64,3	66,4	66,8
166	57,3	59,2	61,9	65,5	67,8	68,2
168	58,7	60,5	63,2	66,9	69,2	69,7
170	59,8	61,6	64,3	68,4	70,6	71,1
172	61,2	63,0	65,7	69,8	72,1	72,5
174	62,6	64,4	67,1	71,2	73,5	73,9
176	64,0	65,8	68,6	72,8	75,1	75,4
178	65,5	67,3	70,0	74,6	76,8	76,8
180	67,3	69,1	71,8	76,4	78,6	–
182	69,1	70,0	73,6	78,1	80,7	–
184	70,9	72,7	75,4	79,9	82,9	–

Adipositas

Anamnese für die Reihenfolge des Untersuchungsgangs entscheidend!

A Allgemeine Fettsucht

Durchzuführende Grunduntersuchungen:
*Cholesterinbestimmung
Nüchtern-Blutzucker,
Thyroxinbestimmung (T_4),
T_3-Test.*

1. Alimentäre Fettsucht
Chol. ↑→, *Nüchtern-Blutzucker* →, *Thyroxinspiegel* →, *T_3-Test* →.
Anamnese durch Nahrungstagebuch des Patienten ergänzen lassen.
Oft positive Familienanamnese.

2. Hypothyreose
Leitsymptom:
Trockene pastöse Haut, brüchige Nägel, verquollenes Gesicht.
Chol. ↑, *Nüchternblutzucker* →, T_4 ↓, T_3 ↓, *TSH* ↑, *TSH* nach *TRH* ↑↑.

Radiojodtest bei Hinweis auf Hypothyreose anschließen.
Bei Struma Radiojodtest primär durchführen. Außerdem ergänzen mit *TSH-Stimulation* zur Differenzierung einer primären von einer sekundären Hypothyreose.

3. Hyperinsulinismus
Chol. →, *Blutzucker* ↓, T_4 →, T_3 →.
Evtl. mit *Glukosebelastungsproben* (starke hypoglykämische Nachschwankungen) oder *Tolbutamid-Test* (nur bei fortlaufender ärztlicher Betreuung, am besten klinisch erlaubt, denn hier stärkster Blutzucker-Abfall!) ergänzen.
Insulin-Bestimmung (↑).

In der Praxis eignet sich das *Blutzucker-Tagesprofil* zur Feststellung von Blutzuckerstürzen.

Differentialdiagnostik s. Band I, S. 72.

4. Zerebrale Fettsucht
Chol. →, *Blutzucker* →, T_4 →, T_3 →.
Anamnese! Neurologischer Status!

Adipositas 9

Ursachen:
    Lues,
    Tbc,
    Enzephalitis,
    Tumor
    Trauma, Blutung,
    Hydrozephalus.

Labor:
    TPHA, Entzündungstests

Ergänzende Untersuchungen:
    EEG, Hirnszintigramm, CTG, Lumbalpunktion, Hirnangiographie, Echoenzephalogramm).

B Stammfettsucht und lokalisierte Fettsuchtformen

Ergänzende Untersuchungen:
    Na und *K* (24 Std.-Ausscheidung im Harn),
    17-Ketosteroide (Harn),
    17 OH-CS (Harn),
    HCG-Test,
    Gonadotropinausscheidung, besser *FSH u. LH (RIA).*

1. Morbus Cushing
(Cushing-Syndrom medikamentöser Hyperkortizismus)   S. 156

Leitsymptom:
Stammfettsucht, Vollmondgesicht, evtl. Striae.

Na/K-Quotient ↓ (s. Band I, S. 4), *17 KS* ↑ , *17 OH-CS* ↑ ,
HCG-Test ∅.

2. Dystrophia adiposo-genitalis (Fröhlich)
Leitsymptom:
Hypogonadismus, Stammfettsucht.

17 KS meist ↓, *17 OHCS* →, *HCG-Test* +,
Gonadotropinausscheidung ↓.

10 Adipositas, Adnexitis

Ergänzungsuntersuchungen (Verdacht auf Hypothalamustumor):
Spezifisches Gewicht des Harns ↓,
evtl. Konzentrationsversuch,
Gesichtsfelduntersuchung (eingeschränktes G.),
Röntgen Sella (Verdacht auf Erweiterung).

3. Laurence-Moon-Bardet-Biedl-Syndrom
Leitsymptom:
Mißbildungen, evtl. Polydaktylie, Imbezillität, oft auch genitale Hypoplasie und Schwerhörigkeit.

17 KS ↓, *17 OH-CS* ↓, *Gonadotropinausscheidung* ↓.

4. Morgagni-Syndrom
Leitsymptom:
Hirsutismus, Hyperostosis frontalis, meist ältere ♀.

Nüchtern-Blutzucker ↑→, (Glukosurie).

5. Stein-Leventhal-Syndrom
Leitsymptom:
Vergrößerte polyzystische Ovarien, anovulatorische Zyklen, Hirsutismus.

17 KS meist ↑, *17 OHCS* →, *FSH* →, *LH* →.

Andere, v. a. lokalisierte Fettsuchtformen
s. Fachbücher, keine hinweisenden Laborbefunde.

Adipositas: Allgemeine, unspezifische Begleitsymptome: *ChE* ↑.

Adnexitis

Leitsymptome:
Seitliche Unterleibsschmerzen, Kohabitationsbeschwerden, evtl. auch Defäkationsschmerz, Anorexie, Metrorrhagien, Lokaler Druckschmerz bei gynäkologischer Untersuchung.

Laborprogramm:
BKS,
Leuko,
Diff. BB.,
Vaginalabstrich auf Gonorrhoe, Trichomonaden.

Adnextumor, entzündlicher

BKS ↗, *Leuko* ↑→, *CRP* ∅ bis +, *HCG-Titer* leicht erhöht (geringer diagnostischer Wert).

CTG der Adnexe.

Adrenogenitales Syndrom
s. auch Hirsutismus, Differentialdiagnostik S. 364–366

Leitsymptome:
  A) angeboren:
  Abnorm frühe Ausbildung der Geschlechtsorgane (Pseudopubertas praecox),
  Klitoris- oder Penis-Hypertrophie,
  Hirsutismus,
  Untersetzte Statur,
  Auffallende Muskelentwicklung,
  Seborrhoe, Akne.

  B) beim Erwachsenen:
  Periodenstörungen und Hirsutismus,
  Rückgang oder Umkehr der primären und sekundären Geschlechtsmerkmale,
  Senkung der Stimme,
  evtl. Akne.

Labor:
17 KS ↑,
Testosteron ↑,
17 OHCS ↗ (Fehlender Anstieg nach ACTH-Belastung),
K ↑.

Postpubertales adrenogenitales Syndrom:
17 KS ↗ (zur genaueren Diagnostik sind hier Fraktionierung der 17 KS und Funktionstests erforderlich).

Funktionstests
  17 Ketosteroide-, Differentialdiagnostik der erhöhten S. 365

NB: Abgrenzung zum Cushing-Syndrom s. unter 17-KS-Ausscheidung, Differentialdiagnostik der erhöhten S. 156

Adynamie

Untersuchungen:
I. RR normal oder erhöht:
   BKS, Hb, Ery, evtl. *Fe, K, BZ, SGOT Harnstoff, Harnstatus*.

II. Wenn *RR* erniedrigt oder *K* ↓:
    alle Untersuchungen wie bei Addison-Syndrom S. 4 u. 5

III. Wenn *K* ↑:
     Hereditäre intermittierende Lähmung = Gamstorp-Syndrom (infolge vermehrten Austritts des K aus den Muskelzellen kann intermittierende Lähmung auftreten).

IV. Sonst Differentialdiagnostik der normabweichenden Laborbefunde wie unter I aufgeführt.

Aerobacter-Infektion der Harnwege

Eigenes Labor:
Positive *Griess'sche Probe (Nitrit-Probe)* im frischen Harn.

Differentialdiagnostik
s. Band I, S. 202,
Harnkultur.

Afferent-loop-Syndrom

Verschluß des zuführenden Schenkels nach Magenresektion.

alpha-Amylase ↑↑, evtl. auch *Alk. Phos.* ↑.

Afibrinogenämie
(Hypofibrinogenämie)

kongenital, sehr selten,
Quickwert spontan ↓,
Rekalzifizierungszeit verlängert,
Gerinnungszeit verlängert.

NB: Die akute, lebensbedrohliche Afibrinogenämie, z. B. im Gefolge einer Entbindung oder einer Prostataoperation muß sofort klinisch erkannt werden! Nicht gerinnendes Blut läßt keine Zeit für labordiagnostische Maßnahmen und muß sofort mit einem geeigneten Fibrinogenpräparat behandelt werden!

Agammaglobulinämie

Elektrophorese.
Wenn γ-*Globuline* stark vermindert sind oder fehlen, dann *Sternalmarkpunktion* (Fehlen von Plasmazellen!).

s. unter Antikörpermangelsyndrom S. 66

Agastrische Anämie
(hypochrome)

Ery ↓,
Hb ↓↓,
FI ↓.

Agranulozytose

Typische Werte:
1000–3000/mm³ (Gesamt-*Leukozyten),*
500 mm³ und weniger bzw. 0–20% (neutrophile Granulozyten).

Differentialblutbild:
Neutrophile Granulozyten ↓↓↓,
Lymphozyten ↓ (in schweren Fällen).
Monozyten ↑ (nicht selten in der Erholungsphase und bei prognostisch günstigem Verlauf).

Ergänzungsuntersuchungen:
Elektrophorese zur Beurteilung der Antikörpersituation,
BKS,
CRP bezüglich der Frage bereits bestehender Infekte,
Fe.

evtl. *Sternalmarkpunktion.*

Differentialdiagnostik
der medikamentösen Agranulozytose s. Band I, Diagnostische Bewertung von Laborbefunden S. 8.

Ajmalin-Unverträglichkeit

EKG,
evtl. *Bili* ↑.

Akanthozytose
s. unter Anämie, hämolytische S. 324

Akne

Antistaphylolysin-Titer,
evtl. *Antistreptolysin-Titer*.
Bei Eiterbildung *Kultur* und *Antibiogramm*.

Evtl. *Cholinesterase* ↓ (wichtig für evtl. anabole bzw. die Eiweißsynthese unterstützende Maßnahmen).

Evtl. *Untersuchung auf Antikörpermangel* (s. d.).

Akkomodationsstörungen

Zunächst anamnestisch und allgemein klinisch achten auf Möglichkeit von
    Herpes zoster (Trigeminusast 1. und 2.),
    Glaukomanfall (einseitig, Schmerzen!),
    Apoplexie,
    Botulismus   (negative Familienanamnese oder „Mitesser"-Anamnese nicht beweisend gegen, positive Anamnese spricht dafür).

Laborprogramm:
   TPHA,
   evtl. *WaR + NR*,
   BKS,
   Leuko,
   BZ,
   Azeton im Harn.

Weiterhin bei Verdacht Untersuchung auf chronische Alkohol-
intoxikation S. 29
Herdinfekt mit vegetativer Dystonie S. 349 u. S. 787

Akren, blau verfärbte
s. unter Acrocyanosis haematopathica S. 3

Akromegalie

(Eosinophiles Adenom der Hypophyse nach Beendigung des Längen-
wachstums)

Azeton-Harn (+),
Calcium-Harn ↑, (Sulkowitsch-Probe +),
Kreatin-Harn ↑,
Blutzucker ↑,
Harnsäure ↓,
Kreatin ↑,
Phosphat ↑,
Eiweiß im Harn evtl. +,
17 KS ⊿,
17 OH-CS ⊿.

NB: Bei vorwiegender oder alleiniger Makroglossie ist *Rektumbiopsie*
wegen der Frage eines Amyloids angezeigt!

Akroparästhesie
s. unter Durchblutungsstörungen S. 182

Akrozyanose
s. auch unter Acrocyanosis bzw. Zyanose

Allgemein
Zur Übersicht sollte man auf alle Fälle *Hb, Ery*, evtl. *Hämatokrit*
und eine *spirographische Untersuchung* durchführen, ergänzt durch
Blutgasanalyse.

Bei Zyanose der Beine:
Allgemein klinische Unterscheidung venöser (Varizen?, Thrombose?)
von arteriellen Durchblutungsstörungen.
Rheogramm oder *Oszillogramm*.

Aktinomykose

Beweisende Tests:
Mikroskopischer und kultureller Nachweis von Pilzen und Granulationsgewebe (Drusen) in Eiter (oder Sputum). Fisteleiter, Sputum usw. mit physiologischer NaCl-Lösung aufschwemmen. Im Labor färbt man entweder mit Gramfärbung oder Ziehl-Neelsen-Färbung. Die gelblichen Drusen bis Hirsekorngröße sind mit der Lupe sichtbar.

Unterstützende Tests:
Komplementbindungsreaktion (nur in 60–70%),
Intrakutantest.

Allgemeine Laborbefunde:
Bild der akut bis chronischen Entzündung,
BKS ↑ – ↑↑.
Elektrophorese (gamma-Glob. ↑, Alb. ↓),
Leuko ↑, *Differentialblutbild* Linksverschiebung, auch Lympho ↑.

Verschiedene Formen:
1. Zerviko-faziale Form (50–75%)
   (Brettharte Infiltrate, lokale Lymphknoten),
2. Bauch-Aktinomykose (10–30%)
   (Uncharakteristische Befunde, evtl. Durchfälle, subakutes Abdomen!),
3. Lungen-Aktinomykose (10–20%)
   (Sputumuntersuchung auf Pilze und Drusen).

Selten:
Septische Verlaufsformen evtl. mit Endokarditis. Sekundäre Formen per continuitatem oder metastatisch Aktinomykose von Leber, Nieren, Hoden, Knochen, Haut und Meningen (evtl. Hirnabszeß). Bei den letzten Formen findet sich im Liquor starke Trübung, Liquor eitrig, dickflüssig, evtl. spontan gerinnend, sehr eiweißreich, über 3 000/3 Zellen, vorwiegend Granulozyten. Pilznachweis!

Akute Entzündung
(Akute Infektion)

Allgemeine Veränderungen:
Allgemein: Fieber.
Lokal: Rötung (Rubor),
Wärme (Calor),
Schwellung (Tumor),
Schmerz (Dolor).
Nicht immer alle vorhanden!

Minimaldiagnostik:
Leuko,
Diff. BB.,
BKS.

Ergänzungsdiagnostik:
Elektrophorese,
CRP.

Befunde:
Die *Leukozyten* nehmen vor allem bei bakteriellen Infektionen zu.
Im *Diff. BB.* findet sich eine Neutrophilie und Linksverschiebung, in schweren Fällen mit toxischer Granulation. In besonders schweren Fällen können ausgeprägte Eosinopenie und Leukozytenabfall auftreten. Das Auftreten von Myelozyten deutet ebenfalls auf schwere Infektion hin.
Die *BKS* wird erst nach 2 Tagen beschleunigt.
Das *CRP* ist schon nach 24 h positiv.

In der *Serumelektrophorese* nehmen vor allem die alpha-2-Glob., weniger die alpha-l-Glob. zu bei gleichzeitigem Absinken der Albumine. Die gamma-Glob. nehmen in einem späteren Stadium parallel der Entwicklung von Antikörpern zu.

Begleitende Veränderungen anderer Laborwerte:
Serumeisen sinkt ab,
Eisenbindungskapazität nimmt ab,
Eisenresorptionskurve flacht ab,
Serum-Kupfer steigt an,
Fibrinogen nimmt zu.

(ca. 2 Tage nach Beginn der Erkrankung),
Serum-Zink fällt ab.

Bei schweren Fällen mit **Leberbeteiligung** wird
Aldehydprobe pathologisch (+/++),
Bilirubin steigt evtl. an.

Allgemeine Laborveränderungen bei schweren Infekten sind:

Absinken von Cholesterin, v. a. Cholesterin-Estern,
Absinken von Triglyzeriden,
Absinken von Phospholipiden.

Die Ausscheidung von Kreatin und Kreatinin im Harn nimmt zu.

Auch die Koproporphyrinausscheidung kann über 500 g‰/24 h zunehmen.

Es kann eine Proteinurie auftreten
(Tubuläre Schädigung!).

Negative Stickstoffbilanz des Körpers.

Die Lues-Reaktionen können zum Teil positiv werden (niedere Titer!), nicht jedoch der Nelson-Test und der TPHA-Test.

Bei schweren Infekten mit Exsikkose, z. B. Peritonitis, nehmen GE und Hämatokrit zu.

Die Ausscheidung von Chlorid im Harn kann zunehmen bei gleichzeitigem Abfall von Chlorid im Serum.

Tests zur Verlaufsbeobachtung der akuten Entzündung

BKS
bleibt lange beschleunigt und sinkt verzögert zur Norm ab.

CRP
wird als erster Test negativ und deutet auf Überwindung des akut entzündlichen Stadiums hin.

Serum-Elektrophorese
Mit Überwindung der akuten Phase sinken die alpha-2-Glob. ab, während die gamma-Glob. erhöht bleiben und nur verzögert zur Norm zurückkehren. Eine niedrig bleibende gamma-Glob.-Fraktion ist verdächtig auf Antikörpermangelsyndrom.

Akute Polyarthritis
s. unter Gelenkschmerzen S. 294

Akutes Abdomen
(K. H. Welsch)

Vorbemerkung:
Die Vielzahl der möglichen Ursachen des akuten Abdomens erfordern, wie nur selten in gleicher Wertigkeit bei anderen Krankheitsbegriffen, vor jeder einzuleitenden Laboruntersuchung die exakte Befragung des Patienten und die Analyse der Krankheitssymptome mit Erstellung einer Richtungsdiagnose.

I. Leitsymptome
Der Abdominalschmerz ist das eindrucksvollste Hauptsymptom des akuten Abdomens. Der plötzliche Beginn und die rasch zunehmende Intensität des Schmerzes mit der schnellen Beeinträchtigung des Allgemeinbefindens sind charakteristisch für ein pathologisches Geschehen im Bereich der Abdominalorgane. Dabei ist besonders hervorzuheben, daß die Bezeichnung „akutes Abdomen" ein Syndrombegriff ist und nicht schon eine Organdiagnose darstellt.
Auch die in benachbarten Körperhöhlen gelegenen Organe (**Herzinfarkt, basale Pneumonie**) oder **Intoxikationen (Blei, Thallium)** und **Stoffwechselstörungen** (Coma diabeticum, Thyreotoxikose, akuter Hyperparathyreoidismus, akute Nebennierenrinden-Insuffizienz, Phäochromozytom, Hämochromatose, familiäre rezidivierende Polyserositis u. a.) können Erscheinungen eines akuten Abdomens hervorrufen. Auch vertebragene Schmerzen mit Beteiligung eines abdominellen Segmentes (Diskushernie, Spondylarthrose, Wirbelsäulenmetastasen, Frakturen, Osteoporose) werden oft in die Abdominalhöhle projiziert.
Die Diagnose akutes Abdomen erfordert besonders Verantwortungsbewußtsein, um durch möglichst frühzeitige Entscheidung den richtigen chirurgisch-operativen oder internistisch-konservativen Therapieweg zu beschreiten.

Bei dem hohen diagnostischen Stellenwert des Schmerzes kommt der genauen Analyse besondere Bedeutung zu. Fragen und Untersuchungen sind nach folgenden Kriterien zu stellen:

1. Zeitdauer, Lokalisation und Zeitpunkt des erstmaligen oder wiederholten Auftretens der Schmerzen.
   Ausstrahlung der Schmerzen in den Rücken, in die Schulter, nach retrosternal, in die Leistenbeuge oder das Genitale.
   Douglasschmerz: rektale Untersuchung!

20 Akutes Abdomen

2. Schmerz an- und abschwellend (kolikartig) spricht für Erkrankung eines muskulären Hohlorganes (Cholelithiasis, Urolithiasis, mechanischer Ileus o. a.).
3. Schmerz dumpf, unbestimmt zu lokalisieren, spricht für Erkrankung parenchymatöser Organe (Leber, Milz, Pankreas, Niere).
4. Schneidender – stechender Dauerschmerz findet sich bei Beteiligung des Peritoneums (Peritonitis bei Ulkusperforation, Darmwandnekrose, Pankreatitis, Appendizitis, Cholezystitis u. a.)

Peritoneale Symptome zwingen zu raschem Therapiebeginn.
Deshalb sind folgende klinische Befunde wichtig:

1. **Palpation:**
   Muskuläre Abwehrspannung, spontan erhöhter Bauchdeckentonus, Loslaßschmerz, lokaler Intensivschmerz sprechen bereits für Beteiligung des Peritoneums.
   Überprüfung der Femoralispulse: Asymmetrie legt den Verdacht auf ein Aortenaneurysma nahe.
2. **Perkussion:**
   Fehlen der Leberdämpfung bei Pneumoperitoneum. Umschriebene Dämpfung bei periphlitischem Abszeß oder anderen intraabdominellen Abszeßbildungen. Dämpfung der abhängigen Partien bei Blutungen (Milz, Leber, Extrauteringravidität). Ruptur großer Zysten (Ovarialzyste, Peritonealzyste, Echinokokkus-Zyste).
   Tympanitischer Klopfschall mit aufgetriebenem und vorgewölbtem Abdomen beim Meteorismus (meist tiefgelegene Darmstenose).
3. **Auskultation:**
   Hohe klingende Töne initial bei mechanischem Ileus. Keine Darmgeräusche bei Peritonitis, Darmparalyse.
   Pulsationsgeräusche der Aorta abdominalis bei Aortenaneurysma.
   Cor: Herzrhythmusstörungen, pathologische Klappengeräusche.
   Pulmo: Pleurareiben, pathologische Atemgeräusche.
4. **Schocksymptomatik:** zunehmend oder bestehend:
   Hautblässe, eingefallene Wangen (Facies hippocratica), feuchtkalte Akren.
   Tachykardie, Blutdruckabfall, Oligurie, trockene Zunge, Durstgefühl.

II. Ergänzende Dringlichkeitsbefragung

1. **Erbrechen:** Frühzeitig, evtl. mit Speiseresten, wäßrig klar, leicht gallig (hochsitzende Stenose, Magenausgang, Duodenum oder Jejunum).

Im Verlauf und reichlich hellgelb (Ileumstenose).
Später und braun-kotig (Dickdarmstenose, Invagination).
Wichtig digitale Untersuchung, evtl. blutiger Schleim am untersuchenden Finger.

2. **Stuhlverhalten:** Bei hochsitzendem Verschluß noch initialer Windabgang, dann nachlassend.
Bei tiefsitzendem Verschluß rasch auftretender Meteorismus, Stuhlverhaltung.
Stuhlfarbe: Teerstuhl (Blutung aus dem oberen Gastrointestinaltrakt). Frischere Blutbeimengungen (Invagination, Colitis ulcerosa, Morbus Crohn).

3. **Temperaturverhalten:** Erhöhung, evtl. Schüttelfrost, septischer Temperaturverlauf.
Rektal-axilläre Temperaturdifferenz größer als 1° C.

4. **Vorliegen chronischer Erkrankungen:**
Stoffwechselerkrankungen, Hypertonie, Nierenerkrankungen, Herzerkrankungen, Intoxikationen, neurologische Erkrankungen, Infektionen, Parasiten).

5. **Letzte Blasenentleerung** (Harnverhaltung bei Prostatahypertrophie, Blasentumoren).

6. **Letzte Monatsblutung** (Extrauteringravidität)

7. Zurückliegender Unfall (Wirbelsäulenverletzung, Pankreasverletzung oder andere Parenchymorgane).

III. Initiale Routine-Laboruntersuchung
(schon während Untersuchung und Anamnese)
Leukozyten, Hämoglobin, Hämatokrit, Erythrozyten, Blutzucker.
Harnuntersuchung auf Eiweiß, Zucker, Amylase, Sediment.
Im **Serum:** *Natrium, Kalium, Chlor, Amylase, Kreatinin (Harnstoff), HCO_3^-.*
Röntgen: Abdomen-Leeraufnahme möglichst im Stehen,
evtl. *Thoraxübersichtsaufnahme.*

Dabei folgende Fragen stellen:
1. Luftsichel unter den Zwerchfellkuppen (Perforation eines Hohlorganes, vorangegangene Laparotomie oder Laparoskopie, Tubenpersufflation).

22 Akutes Abdomen

2. Flüssigkeitsspiegel im Magen-Darm-Trakt. Dabei wichtig genaue Zuordnung zu den einzelnen Abschnitten (verschiedene Formen des Ileus).
3. Konkremente, die der Gallenblase, den Nieren, oder dem Pankreas entsprechen könnten. Bei Echinokokkus evtl. Verkalkungen im Bereich der Leber.

IV. Ergänzende Diagnostik zur Differentialdiagnose
Penetrierendes Ulcus pepticum duodeni, ventriculi, jejuni

Endoskopie, Röntgen-Magen-Darmpassage.
Amylase im Serum ⬈, kann erhöht sein bei Ulkusperforation oder Ulkuspenetration in das Pankreas.

Amylase Harn ⬈	– mit Ausnahmen wie Serumamylase.
Lipase ⬈	– Kriterien zur Beurteilung wie bei Amylase.
Bilirubin ⬈	– können bei tiefsitzend penetrierendem
AP ⬈	Ulcus duodeni mit Beteiligung der Papille
LAP ⬈	oder des Choledochus erhöht sein.
Leukozyten ↑	
BKS ↑	
Hb, Ery, Hkl ↓	– Abfall oder erniedrigt spricht für chronisch okkulte Blutung. Dann auch Benzidinprobe im Stuhl +.

Pankreatitis

Serum-Amylase ↑	– wechselnd und nur kurze Zeit (bis 36–48 Stunden)
Urin-Amylase ↑	– später auftretend, länger anhaltend, in 2–6facher Konzentration des Blutes nachweisbar.

Merke: Häufig falsch positive Erhöhung bei Magen-Darm-Ulzera, akute Cholezystitis, Ileus, Parotitis u. a.

Lipase ↑	– frühzeitig ansteigend und etwa 3 Tage erhöht bleibend, oftmals genauer als Amylasebestimmung.
Calcium ↓	– kein Frühsymptom, nur bei schwerer und langdauernder Pankreatitis.
Alkalireserve ↑	– nach 3–4 Tagen oder länger, durch Verlust saurer Valenzen und Hypochlorämie über Magensonde, Retentionsalkalose nach Atropingabe.
Serum: H^+, K^+, Cl^-, ↓	
Na^+ ↓	
Hkt ↑	

Akutes Abdomen 23

Merke: Fehlender Anstieg der Amylase im Serum und Urin schließt das Vorliegen einer Pankreatitis nicht aus (häufig bei akuten Schüben der chronisch-rezidivierenden Pankreatitis). Eventuell Urinamylaseanstieg in 24-Stunden Sammelurin nachweisbar!

Akut phlegmonöse oder abszedierende Erkrankungen

(Cholezystitis, Gallenblasenempyem, Appendizitis, perityphlitischer Abszeß, Douglas-Abszeß, paranephritischer Abszeß)
Genaue Anamnese und klinische Untersuchung am wichtigsten zur Diagnosestellung.
Leukozyten ↑↑
Temperatur ↑
Urinbefund in der Regel keine pathologischen Veränderungen. Bei chronischer Pyelonephritis – paranephritischem Abszeß:
Urinsediment:
Leuko ++
Bakterien ++

Peritonitis

Leitsymptom: Stark druckempfindliches aufgeblähtes Abdomen. Patient ängstlich, Bewegung meidend. Facies hippocratica.
Oberflächliche Atmung (Vermeidung der Zwerchfellatmung).
Feucht-kalte Akren. Keine Darmgeräusche.
Das sich schnell entwickelnde entzündliche Exsudat im Bauchraum führt zu einem Volumen-, Elektrolyt- und Eiweißverlust.
Leukozyten ↑↑
Temperatur: Erhöht bis stark erhöht, Differenz 1–2 Grad rektal axillar.
Bilirubin ↗   – bei galliger Peritonitis

Elektrolyte:

$Na +, K +, Cl -, Mg ++,$
$Ca ++$ ↘   – je nach Dauer der Erkrankung.
Hämatokrit ↗
Albumine ↓, *Gesamteiweiß* ↘
Kreatinin ↗   – bei toxischem Schock Minderung des
                               Nierenperfusionsdruckes.

Blut pH ↓
Alkalireserve ↑   – Erhöhung meist bedingt durch Absaugen
                               des Magensaftes. Bei toxischem Schock
                               metabolische Azidose (Alkalireserve ↓)

24 Akutes Abdomen

Mechanischer Ileus:
$Ka+$, HCO_3- ↓ — rascher Abfall bei hochsitzendem Verschluß oder mittlerem Dünndarmverschluß (Erbrechen). Bei Dickdarmileus Abfall erst nach mehreren Tagen, dann auch toxische Veränderungen der Leber. Hämatokritanstieg durch Hämokonzentration.
$Cl-$ ↓
Hkt ↑

$SGOT$ ⊿
$SGPT$ ⊿ — zytoplasmatische Enzyme.
LDH ⊿
$GLDH$ ⊿ — nach schwerer Schädigung auch Freisetzung mitochondrialer Enzyme.
AP ⊿

Merke:
Enzymaktivitäten nehmen nach dem Plasmaübertritt rasch ab, so daß der Enzymspiegel im Serum immer eine hohe aktuelle Information darstellt. Halbwertszeit für GOT, GPT, LDH, GLDH 1-2 Tage.

Dynamischer (paralytischer) Ileus:
Endzustand eines nicht behandelten mechanischen Ileus oder am häufigsten Folgen anderer Primärerkrankungen (**Mesenterialthrombose, Embolie, diffuse Peritonitis, stumpfes Bauchtrauma, Urämie, Coma diabeticum, Hypokaliämie und Hyponatriämie**).
Durch Zirkulationsstörung der Darmwand Aperistaltik mit vermehrter Flüssigkeitssekretion in das Darmlumen und verminderter Resorption.

Folge:
Hämatokrit ↑↑ — Hämokonzentration
Leuko ↑↑
BKS ↓
Albumin ↓
Ery ↘ — bei zunehmender Hypalbuminämie
Quick ↘

Serum:
$K+$ ↓ — Erbrechen
$Cl-$ ↓
$Na+$ ↓
HCO_3- ↑ — Verlust saurer Valenzen bei Dauererbrechen oder Absaugung des Magens, Hypochlorämische Alkalose.

pH ↓

Perforation eines Hohlorganes:
Kreislaufverhältnisse anfangs stabil, aber rasche Ausbildung peritonealer Reizerscheinungen. Laborchemische Veränderungen erst bei nicht frühzeitig einsetzender chirurgisch-operativer Therapie. Entscheidend ist der klinische Befund und die Röntgen-Abdomenleeraufnahme. Wenn damit die Diagnose der Perforation nicht gesichert werden kann, weitere differentialdiagnostische Überlegungen und Labordiagnostik wie bei den entsprechenden Krankheitsbildern. Sonst Sofortoperation.

Bauchtrauma:
Sorgfältige Untersuchung und Überwachung erfordert jede schwere Gewalteinwirkung auf den Bauchraum. Möglichkeit der Ruptur der parenchymatösen Organe Leber, Milz, Niere, Pankreas und/oder Perforation von Hohlorganen (Magen, Dünndarm, Dickdarm, Harnblase, Gallenblase oder Gefäßein- oder -abrisse) in die Differentialdiagnose einbeziehen.

Blutung in den Bauchraum
Leitsymptome:
Therapieresistentes Schocksyndrom.
Zunahme des Bauchumfanges,
Druckempfindlichkeit ohne Abwehrspannung.

Hb ↓↓   *HK* ↓↓ — trotz Volumenersatz
Leukozytose ↗ — rasch entwickelnd spricht für Milzruptur
Urin: *Ery* ++ — Nierenruptur, Harnleiter-, Blasenverletzung

Anurie bei liegendem Blasenkatheter und beherrschtem Schock spricht für Blasenruptur.
Diagnose durch Urethrozystogramm.

Leberverletzung mit subakuter Blutung
(zweizeitige Leberruptur)

ALD ↑ – ↑↑
GPT ↑ – ↑↑ — je nach Traumagröße.
$GLDH$ ⪭ GOT ⪭ LDH ⪭ SDH ⪭
— meist leicht erhöht, aber unspezifisch für Schweregrad der Leberersetzung.

Hkt ↓   *Hb* ↓ — Verlauf ↓↓
Ery ↓
Thrombozyten ↘
Leuko →   *Quick-Wert* →

Akuter Darmverschluß
s. Darmverschluß S. 159

Albuminurie
= schlechter Ausdruck für Proteinurie, s. dort S. 621

Aldactone
s. unter Diuretika S. 175

Aldehyd-Probe verstärkt

Ergänzungsdiagnostik:

SGPT	↑	bei Leberzellschaden.
LAP	↑	bei gallenwegsbedingter Verstärkung
Alkal. Phos.		der Aldehydprobe.
Harnindikan	+	wenn Aldehydprobe durch Obstipation bedingt war.
Bili	↑	vor allem, wenn ein Gallenwegsverschluß besteht, bei dem meist die verstärkte Aldehydprobe durch sekundären Gallenwegsinfekt bedingt ist.
Elektrophorese		gamma-Globuline bei Zirrhose ↑,
Che		anschließen, wenn γ-Globuline ↑. Ist die ChE ↓, verstärkt sich erheblich der Zirrhoseverdacht.

Evtl. *Porphobilinogen, Porphyrine.*

Differentialdiagnostik s. Band I, Diagnostische Bewertung von Laborbefunden.

Aldosteronismus, primär
s. bei Conn-Syndrom S. 152

Aldosteronismus, sekundärer
s. unter Diff.-Diagn. bei Conn-Syndrom

Aleukämische Leukämie

Ganzes Blutbild,
Leukozyten ↓,
allgemeine Neoplasmazeichen,

Beweisend: *Sternalmarkbefund*

NB: bei aleukämischer Leukämie und bei chronischer lymphatischer Leukämie findet sich kein *LDH*-Anstieg.

Alkalische Phosphatase erhöht

Bei einer Erhöhung der Alkal. Phos. gilt es in erster Linie, eine gallenwegsbedingte von einer knochen- bzw. nebenschilddrüsenbedingten Ursache zu unterscheiden.

Ergänzungsdiagnostik:

Ubg	↑	bei Gallenwegsursachen.
LAP	↑	bei Gallenwegsursachen.
ICDH		Die Isozitratdehydrogenase verläuft ähnlich der LAP und kann anstelle dieser oder bei Unklarheit als Ergänzung durchgeführt werden.
Bili	↑	bei Verschlußikterus.
SGPT	↑	bei begleitendem Leberschaden.
Fe	↑	bei schweren chronischen Leberschäden, bei Hämochromatose und bei hämolytischen Ursachen einer erhöhten Alkal. Phos.
	↓	bei Neoplasmen, insbesondere Leukämie, Knochenmestastasen, Lebermetastasen. Bei letzteren spricht die Alkal. Phos. viel empfindlicher und rascher an.
Ca		wichtig zur Beurteilung der Parathyreoidea-Funktion
P		bzw. des Ca-, Phosphat- und Knochenstoffwechsels.

Beurteilung s. Band I, Diagnostische Bewertung von Laborbefunden, S. 82–93, S. 316–321

Alkalose
s. Band I, Diagnostische Bewertung von Laborbefunden, S. 18, 19 und 466.

Alkaptonurie:
s. unter Gelenkschwellungen S. 299

Alkohol-Intoxikation

A Akute Alkohol-Vergiftung

Stadien nach zunehmenden Alkoholgenuß:
1. Exzitatives Stadium: Enthemmung, läppische Heiterkeit oder Erregtheit.

2. Hypnotisches Stadium: Müdigkeit, Schläfrigkeit, Verlangsamung.

3. Narkotisches Stadium: Tiefer Schlaf, Bewußtlosigkeit.

4. Asphyktisches Stadium: Nach zunehmend oberflächlicher Atmung manchmal Übergang in Cheyne-Stokes-Atmung, schließlich Atemlähmung.

Leitsymptome der schweren akuten Alkoholvergiftung:
Gerötetes, evtl. leicht zyanotisches Gesicht, Fehlen der Sehnen- und Periostreflexe; Konjunktival- und Lichtreflexe sind meist länger erhalten, typischer Alkoholgeruch, gerötete Konjunktiven.

Laboruntersuchungen:
Im Praxislabor stehen normalerweise keine Untersuchungsmethoden zur Verfügung. In Klinik und Unfallstationen hat sich das *Dräger'sche Gasspürgerät* zum Nachweis des Alkohols in der Ausatmungsluft bewährt.
Blutentnahme in dafür vorgesehene *Venülen* zur Einsendung in Spezialabors.
Autofahrer, die auf Veranlassung der Polizei eine Blutabnahme bekommen, sollten eine zweite Blutabnahme veranlassen mit anderer Venüle, so daß in einem zweiten Institut eine zusätzliche Untersuchung durchgeführt werden kann. (Einsendung im von der Polizei verschlossenen und abgestempelten Kuvert. Einsendung selbst vornehmen an weiter entferntes Labor, evtl. unter Chiffre und Bezahlung über den abnehmenden Arzt).

Alkohol-Intoxikation 29

Bei Diskrepanzbefund kann ein evtl. Fehler des Labors untermauert werden, auch wenn der Prozentsatz evtl. Fehler gering ist, da immer mit zwei verschiedenen Methoden gearbeitet werden muß.
Die bisher übliche Methode der Rückrechnung von Blutentnahme zu Unfall ist nicht absolut sicher. Versuche zeigten, daß der kurz nach einem Unfall gemessene Wert stark vom tatsächlichen Wert zur Unfallzeit oder zum Fahrtbeginn abweicht. Schwankungen bis zu 0,3 ‰ kommen vor.
Die Höhe der Blutalkoholkonzentration ist kein entscheidendes Kriterium für den Grad der erkennbaren Alkoholisierung. Eine Bewußtseinsstörung ist allein kein geeigneter Parameter für die Ableitung der Promillezahl.
Die pauschale Annahme durch Richter und Staatsanwälte, Strafmilderungsgründe im Sinne § 51 Abs. 1 oder 2 StGB, § 330 a StGB (Rauschtat) könnten unter 2 ‰ nicht angenommen werden, ist nicht gerechtfertigt. Grundsätzlich sollte ein Sachverständiger die Situation individuell überprüfen, da die individuelle Alkoholempfindlichkeit außerordentlich verschieden ist.

Unspezifische Begleitbefunde:

SGOT	Beim chronischen Alkoholiker erheblicher Anstieg im Gegensatz zum Nichtalkoholiker, der nur mit schwachem Anstieg reagiert.
CPK	Evtl. Anstieg bis zum Zehnfachen der Norm.
ChE	↑.
Harnfarbe	Trüb, milchig, Lipurie nur gelegentlich.
Harnsediment	Mikrohämaturie.
Aldehydprobe	Gelegentlich verstärkt.

B Chronische Alkohol-Vergiftung

Hinweiszeichen:
Der Verdacht ergibt sich meistens aufgrund der Anamnese. Häufig Hinweis durch Familienangehörige. Die Betroffenen verschweigen meist den wahren Alkoholkonsum. Der Verdacht ist vor allem dann gegeben, wenn nach einer einfachen Faustregel der regelmäßige tägliche Alkoholkonsum 4 Glas überschreitet. (Glas = 1/2 l Bier = normales Glas Wein = normales Glas Schnaps). Weiterhin besteht der Verdacht bei Kapillarerweiterungen im Gesicht, bei zigarettenpapierartiger, atrophischer Haut über dem Handrücken, bei Ruhetachykardie und Zeichen einer toxischen Myokardschädigung, vor allem bei jüngeren Männern, bei (an- oder hyp-)azider Gastritis sowie

30 Alkohol-Intoxikation

bei Polyneuritis (Wadendruckschmerz!), Amblyopie, unklaren Lebererkrankungen (Fettleber), Tremor, nächtlichen Schweißausbrüchen (beginnendes Alkoholdelir, Halluzinose).

Laborprogramm:
Bili ↗,
Alkal. Phos. (↑ vor allem bei Zieve-Syndrom s. u.),
SGPT ↗,
SGOT ↗ (SGOT > SGPT),
ChE,
Elektrophorese,
Cholesterin,
Triglyzeride,
Mg ↓,
Aldehydprobe häufig verstärkt.

Verlauf einer alkoholischen Fettleber

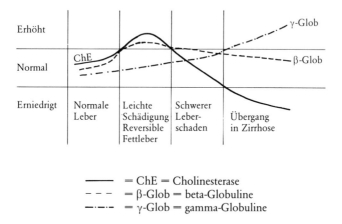

─── = ChE = Cholinesterase
– – – = β-Glob = beta-Globuline
—·—·— = γ-Glob = gamma-Globuline

NB: Unter **Zieve-Syndrom** versteht man eine Leberschädigung bei Alkoholismus, die einhergeht mit Ödemen, Anämie, starker Hyperlipidämie, Hämolyse.

Labor:
> *Hb* ↓,
> *Ery* ↓,
> *GE* ↘,
> *Alb.* ↓,
> *SGOT* ↑,
> *SGPT* ↑,
> *Alkal. Phos.* ↑,
> *Chol.* ↑,
> *Triglyzeride* ↑,
> *Bili* ↑.

Alkohol-Schmerz

Leitsymptom:
Nach Alkoholgenuß ziehende oder brennende Schmerzen im Einzugsbereich lokaler Herde.

Laborprogramm:
1. *Herdsuche*, s. unter Herdinfekt S. 348
2. *Auf Lymphogranulomatose untersuchen* s. S. 489

Allergie

Labor:
> Hinweisende Befunde, die auf die Möglichkeit einer Allergie hindeuten, sind:
> *Differentialblutbild:* Eosiniphile Leukozyten ↑,
> Eosinophile Leukozyten ⌀ (im anaphylaktischen Schock),
> *IgE* ↑, *Leuko* ↓, *Ery* ↓ (auch bei intestinalen Allergien),
> *Thrombo* ↓, *BKS* ↓, *Ca* ↓, *Blutzucker* ↓, *Kalium* ↗, *IgG* ↑.

Spezifischere Labordiagnostik:

RAST (Radio-Allergo-Sorbens-Test).
Hierbei werden Allergene an Papierscheiben gekoppelt, die dann mit Patientenserum überschichtet werden, so daß es zur Bildung eines Allergen-IgE-Komplexes kommt. Die spezifischen IgE-Antikörper werden im Rahmen dieser Untersuchung festgestellt. Für die wichtigsten und häufigsten Allergene gibt es bereits heute die Nachweismöglichkeit mittels RAST.

Ergänzungsdiagnostik:

Reib-Test
Das Allergen wird durch Reiben an der Innenseite des Unterarms eingebracht. Der Test weist bei positivem Ausfall immer auf eine aktuelle Sensibilisierung hin.

Kratz-Test
Die Haut wird oberflächlich geritzt und dann die Allergenlösung aufgetragen.

Prick-Test
Es wird ein Tropfen der Allergenlösung auf die Haut aufgebracht, anschließend mit einer Nadel ein Loch in die oberste Hautschicht angebracht. Durch leichtes Anheben der Nadel fließt Flüssigkeit in den so entstandenen Kanal. Es ist dabei darauf zu achten, daß es an dieser Stelle nicht zu einer Blutung kommt.

Epikutan- oder Patch-Test
Epikutane Applikation des Allergens unter einem Okklusivpflaster. Eine positive Reaktion nach 24 Stunden stellt ein allergisches Kontaktekzem dar.

Intrakutan-Test
Das Allergen wird in die oberste Hautschicht injiziert. Eine positive Reaktion zeigt sich nach 24–72 Std. in einer papulösen Hautreaktion.

Prausnitz-Küstner-Test
Bei Übertragung des Serums des Allergikers auf Gesunde läßt sich mit dem übertragenden IgE die Allergie auf Gesunde übertragen.

RAST
siehe oben.

Allgemeine Bemerkungen zur Allergie

Die Allergiediagnostik zeigt in zunehmendem Maße eine erhebliche Bedeutung, da etwa 10% der Weltpopulation allergische Reaktionen aufweisen. Die Industriestaaten weisen mehr Allergiker auf als Entwicklungsländer wegen des häufigeren Kontaktes mit chemischen Substanzen verschiedenster Art.

Die Anamnese ist von entscheidender Bedeutung. Die Art der Beschwerden deutet auf Lokalisation, die Zeitdauer der Beschwerden auf die Art der Allergene (z. B. Pollen bestimmter Pflanzenarten) hin, die Wohnung und Wohngegend auf bestimmte lokalisierte Allergene. Der Kontakt mit Tieren muß anamnestisch erfaßt werden, ebenso sollten häufig benützte Textilien, Kleidung und Bettzeug nach ihrem chemischen Ursprung erforscht werden. Schließlich soll nach Unverträglichkeit oder Abneigung gegen bestimmte Speisen gefragt werden, ebenso nach den eingenommenen Medikamenten, sowie nach bereits bekannten Unverträglichkeitserscheinungen. Der Familienanamnese bezüglich allergischer Erkrankungen ist eine besondere Beachtung zu schenken.

Bei der Diagnostik oder Differentialdiagnostik der Allergie ergeben sich insofern Schwierigkeiten, als ein Allergiezusammenhang nicht immer typisch erkennbar ist. Leicht wird sich der Verdacht ergeben bei Auftreten von typischen Hauterscheinungen unmittelbar nach Kontakt (z. B. Urtikaria nach Genuß von Erdbeeren, Exanthem nach Einnahme eines Medikaments, lokales Ekzem bei Kontakt mit Schmuckstücken etc.). Schwierig wird die Diagnostik, wenn sich keine typischen Hauterscheinungen einstellen z. B. bei Auftreten von Kopfschmerzen nach Bettenmachen (Bettfedernallergie), Auftreten von Durchfällen (Allergie gegen Nahrungsmittelzusätze, die nur selten verwendet werden). Man sollte daher immer, nicht nur bei Auftreten von Asthma und Rhinitis allergica, sondern auch bei Konjunktivitis, Husten, Kopfschmerzen, Bauchschmerzen, Durchfällen, verschiedensten typisch zeitabhängigen, oder ortabhängigen Beschwerden, sowie grundsätzlich allen ätiologisch unklärbaren Krankheitsbildern an die Möglichkeit einer Allergie denken.

Allergie-Typen

Typen und Krankheiten	Allgemeinsymptomatik	Allergenbeispiel	Labor	Ergänzungsdiagnostik
IMMUNO-REAKTION Typ I z.B. Quincke Ödem Allergisches Ekzem (Neurodermitis) Urtikaria Rhinitis allergica Asthma bronchiale allergica	Mehr oder weniger flüchtige Hauterscheinungen mit Rötung, Schwellung, Quaddelbildung, Brennen, Juckreiz	Fremdeiweiß Nahrungsmittel Medikamente Pollen	$Eosinophile \uparrow$ $IgE \uparrow$ $RAST$	*Prick-Test* *Intrakutan-Test* *Prausnitz-Küstner-Test*
Anaphylaktischer Schock	Besonders schwere akute Verlaufsform dieses Allergietyps mit Schockzeichen, wie Tachykardie, Blutdruckabfall, Erbrechen, Stuhlabgang, Kopfschmerz usw.	v.a. Medikamente Insektenstiche Kontrastmittel	$IgE \uparrow$ $IgG \uparrow$ evtl. *Eosinophile* $\varnothing$ im peripheren Blut *(RAST)*	NB: Wegen der Akutheit der Erscheinungen steht die Therapie mit hochdosierten Kortikosteroidgaben im Vordergrund, zusätzliche Medikation mit Antihistaminika und Calcium sowie Aufrechterhaltung des Kreislaufs mit Adrenalin oder Noradrenalin, Infusionstherapie
IMMUNO-REAKTION Typ II z.B. Purpura oder (hämolytische) Anämie, Agranulozytose (s. S. 13)	Hautblutungen flächenhaft, Blässe, Geschwüre, Tonsillitis	Medikamente	$IgE \uparrow$ $(IgG) \uparrow$ $Thrombo \downarrow$ oder $Leuko \downarrow$ oder $Ery \downarrow$	Evtl. *Sternalmarkpunktion* bei Agranulozytose (meist Promyelozytenmark). In Speziallabors *Agglutinationsreaktion und KBR* auf auslösende Substanzen möglich.
IMMUNO-REAKTION Typ III z.B. Purpura Schönlein-Henoch Serumkrankheit Vasculitis allergica Arthus-Phänomen (Erythema exsudativum multiforme?) (Erythema nodosum?)	je nach Grundkrankheit	Bakterielle Allergene Medikamente	fluoreszenzoptischer elektronenmikroskopischer Nachweis von IgG- oder IgM-Antikörpern nur kurzfristig in frischen Effloreszenzen durch Speziallabors möglich	*Lungenfunktionsprüfung* und *Röntgen-Thorax*, vor allem bei Verdacht auf Farmerlunge oder Vögelzüchterlunge
IMMUNO-REAKTION Typ IV z.B. Allergisches Kontaktekzem Makulopapulöse Exantheme Erythrodermien	Lokale Exantheme oder ekzematische Erscheinungen	Metalle Medikamente Farbstoffe	In Speziallaboratorien: *Lymphozyten-Transformationstest, Leukozyten-Migrations-Inhibitionstest*	*Epikutantest* (Patch-Test) *Intrakutan-Test*

Allergisches Ödem
(Quincke-Ödem)

Diff. BB:
Eosinophile Leukozyten ↑ (nicht immer!).

Allergosen

Alkalireserve ↓
BB: Basophile Leukozyten ↓ im akuten Stadium,
Vortäuschung eines LE-Zellphänomens,
Sed: *Mikrohämaturie.*

Alopezie
s. unter Haarausfall S. 319

Alveolitis allergica
(allergische Alveolitis)

Zu dieser Erkrankungsgruppe gehören die Farmerlunge und die Vogelzüchterlunge.

Leitsymptome:
Nach Exposition der erkrankten Person im Allergen-Milieu (Getreide-, Pilz-, Sporen-, Vogel-, Proteine- etc.) tritt wenige Stunden später Dyspnoe, Husten, Kopfschmerz, Hyperhidrosis, Muskelschmerz auf.
Klinisch finden sich feinblasige, klingende, laute Rasselgeräusche.

Labor:
Lungenfunktionsprüfung,
restriktive Ventilationsstörung.

Diagnostischer Beweis:
Nachweis präzipitierender Antikörper.

Begleitbefunde:
Eosinophile Zellen ↑,
IgE ↑.

Amblyopie

(Sehschwäche)
s. auch unter Alkoholvergiftung, chronische S. 29

Neben augenärztlicher und neurologischer Klärung auch labormäßig klären, insbesondere wenn kein Hinweis auf die Ursache vorhanden.

Laborprogramm:
BZ,
Harn auf Zucker,
Harn auf Eiweiß,
Harn auf Blut (chemisch),
Harn auf Azeton,
Harnsediment.

Blutungszeit,
Gerinnungszeit, besser *Rekalzifizierungszeit* ⎫
PTT ⎬ vor allem bei Netzhaut-
Quickwert ⎭ blutungen.

TPHA bei weiterhin ungeklärter Ätiologie, vor allem auch bei Netzhautablösung).

Amenorrhoe

s. unter Periodenstörungen

Amöbiasis

Leitsymptom:
Blutige Stühle.
Zwei Verlaufsformen werden beobachtet:

1. Amöbenruhr (ca. 10–20%) mit blutigen, reiswasserartigen Stühlen.
2. Amöben-Dysenterie (Amöben-Kolitis etwa 80–90%). Hier finden sich vor allem Blut und Schleim in den Stühlen. In der Anamnese findet sich häufig der Hinweis auf Reisen in Endemiegebieten, aber auch Kontakt mit ausländischen Arbeitskräften, die aus Endemiegebieten kommen und für eine Infektion in Frage kommen. Von den im Dickdarm vorkommenden Amöben ist nur die Entamoeba histolytica pathogen und dies auch nur fakultativ, d. h. die Infektion kann auch symptomlos verlaufen.

Auffälligerweise bilden sich die manchmal foudroyanten Symptome sehr stark zurück bei Rückreise von Tropenländern in unsere Breiten. Die Infektion erfolgt über Zysten (4kernige Dauerformen), meist mit rohen Früchten und ungewaschenem Gemüse sowie ungekochtem Wasser übertragen. Die Zysten können aber auch von Mensch zu Mensch oder durch Fliegen übertragen werden.

Beweisende Tests:

Erregernachweis, evtl. nach Provokation mit Natriumsulfat.
Zur Untersuchung werden etwa walnußgroße Stuhlmengen benötigt. Die Protozoen werden mit einem Anreicherungs- und Färbeverfahren nachgewiesen (Merthiolat-Jod-Formaldehyd-Konzentrationsverfahren = MIFC). Gegebenenfalls auch Sicherung der Diagnose durch Eisen-Hämatoxyllin-Färbung nach Heidenhain.
Die beweglichen Formen können nur im frischen, warmen Stuhl nachgewiesen werden (am besten nach Schleimentnahme von Verdachtsstellen unter rektoskopischer Kontrolle.

Serologisch-immunologische Tests:

1. *Latex-Agglutinations-Test,*
2. *IHA* (indirekte Hämagglutination) (3 ml Serum erforderlich),
3. *IFT* (Immun-Floureszenz-Test)
   ab Titer 1:80 Verdacht auf invasive (extraintestinale) Amöbiasis. Unspezifische Kreuzreaktionen können vorkommen.
   Ab 1:320 sicherer serologischer Anhalt für Amöbiasis, unspezifische Kreuzreaktionen können fast nicht mehr vorkommen.
   Über 1:160 sehr spezifische Reaktion von beweisendem Charakter.

Begleitende Laborbefunde:

Im *Diff.-BB* sind die Eosinophilen und Leukozyten häufig erhöht. Bei Leberabszess ist vorwiegend die *alkalische Phosphatase, LAP* und γ-*GT* erhöht, die *Transaminasen* können erhöhte Werte aufweisen, bei hepatikusnahem Sitz auch *Bilirubin*erhöhung.

Diagnostisch wertvoll:

Leberszintigramm (Allgemeinsymptome bei Leberabszeß: diffuses Oberbauchsyndrom, Druckgefühl in der Lebergegend, Abgeschlagenheit, nächtliche Schweißausbrüche und Fieberschübe. In späteren Stadien können sich Verkalkungen im Bereich der Abszesse in der Leber nachweisen lassen).

NB: Neben Leberabszessen können gelegentlich auch Hirn- und Lungenabszesse nachgewiesen werden.

Amyloidnephrose
Eiweiß im Harn +, evtl. *Bence-Jones-Probe* +,
Kongorotprobe*) meist pathologisch,
ChE ↑ (auch andere *Lipide* wie *Phosphatide* ↗ und *Triglyzeride* ↗, *Gesamtlipide evtl.* ↙).

Elektrophorese,
Alpha-Glob. ↑, beta-Glob. ↑, gamma-Glob. , Alb. ↓
bei fortbestehendem Infekt gamma-Glob.

Harnstoff ↑,
Phenolrot-Test ↓.

Amyloidose
Verschiedene Formen s. Band I, S. 258.

Bei **intestinaler Amyloidose**
Xylose-Resorptions-Test ↓.

Anämien

Bei Anämien ist eine eingehendere Diagnostik in jedem Fall erforderlich. Sie richtet sich in ihrem Ausmaß nach Anamnese und Verlauf. Bei allgemeinem und anamnestisch geringen Anämie-Verdacht genügt unter Umständen die alleinige Hb-Bestimmung in der Praxis, wenn ein ursächlicher Hinweis vorliegt. Bei stärkeren rezidivierenden und chronischen Anämien muß weiter diagnostisch vorgegangen werden. Allein blutbildungsfördernde Maßnahmen ohne Diagnostik sind als schwerer Kunstfehler zu bewerten, weil unter Umständen Karzinome oder andere schwere Krankheitsbilder übersehen werden können.

1. Untersuchungsprogramm
Hb, Ery
Differentialblutbild, Fe, Hämatokrit (wenn verfügbar im eigenen Labor), Hb_E.

---

*) Äußerst strenge Indikationsstellung ist angezeigt wegen der (wenn auch extrem seltenen) Gefahr einer Unverträglichkeit.

2. Untersuchungsprogramm

Retikulozytenbestimmung. Hämatokrit, wenn nicht schon anfänglich mitbestimmt.

Schilling-Test und *LDH* bei megalozytären und hyperchromen Anämien oder bei allgemein klinischer Hinweissymptomatik, z. B. Vitiligo, atrophischer Zunge, funikulärer Myelose usw.

3. Untersuchungsprogramm

je nach klinischem Hinweis.

Bei Verdacht auf hämolytische Anämien:

Bilirubin konjugiert und *unkonjugiert,*
Osmotische Erythrozytenresistenzbestimmung,
Evtl. Untersuchung auf *Hämolysine* und *Agglutinine,*
Elektrophoretische Hämoglobinanalysen,
Untersuchung auf Erythrozytenantikörper.

Bei Verdacht auf aplastische Anämien und Unklarheit bezüglich der Blutbildung,

Leuko,
Thrombo,
Sternalmarkausstrich,
evtl. *Serumelektrophorese.*

Wenn der Ort des *Erythrozytenabbaus* festgestellt werden soll, empfiehlt sich die *Markierung mit* ^{51}Cr.

Zur *Beurteilung des Eisen-Einbaus* wird ^{59}Fe angewandt.

Die radioaktive Markierung eignet sich auch zur Bestimmung der Erythrozytenlebensdauer.

Formen:

I. Normochrome Anämien

(Hb_E bzw. *FI* normal)

NB: Die einmalige Bestimmung von Hb und Ery ist nicht ausreichend für die Diagnose. Eine Kontrolluntersuchung ist dringend erforderlich evtl. mit anderen Methoden, vor allem wegen der hohen Fehlermöglichkeiten bei der Erythrozytenzählung.

40 Anämien, normochrome, aplastische

1. Blutungsanämie

a) Akute Blutungsanämie

Leitsymptome:
Im Vordergrund stehen Kreislaufsymptome wie Tachykardie, RR ↓, Kollapsneigung.
Blutvolumen ↓.
Keine besonders niederen Hb- und Ery-Werte (wenn nicht rezidivierende Blutung), meist sogar normale Werte. Ein erkennbarer Ery- und Hb-Abfall findet sich erst nach einem Tag, der tiefste Wert ist bei stehender Blutung erst nach drei bis vier Tagen erreicht.
Bei schwerer Blutung peripher *kernhaltige Ery, Leuko ↑, Diff. BB Linksverschiebung.*

b) Chronische Blutungsanämie

Hb ↓, Ery ↓, FI (Hb_E) meist →, später ↓,
evtl. Anisozytose und Poikilozytose.
Retikulozyten ↗, Fe ↓, Hämatokrit (Hkt) ↓.

Differentialdiagnostik der Blutungsanämie je nach Anamnese und Allgemeinsymptomatik:

Intestinale Blutungen: *Stuhl auf okk. Blut +,*
Ösophagusvarizenblutungen: Zirrhosebild (Allgemeinzeichen *gamma-Glob ↑, ChE ↓*).

Magen-Darm-Blutungen: Kaffeesatz-Erbrechen, Teerstühle. Anamnese: evtl. Schmerzen, Bauchsymptomatik.

Wurmbefall: *Stuhl auf Wurmeier,* evtl. Eosinophilie.

Hämorrhoidalblutungen: Anamnese!

Hämorrhagische Diathesen ausschließen! Gynäkologische Erkrankungen und maligne Tumoren!

2. Aplastische Anämien

Hb ↓, Ery ↓, FI (Hb_E) →.

Stark hinweisend:
Retikulozyten ↓↓, Fe ↑, starke Anisozytose und Poikilozytose.

Beweisend:
Sternalmarkpunktat: Isoliertes Fehlen von Erythroblasten.

Durch das Sternalmarkpunktat können auch andere Verlaufsformen besser differenziert werden.

a) **Mangelzustände**
 Kwashiorkor: *GE* ↓.
 Kombinierte Vitaminmangelzustände (normalerweise hier *FI* ↑).

b) **Verdrängung**
 Osteomyelosklerose
 Plasmozytom   } Sternalmarkbefund
 Leukosen   } beweisend!
 Retikulosen

c) **Hemmung und Intoxikation**
 Splenomegale Markhemmung (evtl. Milzszintigramm),
 Vergiftung mit Benzol und Abkömmlingen,
 Bleivergiftung *(basophile Erythrozytentüpfelung,* S. 111
 Pb-Harn ++)
 Zytostatika   } Anamnese!
 Chloramphenicol }
 Radioaktive Strahlung, Röntgenstrahlung.

d) **Infektiös** (allgemeine Zeichen der akuten Entzündung)
 bei chronisch interstitieller Markentzündung sind im Knochenmark Granulome nachweisbar.

3. Hämolytische Anämien   S. 324

Beweisender Test:
 Verminderte Lebensdauer der radioaktiv (z.B. mit ^{51}Cr) markierten Erythrozyten.

Hinweisende Tests:
 Retikulozyten ↑, unkonjugiertes Bilirubin ↑, Fe ↑,
 LDH ↑, HBDH ↑.
 Im Serum *freies Hb* + (Cave Hämolyse in vitro).
 Osmotische Erythrozytenresistenz ↓ (nicht immer).

Begleitende Veränderungen:
 BKS ↑, Anisozytose, Poikilozytose, Mikrosphärozytose, Polychromasie.

42 Anämien, serogene, hämolytische

Formen der hämolytischen Anämien:

A. Serogene hämolytische Anämien (stets erworben)
Leitsymptome:
BKS ↑↑, Coombs-Test +.

a) Kälteagglutinin-Krankheit (chronisch)
Leitsymptome:
BKS ↑ in Kälte > BKS in Wärme.
NB: Sonst immer *BKS in Wärme > Kälte!*

Finger venös stauen, 20–30 Min. in Wasserbad von 20°, dann Blutentnahme in Hämatokritröhrchen, zentrifugieren.
  Im Überstand Hämolyse.
  Im Ausstrich *Erythrozytenagglutination.* evtl. *Erythrozytenphagozytose.*

b) Kältehämolysine
Gestauter Finger 10 Min. in Eiswasser, dann 1 Min. in Wasser von 40° tauchen (Gefäß groß genug zur Temperaturkonstanz!) Dann vom getrockneten Finger Kapillarblut entnehmen.
  im Ausstrich Erythrozytenphagozytose,
  im zentrifugierten Hämatokritröhrchen Hämolyse des Überstandes.

c) Erworbene hämolytische Anämie bei Wärmeautoantikörpern
Gestauten Finger in 40° Wasser für 30 Min. tauchen.
  Positive Erythrozytenphagozytose, jedoch keine Hämolyse.

NB: Negative Erythrozytenphagozytose und positive Hämolyse im gleichen Versuch findet man bei **Marchiafava-Anämie**, s. u.).

d) Hämolytische Anämie aufgrund von Isoantikörpern
Anamnese!
Nach Bluttransfusionen.
Fetale Erythroblastose (Blutgruppenunverträglichkeit innerhalb des Rh-, seltener auch des ABO-Systems zwischen Mutter und Feten).

Begleitreaktionen:
Bilirubin ↑ (s. Band I S. 52),
Sphärozyten (Kugelzellen) *im Blutausstrich,*
Erythrozytenresistenz ↓.

Beweisender Test:
Direkter *Coombs-Test* mit den Erythrozyten des Kindes positiv.
Antikörpernachweis im Serum der Mutter.

Da verzögert positive und negative Ergebnisse beim Coombs-Test vorkommen können, ist der Objektträgertest mit Nabelschnurblut vorzuziehen (austropfen lassen, nicht ausstreichen!).

B. Toxisch-hämolytische Anämien

Exogen, chemische Ursachen:
Acetanilid
Alphanaphthol
Amylnitrit
Anästhesin
Anilin und Derivate (gefärbte und markierte Säuglingswindeln!)
Antifebrin
Atebrin
Benzin
Benzidin
Benzol
Blei
Bor
Chinin
Chinidin
(Chlorsaures Salz)
Extractum filicis
Fluor
Glykole
Hydrochinon
Knollenblätterpilz
Kresol
Kupfersulfat
Lysol
Morchel
Naphthalin und Derivate
Nickeltetrakarbonyl
Nitrite (gefärbte Wurstwaren)
Nitrobenzol
Nitrofurantoin
Nitrosegase

44 Anämien, toxisch-hämolytische

Pamaquin (s. u.)
Paraaminosalizylsäure
Phenazetin *
Phenole
Phenylhydrazin
Pilzgifte
Plasmochin
Promisol
Pytogallol
Resochin
Saponine
Saubohnen (Favismus) *
Schlangengifte
Schwefelkohlenstoff
Schwefelwasserstoff
Schwermetalle
Seifen (artefizieller Abort!)
Sulfonamide *
Terpentinöl
Tetrachloräthan
Thyrothrocin
Tyramin
Tyrosin
Toluylendiamin
Trichloräthylen
Vitia fava (Blütenstaub)
Wurmfarn (Filix mas)
Wurstwaren (mit Nitriten behandelt)
Xylenobum

Beweisender Test:
Nachweis des Mangels an Glukose-6-Phosphat-Dehydrogenase.

Hämolytische Anämien mit Bildung von Heinz-Innenkörperchen evtl. auch *Methämoglobin***bildung** (nach Moeschlin)
Acetanilid
Anästhesin
Anilin
Antifebrin

---

* gehört eigentlich zu den korpuskulären hämolytischen Anämien. Die Substanzen lösen eine hämolytische Krise infolge Mangel von reduziertem Glutathion und Glukose-6-Phosphat-Dehydrogenase aus.

Benzidin
Cryogénine
Dinitrobenzol
Dinitrophenol und -kresol
Dinitrotoluol
Diphenyldisulfone
Hydroxylamin
Kresole
Naphthalin
Naphtol
Nitrobenzole
Nitroglykol (= Äthylenglykoldinitrat)
Paranitroanilin
Paraphenylendiamin
PAS (Verunreinigungen)
Phenacetin und Kombinationspräparate
Phenetolcarbamidum (Dulcin)
Phenole
Phenicarbazidum
Phenothiazin
Phenylhydrazin
Plasmochin
Primaquin
Resorcin
Salazopyrin
Sulfone
Synkavit
Tetryl
Toluidin
Toluylendiamin
Trinitrotoluol
Trotyl

Methämoglobinbildung ohne Innenkörper
Ammoniumnitrat
Bismutsubnitrat
Chlorate (Kaliumchlorat)
Nitrite
Sulfite

Hämolytische Anämien mit basophiler Punktierung
Arsenwasserstoff
Anilin

Benzol
Blei
Gold
Jodkali
Phenylhydrazin
Silber
Sublimat
Zink

C. Infektiös-toxische-hämolytische Anämien

Allgemeine Zeichen:
Fieber, allgemeines Entzündungsbild.

Malaria

Leitsymptom:
Fiebermessung: typische intermittierende Fieberkurve.

Beweisender Test:
Plasmodiennachweis im hängenden Tropfen.

Kala Azar

Leitsymptome:
Typische braunschwarze Hautveränderung, Splenomegalie.

Beweisender Test:
Erregernachweis im Leber-, Knochenmark- oder Milzpunktat. KBR und *Leishmania-Hauttest* positiv.

Hinweisender Test:
Positive *Formolgelprobe, GE* ↑. *Leuko* ↓↓, *Monozyten relativ* ↑, *Lympho relativ* ↑,

Typhus

Leitsymptome:
Hohes Fieber, Benommenheit.

Beweisender Test:
Erregernachweis im Blut (Stuhl, Harn), Gruber-Widal-Agglutinations-Reaktion +.

Andere Infektionen:
Erregernachweis im Blut, z. B. Streptokokken (Endokarditis?), Staphylokokken, Pneumokokken, E. coli, B. perfringens, *Histoplasma* (positive KBR!).

Endogene Intoxikation

Urämie: *Harnstoff* ↑↑
Verbrennungen: Lokalbefund!
Eklampsie, s. d. typische Symptomatik.
Lupus erythematodes s. d.
Periarteriitis nodosa.
Thrombotische thrombopenische Purpura.

II. Hyperchrome Anämien

Leitsymptome:

Hb_E ↑ (33–50 γγ), *FI* ↑ (1,2–1,5),
Megalozyten (normochrome oder hyperchrome Blutkörperchen, 1∅ > 7,8 μ, Vol. > 94 μ³).

1. Perniziöse Anämie

Beweisende Tests:

1. *Schilling-Test* ↓ (verminderte B_{12}-Ausscheidung im Urin, die durch Gabe von Intrinsic-Faktor aufgehoben werden kann.

2. Typisches *Knochenmarkpunktat* (zellreiches Knochenmark, Megaloblasten, Riesenformen der Granulopoese, lymphoide Retikulumzellen vermehrt, Megakaryozyten vermindert.

3. *Antikörpernachweis* gegen Intrinsic-Faktor oder Magenschleimhaut.

Hinweisende Tests:

LDH ↑↑, *HBDH* ↑, *Leuko* ↓, *Lympho relativ* ↑, *Diff. BB.:*
Rechtsverschiebung, Übersegmentation der Neutrophilen, *Thrombo* ↓, *Fe* ↑, *Magensaft:* Histaminrefraktäre und betazolrefraktäre Achylie. Flache *Price-Jones-Kurve* mit breiter Basis. Poikilozytose wird umso ausgeprägter, je mehr die Erythrozytenzahl abnimmt.
Chol ↓.
Evtl. Sternalmarkpunktion anschließen bei nicht sicher geklärtem Befund.

2. Andere Formen hyperchromer Anämien

Hier evtl. *Leuko* ↑. *Retikulozyten*krise evtl. nur *nach kombinierter Vit. B_{12}- und Folsäuregabe.*

a) Zustand nach Magenresektion (Anamnese! Bei Magenresezierten soll mindestens alle 1–2 Jahre ein Blutbild angefertigt werden).

b) Malabsorptionssyndrom (Sprue, Zöliakie, Pankreaserkrankungen). Ergänzende Untersuchungen: *Stuhl* > 200 g/24 h, *Stuhlfett* > 7 g/24 h, oft *Ca* ↓, *P* ↓, *Quickwert* ↓, *Koller-Test* positiv.

c) Schwangerschaftsperniziosa (durch vermehrten B_{12}- und Folsäureverbrauch selten, viel häufiger tritt hypochrome Anämie auf).

d) Ziegenmilchanämie (Anamnese!).

e) Mangelernährung.

f) Kwashiorkor (s. d.) in Entwicklungsländern!

g) Leberzirrhose (mangelnde Speicherungsfähigkeit für Vit. B_{12}).

h) Botriocephalus-latus-Anämie (Fischbandwurm, besonders in nordischen Ländern: *Wurmeinernachweis!*).

i) Malignome, v. a. auch flach-infiltrative, langsam wachsende Magenkarzinome *(Allgemeine Neoplasma-Tests).*

k) Medikamentöse megalozytäre Anämien
    Folsäureantagonisten wie Aminopterin, Daraprim,
    PAS,
    Hydantoin.

l) Myxödem.

m) Sheehan-Syndrom (Hypophysennekrose im Gefolge einer Schwangerschaft). 24 h-Harn: *17 – KS* ↓, *17-OH-CS* ↓.

III. Hypochrome Anämien

Leitsymptome:
   Blässe, allgemeine Leistungsschwäche, Müdigkeit,
   Zeichen des Eisenmangelsyndrom (s. d.).

A. Hypochrome Anämie mit niederem Serumeisen

Typische Laborbefunde:
   Fe ↓, Hb_E ↓, *Fl* ↓, *Diff.-BB.:* Anisozytose, Poikilozytose, *Price-Jones-Kurve* verbreitert und nach links verschoben!

Verminderte Eisenzufuhr:
   Alimentär: Eisenmangel (Fleischmangel) in der Nahrung.
   Resorptionsstörung
      Anazidität: *Magensaft,*
      Malabsorptionssyndrom (s. d.),
      Zustand nach Magenresektion.

Anämien, hypochrome

Erhöhter Eisenverbrauch oder -Verlust
Schwangerschaft: positiver Schwangerschaftstest
Tumor- und Infektanämie: Häufig besonders alpha$_2$-Glob.
in der *Elektrophorese* ↑↑, *Eisenresorptionstest*
pathologisch (s. Band I).
Chronische Blutung: Magen-Darm-Blutung (evtl. schwarze Stühle oder Stuhl auf okkultes Blut +),
Hämorrhoidalblutung (Anamnese, Proktoskopie!),
Hypermenorrhoe (Anamnese!).

Seltenere Anämien und Mischformen
Chlorose (junge Mädchen mit erhöhtem Eisenbedarf und gleichzeitigen Menstruationsanomalien);

B Hypochrome Anämien mit normalem Serumeisen

Eiweißmangelzustände
GE ↓, Anamnese!
Kwashiorkor (gleichzeitig Fettleber, rote Haare, evtl. auch *Sideropenie* und *K* ↓).

Anämie bei chronischer Bleivergiftung
Hinweis: *Differentialblutbild* kernhaltige rote Vorstufen, basophile Tüpfelung, Jolly-Körperchen,
Koproporphyrinausscheidung im Harn.
Beweis: *Blei-Nachweis* (Urin in Spezialinstitut einschicken).
Einzelheiten s. S. S. 111

Vitaminmangelzustände
Hinweis: Anamnese, Allgemeinsymptomatik.
Keine diagnostischen Tests routinemäßig möglich.

Thalassämie
Hinweis: Anamnese, v. a. im Mittelmeerbereich hereditär,
unkonjugiertes Bilirubin ↑, *Targetzellen.*
Beweis: *Hämoglobin-Elektrophorese:* Hb-F und AbA$_2$ ↑.

Sideroachrestische Anämie
Hinweis: *Fe* ↑, *Aldehydprobe* +/++, evtl. *Leuko* ↓, *Thrombo* ↓.
Die Anämie kann auch normochrom verlaufen. Im *Differentialblutbild Targetzellen* und *Siderozyten* (Hämosiderin auf Erythrozyten).

Beweis: Im Knochenmark sind Sideroblasten und Siderozyten vermehrt. ^{59}Fe wird vermindert in die strömenden Erythrozyten eingebaut.

Seltene Formen:
Anämie bei Hypogonadismus und Hypophysenvorderlappeninsuffizienz.

Anaphylaktischer Schock

Diagnose: Klinisch.

Hinweisender Test:
Diff.-BB; Eosinopenie bzw. Aneosinophile im peripheren Blut.

Anazidität I (Verdacht auf –)

Leitsymptome:
Unbestimmte Oberbauchbeschwerden, Durchfälle, evtl. Anämie.

Untersuchungen:
Magensaftuntersuchung s. Band I S. 316.
Nüchternsekret alkalisch. Nach Histamin- oder Betazolstimulation keine Bildung von freier HCl.

Begleitende Laborbefunde:
Calcium ↓ (unter 7 mg%, wenn nicht eine andere calciumsenkende Ursache vorliegt).
Evtl. *Harn-Indikan* +.
Nachweis von unverdauten *Muskelfasern im Stuhl.*

Eine histaminrefraktäre Anazidität ist verdächtig für Perniziöse Anämie!

Anazidität II
(Neu festgestellt, Folgeuntersuchung)

Eine Anazidität sollte man nicht einfach hinnehmen, sondern nach den Ursachen forschen. Bei bekannter Anazidität sollte mindestens jedes Jahr nach Folgeschäden untersucht werden.

Laborprogramm:

1. **Neu festgestellte Anazidität**
    Hb,
    Ery,
    Fl bzw. Hb_E,
    LDH,
    Schillingtest,
    (Retikulozyten bei Perniziosa-Diagnose),
    GE,
    Elphor,
    BZ,
    K,
    Na,
    Cl,
    evtl. T_3- und T_4-Test (vor allem bei Tachykardie und/oder starker Gewichtsabnahme).

2. **Bekannte Anazidität** (Verlaufskontrolle)
Untersuchungen wie S. 495 unter Zustand nach Magenresektion aufgeführt.

Ancylostomiasis
(z. B. durch Ancylostoma duodenale oder Necator americanus)

Beweis:
Einachweis im Stuhl.
Hb ↓
Ery ↓
Fe ↓
Eo ↑

Aneurysmen

Aneurysmen entstehen durch Wandschwäche, die angeboren, traumatisch, degenerativ oder entzündlich sein kann. Häufigste Ursachen:

Arteriosklerose (Lokalisation: Aorta abdominalis, große, vom Aortenbogen abgehende Gefäße).

Lues (Lokalisation: Thorakale Aorta).

Untersuchungsprogramm:
TPHA, wenn positiv: *WAR und Nebenreaktionen,*
BKS,
CRP,
Elektrophorese,
Fe (bei starker Erniedrigung Neoplasmaverdacht).

Aneurysmablutung

Verdacht auf Aneurysmablutung im cerebralen Bereich:

Liquorpunktion: Mehrere 100/3 Erythrozyten, aber auch Granulozyten, Lymphozyten, Monozyten.

Beweisend ist nur das Karotisangiogramm.

Wertvoll: *Computertomogramm.*
s. auch unter Kopfschmerzen S. 417

Anfälle

bedeuten meistens Konvulsionen, allgemeine oder lokale Krämpfe. Oft können die Patienten oder Angehörigen jedoch keine oder nur unexakte Angaben machen.

Im Anfall besteht meist dringliche Situation, daher achten auf
1. Freie Atmung (evtl. Beatmung durchführen oder durchführen lassen nach Freimachen der Atemwege),
2. Intakte Kreislaufsituation.

In der Anamnese weist der erste Anfall besonders auf den Verdacht einer Intoxikation hin. Tabelle krampfauslösender Substanzen s. u. S. 54

s. auch unter Bewußtlosigkeit S. 92
und unter Vergiftungen. S. 795

Laborprogramm:
BZ (↓ vor allem im hypoglykämischen Anfall),
Cl (↓ vor allem nach Erbrechen und schweren Diarrhoen),
K,
Na,
Ca,
Mg,
P,
Harnstoff,

WaR + NR
TPHA.

Bei Toxoplasmose-Verdacht:
Sabin-Feldmann-Test und *KBR auf Toxoplasmose.*

Bei Tetanus-Verdacht:
Patientenserum, *Wundsekret,* Eiter, evtl. exzidiertes Gewebe der Wunde einsenden für *Kultur und Tierversuch.* Sofort mit Serumtherapie beginnen, nicht Ergebnis abwarten (2–3 Tage bis zur Antwort).

Evtl. kann man selbst *Sporennachweis* führen mit Ziehlscher Lösung:
(Fuchsin 1,0
Alkohol 96%ig 10,0
Acid carbol. liquefact 5,0
Auqa dest. 100,0).
Die Sporen kommen leuchtend rot zur Darstellung.

Weiterhin wichtige Diagnostik
Baldmöglichst *fachneurologische Untersuchung,* im Intervall in leichten Fällen Diagnostik vorziehen.
EEG,
Hirnszintigramm bei Tumorverdacht (evtl. *Angiographie,* evtl. Luftfüllung? Besser zuerst *Computertomogramm.*

54 Anfälle

Krampfauslösende Substanzen

Absinth
Acidum acetylosalicylicum
Aconitin
Aether
Alkylphosphate
Amanita pantherina
Aminophyllin
Aminopyridin
Aminopyrin
Amphetamine wie Benzedrin, Pervitin
Antabus
Antihistaminika (vor allem bei Kindern)
Apomorphin
Arsen
Aspidium
Aspirin
Asplit
Astérol
ätherische Öle
Äthylenchlorhydrin
Atropin
Barium
Bemegridium (Megimid)
Benzin
Benzol
Blei
Bryonia alba (schwarzbeerige Zaunrübe)
Bryonia dioica (rotbeerige Zaunrübe)
Borane
Bromate
Buxin
Cardiazol
Castrix
Cadmium
Chenopodium
Chinin
Chloramin
Chlorophenotan
Chlorpromazin (in sehr hohen Dosen)
Chrysanthemum vulgare
Coffein
Colchicin
Coniin
Cycloserin
Cytisin (im Goldregen)
DDT
Decaboran
Diacethylmorphin (Heroin)
Diäthylfluorphosphat
Diboran
Dichlormethan
Dimethylaminoantipyrinum
Dimetylhydrazin
Dinitrobenzol
Dinitrophenol
Dolantin
Endrin
Ephedrin
Ergotamin
Eukalyptus
Euphorbia cyparissias (Wolfsmilch)
Filix mas (Wurmfarn)
Fluor
Fluorazetat
Fluoride
Gelsemin
Giftfische
Helvella
Heroin
Imipramin (Tofranil)
Insektengifte
Insulin
Iproniazid (Marsilid)
Isonikotinsäurehydracid (INH)
Kampfer
Koffein
Kokain
Kohlenoxyd

Kohlensäure (Anoxämie)
Kornrade
Kresol (Lysol)
Lobelin
Marselid
Mepacrinum (Atebrin)
Merkaptan
Metaldehyd (Metadämpfe)
Methadon
Methanol
Methcaraphen (Netrin)
Methylbromid
Methylchlorid
Myristizin
Narcissus
Neostigmin (Prostigmin)
Oxalsäure (Hypokalzämie)
Oleum chenopodii
Parathion
Paratoluolsulfochlorid
Penicillin (intralumbale Überdosierung)
Pentaboran
Pentetrazolum (Cardiazol)
Perphenazinum (Trilafon) (Zuckungen und Augenkrämpfe)
Phenetolcarbamid (Dulcin)
Phenol
Phosphor
Physostigmin
Pikrotoxin
Pilocarpin
Poleiminze
Pulegon
Pyramidon (vor allem Überdosierung bei Kindern)
Pyrethrum
Pyridin
Ranunculaceae
Rizin
Rotenon
Saccharin
Sadebaum
Salizylate (Überdosierung)
Salvia officinalis
Santonin
Saponin
Sauerstoff (vor allem bei chron. Respirationsazidose)
Schlafmittel-Abusus (Entziehung)
Schlangengifte
Schwefelkohlenstoff
Strychnin
Tabun
Terpentin
Tetracainum (Pantocain)
Tetrachloräthan
Tetraäthylpyrophosphat
Tetramethylendisulfotetramin
Tetrachlorkohlenstoff
Thallium
Theophyllin
Thiozyanate
Thiodan
Thuja (Thyjon)
Thymoleptika
Tofranil
Trimethyltrinitroamin
Trinitrotoluol
Veratrum
Vitamin D
Wurmfarn
Yohimbin
Zykutoxin
Zinn-Alkylverbindungen
Zyan

Angina

Leitsymptome:
>Halsschmerzen mit Schluckbeschwerden.
>Rötung und Schwellung der Gaumen-Pharynxgegend
>(Waldeyerscher lymphatischer Rachenring) und der Tonsillen.

Art und Anzahl der differentialdiagnostischen Maßnahmen hängt hier sehr vom Lokalbefund und von der Schwere der allgemeinen Krankheitserscheinungen ab.

Als allgemeines Symptom finden sich mehr oder weniger die Zeichen der *akuten Entzündung* (s. d). Man wird evtl. die *Leukozyten* zählen, gegebenenfalls durch das *Differentialblutbild* ergänzen. Die *BKS* dient zusätzlich zur Beurteilung des Schweregrades und zur Verlaufsbeobachtung.

Abstrichuntersuchung mit Methylenblaufärbung, Gramfärbung usw., bei Verdacht auf Diphtherie *Neisserfärbung*. Einsendung zur *Kultur*.

NB: In den Vereinigten Staaten gilt die Unterlassung einer kulturellen Untersuchung als schwerer Kunstfehler!

Verschiedene Formen der Angina

Nur Rötung und Schwellung:

Angina catarrhalis
>Nur als Begleiterscheinung bei verschiedenen Virusinfektionen.

Grippe
>Gaumen oft rot gestreift (?),
>*Hirst-Test* +, $KBR > 1 : 16$.

Masern
>Typischer Allgemeinbefund, Koplik-Flecken.

Poliomyelitis
>*Liquorbefund,* s. Band I.

Typhus abdominalis
>s. d.

In Anfangsstadien bei
verschiedenen **Kokkeninfektionen,**
Scharlach,
Diphtherie s. u. S. 174

Serumkrankheit
  Anamnese: Seruminjektionen! Eosinophilie, Tartzellen (s. Band I S. 278), Plasmazellen im peripheren Blut.

Gelblich-weiße Stipchen und Eiterpfropfen

Angina follicularis
  Streptokokken, evtl. *Staphylokokken. Erregernachweis, ASL* ↑, evtl. *AStaL* ↑.

Angina lacunaris
  Konfluierende Beläge, sonst wie A. follicularis.

Scharlach

Kleine Bläschen oder oberflächliche Geschwürchen

Angina herpetica
  (Herpes auch an den Lippen)

Stomatitis aphthosa
  nicht zu verwechseln mit rezidivierenden Aphthen.

Virusinfekt,
Leuko ↓,
Lympho rel. ↑,
Evtl. KBR (?).

Infektiöse Mononukleose
  Leuko ↑↑, *Monozytäre Zellen* ↑↑, *Mononukleose-Schnelltest* +, *Paul-Bunnel-Reaktion* > 1 : 64 *(= Hanganatziu-Deicher-Reaktion).*

evtl. **Diphtherie** s. u. S. 174
  Stomatitis epidemica

Größere Ulzera

Lues I
  sehr groß und derb bei fehlenden oder geringen Schmerzen, schmerzlose Lymphknoten!

58 Angina

Agranulozytose
  s. d., *Leuko* ↓↓.

Angina Plaut-Vinzenti
  Im Präparat finden sich zusätzlich Spirillen und fusiforme Stäbchen. Stark fötider Mundgeruch, meist einseitiges Geschwür, anfänglich Diphtherie-ähnlicher Belag, später schmutziggraue Nekrosen, *Lympho* ↑, *Mono* ↑.

Leukämien s. d.
  evtl. Stomatitis epidemica,
    Infektiöse Mononukleose.

Angina mit membranösen Belägen

Soor
  immer im Gefolge konsumierender Krankheiten.

Diphtherie
  Akuter Beginn, Blässe, Fieber, meist schweres Krankheitsgefühl, süßlich-leimiger Fötor, Beläge fest haftend, Lymphknoten vergrößert und druckschmerzhaft. Direkter und *kultureller Erregernachweis* von großer Bedeutung. Rachenabstrich einsenden! Kultur-Dauer 1 bis 3 Tage.
  Serologie ohne praktische Bedeutung.
  Evtl. Schick-Test (Hauttest). Bei positivem Test (Hautrötung) ist zu impfen!

Zustand nach Tonsillektomie (frisch)

evtl. **Lues II**
Luesreaktionen, v. a. *TPHA*.

evtl. **infektiöse Mononukleose**

Tumorartige Vergrößerungen der Tonsillen

Tumoren
  Allgemeine Neoplasmazeichen, *Exzidat:* Tumorzellen.

Tonsillarabszeß
  Schmerzen, starkes allgemeines Entzündungsbild.

Tbc
  Erregernachweis. Im Exzidat Langerhans'sche Riesenzellen.

Lues III
  Luesreaktionen, v. a. *TPHA* s. S. S. 459–

Tangier-Krankheit
  Chol ↑, Hepatomegalie, Splenomegalie, in Tonsillen hoher Cholesteringehalt.

Angina pectoris-Anfall

Durchzuführende Laboruntersuchungen neben einem *EKG* mit Nehb'schen Ableitungen sind:
  CRP (ein negatives CRP nach einem Angina pectoris-Anfall spricht gegen einen Myokardinfarkt).
  SGOT, evtl. *CPK* (wird als erstes Ferment positiv), *Leuko.*
  Beim Herzinfarkt finden sich HBDH-Erhöhungen in praktisch 100% der Fälle. Bei Ausschluß einer falsch positiven *HBDH*-Erhöhung bzw. einer anderen Ursache zeigt ein erhöhter Wert bei Angina pectoris einen Myokardinfarkt an, auch dann, wenn ein normales, bzw. uncharakteristisches EKG besteht.
  $\frac{HBDH}{LDH}$ Quotient $> 0,81$.

Bei Verdacht auf paroxysmale Tachykardie: Harnmenge vermehrt (Polyurie).

s. Band I S. 16 „Diagnostische Bewertung von Laborbefunden" (Kurven-Tabelle der wichtigsten Laborbefunde).
s. auch unter Herzinfarkt S. 358

Angina pectoris-Anfälle, häufig rezidivierend

Laufende *Quickwertbestimmung* im Rahmen der Marcumarbehandlung.

Zu den Indikationen der Antikoagulantienbehandlung (prophylaktische Langzeitbehandlung) gehört die schwere Angina pectoris mit drohendem Herzinfarkt.

Kontraindikationen beachten! s. Band I S. 352

Angina pectoris-Prognose

Neben der Anamnese lassen auch Laboruntersuchungen wertvolle Rückschlüsse auf die Prognose zu, sofern die pathologischen Werte, bzw. deren Ursache nicht behandelt werden. Zum Herzinfarkt disponieren Erhöhungen folgender Laborbefunde und Werte:

BZ,
Chol,
Triglyzeride,
Harnsäure,
RR,
PAT (= Thrombozytenaggregationstest) scheint einen wertvollen Hinweis auf aktuelle Infarktgefährdung zu geben!

Weiterhin disponieren zum Herzinfarkt:

Angina pectoris-Anamnese,
EKG-Veränderungen,
Übergewicht,
Bewegungsmangel,
psychischer Streß,
v. a. aber Nikotin- (in erster Linie Zigaretten-) Konsum (6fach erhöhte Infarktwahrscheinlichkeit, die sich durch Hinzukommen obiger Faktoren deutlich erhöht!)

Angioneurotisches Ödem

Im *Diff. BB.* häufig Eosinophilie nachweisbar.

Angiospasmen

s. unter Durchblutungsstörungen   S. 205

Angstzustände verschiedener Ursache

Grundumsatz ↑ (im Schlaf normal),

Spezifische *Hyperthyreose-Tests* wie
   PBI, Thyroxin und *Radiojod-Test* sind normal.

Anisochromie

Erythrozyten (Abweichung der Färbung und Einschlußkörperchen).
Verschiedene Anfärbbarkeit der Erythrozyten entsprechend einer verschiedenen Hämoglobinfüllung bzw. Zelldicke.

Vorkommen bei allen Anämieformen möglich.

Anisokorie

NB: Die Pupillendifferenz läßt eine Seitenlokalisation nicht zu, da infolge Sympathikusreizung oder -Lähmung die Pupille eng oder weit sein kann.

Laborprogramm:
TPHA (Paralyse? Tabes?),
BKS,
Leuko,
Diff. BB.,
evtl. *Lumbalpunktion* bei zerebral-meningealer Symptomatik
EKG (reflektorisch bei Angina pectoris)

Ergänzungsdiagnostik:
Rö HWS (HWS-Syndrom? Halrippe?)
Rö Thorax (Pleuritis? Tumor? Tbc?),
Rö Galle (Cholelithiasis).

Frühzeitige neurologische Untersuchung.

Frühzeitige augenärztliche Untersuchung.
Bei Glaukomanfall Mydriasis und erhöhter Augendruck, nach Iritis Synechien.

Ankylostoma duodenale
(Wurmbefall)

Leitsymptome:
Müdigkeit, Blässe, Anorexie, Übelkeit, diffuse Bauchbe-

schwerden, Ödeme (v. a. der Augenlider), Durchfälle und Obstipation können abwechseln.

Zur Anamnese:

Infektionsverdächtig sind nur Personen, die Süd- und Ostasien, Afrika, Mittel- und Südamerika bereist haben sowie Gastarbeiter. In Südeuropa kommt die Infektion nur noch selten vor.

Die Larven entwickeln sich in feuchtwarmem Boden (auch in Bergwerken) und dringen durch die Haut in den Körper ein.

Diagnostisch beweisender Test:

Wurmeier-Nachweis.

Stuhl mit heiß gesättigter Kochsalzlösung aufschwemmen, nach 20 Min. kann man die Eier mit Drahtöse abheben. Die Eier zeigen eine zarte, doppelkonturierte Schale, Eigröße 60 x 35 µ. In der Eimitte läßt sich der Embryo erkennen!

Weitere Laborbefunde:

Eosinophile Leukozyten ↑↑ (bis über 50% können im Differentialblutbild vorkommen),
Stuhl auf okkultes Blut +,
Hb ↓, *Ery* ↓, *FI* ↓,
Ca ↓,
Blutungs-, Gerinnungs- und Rekalzifizierungszeit evtl. verlängert.

Anorexie

s. unter Appetitlosigkeit   S. 72–

Anoxie, zerebrale

Laborfolgebefunde im *Liquor:*
  Eiweiß ↑,
  Aspartataminotransferase ↑.

Anthrax

s. unter Milzbrand

Antikörpermangelsyndrom

Verdacht auf Antikörpermangelsyndrom besteht bei:

1. unklaren Fieberzuständen,
2. häufig rezidivierenden Infekten,
3. hyperplastischen und atrophischen Lymphknoten,
4. Lymphopenie im Diff. BB.,
5. Thrombozytopenie,
6. Ekzemen,
7. Hinweis auf Malabsorption,
8. relativer Albuminvermehrung in der Elektrophorese,
9. γ-Globulin-Vermehrungen in der Elektrophorese,
10. Fehlen von Plasmazellen im Knochenmark,
11. schweren Zwischenfällen nach Impfungen oder Transfusionen.

Laborprogramm:
Soweit nicht schon durchgeführt,
Immunglobulinbestimmung,
Elektrophorese,
evtl. Immunelektrophorese,
ganzes Blutbild,
evtl. Knochenmarkspunktion,
Thrombozytenzählung,
Calciumbestimmung,
Eisenbestimmung (nicht zur Differentialdiagnostik, sondern zur Beurteilung einer evtl. durch Eisenmangel bedingten Abwehrschwäche oder eines infolge häufiger Infekte begleitenden Eisenmangelsyndroms).

Antikörpermangelsyndrom

Differentialdiagnostik (modif. nach Englhardt)

Krankheiten	Immun-globuline	Bemerkungen
Kongenitale A-Gamma-globulinämie	↓ - ∅	*Isohämagglutinine ∅* *AG-AK-Reaktionen* Lymphknotenatrophie Fehlen der Plasmazellen im Knochenmark häufige bakterielle- und Virusinfektionen
Zelluläre Form des Antikörpermangel-syndroms (Thymusaplasie)	→	*Lymphozyten ↓* häufige bakterielle Virusinfektionen
Gemischte Form lymphopenische A-Gammaglobulin-ämie	↓ - ∅	Lymphknotenatrophie schwere Zwischenfälle nach Impfungen und Transfusionen häufige bakterielle – und Virusinfektionen
Spätformen, z.B. Hypogamma-globulinämie	IgG ↓ - ∅	*Isohaemagglutinine* lymphatische Hyperplasie Fehlen von Plasmazellen im Knochenmark häufige bakterielle- und Virusinfektionen
Partielle Form z.B. IgA-Mangel	IgA ∅	Malabsorption Autoimmunkrankheiten, z.B. Lupus erythematodes, Sinupulmonale Infekte
Wiskott-Aldrich-Syndrom	IgG ↓ ∅ IgA → IgM →	*Thrombozyten ↓* (10–80.000/ml) *Elektrophorese γ-Glob. ↑* *Blutungszeit verlängert* *Gerinnungszeit normal* allergische Dermatitis oft kompliziert durch multiple Abszesse Pneumonien ↑ eitrige Otitis evtl. blutige Durchfälle
Sekundäre Formen, z.B. intestinale Lymphangiektasie	↓	*GE ↓* *Lymphozyten ↓* *Calcium ↓*
Morbus Hodgkin (s. auch S. 519) lymphatische Leukämie myeloische Leukämie		Zeichen eines zellulären Mangelsyndroms
Plasmozytom	↓	
Eisenmangelsyndrom	→	kein Antikörpermangelsyndrom, die verminderte Resistenz beruht auf einer Abwehrschwäche infolge Eisenmangels **NB:** Es kann ein Eisenmangel auch sekundär bei Antikörpermangelsyndrom infolge häufiger Infekte auftreten.

Antikonvulsive Behandlung

Zur Verlaufskontrolle angezeigt:
GPT,
γ-GT,
Alkalische Phosphatase,
Ery-Volumen (Erhöhung oft erstes Anzeichen eines beginnenden Folsäuremangelzustandes),
Hb,
Ery,
Leuko,
Diff. BB.

Anurie
(Oligurie)

Von Anurie spricht man bei vollständigem Fehlen von Harnabsonderung der Nieren, oder wenn maximal 100 ml/24 h ausgeschieden werden. (Als Oligurie werden Harnmengen unter 400 ml/24 h bezeichnet).

Untersuchungsprogramm:
Harnstoff, evtl. Rest-N, Kreatinin,
Harnstatus, sofern Harn vorhanden,
Exakte Messung der 24 h-Ausscheidung,
Spezifisches Gewicht,
GE,
Hämatokrit,
Isotopennephrogramm.

Wertvolle Ergänzungsuntersuchungen:
Rotes Blutbild, K, P, Ca, Alkalireserve

NB: i. v. Urogramm verboten!
Erst wenn ein Nierenversagen ausgeschlossen ist, dürfen Verlegungen der Harnwege auch durch ein i. v. Urogramm lokalisiert werden. Das Isotopennephrogramm ist hier wenig belastend und erleichtert die Diagnostik erheblich.

66 Anurie

Formen:

I. Physiologische Anurie (am 1. Lebenstag).

II. Prärenale Anurie

Hypochlorämisches Syndrom (z. B. bei Erbrechen, Durchfällen, Cholera usw.).
Cl ↓,
Im Harn negative *Silbernitratprobe*.

Exsikose
Hämatokrit, ↑, *GE* ↑, Anamnese!

Schwere Kreislaufinsuffizienz mit gestörter Nierendurchblutung. Typische Allgemeinsymptomatik, RR ↓↓, Puls meist ↑↑.

Gestörte Nierendurchblutung durch Tumoren und Aneurysmen. Typischer Angiogrammbefund.

III. Renale Anurie

a) akut

Crush-Niere nach
1. Schweren Unfällen,
2. Hämolysegiften (Pilze, Schlangen, Seifenabort),
3. Transfusionszwischenfälle,
4. Starkstromverletzungen.

Hinweisend:
Dunkler Urin.

Beweisend:
Hämoglobin- und Myoglobinnachweis im Urin, Pigment-Zylinder.

NB: Verdächtig ist immer positiver *chemischer Schnelltest auf Blut* (Stäbchentest) bei fehlendem Erythrozytennachweis.

Akute Glomerulonephritis
RR ↑, *Eiweiß-Harn* ++, *Erythrozyturie.*

Toxische Nephrose und schwere Elektrolytstörungen mit tubulärer Schädigung, z. B. Sublimat-Intoxikation.

b) subakut und chronisch

Glomerulonephritis.

Pyelonephritis (selten, nur bei Überlagerung mit anderen Ursachen bei Vorschädigung).

Nierenembolie und -Thrombose.

Hepato-renales Syndrom: Funktionelle Nierenfunktionsstörung bei primärer Lebererkrankung.
Pathologische Lebertests, *SGPT* ↑, *Bili* ↑.

Toxische Nephrosen (s. auch unter III a).

IV. Postrenale Anurie

Prävesikal

Verlegung der Harnwege durch Tumoren, Zysten, Steine, Blutgerinnsel bei Blutungen und hämorrhagischen Diathesen.

Reflektorisch bei Steinkoliken oder nach Eingriffen im Bereich der abführenden Harnwege.

Retroperitoneale Fibrose (nach Deseril).

Postvesikal = Harnsperre.

Beweis:
Restharnbestimmung mittels Katheter oder besser mit ^{131}J markierter Hippursäure i. v.

Prostatahypertrophie
(Palpationsbefund nicht beweisend gegen, denn isolierte Mittellappenhypertrophie kann unter Umständen nicht getastet werden).

Prostatakarzinom
Saure Phosphatase ↑, *Prostata-Phosphatase* ↑.

Prostatitis
(Palpationsschmerz).

Karzinome von Blase und Urethra
(Evtl. allgemeine Tumorzeichen s. d.).

Reflektorisch bei Nervenkrankheiten, v. a. Apoplexie und Koma.

Akut spastisch bei Kälte, psychogen, alkoholischen Exzessen.

Urethrastriktur
(Gonorrhoe-Anamnese).

Quincke-Ödem

Traumatischer Urethraabriß bei Beckenbrüchen.

Aortenaneurysma

Leitsymptom:
Pulssynchrones Geräusch (Schwirren) in Höhe des Aneurysmas.

Beweisender Befund:
Angiogramm.
Keine typischen Laborbefunde.

Luische Aneurysmen:
WAR und Nebenreaktionen positiv,
TPHA +.

Arteriosklerotische Aneurysmen:
Röntgenologisch Verkalkungen nachweisbar.

Traumatische Aneurysmen:
Unfallanamnese!

Bei **Aneurysmen im Bauchbereich** kann bisweilen eine erhöhte *alpha-Amylase* auftreten, bei arteriovenösen Aneurysmen evtl. *Polyglobulie.*

(Seltene Aneurysmen bestehen beim Marfan-Syndrom).

Aortenverschluß

s. unter Durchblutungsstörungen, arterielle   S. 179

Aphonie (Heiserkeit)

A akut auftretend bei leichten Infektionszeichen

Leuko ⎫
Diff. BB. ⎬ zunächst ausreichend
BKS ⎭

B akut, evtl. mit schweren Allgemeinsymptomen
nach Gasen und Giften anamnestisch forschen,
auf Diphtherie untersuchen   S. 174

C akut mit hohem Fieber
Serologie auf Typhus,   S. 777
bei gleichzeitiger Angina an Scharlach denken.

D chronische Aphonie
NB: Eine länger als 8 Tage anhaltende Aphonie sollte grundsätzlich *laryngoskopiert* werden.
Eine Aphonie länger als 14 Tage ohne diese Untersuchung bestehen zu lassen, muß als Kunstfehler betrachtet werden; es können sonst übersehen werden: Larynxtumoren, vor allem Karzinome, aber auch gutartige Polypen, Tbc usw.

Ergänzendes Laborprogramm:
TPHA,
evtl. Blutkultur (bei Sepsisverdacht),
Untersuchungen auf chronische Alkoholintoxikation,   s. S. 29
Ca.

Bei inspiratorischem Stridor besteht Hinweis auf Rekurrenslähmung.

Postoperativ	Anamnese!	
Struma ⎫	*Szintigramm, Röntgen,*	
verkalkend ⎬	evtl. *Fe, Schilddrüsenantikörper,*	
maligne ⎭	*Radiojodtest* usw.	
Neuritis	Alkoholintoxikation	S. 29
	Rheumadiagnostik	S. 294
	Diphtherieausschluß	S. 174
	Grippe.	

70 Aphonie, Apoplexie

| Pulmonal und mediastinal | *Ösophagus-Rö* *Thorax-Rö* evtl. *Bronchoskopie* evtl. *Schichtaufnahmen* | Ösophaguskarzinom, Bronchuskarzinom, Lymphome, Aortenaneurysma, Pleuraschwarten. |

Weitere Aphonie-Ursachen sind:
Myxödem,
konstitutionell,
psychogen,   } Ausschluß per exclusionem
Stimmbruch.

Apoplexie
s. auch unter Zerebrale Insulte   S. 825

Apoplexie

Diagnose in erster Linie neurologisch.

Leitsymptome:
Benommenheit, Sprachstörungen, Bewußtseinsstörungen bis zum Koma, Augenmuskellähmungen, Monoplegie, Hemiplegie.

Beweisend:
Positives *Hirnszintigramm* mit Tc (Technetium), wird jedoch erst nach 3 bis 8 Tagen positiv. Anreicherungsquote am höchsten innerhalb der ersten 2 bis 4 Wochen nach dem Insult.
Ein negatives Hirnszintigramm innerhalb der ersten beiden Tage nach dem Insult spricht für einen zerebro-vaskulären Prozeß. Ist in dieser Zeit jedoch eine eindeutige Anreicherung festzustellen, handelt es sich um einen spontan blutenden Tumor, sofern vorausgegangene Insulte sicher ausgeschlossen werden können. Bei gleichzeitigem Tumorverdacht also Tc-Szintigramm sofort, nach alleinigem Apoplex frühestens nach 8 Tagen.
Beim Hirnszintigramm mit ^{75}Se-Natriumselenit reichert sich die Substanz vorwiegend in Tumoren, aber kaum in vaskulären Prozessen an.

Unspezifische, gelegentlich auftretende Begleitbefunde:
Eiweiß-Harn +,
SGOT-Anstieg flüchtig,
evtl. auch *SGPT*-Anstieg flüchtig.

Für Verlaufskontrolle wichtig: *BZ, Harnstoff, evtl. Na, K, BKS und Leuko* orientierend (Sekundärinfekt?).

Wichtige laufende, evtl. stündliche Verlaufskontrolle:
Puls, RR, laufend notieren, damit Änderung sofort festgestellt werden kann.

Wichtige Ergänzungsdiagnostik:
Augenhintergrunduntersuchung,
CTG,
Schädel-Rheogramm,
evtl. HNO-Untersuchung,
evtl. Angiographie.

Appendicitis acuta

Leitsymptom:
Bauchschmerz, meist im rechten Unterbauch, bei Situs inversus links, nicht selten kolikartig.

Labor:
Leuko
(evtl. Diff. BB: Linksverschiebung).

NB: Bei Appendizitis sind die Leukozyten nicht selten normal. Am besten zieht man zur Diagnostik die am häufigsten vorkommenden Symptome heran, von denen mindestens 3 vorhanden sein sollten, die ersten 2 zählen doppelt. Es sind dies:

1. Lokale Abwehrspannung am Mc. Burney Punkt
   (Abwehrspannung links bei Situs inversus),
2. Douglas-Schmerz (in Richtung Appendix) bei der rektalen Untersuchung,
3. Fieber (evtl. leicht),
4. Axillar-rektale Temperaturdifferenz um 0,9° C,
5. Loslaßschmerz,
6. Bauchdeckenreflexe lokal negativ,
7. Übelkeit und/oder Erbrechen,
8. Stuhlgangsstörungen, meist Obstipation, seltener Diarrhoe,
9. Psoaszeichen positiv (Schmerz beim Beugen und Strecken des Oberschenkels),
10. Positives Rovsing-Zeichen.

Appendicitis chronica

Leitsymptome:
Keine!
Diffuse atypische Symptome. Jedes der akuten Appendizitis-Symptome kann abgeschwächt vorhanden sein, fehlt jedoch meistens.

Labor:
Läßt im Stich. *Häufige Leukozytenkontrollen* sind jedoch angezeigt, da intermittierend Leukozytenanstiege vorkommen.

Diagnostisch hinweisend:
Röntgen: 1. nicht füllbare Appendix,
2. evtl. Spiegelbildung im Zökum.

Appendizitis-Fehldiagnose

(die häufigsten Erkrankungen, die eine Appendizitis vortäuschen)

A Im Kindesalter

1. Virusinfekte und allgemeine Enteritiden,
2. Darmspasmen,
3. Wurmbefall.

B Im Erwachsenenalter

1. Porphyrie,
2. Nierenkoliken,
3. Divertikulitis Meckeli,
4. Darmspasmen,
5. Herzinfarkt (seltener, aber dafür besonders gefährlich).

Appetitlosigkeit

Diagnostisches Untersuchungsprogramm:
SGPT, Fe, BKS, Leuko, Differentialblutbild, T_3-Test.

Appetitlosigkeit 73

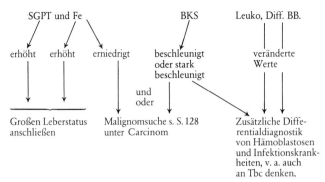

Allein *beschleunigte BKS*

Differentialdiagnostik anschließen s. S. 112 unter Blutkörperchensenkung

Bei normalen Laborbefunden an folgende Krankheitsbilder denken:

1. Anorexia nervosa

   a) durch exogene psychische Streßmomente (Anamnese!), (Manchmal erniedrigte *Östrogen-* und *Gonadotropinausscheidung,* manchmal *Hypoglykämie),*

   T_3-*Test* meist erniedrigt (hypothyreot! Schutzfunktion?).

   b) konstitutionell (eigentliche Anorexia nervosa).

2. Dienzephale und zerebrale Erkrankungen

   Tumoren und Entzündungen (auch Meningitis), Gefäßsklerosen. Allgemein-klinische Diagnostik.

3. Teilkompensierte enterale Verdauungsstörungen

   a) An- und Subazidität: *Fraktionierte Magensonde.*

   b) Chronische Pankreopathie:
   > *Stuhl auf unverdaute Bestandteile,*
   > *Stuhlmenge,*
   > *alpha-Amylase* in Serum und Harn,
   > *Lipase,*
   > evtl. *Blutzuckerkontrollen,*
   >   *Evokationstest* (s. Band I),
   >   *Antithrombin-Test,*
   >   *Spezialröntgenuntersuchung* auf Pankreasverkalkungen.

74 Appetitlosigkeit, Arbeitsunfähigkeit

NB: Die Pankreasdiagnostik ist wenig ergiebig und sollte daher wegen der schlechten diagnostischen Möglichkeiten bei entsprechendem Verdacht öfter wiederholt werden.

Die genauere Untersuchung mittels *Doppelballon-Duodenalsonde* und Stimulierung, z. B. mit Pankreozymin kann nur in wenigen Spezialinstituten durchgeführt werden.

c) Magnesium-Mangel-Syndrom: *Mg* ↓ (s. Band I, S. 321).
s. auch unter „Untergewicht".

Anorexie-Verlaufsbeobachtung von Laborbefunden

Bei längerer Anorexie kann es unter Umständen zu allgemeinen Störungen kommen, die sich auch in Laborwerten niederschlagen. Das sind
GE ↓,
Fe ↓,
K ↓,
Hb ↓,
Ery ↓,
s. auch unter Achor-Smith-Syndrom   S. 3

Arbeitsunfähigkeit

Arbeitsunfähigkeit ist in der Praxis eine recht relative Angelegenheit. Labormethoden können hier sehr unterstützend bei der Aufklärung wirken. Ihre Unterlassung zur Unterstützung der Diagnostik ist als Kunstfehler zu betrachten. Andererseits darf die Labordiagnostik nicht überbewertet werden. Das Vorliegen normaler organischer Befunde beweist ebensowenig eine Arbeitsfähigkeit, wie ein pathologischer Laborbefund allein noch kein Beweis für Arbeitsunfähigkeit ist. Ihre Beurteilung hängt auch vom kaum meßbaren subjektiven Befinden des Patienten und von der Art seiner Arbeit ab.

Arbeitsunfähigkeit im Sinne der gesetzlichen Krankenversicherung liegt vor, wenn der Versicherte infolge von Krankheit nicht in der Lage ist, seiner bisher ausgeübten Erwerbstätigkeit nachzugehen.

Im Zweifelsfalle neige ich dazu, bei subjektiv geklagten Beschwerden eher einen gesunden Faulenzer einige Tage zuviel krank zu schreiben, als irrtümlich einen wirklich Beeinträchtigten bei der Arbeit unnötig leiden zu lassen.

Laborprogramm:

A Bei Allgemeininfekten

Temperatur messen
Leuko } minimal
BKS

Evtl. ergänzen durch *CRP,*
Diff. BB.,
Elektrophorese.

Bei Verdacht auf Infektionskrankheit durch entsprechend gezielte Diagnostik ergänzen. (Untersuchungsprogramm s. unter den einzelnen Krankheiten).

B Bei subjektiven, länger dauernden Beschwerden wie z. B. Kopfschmerzen, Übelkeit, Gewichtsabnahme usw. untersuchen, wie in den entsprechenden Rubriken aufgeführt.

C Bei Depression frühzeitig Psychiater hinzuziehen und nach chronischen Herdinfekten (s. d.) und Elektrolytstörungen forschen.

NB: Bei Untersuchung nach obigem Schema wird es jedem Arzt gelingen (wie ich aus Erfahrung weiß), die durchschnittlichen Arbeitsunfähigkeitstage auf die Hälfte zu reduzieren. Voraussetzung ist, daß bei einer Neuerkrankung keine über 2 bis 5 Tage gehende Krankschreibung erfolgt, es sei denn, man weiß aufgrund der Art der bereits sicher diagnostizierten Erkrankung, daß diese länger dauern wird. Es ist z. B. unsinnig, wegen vom Patienten angegebener „Magenschmerzen" eine Arbeitsunfähigkeit von 14 Tagen zu veranlassen ohne jede weitere Nachprüfung der Befunde.

Arrhythmie
(unbekannten Ursprungs oder neu aufgetreten)

Laborprogramm:
1. *EKG,*
2. *BKS,*
3. *CRP,*
4. *Elektrophorese,*
5. *SGOT,*
6. *CPK,*
7. *ASL-Titer,*
8. *K,*
9. *Ca,*
10. *Ganzes BB,*
11. a) T_3-*Test,*   wenn eine Tachyarrhythmie
    b) T_4*Test,*   besteht
12. *Radiojodtest*   zusätzlich oder anstatt 11., je nach Schweregrad, wenn Struma oder Exophthalmus besteht
13. *Rö-Thorax* (Herzaufnahme).

Arsenvergiftung

Arsenausscheidung / die > 0,1 mg (normal < 0,04 mg/die).

In den Haaren findet sich nach längerer Arsenvergiftung > 0,1 mg/ 100 g Haar (normal < 0,09 mg/100 g Haar).

Koproporphyrin im Harn ↑.

Arterielle Durchblutungsstörungen
s. unter Durchblutungsstörungen, arterielle   S. 179–

Arteriengeräusche
s. unter Durchblutungsstörungen, arterielle   S. 184

Arteritis temporalis:

s. unter Durchblutungsstörungen (Differentialdiagnostik)   S. 204
s. auch unter Polymyalgia rheumatica   S. 612

Arteriosklerose

Rheogramm:
Zum Nachweis einer A. oder für Hinweis auf eine A. gibt es sonst keine geeigneten Labor-Untersuchungsmethoden. Bei bestehender A. oder Verdacht auf A. sollte man zur Verbesserung der Prognose durch gezielte Maßnahmen unbedingt untersuchen:
Cholesterin,
Triglyzeride,
Blutzucker, evtl. Glukosebelastung,
Harnsäure.

Hinweis auf Arteriosklerose:

Allgemein:
Erhöhte Blutdruckamplitude mit erhöhtem systolischen und normalendiastolischen Blutdruck. Bei stärkerem Arteriolenbefall ist auch der diastolische Blutdruck erhöht.
Gefäßfunktionsprüfungen zeigen eine eingeschränkte Funktion.
Röntgenologisch Nachweis von Gefäßverkalkungen.

Aorta:
RR-Amplitude ↑, schnellender Puls, *Rö* geschlängelte, S-förmige strahlendichtere Aorta, evtl. mit nachweisbaren Verkalkungen.

Zerebral:
Anamnese! Augenhintergrund!
Häufigste Symptome:
    Kopfschmerzen,
    Schwindel, Ohrensausen,
    Durchschlafstörungen,
    Rasche Ermüdbarkeit (Einschlafen beim Lesen, Fernsehen usw.),
    Konzentrationsschwäche,
    Nachlassen des Neugedächtnisses,
    Tremor,
    Erregbarkeit,
    (Mimische Starre).

Arthritis

Laborprogramm:

1. **Untersuchungsprogramm als Grundlagenprogramm**
   Temperatur,
   Leuko,
   Diff. BB,
   BKS,
   CRP,
   Elektrophorese, wenn BKS beschleunigt,
   Rheumafaktor,
   ASL-Titer,
   Harnsäure (genügt zunächst als alleinige Untersuchung bei Monarthritis kleiner Gelenke).

2. **Ergänzungsprogramm**
   Röntgenaufnahme betroffener Gelenke,
   Hb,
   Ery,
   WaR + NR, besser primär *TPHA,*
   KBR auf Gonorrhoe,
   evtl. *Gelenkpunktat* zur
   a) zytologischen Untersuchung,
   b) bakteriologischen Untersuchung einschließlich Tbc,
      Differentialdiagnostik   s. S. 292–

   Bei Hypotonie zusätzlich:
   K,
   Na,
   17 KS,
   17 OHCS.

   Bei Tachykardie zusätzlich:
   T_3- *und* T_4-*Test.*

   Bei Hämarthros:
   Gerinnungsstatus.

NB: Bei vielen Infektionskrankheiten gibt es Infektarthritiden; eine primäre orientierende Arthritisdiagnostik kann dann bei entsprechender Diagnostik unterbleiben.
Eine Arthritisdiagnostik darf nicht unterbleiben, nur weil eine andere Diagnose, z. B. Psoriasis, bereits vorliegt. Nicht jede Arthritis bei Psoriasis muß automatisch eine Arthritis psoriatica sein.

s. auch unter Gelenkschmerzen   S. 294

Arthrose

Differentialdiagnostik
s. unter Gelenkschmerzen   S. 294–
und unter degenerative Gelenkprozesse   S. 159

Laborbefunde:
Uncharakteristisch,
Evtl. Entzündungstests positiv.
s. auch unter Coxarthrose und Gonarthrose   S. 312
Röntgen der in Frage kommenden Gelenke.
Differentialdiagnostik s. Gelenkschmerzen   S. 294
Differentialdiagnostik s. Synoviapunktat   S. 292 u. 293

Arzneimittelallergie

Leitsymptome:
Nach Arzneimittelanamnese Auftreten von Exanthemen, arthritischen Beschwerden, aber auch nach Leberschäden oder bei Schockerscheinungen. Auch das alleinige Auftreten von Fieber kann vorkommen.

Labor:
Am häufigsten *Leuko* ↓,
Thrombozyten ↓,
Immunglobulin-E ansteigend,
Leukozytenagglutinationstest +, solange das Allergen noch vorhanden ist (Leukozyten haften an dem Antigen-Antikörperkomplex).

Leukozytenagglutination wird beobachtet nach
Sulfapyridin,
Amidopyrin,
Chlorpromacin,
Leukozytenlyse kommt direkt vor bei Salicylazosulfapyridin.
s. auch unter Allergie   S. 31

Askariasis
(Spulwurmbefall)

Beweis:
Einachweis im Stuhl.

(NB: In etwa 5% der Fälle Befall nur mit männlichen Askariden. Dann ist natürlich ein Einachweis nicht möglich. Hier Wurmnachweis mit Probetherapie).

Evtl. Nachweis von *Wurmlarven im Sputum* möglich. Bei starkem Wurmbefall ist evtl. *röntgenologischer Nachweis* möglich.

Hinweisende Tests:
Eo ↑,
Leuko ↑ (Neutrophile),
Hb ↑,
Ery ↑,
Hb/E ↓.

Asthma
s. auch unter Dyspnoe   S. 207

Asthma bronchiale
Leitsymptome:
Dyspone, Exspirium verlängert.

Untersuchungsprogramm:
Spirographie: Atemstoßtest bzw. Tiffeneau-Test erheblich herabgesetzt.

Weißes Blutbild: Eosinophilie (evtl. auch Aneosinophilie),
DGE evtl. ↑

Evtl. *Röntgen Thorax und EKG* (besonders wenn Hinweis auf stärkere kardiale oder pulmonale Beteiligung besteht).

Allergietests nur in der anfallsfreien Zeit unter strenger ärztlicher Beobachtung mit niedriger Dosierung beginnen. In der Praxis sind nur Kutantests erlaubt. Inhalationstests sind sehr gefährlich (evtl. nur klinisch möglich, wenn die intensivsten Maßnahmen der Allergie- und Schockbekämpfung ergriffen werden können).

Blutgasanalyse:
pCO_2 ↱, pO_2 ↘.

Asthma cardiale
Leitsymptome:
Dyspnoe ohne auffällige Behinderung der Exspiration, eher inspiratorische Dyspnoe. Herzanamnese meist vorhanden.
Evtl. Zustand nach Hypertonie.
Evtl. *EKG und Rö-Thorax* s. unter Herzinsuffizienz. S. 360

Asthma psychogen
Leitsymptom:
Tachypnoe.
Blutgasanalyse pCO_2 ↓!, pCO_2 ↑→.

Aszites

Leitsymptom:
Vergrößerung des Bauchs.
Bei Perkussion Aszitesdämpfung immer unten,
also bei Rückenlage beiderseits seitwärts,
  bei Rechtsseitenlage rechts,
  bei Linksseitenlage links.

Labor:
  BKS (v. a. zur Verlaufskontrolle),
  Elektrophorese und Gesamteiweiß,
  SGPT,
  Alkal. Phosphatase,
  Leuko und Diff. BB.,
  Cholinesterase (ChE),
  Fe,
  evtl. *Harnindikan,*
    Harnstoff,
    LDH,
    TPHA evtl. *WaR + NR,*
    EKG,
    Röntgen Herz,
  Aszitespunktion (Beurteilung siehe auch Transsudat-Exsudat-Status, Band I S. 399).

Leberzirrhose
Elphor:
gamma-Globuline ↑,
CHE ↓,
SGPT ↱,
Alk. Phos. ↱,
Fe ⊿.
Aszites ist ein Transsudat.

Karzinomatöser Aszites
alpha-2-Glob. ↑,
ChE ↳,
Fe ↓,
evtl. Leuko ↗,
Aszites: Tumorzellen, evtl. nachweisbar im Punktat, auch Siegelringzellen, häufige Mitosen, evtl. Ery oder Leuko im Exsudat in größerer Anzahl.
LDH im Punktat ↑,
LDH-Aszites > *LDH-Serum.*

Aszites infolge Pfortaderstauung

Leitsymptome:
Ösophagusvarizen röntgenologisch nachweisbar,
Milzvergrößerung bei Szintigraphie.

Leber-Ca
Alk. Phos. ↑ – ↑↑
Fe ↓
alpha-2-Glob. ↑

Lymphadenome bei M. Hodgkin oder Leukämie
Typische Veränderungen im *weißen BB.* meist vorhanden.

Leber-Lues
WaR + NR.

Pfortaderthrombose
Leitsymptom: Relativ rasch entstehender Aszites. Beachte die vielen ursächlich in Frage kommenden Grundkrankheiten.
PAT ↑ verkürzt.

bei **Lues**	*TPHA*, evtl. *WaR + NR.*
bei **Pankreatitis**	*Labor* s. dort.
nach **Bauchtraumen**	Anamnese wichtig.
bei **Mesenterial-Tbc**	*Bakterienkultur* anlegen, Tierversuch häufiger positiv als direkte Untersuchung des Aszitespunktats.

Kardialer Aszites

Leitsymptom:
Beinödeme meist vor Aszites-Eintritt.

Labor:
Meist *SGPT* ↗ und *SGOT* ↗.

Röntgen: Herz vergrößert, v. a. rechte Herzkammer.

EKG meist pathologisch.

Übriges Labor meist unauffällig,
evtl. *Karditistests* + bei Herzinsuffizienz infolge Myokarditis.

Aszites ist Transsudat.

Aszites bei Pericarditis adhaesiva

Im Vordergrund typischer *Röntgenbefund, Kymogramm!*
Im *EKG* evtl. Niedervoltage.

Aszites bei Ileus

Indikan meist +,
Leuko ↗.

Röntgen Abdomenübersichtsaufnahme, v. a. im Stehen, evtl. Spiegelbildung oder enorme Gasbildung.

Leitsymptom:
Abnorme, zum Teil spritzende, starke oder auch ganz fehlende Darmgeräusche.

Ateminsuffizienz

s. unter respiratorische Insuffizienz   S. 637

Atemnot

s. unter Dyspnoe S. 207

Atemwegsinfekte

s. unter Luftwegsinfekte S. 464–

Aufstoßen

I. Aufstoßen kombiniert mit Blähungen, Völlegefühl, Druck im Oberbauch

1. Untersuchungsprogramm
SGPT,
Alkalische Phosphatase,
BKS.

2. Untersuchungsprogramm
alpha-Amylase im Serum und Harn
(evtl. *Lipase*),
Stuhl auf unverdaute Bestandteile.

(1. und 2. Untersuchungsprogramm bei starken Beschwerden und bei auswärtigen Patienten sofort veranlassen!)

3. Untersuchungsprogramm
Fraktionierte Magensonde nach Lambling,
Karzinom-Tests (s. d.),
Röntgen: Ösophagus und Magen-Darm.

II. Singultus

1. Singultus nach Alkoholkonsum und zeitweiligen Zwerchfellreizungen z. B. durch starkes Lachen erfordert keine besondere Diagnostik.

2. Singultus mit erkennbaren Reizungen des Zwerchfells vom Abdomen aus bedarf der angepaßten Diagnostik.

   a) Gravidität: Schwangerschaftstest hier höchstens bei starker Adipositas u. U. erforderlich.

   b) Peritonitis und Ileus: Typisches klinisches Bild, entsprechende Laboruntersuchungen (s. u. Ileus und Peritonitis). Differentialdiagnostisch an Typhus, Ruhr und Malaria denken!).

3. Unklarer Singultus

1. Laborprogramm: *BKS, Leuko, Differentialblutbild, SGPT, Alkalische Phosphatase, Mikro-Cardiolipin-Test.*
2. Laborprogramm: *Kleine Pankreasdiagnostik* (s. d.).

Wichtige Ergänzungsuntersuchungen

Röntgen Ösophagus-Magen,
Röntgen Thorax,
Röntgendurchleuchtung Zwerchfell (Fraktionsbehinderung und Zwerchfellhochstand deuten auf **subphrenischen Abszeß** hin),
Röntgen HWS (v. a. auch Foramina intervertebralia).

Evtl. neurologischer Status,
ergänzt durch *Hirnszintigramm,*
  EEG,
  Arteriographie.

Autofahren und Alkohol
s. unter Alkoholintoxikation   S. 28

Autonomes Schilddrüsenadenom
s. unter Adenom, autonomes   S. 5

B₁₂-Mangel
s. unter Anämie, perniziöse S. 47

Babinski positiv

Laborprogramm:
s. unter Apoplexie. S. 825
Auf alle Fälle *Harnstoffbestimmung*.
Intoxikationen ausschließen (CO, Morphium, Scopolamin).
Neurologischer Status!

NB: Bei Narkose und danach kann das Babinski-Zeichen ebenfalls positiv sein.

Bänderriß/Sehnenriß

Labor:
Immer *Harnsäure* bestimmen bei Bänderrissen (besonders bei Achillessehnenriß), da Gicht als Ursache häufig übersehen wird.
Bei älteren Menschen auch untersuchen auf
  Osteoporose s. d.,
  Neoplasma s. S. 128

Ergänzungsuntersuchung:
Röntgenuntersuchung bei Abrissen!

Bakterielle Endokarditis
s. u. Endokarditis S. 218

Bakterienruhr

Leitsymptome:
Meist blutige, wässerig-schleimige Durchfälle, meist im Sommer auftretend als kleine Epidemie.

Diagnostischer Beweis:
Nachweis von *Shigellen durch Kultur aus Blut oder Stuhl*. Am raschesten läßt sich die Diagnose durch den *Immuno-Fluoreszenz-Test mikroskopisch aus dem frischen Stuhl* stellen.
Der *Serumagglutinationstest* wird erst nach der 1. Woche positiv und auch nicht in allen Fällen.

Ein gewisser diagnostischer Hinweis ist auch möglich bei typischen Durchfällen durch Ausschluß eines Amöbenbefalles.

Begleitbefunde:
In schweren Fällen:
Hkt ↑,
Na ↓,
K ↓,
Cl ↓,
Harnstoff ↑.

Balkan-Grippe
s. unter Fieber S. 266–

Bandwürmer

Leitsymptome:
Unspezifische Bauchbeschwerden, dyspeptische Beschwerden, Kopfschmerzen, Gewichtsabnahme bei meist gutem Appetit.

Labor:
Im Stuhl Nachweis von Eiern (Einachweis sollte neben dem Nativausstück unbedingt mit Anreicherungsverfahren erfolgen!) *oder Proglottiden,* oft Nachweis durch Spontanabgang von Wurmteilen.
Evtl. Charcot-Leyden-Kristalle im Stuhl.
BB: *Eo* ↑,
Hb ↙,
Ery ↙.
Bei Botriocephalus latus evtl. megaloblastäre Anämie.

Differentialdiagnostik s. S. 821

Bangsche Krankheit

Leitsymptome:
Profuse Schweiß-Ausbrüche, Leber- und Milzschwellung. Sehr hohes, tagelang (wochenlang) anhaltendes remittierendes, bzw. undulierendes Fieber. Relative Bradykardie. Im Gegensatz zum Typhus und Fleckfieber verhältnismäßig klares Sensorium.
Evtl. Schwäche, Gliederschmerzen.
Anamnese: Tierkontakt, Milchgenuß oder Insektenstich(e).

Diagnostische Tests:
Agglutinations-Reaktion (Wright-Smith) *auf Brucellose.* (Serum oder Blut einsenden). Titer ab 1 : 80 sind positiv, jedoch erst ab ca. 10. Krankheitstag. Ergebnis nach 2 Tagen erhältlich.
NB: Falsch-positive Titer können nach Vakzination und Choleraimmunisation vorkommen!
Evtl. auch *KBR*
Nächste Untersuchungsstelle: ....
Hauttest mit Bang-Diagnostikum: Rötung oder Blasenbildung.
Kultur und Tierversuch dauern 3 bis 4 Wochen und sind für den akuten Einzelfall von geringem Wert (Untersuchungen aus Blut, Harn, Liquor, Knochenmark, Ergüssen, Eiter, Milch usw. möglich).

Allgemeine Laborveränderungen:
Akutes Entzündungsbild, evtl. auch *gamma-Glob.* ↑,
jedoch Leukopenie mit relativer *Lymphozytose* (bis zu 80%),
Monozytose,
BKS ↗,
SGPT ↗,
Evtl. Mikrohämaturie.

NB: Andere Brucellosen wie Maltafieber und Schweinebrucellose sind hier von geringerer Bedeutung; sie verlaufen ähnlich wie die Bangsche Krankheit.

Bartter-Syndrom

Leitsymptome:
Obstipation bis zum Subileus, Neigung zu Brechreiz und Erbrechen, Muskelschwäche, Muskelschmerzen, Hypotonie.

Laborbefunde:
$K \downarrow$, *Renin*$\uparrow$, *Aldosteron* $\uparrow$, *Blutgasanalyse:* Metabolische Alkalose. Labormäßig beweisend: *Hypertensin-Test,* bei dem Angiotensin infundiert wird (0,3 µg Angiotensin II/ml Lsg. Tropfgeschwindigkeit 8–10 Tropfen/Min., alle 10 Min. Steigerung der Tropfgeschwindigkeit bis es zu einem bleibendem Anstieg des diastolischen Blutdrucks um 20 mmHg kommt. Normal ist ein Anstieg von 20 mmHg bei 4ng/kg/Min. Das Bartter-Syndrom benötigt die 3-10fache Dosissteigerung.

Basophiles Hypophysenadenom

Blutzucker $\uparrow$,
Eosinophile Leukozyten $\downarrow$,
Gesamtgonadotropine $\downarrow$,
17-Ketosteroide-Harn $\uparrow$.

Bassen-Kornzweig Syndrom
s. A-Beta-Lipoprotein Syndrom   S. 1

Bauchfell-Tumoren
s. Carcinome u. a. Malignome   S. 128–

Bauchhöhlenneoplasma

Bauchfell-Tumoren und andere Tumoren in direktem Kontakt zur Bauchhöhle.

Leitsymptome:
Aszites, Resistenzen, uncharakteristische Bauchbeschwerden bei allgemeiner Tumorsymptomatik.

Labor:
LDH im Aszites > *LDH-Serum*
Karzinomzellen im Serum manchmal nachweisbar.
Röntgen: Magen. Darmtrakt, bei negativem Befund *CTG.*
Allgemeine Carzinomzeichen, s. unter Carcinoma   S. 128–

Beatmung, künstliche

Unter längerer Beatmung zeigt die Alkalireserve erniedrigte Werte (Respiratorische Alkalose!).
Gleichzeitig kann *Ca* ansteigen.

Bechterew's sche Krankheit

s. unter Spondylitis ancylopoetica (Ischias-Syndrom)　　　S. 714

Folgezeichen oft:

Vitalkapazität ↓　　　　　　　} Eingeschränkte Lungen-Funktion
Residualvolumen ↑　　　　　　} durch Fixation der
Lungengesamtkapazität ↓　　　} Costovertebralgelenke

Beckenarterienverschluß

s. unter Durchblutungsstörungen　　　　　　　　　　　　S. 179–

Behaarung, zu starke

s. unter Hirsutismus　　　　　　　　　　　　　　　　　S. 364

Beinödeme

s. unter Ödeme　　　　　　　　　　　　　　　　　　　S. 557

Beinschmerzen

s. unter Durchblutungsstörungen, arterielle　　　　　　　S. 179–
s. unter Ischialgie　　　　　　　　　　　　　　　　　　S. 397

Bergkrankheit

Leitsymptom:
Hyperventilation, RR ↓.

Bili ↑,
Blutvolumen,
Hkt ↑,
Ery ↑,
Hb ↑,
Na ↓.

Beryllium-Vergiftung (chronisch)

Leitsymptome:
Gewichtsabnahme, Dyspnoe, chronische Pneumonie und/oder Lungengranulomatose. Evtl. Dermatitis. In der Anamnese meist Hinweis auf Arbeit in Fluoreszenz-Glühlampen-Fabrikation. Kinder betroffen bei Verletzung mit Scherben von Fluoreszenz-Röhren.

Labor:
Albumin/Globulin-Quotient ↓,
Ca-Harn ↑.
Beryllium-Nachweis spektralanalytisch

Beta-Plasmozytom

Schmalbasige hohe beta-Zacke in der *Elektrophorese*.
Immunelektrophorese veranlassen!

$\frac{HBDH}{LDH}$-*Quotient* ↓ (normal 0,63–0,81).

Die *Cadmiumsulfatreaktion* (Trübung) wird durch $beta_1$-Globuline beim Plasmozytom gehemmt.
Sternalmarkpunktion!

Bettnässen
s. unter Enuresis S. 222

Bewußtlosigkeit und Bewußtseinsstörungen (Synkopen)

Bewußtlosigkeit gehört zu den wenigen medizinischen Ausnahmesituationen, bei denen wegen vitaler Dringlichkeit die Therapie nicht in zweiter Linie nach der Diagnostik zu erfolgen hat, sondern gleichzeitig mit der Diagnostik einzusetzen hat. Die Maßnahmen richten sich dabei ganz nach Situation und Schwere des Falles. In keinem Falle darf gewartet werden bis zum Erhalt der Laborergebnisse.

Zuerst ist auf den *Erhalt der Vitalfunktionen* zu achten:
1. **Atmung**
   a) falls erforderlich Freilegung der Atemwege
   b) evtl. Behandlung einer zentralen Atemdepression
   c) evtl. Beatmung.

2. Erhaltung des Kreislaufs,
vor allem bei Schockzeichen (Puls ↑, RR ↓↓, Blässe, Schweiß) mit geeigneter Infusionstherapie. Kreislaufmittel sollten so lange vermieden werden, so lange eine massive intestinale Blutung nicht ausgeschlossen ist. Durch Kreislaufmittel können vor Verschluß der Blutungsquelle unnötig Blutreserven beschleunigt verloren gehen.

An Vergiftungen muß man zunächst bei Bewußtlosigkeit grundsätzlich als erstes denken. Insbesondere bei Bewußtlosigkeit im mittleren Lebensalter, beim Abtransport vom Arbeitsplatz und im Kindesalter.

Frage nach leeren Tablettenschachteln, Umgang mit toxischen Substanzen, Spritzen von Schädlingsbekämpfungsmitteln, Arbeiten mit Lösungsmitteln, Einnahme von Opiaten und anderen Suchtmitteln.

Näheres zu Vergiftungen S. 795

Bewußtlosigkeit

Handlungsanweisung:

1. Inspektion:	Aussehen, Atmung, Geruch (insbesondere der Atemluft)
2. Allgemeinstatus:	Insbesondere RR, Puls, Auskultation (v. a. Herz und Carotis bds.)
3. Neurologischer Status	Orientierende topographische Diagnose
4. Augenspiegelung	
5. Atem-Kreislaufstabilisierung:	Infusionsanlegung (Glukose)
6. Anlegen eines Katheters	1. für diagnostische Zwecke (Harngewinnung) 2. zur Vermeidung einer Blasennierenstauung 3. Therapeutisch (Dauerkatheter)

Laborprogramm:
Blutzucker
Hb
Ery
Haematokrit
Leuko
Diff-BB

K
Na
Ca
Cl
Blutgasanalyse
GOT
GPT
CPK, evtl. auch *Aldoloase*
T_3 und *T_4*, vor allem, wenn Tachycardie besteht.
Harnstoff
Harn auf
    Eiweiß
    Zucker
    Azeton
    Sed.: (Zylinder?)
Spektrometrische Untersuchung auf
    Sulfhämoglobin
    Methämoglobin
    Osmolalitätsbestimmung
Asservierung von Sekreten, Harn, Blut
für *toxikologische Untersuchung*

Ergänzungsdiagnostik:
EKG
EEG
Echo-EG (besonders nach Schädelkontusion)
Funktionsszintigraphie des Gehirns mit Bestimmung der Durchblutung in den einzelnen Gefäßbereichen.
Evtl. *Schädelrheographie*
Ophthalmodynamographie
Röntgenuntersuchungen je nach Anamnese (Trauma?) (Schädel, HWS, Thorax)
evtl. *Angiographie*
Die *Computertomographie* wird in zunehmenden Maße hier eine wichtige Bedeutung erlangen.
Magenschlauch (Spülung vor allem bei Vergiftungen). Die Magenspülung sollte zur Vermeidung von Komplikationen möglichst in Trachealintubation erfolgen!

Wegen der Dringlichkeit und Besonderheit der Situation wird bei Bewußtlosigkeit von der sonst gültigen Regel „Keine Behandlung vor Diagnosestellung" abgewichen. Es muß zunächst überprüft werden,

94 Bewußtlosigkeit

ob die Atmung frei ist aus vitaler Indikation heraus (Atemwege freimachen, Beatmung falls erforderlich).

Der Kreislauf wird überprüft (Puls, Blutdruck), um bereits Maßnahmen zur Aufrechterhaltung des Kreislaufs zu treffen (Infusion etc.).

Dann erfolgt die **Untersuchung** in der Reihenfolge:

Neurologischer Status (Topographische Diagnose),
Auskultation (Herz, Carotis, Lungen),
Augenspiegelung (wobei ein Mydriatikum verboten ist, damit das Pupillenspiel beobachtet werden kann),
Lumbalpunktion (streng **untersagt** bei Stauungspapille).

EKG,
EEG,
Blutabnahme zur Bestimmung von
    Blutzucker,
    Harnstoff,
    GOT,
    GPT,
    CPK,
    Aldolase,
    Hormone: *T-3, T-4,* insbesondere bei Tachykardie,
    Elektrolyte: *K, Na, Ca,*
    Blutgasanalyse,
    Blutbild und Hämatokrit,
    wenn möglich *Osmolalität-Bestimmung,*
    Echoenzephalographie,
    Ophthalmodynamographie,
    Rö-Untersuchungen: Schädel, HWS, Thorax, Computer-Tomographie,

Asservierung von Körperexkreten zur Durchführung
    chemischer Analysen und *toxikoligischer Untersuchungen,*
    Gaschromatographie etc.

Legung eines Dauerkatheters zur Vermeidung eines
    *Harn*staues, zur Durchführung von *Nierenuntersuchungen,*
    Azeton,
    Zucker,
    pH,
    spez. Gewicht,
    E,
    Sediment.

Stadien der Bewußtseinsstörungen und Bewußtlosigkeit
(nach Adams)

Vigilanz, Vitalfunktionen und Reagibilität

Vigilanz-Stadien 1–4 Bewußtsein, Koma (synonyme Wörter)	(1) Somnolenz Hypersomnie Bewußtseinstrübung Semi-Coma Coma vigile	(2) Bewußtlosigkeit Unconsciousness Coma leger	(3) Tiefe Bewußtlosigkeit, Koma profond	(4) Koma Coma grave Coma avec effondrement végétatif Vita reducta
Vergleichbare EEG-Stadien	(B) Einschlafen	(C) leichter Schlaf	(C–D) mittlerer Schlaf	(D–E) tiefer Schlaf
Augen	Lidschluß inkonstant, Korneal-Refl. normal Pupillen eng Pendeldeviationen	Lidschluß konstant. Korneal-Refl. normal Pupillen eng Normalkonjugiert	Korneal-Refl. vermindert. Pupillen mittelweit verminderte Lichtreaktion. Unkonjugiert	Korneal-Refl. erloschen. Pupillen weit und verminderte Lichtreaktion
Halsmuskeln	Haltungstonus vermindert	Haltungstonus erloschen	atonisch	atonisch
Extremitäten-Muskeln	Oft myoklon. Zuckungen	Vereinzelt myoklon. Zuckungen	hypotonisch	atonisch
Herzfrequenz	stetig gering vermindert	phasisch wechselnd	phasisch, meist vermindert	phasisch, bei Apnoe erhöht
Atemfrequenz	stetig gering vermindert	phasisch wechselnd	phasisch, meist vermindert	intermittierend apnoisch
Weckreaktionen	kurzfristig weckbar, einfache verbale Antworten. EEG-arousal normal mit Pupillenerweiterung. Gezielte Abwehr bei Schmerzreiz	erhöhte Weckschwelle EEG-arousal normal mit Pupillenerweiterung. Ungezielte Abwehr bei Schmerzreiz	Nicht weckbar Geringe EEG-arousal ohne Pupillenerweiterung. Nur Fluchtreflexe bei starkem Schmerzreiz	Keine EEG-arousal. Keine Reaktion auf Schmerzreiz
Würgreflex	normal	normal	vermindert oder erloschen	erloschen
Muskeldehnungsreflexe	normal	normal oder vermindert	vermindert oder erloschen	erloschen
Tag-Nacht-Periodik der Schlafregulation	erkennbar	unsicher	erloschen	erloschen

Differentialdiagnostik der Bewußtseinsstörungen

Diagnose	Anamnestische Hinweiszeichen	Prämonitorische Zeichen und Befunde vor Auftreten der tiefen Bewußtlosigkeit	Vollbild der Bewußtlosigkeit	Laborbefunde
Ketoazidotisches Koma	Diabetes-Anamnese, seltener unbekannter Diabetes, oft vorangegangene Infektionen, Operationen, Diätfehler wie Aussetzen von Insulin und Hungern, Pankreatitis, Medikamente, v. a. Diuretika und Steroide, evtl. hyperthyreote Symptomatik oder Akromegalie	Kopfschmerzen, Erbrechen, Appetitlosigkeit, Müdigkeit, körperliche Schwäche, diffuse Oberbauchbeschwerden, Reifengefühl im Thoraxbereich, Polydipsie und Polyurie, trockene Schleimhäute, verminderter Hautturgor (abhebbare Hautfalten), weiche Bulbi, Tachykardie, schlaffer Muskeltonus, tiefe Atmung, Peritonismus.	Rascher Puls, RR ↓, große Kußmaul'sche Atmung, Azetongeruch, Erbrechen, evtl. Durchfälle, Peritonismus, schlaffe erlöschende Reflexe, ausfallende Pupillen- und Konjunktivalreflexe, später Lähmung der Atemmuskulatur, terminal Kreislaufversagen mit Atem- und Kreislaufstillstand.	$BZ > 400$ mg %, *Azeton Harn* +, (evtl. Azetonstreifen in Konjunktivalsack), *Harnanalyse* ++, *Blutgasanalyse:* pH ↓, *Base-Excess* ↓, *Leuko* ↑↑, Hb ↑, Hkt ↑, Na ↓, K ↓. *Hyperosmolalität* > 310 mosm/l, EKG: Hypokaliämiezeichen und Rhythmusstörungen.
Hyperosmolares Koma	Langsame, schleichende Entwicklung des Komas, Auslösung häufig durch Wasserverluste im Gefolge von Infekten, nach Hyperhidrosis, bei ungenügender Flüssigkeitsaufnahme gefäßsklerotischer und chronisch kranker Diabetiker, schlechte orale Einstellung, glukosehaltige Getränke bei unerkanntem Diabetes, Gabe von Kortikosteroiden und Diuretika.	Allgemeine Schwäche, Appetitlosigkeit, Erbrechen, Polyurie, Benommenheit, verminderter Hautturgor, abhebbare Hautfalten, weiche Bulbi, Tachykardie, RR ↓, frühzeitiger Ausfall der Muskeleigenreflexe, Adynamie,	RR ↓, Tachykardie mit flachem, schnellen Puls, Oligurie, Anurie, Nierenversagen, unauffällige, normale Atmung, erhöhter Muskeltonus bei Ausfall der Muskeleigenreflexe, Hyperkinesien, fokale Reizzustände, auch Hemi- und Quadriplegien, zunehmende Bewußtlosigkeit, Tod durch Kreislaufversagen.	*Blutzucker* ↑↑ (500-1500 mg), *Lactat im Plasma* $< 1,5$ mMol, *Blutgasanalyse:* $pH > 7,35$. *Bikarbonat* > 18 mval, Harn: *Azeton* ⌀-(+), *Glukose* ++, Na ↑, K ↓.

Differentialdiagnostik der Bewußtseinsstörungen

Diagnose	Anamnestische Hinweiszeichen	Prämonitorische Zeichen und Befunde vor Auftreten der tiefen Bewußtlosigkeit	Vollbild der Bewußtlosigkeit	Laborbefunde
		unauffällige Atmung (keine tiefe Atmung), kein Azetongeruch.		*Serumosmolalität* > 420 mosm/l, *EKG*: Hypokaliämiezeichen und Rhythmusstörungen.
Hypoglykämischer Schock	Der bekannte Diabetes steht meist unter Insulin oder oral antidiabetischer Behandlung, evtl. Gabe von Antidiabetika oder Insulin mit vergessenem Frühstück oder vergessenem 2. Frühstück sowie verspätetem Mittagessen. Differentialdiagnostisch kommen auch Insulinome, funktioneller Hyperinsulinismus und Suizidversuch mit Insulin infrage, Hungern, starke körperliche Belastung, Überlagerung mit Lebererkrankheiten oder Niereninsuffizienz, Magen-Darm-Erkrankungen, Hyperthyreose, Nebennierenüberfunktion. Bei Kindern oft im Gefolge eines azetonämischen Erbrechens, bei Neugeborenen diabetischer Mütter.	Schwäche, Schweißausbrüche, Heißhunger, Unruhe, körperliche und geistige Leistungsminderung mit Konzentrationsschwäche und Reizbarkeit, Schwindel, Übelkeit, Brechreiz, Parästhesien, präkollaptische Zustände, Ohnmachtszustände. Bei älteren Menschen: Abscencen, Stupor, Narkolepsie, Depressionen, Angstzustände, auch Lähmungserscheinungen. Feuchte Haut, Bulbi nicht weich, unauffällige Atmung, ausreichend gefüllter Puls, Tachykardie, RR ↑, lebhafte Reflexe.	Rasche Bewußtseinstrübung bis zur Bewußtlosigkeit, sensible und motorische Lähmungserscheinungen, tonisch-klonische Krämpfe, Trismus, Seh-, Schluck- und Sprachstörungen, Babinski +, ausgefallene Korneal- und Konjunktikalreflexe, Bradykardie, Atonie, Streckstarre, flache Atmung bei Hirnschädigung.	*Blutzucker* < 40 mg %, *Azeton* ∅, bei azetonämischem Erbrechen *Azeton* +.

98 Differentialdiagnostik der Bewußtseinsstörungen

Diagnose	Anamnestische Hinweiszeichen	Prämonitorische Zeichen und Befunde vor Auftreten der tiefen Bewußtlosigkeit	Vollbild der Bewußtlosigkeit	Laborbefunde
Endogenes Leberzerfallskoma	Akute Virushepatitis, Graviditat, Vergiftungen (Tetrachlorkohlenstoff, Phosphor, Arsen, Pilze), Rasche Entwicklung der Erkrankung aus voller Gesundheit heraus.	Akuter Leistungsabfall mit schneller Verschlechterung des AZ, zunehmende Schläfrigkeit, nächtliche Unruhe, Flattertremor, Foetor hepaticus, Benommenheit, Erbrechen, Tachykardie, hyperkinetische Zirkulationsstörung, hämorrhagische Diathese, Teerstühle.	Nach schnell zunehmender Bewußtseinsstörung mit Desorientiertheit und Verlust koordinierter Bewegungen Eintritt der Bewußtlosigkeit, Ausfall zephaler Reflexe und Schlaffwerden der Muskulatur, Kreislaufversagen.	*GOT* ↑↑, *GPT* ↑↑, *γ-GT* ↑↑, *GLDH* ↑↑, *Quick-Wert* < 20 %, *Bilirubin* ↑, *Elektrophorese:* Albumin ↓, Alpha-2 ↓, Beta ↓, Fe ↓, *Cholesterin* ↓, *Lactat* ↑, *Pyruvat* ↑, *Gerinnungsfaktoren* II, V und VII ↑, *Gerinnungsfaktor* VIII ↑.
Exogenes Leberausfallkoma	Langdauernde Lebererkrankung in der Anamnese, v.a. Zirrhose, häufig ausgelöst durch gastrointestinale Blutungen (Ösophagusvarizenblutungen), zu hohe Proteinzufuhr, Alkoholexzess, starke Obstipation, Elektrolytstörung durch zu starke medikamentöse Diurese mit Saluretika, Zustand nach Aszitespunktion. Langsame Entwicklung des Komas.	Schläfrigkeit, Schwerbesinnlichkeit, Antriebsschwäche, Unruhe, später Aggressivität, Flappingtremor, Foetor hepaticus, Verschlechterung der Schriftprobe, beginnende Desorientiertheit, Augensymptome. Häufig Aszites und Bauchdeckenvarizen.	Verlust koordinierter Bewegungen, ungeordnete verbale Reaktionen, Reflexsteigerung, vertiefte Atmung, Reflexausfälle, tiefe Bewußtlosigkeit und Kreislaufversagen. Sphinkterinkontinenz,	*GOT* ↕, *GPT* ↕, *Ammoniakspiegel* ↑, *Quick-Wert* ↓, *Blutgasanalyse:* pH ↑ (metabol. Alkalose).

Differentialdiagnostik der Bewußtseinsstörungen

Diagnose	Anamnestische Hinweiszeichen	Prämonitorische Zeichen und Befunde vor Auftreten der tiefen Bewußtlosigkeit	Vollbild der Bewußtlosigkeit	Laborbefunde
Urämisches Koma	Bei akutem Nierenversagen oft Hinweis auf Schockzustände nach schweren Infekten, Verbrennungen, Hämolysen, thrombo-embolischer Gefäßverschluß der Nieren, Intoxikationen, Zustand nach Operationen bei vorbestehender Hypertonie, Beginn mit Oligurie-Anurie. Bei chron. Nierenversagen Pyelonephritisanamnese, Analgetika-Mißbrauch (interstitielle Nephritis). Röntgenologisch oder szintigraphisch bekannte Verkleinerung der Niere. Die Anämie deutet am stärksten auf die Chronizität des Befundes hin (HbE $\searrow$).	Zwangspolyurie, später Oligurie oder Anurie, allgemeine Schwäche, Benommenheit, Kopfschmerzen, Durst, Atemnot, Erbrechen, auch Blutungsneigung und Teerstühle, Muskelkrämpfe. Häufig Hypertonie und urämischer Foetor, trockene Haut, Tachykardie, Rhythmusstörungen, urämische Gastritis, evtl. Lungenödem und perikarditisches Reiben, Bauchkrämpfe, Blutungen mit Teerstühlen und Kaffeesatzerbrechen.	Nach Benommenheit Eintritt einer tiefen Bewußtlosigkeit, nervale Ausfallserscheinungen, tonisch-klonische Krämpfe, Nackensteifigkeit, epileptiforme Anfälle, Lungenödem oder Pneumonie, Pleuritis, Goodpasture-Syndrom, evtl. Perikarditiszeichen und Arrhythmie.	*Harnstoff* > 200 mg%, *Kreatinin* > 10 mg%, $Ca \searrow$, $K \uparrow\searrow$, Blutgasanalyse: metabol. Azidose, $Hb \downarrow$, $Ery \downarrow$, $HbE \downarrow\nearrow$, $Leuko \uparrow$, $BZ \nearrow$, *Triglyceride* $\nearrow$, Harn: spez. Gew. < 1015, *Harnstoff* < 1 g%, *Harnzucker* + (gestörte tubuläre Resorption) Osmolalität < 600 mosm.
Thyreotoxische Krise	Struma diffusa, toxisches Adenom oder Schilddrüsen-Ca vordiagnostiziert, Auslösung häufig durch übermäßige Jodzufuhr, z.B. durch Darmantiseptika, Expektorantien oder Röntgenkontrastmittel, auch nach Schilddrüsenoperationen mit unzureichender Vorbereitung, nach Infektionen und Radiojodtherapie.	Tachykardie, Herzrhythmusstörungen, Gewichtsabnahme, Brechreiz, Erbrechen, Durchfall, Erregbarkeit, Unruhe, Schlaflosigkeit, Verwirrtheit und psychotische Zustände, Hyperhidrosis, Schwirren über der Schilddrüse. RR $\uparrow$, Blutdruckamplitude $\uparrow$, warme Haut, Exsikkose, mimische Starre, Schluckstörungen, Adynamie, Dysarthrie.	Erlöschte Eigen- und Fremdreflexe, Pyramidenzeichen, Tachykardie, Rhythmusstörungen, Exsikkose.	$T-4 \uparrow$ (mehr als 14 g%), $PBJ \uparrow$, $T-3-RIA \uparrow$, $BKS \uparrow$, $Leuko \uparrow$, $Cholesterin \downarrow\nearrow$, $Kreatinin \downarrow$, Kreatinin Harn $\uparrow$, EKG: Tachykardie, Extrasystolie, Erregungsrückbildungsstörungen.

100 Differentialdiagnostik der Bewußtseinsstörungen

Diagnose	Anamnestische Hinweiszeichen	Prämonitorische Zeichen und Befunde vor Auftreten der tiefen Bewußtlosigkeit	Vollbild der Bewußtlosigkeit	Laborbefunde
Hypothyreotes Koma	Nach Thyreoiditis, Tumoren oft unbekannte Hypothyreose oder sekundäre Hypothyreose, nach Erkrankungen der Hypophyse (Trauma, Infektion, Ca), starke Kälteeinwirkungen und Medikamente (Barbiturate Clorbromazin), ebenfalls auslösend.	Müdigkeit, Schläfrigkeit, Konzentrationsschwäche, Adynamie, Obstipation, Kälteunverträglichkeit, trockene Haut, Gelenkschmerzen, rauhe Stimme, Bradykardie, Hypotonie, teigige, nicht wegdrückbare Ödeme, Haarausfall, verlangsamte ASR und TSR.	Apathie, dann zunehmende Bewußtlosigkeit, Hypothermie (unter 30° C), Hypoventilation mit langsamer und abgeflachter Atmung, Bradykardie, später generalisierte Krämpfe.	$PBJ < 3$ µg%, $T-4 < 4$ γ%, $Cholesterin > 300$ mg%, *Respiratorische Azidose,* $Hb \downarrow$, $Ery \downarrow$, EKG: Niedervoltage, verlängerte PQ-Zeit.
Addison-Krise s. auch S. 4	Auslösend häufig bakterielle Infektionen, starkes Erbrechen und Durchfälle, Traumen, Hitzebelastungen, Zustand nach Operationen, langdauernde Steroid-Therapie, die plötzlich abgesetzt wird, Sepsis und hämorrhagische Diathesen mit plötzlicher Blutung in die Nebennieren, Waterhouse-Friderichsen-Syndrom. Starke Hautpigmentierungen (auch Schleimhäute im Mund) ergeben den Verdacht.	Starke körperliche Schwäche, Schwindel, Schweißausbrüche, Übelkeit, Brechreiz, Durchfall, Durst, Leibschmerz, RR $\downarrow\downarrow$.	Hypotonie bis zum Kreislaufkollaps, Polyurie und Anurie, dann zunehmende Bewußtlosigkeit nach Apathie, teilweise degeneralisierte Krampfanfälle. Tod durch Herz- und Kreislaufversagen.	$BZ \downarrow$, $Na \downarrow$, (<130 mval/l), $K \uparrow\uparrow$ (oft $>5,5$), $Hkt \uparrow$, $Harnstoff \uparrow$.
Hypophysäres Koma	Akut auftretend nur nach Entbindungen (Sheehan-Syndrom = postpartale Nekrose), Sepsis.	Müdigkeit, Kälteempfindlichkeit, Ausfall der Sekundärbehaarung, Amenorrhoe, Impotenz, RR $\downarrow$, Puls $\downarrow$, Temperatur $\downarrow$, Hyperventilation. Gewichtsabnahme, blasse Haut.	RR $\downarrow$, Hyperventilation, starke Blässe, Temperatur $< 30°$ C, herdbetonte oder generalisierte Krampfanfälle.	$Blutzucker \uparrow$, *Blutgasanalyse:* respirator. Azidose $T-3 \downarrow, T4 \downarrow$, $Cortisol \downarrow$, $PBJ \downarrow$.

Differentialdiagnostik der Bewußtseinsstörungen 101

Diagnose	Anamnestische Hinweiszeichen	Prämonitorische Zeichen und Befunde vor Auftreten der tiefen Bewußtlosigkeit	Vollbild der Bewußtlosigkeit	Laborbefunde
Kreislaufbedingte Bewußtseinsverluste: Reflektor. Kollaps Orthostatischer Kollaps Hyperventilations-Synkope Hustensynkope Pressorische Synkope Karotissinus-Syndrom	Meist bestanden schon früher kurzfristige kreislaufbedingte Bewußtseinsverluste. Hinweis auf langes Stehen, Hyperventilation, Husten, häufig sind Mädchen und Frauen betroffen.	Im allgemeinen keine. RR ↓, PF ↑.	Kurzfristige, meist nicht sehr tiefe Bewußtlosigkeit. RR ↓, PF ↑.	Meist keine besonderen Befunde, evtl. Hinweis auf Volumenmangel, *Hkt* (↓), *Ery* (↓), *Hb* (↓), *Blutgasanalyse:* evtl. respiratorische Alkalose.
Kardial bedingte Bewußtseinsverluste: Herzklappenfehler Konnatale Herzmißbildungen Pulmonale Hypertonie Myokardiopathien Rhythmusstörung Elektrounfall	Nicht selten Herzfehler schon bekannt, evtl. Zyanose in der Anamnese oder Rhythmusstörungen.	Evtl. zunehmende Dyspnoe und Zeichen einer Herzinsuffizienz mit kardialen Stauungszeichen, zunehmende Zyanose, Rhythmusstörungen. Herzgeräusch. Periphere Ödeme, Belastungsdyspnoe, Angina pectoris, paroxysmale Tachykardien, Schwindelanfälle, Synkopen.	Tiefere, bedrohliche Bewußtlosigkeit möglich, wichtig ist zur Durchführung arrhythmischer Maßnahmen evtl. Asystolie oder Kammerflimmern sofort festzustellen, damit sofort Maßnahmen ergriffen werden können (z.B. pulmonale Herzmassage, Defibrilation etc.). Meist ausgeprägte Zyanose bei Asystolie und Blässe möglich. Bei Zeichen einer tiefen Bewußtlosigkeit muß sofort der Kreislauf in Gang gebracht werden, andernfalls letaler Ausgang.	*EKG:* Ausgeprägte EKG Anomalien, je nach Art, *Hb* (↑) d. Erkrankung, *Ery* (↑), *Hkt* (↑), *Rö-Thorax:* Kardiomegalie, Herzfehlformen, evtl. Elektrolytstörungen, insbesondere *Ca* und *K*.

102 Differentialdiagnostik der Bewußtseinsstörungen

Diagnose	Anamnestische Hinweiszeichen	Prämonitorische Zeichen und Befunde vor Auftreten der tiefen Bewußtlosigkeit	Vollbild der Bewußtlosigkeit	Laborbefunde
Zerebrale Bewußtseinsstörungen Epilepsie Grand Mal	Anamnestisch nach früher bereits vorgekommenen Anfällen fragen.	Aura kurz vor dem Anfall auftretend, meist irgendwelche Empfindungen (Geschmack, Geruch, Mißempfindungen im Epigastrium) oder auch motorische Phänomene, wie auch in Bewegungen, Kopfwendungen, Verkrampfungen einer Extremität, auch Erinnerungsvorstellungen von Bewußtseinsstörungen kommen als Aura vor. Die Aura verläuft beim selben Patienten stets gleichartig.	Nach plötzlichem zu Boden stürzen, evtl. Ausstoßen eines Schreies, treten heftige tonisch-klonische Krämpfe ein, begleitet von Dyspnoe, Zyanose, Schaumbildung vor dem Mund. Evtl. bestehen Niederstürzen, Zungenbiß, Einnässen, auch Stuhlabgang kommt vor. In der anschließenden Erschlaffungsphase sind Kornealund Eigenreflexe nicht auslösbar, Pupille weit, Pyramidenzeichen evtl. +. In der Erholungsphase ist der Patient noch dysorientiert und verwirrt.	Im Anfall steht die klinische Diagnostik im Vordergrund, nach dem Anfall sollte zur diagnostischen Abklärung baldmöglichst ein *EEG* ggf. auch wiederholt durchgeführt werden. Provokationsmethoden v. a. Fotostimulation, Hyperventilation und Schlaf-EEG, evtl. auch Gabe von Medikamenten sind von zusätzlicher diagnostischer Bedeutung. Ergänzungsdiagnostik: *Hirnszintigramm, CTG, Karotisangiogramm, Liquorstatus,* Bestimmung des *BZ* und des *Serum-Ca.*

Differentialdiagnostik der Bewußtseinsstörungen 103

Diagnose	Anamnestische Hinweiszeichen	Prämonitorische Zeichen und Befunde vor Auftreten der tiefen Bewußtlosigkeit	Vollbild der Bewußtlosigkeit	Laborbefunde
Status epilepticus	Es handelt sich hierbei um eine Gruppe von Anfällen entsprechend dem Grand Mal, die sich aneinander reihen, so daß der Patient an Erschöpfung und Hyperthermie sterben kann.			
Petit Mal	Am häufigsten im Kindesalter vorkommend. Anamnestische Angaben der Angehörigen auf Abwesenheit, Unkonzentriertheit. Das Petit Mal kann jedoch so kurz verlaufen, daß es weder vom Patienten noch von seiner Umgebung bemerkt wird.	Keine auffällige Aura.	Gesichtsausdruck plötzlich leer, kurze geistige Abwesenheit (Absencen), evtl. myoklonische Zuckungen. Die Bewußtseinsstörungen dauern nur sehr kurz, können jedoch bis zu 100 mal am Tag auftreten. Bewußtseinstrübung 1–30 Sek. Dauer tritt nur ein bei Generalisation. Symptomenbild wie bei Grand Mal.	Im *EEG* 3/sec-Spike und Vave-Potentiale.
Jackson-Epilepsie	Meist keine Bewußtlosigkeit, Bewußtlosigkeit nur bei Eintritt einer Generalisation.	Fokale Krämpfe sind das Hauptzeichen der Jackson-Epilepsie: Lokalisierte klonische Krämpfe in Teilen einer Extremität.		
Psychomotorische Anfälle	Bewegungsschablonen, Automatismen, wiederholte, manchmal sogar zweckvoll erscheinende Bewegungen, Kopf- und Augenbewegungen, Schmatzen, Bewußtseinstrübungen, Amnesie.			Spikes oder steile Vaves oder kombiniert.
	Intoxikation s. S. 795 unter Vergiftungen.			

Differentialdiagnostik der häufigsten Bewußtseinsstörungen im Neugeborenen- und Kindesalter:

1. Hirnblutungen,
2. Meningitis,
3. Zerebrale Krampfanfälle,
4. Enzephaloenteritis,
5. Hypoglykämie,
6. Nierenversagen,
7. Toxikosen,
8. Hypertrophische Pylorusstenosen,
9. Akute Nebenniereninsuffizienz.

Die häufigsten Ursachen für Bewußtseinsstörungen im Kleinkind- und Schulalter sind:

1. Meningitis,
2. Enzephalitis,
3. Zerebrale Krampfanfälle,
4. Raumfordernde intrakranielle Prozesse,
   Blutung,
   Tumor,
   Abszess,
5. Commotio und Contusio cerebri,
6. Zirkulationsstörungen,
   Thrombose,
   Embolie,
7. Enzephaloenteritis,
8. Diabetes mellitus,
9. Hypoglykämie,
10. Nierenversagen,
11. Leberversagen,
12. Toxikosen,
13. Akute Nebenniereninsuffizienz.

Bewußtseinsstörungen

Exogene Vergiftungen:

Medikamente,
Alkohol,
Haushaltsmittel,
Pilze,
Beeren.

Bilharziose

Anamnestischer Hinweis:
Reisen in tropische bzw. subtropische Gebiete, vor allem Ägypten.
Baden in verseuchten Flüssen oder Seen.

Untersuchungsprogramm:

Beweisende Tests:

A Blasentyp
Beweisend: *Einachweis im Harnsediment,*
evtl. Nachweis bei Blasenwandbiopsie.

B Intestinaler Typ
Beweisend: *Einachweis im Stuhl* (akutes Stadium).
Typische Granulome in Rektal- und Kolonschleimhaut (chronisches Stadium).
Positive Leberbiopsie s. u.

Hinweisende wichtige Tests:
KBR (Gruppen-Antigen) vor allem in frühen Stadien der Krankheit positiv, in späteren Stadien ist die KBR weniger spezifisch.
Hauttest mit Antigen (soweit vorhanden).

Typische Begleitbefunde:
Hb ↓,
Ery ↓,
Hämatokrit ↘,
Eosinophile ↑,
BKS ↑.
Harnsediment: Leuko +++, vor allem eosinophile Zellen,
Ery +++ (Blasenform!).

Leberbiopsie: vor allem beim intestinalen Typ können evtl. Eier mit lokalen granulomatösen Reaktionen gefunden werden. Infiltrationen im Pfortadergefäßbereich, in schweren Fällen Übergang in Zirrhose mit Aszites etc.

Biliäre Leberzirrhose

(sehr selten)

Bilirubin ↑,
Breitbasige gamma-Globulin-Vermehrung in der
Elektrophorese, beta-Glob. ↑, *Lebertests* pathologisch,
Cholesterin ↑.

Bei der xanthomatösen biliären Leberzirrhose kommen Cholesterinwerte bis 2000 mg% und mehr vor.
Phosphatide ↑↑,
Neutralfette ↑.
Fast regelmäßig finden sich Xanthelasmen, nicht selten Xanthome.
Laparoskopie!

Bilirubin erhöht

In der Anamnese intensiv nach toxischen Ursachen, vor allem Medikamenten und anderen chemischen Ursachen fahnden. Häufig infrage kommende Substanzen s. Band I (S. 49 und S. 55).
Immer an Ovulationshemmer denken!

Laborprogramm:
Bilirubin aufschlüsseln in direktes und indirektes
(konjugiertes und unkonjugiertes),
BKS, Alkal. Phos., evtl. *LAP, SGPT, SGOT, Elektrophorese, Fe,*
Ganzes Blutbild, Retikulozyten,
Harnstatus, vor allem Eiweiß und Sediment,
Bilirubin im Harn, Aldehydprobe, Mikrocardiolipin-Test,
besser gleich *TPHA!* wenn positiv *FTA (ABS)* oder *WaR* und *Nebenreaktionen, Sabin-Feldman-Test* und *KBR auf Toxoplasmose,*
Mononukleose-Test.
   Bei Lymphozytose, Monozytose bei negativem Mononukleose-Test, evtl. positivem WaR auch *KBR und Agglutinationsreaktion auf Listeriose.*
Differentialdiagnostik s. unter Ikterus   S. 393

BKS-Beschleunigung
s. unter Blutkörperchensenkung   S. 112

Blässe

A Allgemeine Blässe

1. Gefäß- und kreislaufbedingte Blässe ausschließen:
   Puls,
   RR, besser gleich Schellong-Test (orthostatische Belastung)
   Konjunktivaldurchblutung,
   evtl. Augenhintergrund,
   Herzgeräusche?,
   evtl. *EKG* mit Stehbelastung,
   bei pathologischem Befund Fortsetzung der Herz-Kreislaufuntersuchung.

2. a) *Hb*,
   Ery,
   Hämatokrit.

   b) *Fe*,
   BKS,
   CRP,
   Elektrophorese,
   Harnstoff,
   T_3- und T_4-*Test*.

   SGOT, evtl. *SGPT*,
   Alkal. Phos. und *Bili*,
   Harnsediment,
   Harn auf Eiweiß,
   Harn chemisch auf Blut,
   Stuhl auf okkultes Blut,
   Leuko,
   Diff. BB.

   NB: a) darf nur dann allein untersucht werden, wenn b) unmittelbar angeschlossen werden kann oder in leichten Fällen.
   Bei schweren Fällen, bei Tachykardie sowie bei auswärtigen Patienten und Berufstätigen soll b) sogleich mitgemacht werden.
   (wenn > 3 hypothyreoseverdächtige Symptome vorhanden sind, s. S. 662).

3. Bei Hinweis auf hyperchrome Anämie oder direktem Verdacht *LDH*, *Schillingtest* und *Retikulozyten* anschließen.

4. Bei Verdacht auf hämolytische Anämie *Aldehydprobe*, *Bilirubin* direkt und indirekt, *Retikulozyten* untersuchen.

Genauere Differenzierung der Anämien　　　　　　　S. 38–

Grob schematische Einteilung bei der Differenzierung der wichtigsten Blässe- bzw. Anämieursachen:

Neoplasma:
 Hb ↓, *Ery* ↘, *Fe* ↓, *Alb.* ↓, *alpha-2-Glob.* ↑.

Leukämie:
 Typische Befunde bei *Leuko* und *Diff. BB*.

Herdinfekt:
 CRP evtl. +, *alpha-2-Glob.* ↑→, *gamma-Glob.* ↑→.
 evtl. pathologisches *weißes BB*.
 NB: *BKS* nur zur Verlaufsbeobachtung wichtig, nicht zur Beurteilung eines Herdinfekts, da allein durch die Anämie *BKS* ↑.

Blutungsanämie:
 Wenige Stunden danach *Hämatokrit* ↓, *Hb* und *Ery* ↘, *Fe* ↗, später *Hämatokrit* ↘, *Hb* ↓, *Ery* ↓, *Fe* ↓.

Hämolytische Anämie:
 Fe ↑, *Aldehydprobe* +/+, *LDH* ↗, *indirektes Bili* ↑, *Retikulozyten* ↑ (> 40‰).

Perniziöse Anämie:
 FI ↑ = Hb_E ↑, *Ery* ↓, *Fe* ↑→, *LDH* ↑-↑↑, *Retikulozyten* ↓ (nach Behandlung ↑↑),
 Schillingtest < 5%.

Renale Anämie:
 Harnstoff ↗, evtl. *Proteinurie* oder pathologisches *Sediment*.

Toxische Anämie:
 Evtl. Veränderungen im *weißen BB* (z. B. Bleitüpfelung). Bei Verdacht *Porphyrine* anschließen.

Blässe bei hepatogenen Erkrankungen:
 Fahl-schmutzige bis gelbliche Blässe, pathologische *SGPT* bzw. *Alkal. Phos.*

Myxödem:
 T_3- und T_4 ↓, evtl. *beta-2-Glob* ↑.

B Blässe bei Fieber

Normalerweise kommt Blässe bei Fieber nicht vor, wenn doch vorhanden, differentialdiagnostisch denken an folgende Krankheiten (Laborprogramm s. unter den einzelnen Kapiteln)

1. Lebensbedrohliche Zentralisation des Kreislaufs, z. B. bei Ileus/ Peritonitis und im akuten Schüttelfrost,
2. Sepsis,
3. Meningitis tuberculosa,
4. Diphtherie,
5. Polyserositis *(BKS ↑↑),*
6. Typhus,
7. Malaria,
8. Akuter Schub eines chronischen Fokus.

C Lokalisierte Blässe
z. B. an einer Extremität
1. Arterienpulse tasten,
2. *Rheogramm* oder *Oszillogramm* veranlassen,
3. evtl. *Arteriographie* bei klinisch pathologischem Befund,
4. Neurologische Untersuchung.
s. auch unter Durchblutungsstörungen S. 179–

Blasendivertikel

Beweisend:
Nur *Röntgen* oder *Zystoskopie.*
Im *Harn* Hämaturie möglich.

Blasenendometriose

Zyklische Hämaturie!
Zystoskopie veranlassen!

Blasenkarzinom

Allgemeine Karzinomtests s. d.
s. auch unter Carcinoma und andere Malignome, S. 128
Ca. 15% aller Makrohämaturien sind Blasenkarzinome.
Zystoskopie!
Röntgen mit Kontrastfüllung.

Blasenmole

Leitsymptome:
Rasches Wachstum des Uterus, als es dem Schwangerschaftsstadium entspricht.

Therapieresistente Blutungen in der 8.–12. Schwangerschaftswoche.
Austreten von kleinen Bläschen aus dem Zervikalkanal.
Übelkeit und Erbrechen.

Laborbefunde:
HCG-Titer über der Norm, insbesondere bezogen auf das Schwangerschaftsalter. Titer über 1 : 500 sind verdächtig auf Blasenmole.
Vaginalsmear, vorwiegend Superfizialzellen, azidophile Zellen und Zelldegenerationen.

Diagnostisch wichtig:
Sonographie: Die Blasenmole läßt sich bereits ab der 7. Woche mit Ultraschall bestätigen. Ab der 8. Woche findet sich das sog. „Schneegestöberbild", das durch hydrope Zottendegeneration hervorgerufen wird.

Labormäßige Ergänzungsdiagnostik:
Alpha-Feto-Protein

Blasentumor
s. Blasenkarzinom S. 132–

Blasentumoren

Diagnostisch enscheidend:
Zystoskopie.

Labor:

Allgemeine Tumorzeichen s. unter Carcinoma	S. 128
Harn: Hämaturie.	u. S. 132–

NB: 15% aller Mikrohämaturien sind Blasenkarzinome.

Blaue Flecken
s. unter Hämatome S. 320

Bleivergiftungen
(überarbeitet zusätzlich durch G. Scheurer)

Leitsymptome:

Akute Vergiftungen: Verstärkter Speichelfluß, süßlich metallischer Geschmack, Erbrechen, Darmkoliken, Stuhl- und Harnverhalten.

Chronische Vergiftung: Schwäche, Appetitlosigkeit, Müdigkeit, Übelkeit, Abmagerung, Magen-Darm-Störungen.
Hautfarbe oft spezifisch grau.

Labor:

Beweisend: *Bleinachweis im Serum,* bzw. spektralanalytisch *im Vollblut,* (manchmal nur vorübergehend).
Bleiausscheidung nach Mobilisation mit EDTA bei chronischen Vergiftungen.

Hinweisend: Im *Blutausstrich* basophile Punktierung der Erythrozyten vermehrt (10–100 basophil punktierte pro 50 Gesichtsfelder),
Hgb ↙ (langsam zunehmend),
Ery ↙ (Poikilozytose, Cabot'sche Ringe),
Retikulozyten ↑ (30–40%),
Siderozyten ↑ (100–300% bei *Berlinerblau-Reaktion),*
Bilirubin: ↑↘,
Fe ↑↘,
Koproporphyrin III im Harn ↑ 300 γ l Verdacht, Alarm über 1000 γ l, (n–8%),
Bleiarbeiter weisen Grenzwerte – 70% auf.
Werte über 70% meist schon mit deutlicher Anämie einhergehend.
Ubg +/++ bei starkem Erythrozytenzerfall,
Uroporphyrin,
Deltaaminolävulinsäure.

Blutdruck, erhöhter
s. Hypertonie S. 375–

Blutdruck, niederer
s. Hypotonie S. 385–

Bluterbrechen

s. bei Erbrechen S. 225–
s. bei Hämatemesis S. 319

Blutkörperchensenkung

NB: Die BKS darf nur als Suchreaktion verwendet werden. Sie ist zur Beurteilung des Schweregrades einer Entzündung und zur Verlaufsbeobachtung mitgeeignet. Eine beschleunigte BKS ist jedoch kein Beweis für die Entzündung, eine normale (z.B. bei Polyglobulie) kein Beweis gegen. Einzelheiten s. auch Band I.

A Beschleunigung der Blutkörperchensenkung
Differentialdiagnostik s. Band I S. 58–61.

Orientierendes Laborprogramm:
Ganzes BB,
Hämatokrit,
CRP,
Elektrophorese (evtl. ergänzen durch *Immunelektrophorese,* bzw. *Immunglobulinbestimmung* bei pathologischem Elektrophoresebefund),
Cholesterin,
Triglyzeride.

Bei entzündlicher Ursache der BKS (CRP + und/oder alpha-2-Glob. ↑ und/oder Leuko ↑) untersuchen auf:

a) *Infektionskrankheit* entsprechend klinischem Verdacht,
b) *Rheumateste:* Latex RF, Waaler-Rose-Test, ASL-Titer,
c) *Herdinfekt,* S. 348
d) *Neoplasmatests,* S. 128
e) BKS ↑↑, auch untersuchen auf *LE.* S. 234 u. S. 296

B Verlangsamung der Blutkörperchensenkung
(Ery),
Ganzes BB, dabei *Ausstrich* auf Sphärozyten/Sichelzellen untersuchen,
Hämatokrit,
Harnsäure, vor allem wenn *Ery* ↑,
Elektrophorese.
Auf *Kryoglobuline* untersuchen (BKS-Beschleunigung kann bei den unten aufgeführten Erkrankungen ebenso vorkommen).

Methode:
Spritze und Kanüle vor Blutentnahme im Brutschrank auf 38° C erwärmen. Nach Blutentnahme bei 37,5° C das Venenblut 40 Min. inkubieren. Dann zentrifugieren und abpipettiertes Serum in den Kühlschrank stellen. Wenn ein amorphes Präzipitat ausfällt, sind Kryoglobuline im Serum vorhanden. Bei Erwärmen löst sich das Präzipitat wieder auf.

Vorkommen der Kryoglobuline bei:
Essentielle Kryoglobulinämie Diagnose per exclusionem,
Leberzirrhose *gamma-Glob.* ↑, *ChE*
Rheumatoide Arthritis (PCP) *Rheumafaktor meist +,*
 Waaler-Rose-Test pathologisch
Dermatomyositis und Peri- s. d.,
arthritis nodosa
Plasmozytom *Elektrophorese:* Hohe, spitze
 Globulinzacke, *Immunelektrophorese,*
Makroglobulinämie Waldenström *Immunelektrophorese,*
Lymphatische Leukämie *Weißes BB.* pathologisch, evtl.
 Sternalpunktion,
(Lymphoretikuläre Erkrankungen?)
Endokarditis s. d.
Glomerulonephritis s. d.

C Eryschleier bei Blutkörperchensenkung

Ergänzungsdiagnostik:
Hb,
Ery,
Ausstrich auf Veränderungen der Erythrozytenformen untersuchen,
Retikulozyten.

D Trübung des Serums im Überstand bei Blutkörperchensenkung

Ergänzungsdiagnostik:
Triglyzeride,
besser zusätzlich *Gesamtlipide,*
 Cholesterin,
 Lipistelphor.

Blutstuhl

Differentialdiagnostik s. Band I, Differentialdiagnostische Bewertung von Laborbefunden S. 370–371.

Untersuchungsprogramm:

Stuhl auf Blut. Grundsätzlich sollte diese Untersuchung durchgeführt werden, auch bei roten oder schwarzen Stühlen, da eine Verfärbung durch andere Ursachen vorliegen kann. Andererseits sollte die methodische Fehlermöglichkeit in Anrechnung gebracht werden. Wiederholungen sind evtl. angezeigt. Eine *Röntgenuntersuchung* darf bei Verdacht auf enterales Neoplasma nicht unterbleiben, nur weil eine einmalige Stuhluntersuchung negativ ausfiel.

Laborprogramm:
Hb,
Ery,
evtl. *Hämatokrit,*
BKS,
Fe,
evtl. *Elphor,*
PHJ,
LDH.

Ergänzungsdiagnostik:

Je nach Lokalisationsverdacht mit verschiedener Priorität:

Röntgen Ösophagus-Magen-Darmtrakt,
Kolonkontrast,
Rektoskopie,
Ösophagoskopie/Gastroskopie,
evtl. *Laparoskopie,*
evtl. *Ultrasonographie,*
Ösophago-, Gastro-, Duodenoskopie,
Rektoskopie, Keloskopie.

Blutung bei Gravidität

Sofortige Klinikeinweisung!

Bei starker Blutung evtl. sofort
Hb,
Ery,
Hämatokrit

und *Blutgruppe* bestimmen und sofort telefonisch der Klinik durchgeben, wenn sich die Patientin noch auf dem Transport befindet.
HPL-Bestimmung* (evtl. Abfall von Oestriol),
Oestriol*

Blutungen

s. unter Blutstuhl S. 114
s. unter Hämaturie S. 321

Blutungsneigung

NB: Starke, lebensbedrohliche Blutungsneigung sollte sofort in eine entsprechende Fachabteilung verlegt werden, die die Differentialdiagnostik auch seltener Blutungsübel betreiben kann.

Besteht noch genügend Zeit bis zum Transport, sollte man, wenn möglich, die *Blutgruppe* bestimmen, damit nach telefonischer Mitteilung am Auskunftsort bereits eine Blutkonserve bereitgestellt werden kann.

Laborprogramm:
Blutungszeit,
(Gerinnungszeit),
Retraktionszeit,
Thrombozyten,
Quick-Test,
(Thrombin-Test),
PTT (= Partielle Thromboplastinzeit),
s. auch unter hämorrhagische Diathesen S. 330

Blutzucker

s. Band I Diagnostische Bewertung von Laborbefunden (S. 72–)

Blutzucker erhöht und erniedrigt

s. Band I, Diagnostische Bewertung von Laborbefunden
(S. 73 u. S. 75)

---

* Als RIA aus Serum wesentlich schneller als Harnuntersuchungen aus 24-Std.-Harn.

Boeck'sches Sarkoid
(Markus Boeck)

NB: Es gibt 3 Typen: 1. Lungentyp (am häufigsten),
2. Drüsentyp,
3. Miliarer Typ.

Diagnostisch beweisend:
Biopsie des befallenen Gewebes mit entsprechender histologischer Untersuchung.
Meist geeignet: Skalenus-Biopsie.

Diagnostisch hinweisend:
Positiver *Kveim-Test:* Intradermal Injektion von Antigen an der Unterarmbeugeseite. Der Test ist positiv, wenn 1–3 Wochen nach Injektion gerötete Knötchen an der Injektionsstelle auftreten. 6 Wochen später sollte man eine lokale Biopsie vornehmen zum Nachweis einer Reaktion im Sinne des Boeck'schen Sarkoids.

NB: 20% falsch-negative und
2% falsch-positive Tests kommen vor.

Negative Tuberkulin-Reaktion. Da diese bei einer Tuberkulose im anergischen Stadium auch negativ ausfallen kann, ist ihr Wert begrenzt und im Zweifelsfall nur eine unnötige Belastung. Die Tuberkulin-Reaktion sollte daher nur in leichten Fällen und nie beim miliaren Typ durchgeführt werden.

Bei der pulmonalen Form ist der typische Hilus- bzw. Lungenbefund stark hinweisend.

Labor:
Elektrophorese: BKS ↑→,
GE ↑ Albumin/Globulin-Quotient ↓,
alpha-2-Glob. ↑↑ (im Ruhestadium ↗),
gamma-Glob. ↑–↑↑.
Ca ↑ (in ca 5% der Fälle),
P,
Alkal. Phos. ↑ (bei Leber- und Knochenbeteiligung),
evtl. *Fibrinogen* ↑,
evtl. Auftreten von Fibrinolysinen,
Leuko evtl. ↓,
Thrombo ↓–↑,
Im *Sternalpunktat* können Plasmazellen vermehrt auftreten.
Calcium-Harn ↑→ (Sulkowitsch-Probe evtl. positiv).

wichtig:
Röntgen-Thorax,
Röntgen Hände,
Lymphknoten-Biopsie,
Tuberkulose-Test ∅.

In fortgeschrittenen Fällen pulmonale Insuffizienz.
Blutgasanalyse und *Lungenfunktionsprüfung:*
Vitalkapazität ↓,
Atemstoßtest →.
Gesamtlungenkapazität:
pO_2 ↓, pCO_2 →.

Differentialdiagnostisch wichtig:
P (zur Beurteilung evtl. Verschiebungen von Alkal. Phos. und Ca),
Lues-Reaktionen,

Tuberkulose-Diagnostik s. d.,	
Histoplasmose ausschließen,	S. 368
Kokzidioidomykose ausschließen,	S. 148 (Cocc . . .)
Beryllium-Vergiftung ausschließen.	S. 91

Akute Verlaufsform des Morbus Boeck:
Plötzlicher Beginn mit subjektiv ausgeprägtem Krankheitsgefühl, Fieber, Gelenkschwellungen, vor allem der Fußgelenke, evtl. auch Erythema nodosum (Löfgren-Syndrom).
BKS ↑-↑↑.

Diagnostisch beweisend:
Histologische Klärung mit *Leberblindpunktion, Lymphknotenprobeexzision* (Skalenusbiopsie, Bronchoskopie).

Ergänzungsdiagnostik:
Röntgen-Thorax (in 80–85% der Fälle mediastinale Lymphknotenveränderungen erkennbar).
Spaltlampenuntersuchung: Iritis? Bandförmige Verkalkung der Kornea.

Bornholmer Krankheit
(Myalgia epidemica)

Leitsymptome:
Schmerzen der Thorax- und Bauchmuskulatur, gehäuftes Auftreten nicht nur auf Bornholm, sondern auch in Südwestdeutschland. Welt-

weites Auftreten der Coxsackie-Virus-Infektion, meist von Frühsommer bis Spätsommer.

Diagnose:
Klinisch, da bisher keine rechtzeitige beweisende Labordiagnostik bekannt.
Fieber mittlerer Höhe, plötzlicher Erkrankungsbeginn, heftiger Schmerzanfall.
Evtl. Lymphome und Meningismus.

Häufigste Fehldiagnosen:
Pleuritis,
Interkostalneuralgie,
WS-Syndrom.

Labor:
Leuko ↓ ,
BKS ↗,
Eosinophile ↘,
Liquor: Eiweißvermehrung evtl. vorhanden,
  leichte Pleozytose.
Kein beweisender Test.

Botulismus

Leitsymptome:
Mydriasis, trockener Mund, evtl. Durst, Schluck-, Seh- und Sprachstörungen, evtl. Magen-Darmstörungen, Ikterus. Klares Sensorium.
Inkubationszeit 1/2 h bis 14 Tage (meist 1 Tag).
Typische Nahrungsanamnese: Genuß von verdorbenen Lebensmitteln, v. a. Konserven, auch Wurst, Fisch usw. (v. a. wenn diese einen Überdruck aufwiesen). Oft Befall mehrerer Personen, die von derselben Speise gegessen haben. Eine gesunde Person, die von derselben Speise gegessen hat, spricht **nicht** gegen den Verdacht (ungleichmäßige Giftverteilung).

Diagnostische Tests:
Elek-Test zum Nachweis der Toxinbildung.
Dazu Nahrungsmittelrest, Mageninhalt und 10 ml Blut einsenden!

Nächste Untersuchungsstelle: Selbst einfügen!

Brachialarterienverschluß

s. unter Durchblutungsstörungen S. 179

Brachialgie

Leitsymptom:
Verschiedenartigste Schmerzen im Arm (Differentialdiagnostik siehe unten).

Diagnostischer Allgemeinstatus:
Inspektion mit Untersuchung der Armhaltung, der Schulter-, Hals- und Kopfhaltung, äußere Vordiagnostik evtl. Wirbelsäulenveränderungen oder Erkrankungen, Beweglichkeitsprüfung von Schulter, Schultergelenk und sämtlichen Gelenken im Arm- und Handbereich. Palpation besonders druckempfindlicher Stellen, vor allem lokaler Schmerzpunkte der Muskulatur, insbesondere an Sehnenansatzpunkten. Untersuchung des Radialispulses bei verschiedenen Stellungen des Arms und des Kopfes.

Neurologischer Status:
Genaue Prüfung der Sensibilität einzelner Segmente mit Seitenvergleich, Untersuchung der einzelnen Muskeln oder Muskelgruppen, die von den Segmenten C5 bis Th1 innerviert werden. Vergleichende Maßnahmen zwischen Sensibilität und Motorik der einzelnen Segmente, evtl. diagnostische Leitungsanaesthesien einzelner Nerven, sowie von sympathischen Nervenbahnen zur evtl. genaueren Erkennung und Umschreibung der Schmerzleitungsbahnen und damit der Lokalisation bzw. Ursache.

Evtl. auch lokale Infiltrationen im Bereich von Narbenbändern und Gelenken, um die lokale Ursache erfassen zu können.

Laborminimaldiagnostik:
BKS, Leuko, GOT,* CPK,* (* bei Verdacht auf kardiale Ursache).
Evtl. *HBDH* (wenn ein akuter Brachialschmerz nicht kürzer als 4 Tage und nicht länger als 12 Tage zurückliegt).
Calcium.

Ergänzungsdiagnostik:
Röntgen HWS in 4 Ebenen, *Röntgenaufnahmen des Schultergelenks,*
Thoraxübersichtsaufnahme,
Oszillographie und/oder *Rheographie* des Armes,

Thermographie des Armes mit vergleichender Untersuchung beider Arme evtl. auch unmittelbare Untersuchung mit Sekundenthermometer,
EKG.

Ursachen der Brachialgien
Orthopädische Ursachen:
  Karpal-Tunnel-Syndrom (Einzelheiten s. S. 405).
  Erkrankungen der Halswirbelsäule,
  Spondylose,
  Zervikaler Bandscheibenprolaps,
  Wirbelerkrankungen (Trauma, vor allem Schleudertrauma, Tbc, Hämangiom, Tumor),
  Halsrippe,
  Schultersteife (bei gleichzeitigen trophischen Störungen mit Ödem der Hand; auch als Schulter-Hand-Syndrom bezeichnet),
  Periarthritis humeroscapularis,
  Subluxation des Radiusköpfchens (lokal schmerzhafte Pronation),
  Myalgie-Syndrome (= myofasziale Schmerzsyndrome, gekennzeichnet durch ausstrahlende Schmerzen, die durch Reizung von oft außerhalb der Schmerzzone liegenden Triggerpunkten ausgelöst werden können durch lokalen Druck),
  Bizeps-Syndrom (Schmerzauslösung am Ansatz des langen Bizepskopfes, Schmerzbereich Oberarmbeuge),
  Pektoralis-Syndrom (auslösbar unterhalb der Klavikula im lateralen Bereich, ausstrahlend vor allem in den Brustwand- und Humeruskopfbereich, seltener auch in die mediale Unterarmseite bis hin zum 4. und 5. Finger,
  Sternalis-Syndrom (auslösbar durch Druck auf das obere Drittel des Brustbeins, vor allem in der Schlüsselbeingegend, seltener bis zum Oberarm und Epicondylus medialis humeri ausstrahlend),
  Skalenus-Syndrom (auslösbar am Skalenusansatz, ausstrahlend in den Oberarm, seltener in die radiale Oberarmseite und in den Bereich von Daumen und Zeigefinger,
  Teres-major-Syndrom (auslösbar im Bereich des lateralen Teils des unteren Schulterblattwinkels, ausstrahlend in den Bereich des Oberarms, seltener des Unterarms),
  Deltoideus-Syndrom (auslösbar am Akromioklavikulargelenk, ausstrahlend in den gesamten Bereich des M. deltoideus und in den Oberarmbereich bis zum Ellenbogen, seltener bis zum Handrücken.

Interne Ursachen:
Angina pectoris (ausstrahlend),
Herzinfarkt,
Vena-axillaris-Thrombose,
Subkorakoid-Pektoralis-Syndrom,
Kostoklavikuläres-Syndrom (Pulswellenveränderung),
Strahlenschäden,
Glomus-Tumor (arteriovenöser Gefäßtumor),
Zustand nach Erfrierungen,
Sudek-Atrophie und
Kausalgie mit verschiedenen trophischen Störungen (Osteoporose, Ödem, Schmerz, Hyperalgesie, Hyperhidrose, später auch Hypohidrose.

Neurogene Ursachen:
Umschriebene radikuläre Reizungen der Nervenwurzeln im Zervikalbereich,
Extrameduläre Tumoren mit Brachialisinfiltration,
Medianusschädigung (kommt vor allem beim Karpal-Tunnel-Syndrom vor),
Zustand nach Herpes zoster,
Neuralgische Schulter-Arm-Myatrophie,
Chron. Ulnarisschädigung,
Zervikale Syringomyelie.

Brachialgia paraesthetica nocturna:
s. auch unter Durchblutungsstörungen S. 205

Bradykardie
(Puls ♀ < 60, ♂ < 55)

Anamnese:
Sportlerbradykardie ausschließen.

Medikamentöse und toxische Ursachen ausschließen:
Morphium,
Pilocarpin,
Digitalis,
Chinidin,
Sympathikolytika,
Parasympathikomimetika,

Pflanzenschutzmittel (vor allem Phosphorinsektizide),
Amidobenzol,
Blei,
Bleitetraäthyl,
Cholin.

Bei Schock und Kollaps meist psychogen.

NB: Ein Blutungskollaps kann mit Bradykardie beginnen (sonst Tachykardie).

Zentrale-zerebrale Ursachen anamnestisch und neurologisch ausschließen.

Laborprogramm:

EKG (Differenzierung verschiedener Rhythmusstörungen),
Thyroxin ↓, T$_3$-RIA ↓ (Hypothyreose), *TSH mit TRH-Bestung*, evtl. *Radiojodtest* bei besonderen Fragestellungen, Jodfehlverwertung, *Szintigramm* bei Struma,
Harnstoff (↑↑ bei Urämie),
Bili (↑ bei Ikterus, Gallensäuren bewirken Bradykardie),
BKS (↗), CRP (+), ASL-Titer (↑), SGOT (↗) evtl. pathologisch bei Myokarditis.

Wenn bisherige Diagnostik versagt, weiteruntersuchen:

pCO$_2$,
TPHA oder Mikrocardiolipin-Test,
Arteriosklerosediagnostik,
BZ, Azeton Harn.

Sonderformen:

Bradykardie bei akutem Vagusreiz,
v. a. Magenerkrankungen: *Röntgen Magen*,
   Darmerkrankungen: *Röntgen Darm*,
   Erbrechen.

Bradykardie, relative

(besteht, wenn bei Fieber die Pulsfrequenz nicht in dem zu erwartenden Maße ansteigt)

Häufig bei manchen Infektionskrankheiten,
vor allem Viruskrankheiten:
    Grippe,

Masern,
Stomatitis epidemica,
Psittakose,
Pappatacifieber,
Typhus,
Leptospirosen,
Q-Fieber,
Tbc,
Diphtherie,
Morbus Bang.

Brechreiz

Häufig Vorstadium von Erbrechen
s. unter Erbrechen, S. 225

Häufig psychogener Brechreiz (Anamnese! Meist exogener Anlaß bei gleichartigen psychischen Belastungen).

Neurologische Untersuchung (Hirntumor, Meningitis, Enzephalitis, Migräne usw.).

Anamnestische Exploration bezüglich chronischer Intoxikation: Alkohol, Nikotin, CO (Stadtluft in verkehrsreichen Zeiten).

Morgendlicher Brechreiz v. a. bei HNO-bedingten Ursachen, insbesondere chron. Pharyngitis.

Bei akutem schweren Brechreiz: Pulskontrolle,
RR-Kontrolle,
Augenhintergrund (Stauungspupille? Wenn ja, weiteruntersuchen wie S. 416 unter Kopfschmerz aufgeführt!

Brennen beim Wasserlassen
s. unter Dysurische Beschwerden S. 209

Brennen der Zunge
s. unter Glossitis S. 308

Brill-Symmers-Syndrom
s. unter Lymphoblastom S. 488

Bronchialkarzinom

(Einschließlich Lungen- und Pleurakarzinom)

Leitsymptom:
Raucheranamnese, auch bei Arbeitern mit Chromaten, Zink, Radium-Emanationen und radioaktiven Gasen, Teerdämpfen, besteht erhöhter Verdacht. Husten, Brustkorbschmerzen, blutiges Sputum, Dyspnoe.

Beweisende Untersuchungen:
Karzinomzellennachweis im Sputum,
Bronchoskopie,
evtl. *Biopsie.*

Wichtige hinweisende Ergänzungsdiagnostik:
1. *Rö- Thorax,*
2. *Tomogramm, CTG,*
3. *Lungenszintigramm,*
4. Allgemeine Karzinomzeichen, s. unter Carcinoma, S. 128
5. **bei Lebermetastase:** *Alkal. Phosph.* ↑.

Bei Pleurabefall:
Allgemeine Karzinomzeichen, s. unter Carcinoma S. 128
Erythrozyten, evtl. Tumorzellen im Pleurapunktat.
LDH im Pleurapunktat erhöht und über der Serumkonzentration gelegen.

Bronchiektasen

Leitsymptome:
„Maulvoller Auswurf", starke chronische Bronchitis, Trommelschlegelfinger.

Beweisende Tests:
Bronchographie,
evtl. *Brochoskopie.*

Labor:
Typisches, fötides 3-Schichten-Sputum.
1. Schicht: Leukozyten, Epithelien,
2. Schicht: Schleimfäden,
3. Schicht: Dittrichsche Pfröpfe (eingedicktes Sekret), elastische Fasern.

Spirographie:
Vitalkapazität ↓,
Atemgrenzwert ↓,
Komplementärluft ↓.

Ery ↑ (Polyglobulie bei chron. Hypoxämie),
Ery ↓ (Infektanämie ohne wesentliche chron. Hypoxämie),
BKS ↑ (wenn keine Polyglobulie, Leukozytose und andere akute Entzündungszeichen),
Elphor: gamma-Glob. ↑,
evtl. *Gerinnungszeit* verlängert bei Kryoglobulinämie.

Bei langdauernden Bronchiektasen besteht Verdacht auf Amyloid:
Harnstoff ↑ (bei Amyloidnephrose dekompensiert),
Rektumbiopsie,
Leberbiopsie,
(Kongorotprobe).

In letzter Zeit wird vor Kongorotprobe gewarnt wegen möglicher Unverträglichkeit. Es gibt jedoch noch keinen Ersatz, weshalb bei Verdacht die K. immer noch gerechtfertigt ist, zumal die Gefährlichkeit weit unter den anderen z. Zt. üblichen Techniken liegt. Zuerst sollte jedoch immer die Biopsie durchgeführt werden. Bei Nachweis entfällt die Kongorotprobe!

Bronchopneumonie

Leitsymptome:
Husten, Fieber.

Beweisende Befunde:
Typischer *Röntgenbefund* der Lunge,
Typischer Auskultationsbefund.

Begleitende Laborbefunde:
Allgemeines akutes Entzündungsbild (s. d.),
evtl. *CPK* ↑ (bis zehnfach erhöhte Normalwerte können gefunden werden).

Brucellose

s. unter Bang'sche Krankheit   S. 88

Brustkorbschmerzen
s. unter Thoraxschmerzen S. 753–

Brust- und Brustkorbschmerzen

1. s. unter S. 753–
2. s. unter **Gynäkomastie** S. 317
3. s. unter **Mammakarzinom** S. 503
4. s. unter **Bronchialkarzinom** S. 124
5. **Pleuritis.**

Leitsymptom:
Atemschmerz, meist im tiefsten Inspirium.

Labor:
Zeichen der akuten Entzündung, S. 17
Ausstrich, bakteriologische und zytologische Untersuchung des Pleurapunktats,
Punktion nur, wenn Erguß perkutorisch oder röntgenologisch nachgewiesen!

6. **Herpes zoster** (gürtelförmig, bald typische Bläschen auftretend),
7. **Retrosternalschmerz,** S. 753–
8. Soweit obige Gruppen nicht infrage kommen:
Röntgenuntersuchung des gesamten Thoraxskeletts einschließlich der Schultergelenke und Wirbelsäule, soweit nicht geschehen.
Röntgenologische Diaphragma-Funktionsprüfung

Wichtig für Differenzierung von
Rippenfrakturen.

Leitsymptom:
Biegeschmerz der betroffenen Rippen bei Kompression des Thorax in Höhe der Fraktur, auch bei Druck außerhalb der Frakturstelle. Bei älteren Menschen oder anderweitigem Verdacht Osteoporosetests anschließen

Rippenprellung
Rö o. B. Fehlender Biegeschmerz, dagegen lokaler Druckschmerz allein vorhanden.

Malignome des Thoraxskeletts
(s. unter Carcinomtests S. 128 und Leukämie S. 452).

Osteomyelitis s. d.,
Periostitis s. d.,

Rachitis s. d.
Osteomalazie s. d.
9. **Pernizosa**, s. unter Anämie, S. 47
10. **Morbus Hodgkin** (Lymphogranulomatose), s. d.,
11. **Lues/Tabes** (evtl. gürtelförmiger Schmerz),
12. **Plasmozytom** s. d.
13. **Tietze-Syndrom** (einseitige, monotone Belastung des Thoraxskeletts, lokaler Druckschmerz, am Knorpelansatz/Sternum, manchmal Schwellungen, ♀ > ♂), kein typischer Laborbefund,
14. **Bornholmer Krankheit** S. 117
15. **Interkostalneuralgie** (Es handelt sich hier meistens um eine Verlegenheitsdiagnose, die daher per exclusionem gestellt werden sollte).

Brustanschwellung
s. Gynäkomastie S. 317

Brustschwellungen
s. unter Gynäkomastie S. 317

„Brustlaufen"
s. unter Laktation, abnorme S. 438

BSG-Beschleunigung
s. unter Blutkörperchensenkung S. 112

Budd-Chiari-Syndrom

Chron. Verschluß von Lebervenen, Übelkeit, Erbrechen, evtl. Hämatemesis. Oberbauchschmerzen, schleichend zunehmende Entwicklung. Splenomegalie.
$BZ \searrow$, *Chol.* ↓, *Cholesterinester* ↓, evtl. *Hb* ↑, *Ery* ↑, *Leuko* ↑, *Thrombo* ↑, *PAT* verkürzt.

Calciumhaushalt, Störungen
s. Band I, Diagnostische Bewertung von Laborbefunden (S. 86–)

Canicola-Fieber
s. unter Leptospirosen S. 451 u. S. 452

Capraeomycin (CM)
Vor Behandlung und dann alle 3–4 Wochen ist die *Vestibularis-Prüfung, Audiometrie, Harnstatus, Kreatinin* oder *Harnstoff,*
alle 3 Monate *Blutbild-Kontrolle* durchführen.

Carcinoma u. a. Malignome
Es gibt bis heute keinen Labortest, der ein Malignom sicher beweisen oder ausschließen könnte. Vor allem in frühen Stadien, in denen eine Heilung am ehesten möglich ist, versagt die Labordiagnostik oft. Trotzdem gibt es eine Reihe von Tests, die mehr oder weniger verdächtig auf das Vorliegen eines Karzinoms sind.

Allgemeine Leitsymptome bei Karzinomverdacht:
Gewichtsabnahme, Appetitlosigkeit.

Primär Übergewichtige neigen häufiger zu Neoplasmen (auch wenn sie dann abnehmen) als primär Normal- oder Untergewichtige.

Diagnostisch beweisende Tests:
Nachweis von Tumorzellen im Exzidat, Sputum, Liquor usw.

Laborbefunde, die für Neoplasma verdächtig sind:
Fe ↓, v. a. *Fe* ↓↓,

Serumelektrophorese: alpha-2-Glob. ↑–↑↑ (Erhöhungen der alpha-1-, beta- und gamma-Glob. sind weniger verdächtig, kommen aber vor), *Albumin/Globulin-Quotient* ↓,

Im *Eisenresorptionstest* nur geringer Anstieg des Serumeisens, *Eisenbindungskapazität* ↓,
BKS ↑,
GU ↑,
Hb ↓, *Ery* ↓,
FI ↓,

(Cu ↑),
Fibrinogen ↑, im kachektischen Stadium ↓,
Alkal. Phos. ↑ bei Leber- und Knochenmetastasierung,
Saure Phosphatase ↑ bei Prostata-Karzinom sowie Knochenmetastasen von Prostata-Karzinom und manchen Mamma-Karzinomen,
(Prostata-Phosphatase ↑ beim Prostata-Karzinom),
LDH ↑ bei allgemeiner Metastasierung,
LAP ↑ bei Lebermetastasen,
Ca ↑ bei Knochenmetastasen,
PHJ ↑,
CEA ↑,
α-*Fetoprotein* ↑.
IGE ↓ (Resistenzminderung gegen Carzinom),
IGE ↑↑ (Massive Reaktion auf ein Neoplasma).

Bei der Suche nach einem Malignom muß nach 6 Gesichtspunkten vorgegangen werden:

1. nach der Häufigkeit der verschiedenen Arten von Malignomen.
2. Untersuchungen, die den Patienten weniger beeinträchtigen oder belästigen, sollten als erste durchgeführt werden; erst später sollten die eingreifenderen Maßnahmen angeschlossen werden.
3. Wenn aufgrund der Beschwerden oder Hinweise bei der Allgemeinuntersuchung ein Verdacht in einer bestimmten Richtung vorliegt, ist dieser Organ- oder Lokalisationsbereich bei der Untersuchung vorzuziehen.
4. Negative Befunde bei allgemeinen Neoplasma-Tests (s. d.) im Labor entbinden nicht von der Notwendigkeit einer weiteren Untersuchung bei entsprechendem Allgemeinverdacht.
5. Häufig müssen mehrere Untersuchungsgruppen kombiniert werden, da
   a) dem Patienten eine endlose wochenlange Diagnostik nicht zugemutet werden kann,
   b) eine rasche Diagnostik die Chance der Heilung erhöht.
6. Gallium-Szintigramm zur Lokalisation eines unbekannten Tumors.

Bauchfell-Tumoren und andere Tumoren in direktem Kontakt zur Bauchhöhle

Leitsymptome:
Aszites, Resistenzen, uncharakteristische Bauchbeschwerden bei allgemeiner Tumorsymptomatik.

130 Ca, (Malignes Melanom, Bronchialkarzinom)

Labor:
> *LDH im Aszites* > *LDH-Serum.*
> Karzinomzellen im Serum manchmal nachweisbar.
> *Rö: Magen-Darmtrakt,* bei negatem Befund *CTG,*

Malignes Melanom

Leitsymptome:
Besonders progressiver maligner Verlauf oft nach Manipulation an Melanomen („Naevi"). Manchmal dunkler Urin nach Stehenlassen.

Labor:
> Tumorzeichen entwickeln sich besonders rasch,
> v. a. *alpha-Glob.* ↑↑, *Alb.* ↓ ,
> *Sulfatausscheidung im Harn* erhöht (melaninbedingt),

Bronchialkarzinom
(einschließlich Lungen- und Pleurakarzinom)

Leitsymptome:
Raucheranamnese, auch bei Arbeitern mit Chromaten, Zink, Radium-Emanationen und radioaktiven Gasen, Teerdämpfen besteht erhöhter Verdacht, Husten, Brustkorbschmerzen, blutiges Sputum, Dyspnoe.

Beweisende Untersuchungen:
Karzinomzellennachweis im Sputum,
Bronchoskopie, evtl. *Biopsie.*

Wichtige hinweisende Ergänzungsdiagnostik:
1. *Rö-Thorax,*
2. *Tomogramm,* CTG,
3. *Lungenszintigramm,*
4. Allgemeine Karzinomzeichen　　　　　　　　　　S. 128
5. bei Lebermetastasen: *Alkal. Phos.* ↑.

Bei Pleurabefall:

Erythrozyten, evtl. Tumorzellen im *Pleurapunktat,*
LDH im Pleurapunktat erhöht und über der Serumkonzentration gelegen.

Schwartz-Bartter-Syndrom

Bronchialkarzinom, das eine ACTH-ähnliche Substanz produziert und zum sekundären Hyperkortizismus führt.
$K \downarrow$, *K-Harn* $\uparrow$,
Na $\downarrow$,
17-Ketsteroide-Harn $\uparrow$.

Zerebrospinale Tumoren

s. unter Tumoren des zerebrospinalen Systems   S. 776

Dünndarm-Karzinom

Leitsymptome:
Fehlen häufig.
Rö: Dünndarm, evtl. CTG diagnostisch entscheidend.

Labor:
Stuhl auf Blut evtl. +.
Allgemeine Tumorzeichen (s. S. 128) evtl. Hinweis auf Lebermetastasen.

5-Hydroxy-indol-Essigsäure (5-HiES)-Ausscheidung im Harn
erhöht bei

Dünndarm-Karzinoid

Leitsymptome:
Durchfälle, Bauchschmerzen, Flush (anfallsweise Gesichtsrötung).

V. a. stark erhöhte Werte bei Metastasen.
Nach Operation Normalisierung der 5-HiES,
bei Rezidiv Wiederanstieg der 5-HiES

NB: In manchen Fällen soll auch eine erhöhte Ausscheidung von *Vanillinmandelsäure* vorkommen.

Gallenwegstumoren ♀

Labor:
> *Bili* ↑
> evtl. *Alkal. Phos.* ↑,
> *LAP* ↑,
> *γ-GT* ↕.
> Leberszintigramm, CTG.
>
> **Wichtig:**
> *Rö-Gallenwege,*
> evtl. *Laparoskopie.*

Beim Mann erst nach der Untersuchung auf Harnwegs- und Darm-Neoplasmen anschließen, wenn nicht ein gezielter Verdacht vorliegt.

Gynäkologische Tumoren ♀

Leitsymptome:
Unklare Unterleibsschmerzen, Resistenzen im Unterleibsbereich, blutiger oder fleischwasserfarbener Fluor, Blutungen nach der Menopause.

Labor:
> Untersuchung auf *Glukose-6-Phosphat-Dehydrogenase-Konzentration* im Vaginalschleim umstritten.
> *Zytologie:*
> *Papanikolaou-Färbung.*
> *Kolposkopie:*
> Abstrich,
> Gynäkologische Allgemeinuntersuchung,
> evtl. *Probeexzision* oder Konisation.

Karzinome der Harnwege und Nieren

Leitsymptome:
Keine typischen.
In der Anamnese häufig Rauchen und Anilinfarbenkontakte vorkommend.

Labor:
> *Sediment: Häufig Ery + bis +++,*
> *Eiweiß-Harn +,*
> Evtl. *Ery* ↑ im peripheren Blut bei manchen Nierentumoren.

Ca, (Karzinome d. Harnwege u. Nieren, Kolon-Karzinom) 133

Wichtig:
Rö i. v. Urogramm, evtl. *retrogrades Pyelogramm,*
Nierenszintigramm (bei Verdacht auf Nierentumoren),
Evtl. *perirenale Luftfüllung,*
Tomogramm,
CTG,
Nierenangiogramm.

Bei **Blasentumoren**

Zystoskopie.

Knochensarkom und Knochenmetastasen

Labor:
Alk. Phos. ↑,
LAP → (Differentialdiagnostisch wichtig!),
Saure Phos. ↑, v. a. bei Metastasen von Prostata- und Mamma-Karzinom,
Ca ↑, v. a. bei multiplen Knochemmetastasen,
P ↑,
Ca-Harn ↑ (sehr häufig),

s. auch S. 410

Ergänzungsdiagnostik:
Knochenszintigramm,
Röntgen,
CTG oft fündig bei sonst unauffälligem Röntgenbefund. Leitsymptom des gezielt lokalisierten CTG ist dann der Schmerz.

Kolon-Karzinom

Leitsymptome:
Blutige, evtl. auch dunkle bis schwarze Stühle, Durchfälle oder Obstipation.
Häufig fehlen Symptome, evtl. nur diffuse Bauchbeschwerden und Gewichtsabnahme.

Labor:
Stuhl auf okkultes Blut häufig +.

134 Ca, (Kolon-Karzinom, Magen-Karzinom)

Hinweisend:
Rö-Kolon-Kontrasteinlauf.

Beweisend:
Koloskopie, Biopsie.

Lebermeteastasen und primäre Lebertumoren

Labor:
Am frühesten *Alk. Phos.* ↑ und *LAP* ↑,
erst später *Bili* ↑, *SGOT* ↑, *LDH* ↑, *ChE* ↓,
BZ ↓ bei verminderten Glykogen-Reserven,
α-*Fetoprotein* ↑ (v. a. bei primären Lebertumoren).
Der *Latex-Rheumafaktor* kann unspezifisch + sein.

Oft findet sich auch eine deutliche *Bilirubinausscheidung im Harn* bei normalem Serumbilirubin.

Leberszintigramm: Metastasen unter 2 cm Durchmesser lassen sich dabei nicht nachweisen.
CTG.

Magen-Karzinom

Leitsymptome:
Oft Familien-Karzinomanamnese, Appetitlosigkeit, Oberbauchschmerzen, Widerwillen gegen Fleisch und Wurst. Häufig sind keine Magenerkrankungen vorausgegangen (Ausnahme: Ulcus callosum).

Labordiagnostik:
Stuhl auf okkultes Blut häufig +,
(Teerstühle seltener).

(Magensonde: Evtl. Milchsäurebakterien im Magensaft, Anazidität erhöht den Verdacht, ist aber nicht beweisend für oder gegen).

Beweisende Untersuchungen:
Rö-Magen
(bei nicht sicherem, verdächtigen Befund baldige Wiederholung, auch Doppelkontrastverfahren und *Gastroskopie).*

Mamma-Karzinom ♀

Leitsymptom:
Verdächtiger Lokalbefund.

Diagnostische Tests:
1. Labor keine,
2. *Rö: Mammographie,*
3. *Thermographie,*
4. *Histologische Schnellschnittuntersuchung* bei Probeexzision, damit evtl. Mamma-Amputation gleich angeschlossen werden kann.

Allgemeine Laborbefunde:
Karzinomtests (s. d.) positiv.
Ein negativer Karzinomtest ist nicht beweisend gegen ein Mamma-Karzinom.

Weitere Veränderungen, die vorkommen können:
Ca ↑ bei Stachelzelltumoren,
Alkal. Phos. ↑ | bei Knochenmetastasen
Saure Phos. (!) ↑ | des Mamma-Karzinoms.

NB: Mamma-Karzinome können auch beim Mann sehr selten vorkommen.

Nebennieren-Karzinom

s. unter Hirsutismus S. 364–

Ösophagus-Karzinom

Leitsymptom:
Evtl. Dysphagie.

Labor:
Karzinomzeichen relativ spät.

Diagnostisch beweisend:
Rö-Ösophagus,
Ösophagoskopie +.

Pankreas-Tumoren

Leitsymptom:
Meist uncharakteristische Oberbauchbeschwerden. Meist frühzeitig kachektische Erscheinungen und rasche Gewichtsabnahme.

Labor:
Allgemeine *Tumortests* (s. d.) schon relativ frühzeitig positiv, auch bei noch kleineren Pankreas-Tumoren, besonders *Fe* ↓, *BKS* ↱,

Alkal. Phos. ↑ und *LAP* ↑, besonders bei Pankreaskopfkarzinom,

ebenso *Bili* ↑, v. a. bei Pankreaskopfkarzinom in den ersten Wochen,

Antithrombinzeit verlängert,

Stuhluntersuchung auf Trypsin und Chymotrypsin: Verminderte Aktivität,

Sekretin-Test: Sekretmenge ↓, Bikarbonat ↓,

Stärkebelastungs-Test: Pathologisch, geringer diagnostischer Wert,

Stuhl auf okkultes Blut kann positiv sein,

Blutzucker meist ↓, selten ↑,

ChE ↓, v. a. in Kombination mit Verschlußikterus bei Pankreaskopfkarzinom,

GE ↓,

17 KS ↑ nur bei durch das Pankreaskarzinom ausgelöstem ektopischem ACTH-Syndrom,

Spontan-Quick ↓, v. a. bei langsamem Verlauf,

Firbrinogen ↓,

Faktor V ↓.

Beweisend:
Tumorzellennachweis im Duodenalsaft (nur in etwa 1/3 der Fälle möglich).

Wichtig:
Röntgen, manchmal verdächtiger Duodenalbefund, Verdrängung?
Sonogramm | Höchste
CTG | Aussagefähigkeit.

Pankreasszintigramm nur bei großem Verdacht und in höherem Alter erlaubt (hohe Strahlenbelastung).
Evtl. Probelaparatomie!
Während des Eingriffs evtl. Cholangiographie,
Pankreatikographie,
Silverman-Nadelbiopsie.

Prostata-Karzinom

Leitsymptom:
Palpatorisch harte, knotige Prostata (nicht alle Fälle können damit erfaßt werden).

Labor:
Saure Phos. ↑,
Prostataphosphatase ↑.

NB: 20% der Fälle zeigen normale Werte.

Beweisend:
Histologischer Tumorzellennachweis nach transrektaler Prostatabiopsie (am besten unter zystostatischem Schutz).

NB: Zukünftig wird das Ultrasonogramm mit rektaler Spezialsonde von großer Bedeutung sein.

Thymom

Labor:
(unspezifische Befunde, die manchmal vorkommen):
Panmyelophthise,
Manchmal nur *Ery* ↓↓ (aplastisch),
Manchmal Agammaglobulinämie.

Diagnostisch wichtig:
Rö: Tomographie, CTG,
evtl. *Mediastinographie.*

Zerebrospinale Tumoren
s. unter Tumoren des Zerebrospinalen Systems   S. 776

Carotisgeräusch
s. unter Durchblutungsstörungen S. 184

Carpaltunnel-Syndrom
s. unter Karpal-Tunnel-Syndrom S. 405

Carpopedalspasmen

Ca ↓, bei Werten um 7 mg% tritt eine manifeste Tetanie auf mit Carpopedalspasmen.

Bei normalem Serumcalcium weitere Untersuchungen anschließen. Bei Dringlichkeit und normalen ST-Strecken im *EKG*, die nicht auf Calciummangel hinweisen, sofort durchführen:

K,
Na,
evtl. Bikarbonat bzw. Alkalireserve *(Blutgasanalyse),*
Mg (↓?),
Cl, bei der chloripriven Tetanie ist Cl ↓,
Na ↓, *Ca* ⊿, *P* ↱, *Rest-N* ↱, *Alkalireserve* ↑.
s. auch unter Tetanie S. 748

Cerebrospinale Tumoren
s. unter Tumoren des Zerebrospinalen Systems S. 776

Chagas-Krankheit

Anamnese und Leitsymptome:
Lokale Hautreaktionen wenige Stunden post infektionem an der Stichstelle durch Raubwanzen.. Bei transkonjunktivaler Übertragung häufig auch Lidödem.

Im Frühstadium der Erkrankung findet sich hohes Fieber und eine generalisierte Lymphadenitis, außerdem können Hauterscheinungen und Tachykardien vorkommen.

In späteren Stadien häufig chronische Schäden am Herz mit Myokarditiserscheinungen, Tachykardie und Arrhythmie. Weiterhin Schäden an der Schilddrüse, den Nebennieren, am zentralen Nervensystem sowie enteral mit Auftreten von Megaösophagus und Megakolon.

Auftreten vor allem in süd- und mittelamerikanischen Ländern (bei Übernachten am Boden oder in Bodennähe), gelegentlich auch in südlichen Staaten der USA.

Labordiagnostik:

Latex-Test mit Latex-Chages-Reagenz, das im positiven Falle eine Agglutination der Latexpartikel zeigt.
Der Test ist einfach durchzuführen und bereits in frühen Stadien der Erkrankung positiv.
Falsch positive Reaktionen können jedoch vorkommen.
Weitere serologische, kompliziertere Tests sind die Komplement-Bindungs-Reaktion *(KBR),* der Hämagglutinationstest und der *Immuno-Fluoreszenz-Test* (nur in großen Labors mit geschultem Personal möglich).

Diagnostisch beweisend:

Nachweis von Trypanosomen. Der Nachweis im peripheren Blut gelingt nur während der ersten 2 bis höchstens 4 Wochen nach Infektion. Hier ist der Nachweis der Erreger im dicken Tropfen oder nach Zentrifugieren im Nativpräparat bzw. im gefärbten Ausstrich am ehesten wahrscheinlich, wenn die Erreger als Blutparasiten vorhanden sind.

Im späteren Stadium zunehmender Übergang als Zellparasiten, so daß die Erreger im peripheren Blut nicht mehr nachgewiesen werden können.

Weitere Nachweismethoden sind Verimpfung des verdächtigen Blutes an Tiere, z.B. junge Mäuse, Meerschweinchen und Hunde, bei denen etwa 2 Wochen nach Infektion die Trypanosomen im peripheren Blut nachweisbar sind.

(**NB**: Therapie jetzt möglich mit Lampit [Bayer]).

Cheilosis

Mundwinkelentzündung, nicht selten das gesamte Lippenrot erfassend, auch mit Fissuren oder trockener Schuppung.

Differentialdiagnostik:
Starker Speichelfluß,
Herpes labialis   (rezidivierend, typisches Aussehen),
Nervöses Lippenlecken,
Schäden nach starker Kälteeinwirkung,

Lues (*TPHA*),
Pilzinfektionen (*Pilzkultur* anlegen bei mangelnder diagnostischer Aufklärung und mangelnder therapeutischer Beeinflußbarkeit),
Vitamin-B-Mangel (Probetherapie nach Ausschluß anderer Ursachen),
Eisenmangel *Fe* ↓.

Ergänzungsdiagnostik:
LDH, wenn ↑ *Schillingtest* anschließen,
HNO-Status,
Gastroskopie-Ösophagoskopie,
Magensaftanalyse.

Chlorthalidon-Behandlung, Laborkontrollen
s. unter Diuretika S. 176

Cholangiohepatitis

Leitsymptom:
Oft stärkerer lokaler Druckschmerz.

Laborbefunde:
Alk. Phos. ↑↑,
LAP ↑,
SGOT ↑,
SGPT ↑,
Bili ↑→,
Kupfer ↑, nur bei akuter Hepatitis mit begleitendem Gallenwegsverschluß,
Ubg ↑.

Cholangitis

Laborbefunde:
LAP ↑, γGT ↑↘,
Alk. Phos. ↑,
Bili ↑,
BKS ↑,
Leuko ↑,
alpha-2-Glob. ↑, gamma-Glob. ↑,
Blutzucker nicht selten ↓.
Ubg ↑,
Sterkobilinogen →.

Cholangiolitis

Laborbefunde:
Alk. Phos. ↑,
Bili ↑,
BKS ↑,
Leuko ↑,
alpha-2-Glob. ↑, gamma-Glob. ↑.

Cholecystitis acuta

s. unter Gallenblasenentzündung   S. 285

Cholera

Leitsymptome:
Sehr dünne, reichliche, geruchlose, reiswasserähnliche Stühle; rasche Exsikkose.

Labor:
Cl ↓,
Hb ↑,
Hämatokrit ↑ – ↑↑,
Harnstoff ↑.

142 Cholera, Cholezystitis

Diagnostisch wichtig:

1. *Nachweis von Cholera-Vibrionen im frischen Stuhl* (Phasenkontrast- oder Dunkelfeldmikroskopie: Charakteristische sehr starke Beweglichkeit der häufig fischzugartig angeordneten Vibrionen).
2. *Stuhlkultur* (Spezialnährboden, auch für Erbrochenes geeignet, unmittelbar am Krankenbett beimpfen, wegen der Empfindlichkeit der Erreger).
3. *Agglutinations-Reaktion auf Cholera* (Für die Frühdiagnose nicht geeignet).

Cholesterinspeicherkrankheit (Cholesterinlipoidose)

s. unter Hand-Schüler-Christian-Syndrom   S. 336

Cholezystitis

Leitsymptom:
Lokale Schmerzen, evtl. Courvoisier-Zeichen!

Laborbefunde:
Leuko ↑,
Diff. BB. Linksverschiebung,
BKS ↑,
Bili ↰,
(*Bromsulfalein-Test* ↑),
Ugb ↑,
alpha-Amylase ↓–↑.

Bei Leberparenchymbeteiligung:
SGPT und SGOT ↗,
Alk. Phos ↑,
γ-*GT* ↑.

Cholostase

Laborbefunde:
　　Bili ↑,
　　Alk. Phos. ↑,
　　SGPT ↑, anfänglich SGPT evtl. →,
　　(Alk. Phos. > SGPT!),
　　LAP ↑,
　　Chol ↑.

Substanzen, die eine cholestatische Hepatose auslösen s. Tab. (S. 60) in Band I, Diagnostische Bewertung von Laborbefunden.

Chorea Huntington

Ery ↑ bei gleichzeitiger zentraler Störung der Atem-Regulation.

Chorea minor

Antistreptolysin-Titer ↑ (— →).

Starke zeitliche Verschiebung zwischen Streptokokkeninfekt und Auftreten der Chorea minor (bis 7 Monate), weshalb häufig niedrige oder abfallende ASL-Werte gefunden werden.

Chorionepitheliom

Schwangerschafts-Test +,
HCG-Werte > 400.000 IE/l.

Ein Chorionepitheliom kommt vor nach vorhergegangener Abstoßung einer Blasenmole, nach Abortus und sehr selten auch einmal nach einer normalen Geburt. Schwangerschaftstest hier von entscheidender Bedeutung!
FSH ↳, *LH* ↳,
17-Ketosteroid-Ausscheidung (Harn) ↘.

Evtl. Malignom-Zeichen (s. d.).

Chorionkarzinom des Hodens

HCG-Test, Werte liegen um 400.000 IE/l.
Sonst allgemeine *Tumortests* +. (s. auch unter Carcinoma). S. 128

Chronische Entzündung

Minimaldiagnostik:
BKS,
Hb,
Ery,
Leuko,
Serum-Elektrophorese.

Ergänzungsdiagnostik:
Fe,
Diff. BB.,
Eisenbindungskapazität ↓.

Befunde:
BKS beschleunigt.
Leichte anfänglich normochrome, später hypochrome Anämie, dabei Hb 8–11 g%. Im späteren Verlauf Mikrozytose. Leukozytose meist nur schwach, leichte Linksverschiebung, seltener auch Rechtsverschiebung vorkommend. Im Diff. BB. häufig toxische Granulation.
Gamma-Glob. stärker vermehrt im Serum (bei Antikörpermangel-Syndrom oder chronischer Sepsis können erniedrigte Werte vorkommen).
alpha-1- und alpha-2-Glob. im allgemeinen nur geringfügig erhöht.
Gesamteiweiß erniedrigt mit herabgesetztem Albumin/Globulin-Quotienten.
Serumeisen erniedrigt,
Eisenbindungskapazität.

Begleitende Veränderungen anderer Laborwerte:
Eisenresorptionskurve abgeflacht,
Serum-Kupfer erhöht,
Serum-Zink erniedrigt,
Fibrinogen im allgemeinen leicht erhöht,
Erythrozytenlebenszeit verkürzt.
Der Körper befindet sich meist in negativer Stickstoffbilanz.

Untersuchungen bei Entzündungszeichen oder fraglichen Infektionen ohne sicheren Hinweis auf Lokalisation entsprechend der häufigsten Lokalisation.

(**NB:** Neben lokalen Schmerzen können auch veränderter Dermographismus im Segmentalbereich und Schmerzen der Head'schen Zonen auf Lokalisation hinweisen).

Gallenwege
(♀ > ♂),
Alkal. Phosphatase ↑,
LAP ↑,
Aldehydprobe verstärkt.
(meist lokaler Schmerz).

Harnwege
(♀ > ♂ in Jugend und mittlerem Alter,
♂ > ♀ in höherem Alter).
Sediment,
Isotopennephrogramm,
Harnstoff,
Harn-Eiweiß,
Dreigläserprobe,
i. v. Pyelogramm bei pathologischem ING.

Thoraxorgane
Röntgen nach Auskultation und Perkussion,
Lungenfuntionsprüfung.

♀ Adnexe, Uterus, Vagina
Neben einer manuellen Untersuchung ist immer eine *Kolposkopie* und eine sofortige *mikroskopische Abstrichuntersuchung* angezeigt.

♂ Prostata
Mikroskopische Untersuchung von Prostata-Exprimat,
Saure Phosphatase manchmal leicht erhöht bei Prostatis,
Dreigläser-Probe,
Diagnostisch wichtig: Lokaler Druckschmerz.

Weiterhin wichtig:
HNO-Status,
vor allen auch *Rö-NNH,*
Zahnstatus.

Bei chronischer Appendizitis evtl. negative Füllung bei Kolon-Kontrasteinlauf.
Bei **nicht lokalisierbarer Entzündung:** *Galliumszintigramm.*

Chronische Lymphadenose
s. unter Lymphadenose, chronische S. 474

Chronische, lymphatische Leukämie
s. unter Lymphadenose, chronische S. 474

Chvostek-Zeichen positiv
Ca (↓).
Bei zunehmendem Absinken entwickeln sich Zeichen einer latenten Tetanie.
Mg (↓).

Chylurie

Leitsymptom:
Milchiger Urin.

Labor:
Cholesterin-Kristalle im Sediment nachweisbar.

Claudicatio intermittens

Diagnose	Symptome	Laboruntersuchungen und technische Untersuchungen
Neurogene Claudicatio intermittens	Gleichzeitig mit der Claudicatio treten zunehmende Kreuzschmerzen auf, die durch vorübergehende Ruhe und Entspannung gebessert werden. Schmerzauslösung beim Liegen in der Rückenlage mit gestreckten Beinen. Ausstrahlender Schmerz in die Hinterseite beider Beine, auslösbar bei Reklination bzw. forcierter Aufrechthaltung. Lasègue meist ∅, ASR beidseits häufig fehlend.	*Röntgen:* Oft kyphosierte LWS oder zumindestens aufgehobene Lendenlordose (Steife blockierte LWS). *Elektromyogramm:* Verschwinden des sogenannten H-Reflexes. *Lumbale Myelographie:* Bilaterale Duralsackkompression mit vermehrtem Hochsteigen der üblichen Kontrastmittelmenge. Enger Spinalkanal, multiple Bandscheiben-Protrusionen.
Vaskuläre Claudicatio intermittens	Heftiger Schmerz in den Beinen nach forciertem Gehen, der sich bei Stehenbleiben bessert. Evtl. auch Schmerzauslösung beim Ratschow-Lagerungs-Test. Häufig Raucheranamnese.	*Rheogramm der Beine,* evtl. *Oszillogramm.* Bei älteren Personen auch Weichteilaufnahmen der Beine (Arteriosklerose). Evtl. *Cholesterin, Triglyzeride, Blutzucker* oder *Glukosebelastung* zur Abgrenzung weiterer Risikofaktoren. *PAT* zur evtl. Beurteilung der Thrombozytenaggregation bei Behandlung mit Thrombozytenaggregationshemmern.

s. auch unter Arteriosklerose (Differentialdiagnostik)

Coccidioidomykose

Leitsymptome:
Vielfältiges Bild möglich. Oft grippeähnliche Erkrankung mit Fieber, Gliederschmerzen und Rückenschmerzen, oft Gelenkschmerzen und Erythema nodosum vorhanden.
In der Anamnese Aufenthalt in wasserärmeren Regionen ganz Südamerikas.

Labor:
Leuko ↗,
Eosinophile ↗ (Werte über 15% sind prognostisch schlecht),
BKS ↑ (mit dem Schweregrad der Erkrankung zunehmend.

Hinweisende Befunde:
Coccidioidin-Hauttest: 1–2 Wochen nach Auftreten der ersten Symptome positiv. In den disseminierten Fällen oft negativ.
KBR auf Coccidioidin: Wird erst später positiv, Titerverlauf kontrollieren, der Titeranstieg ist prognostisch schlecht.
Präzipitin-Test: Vor allem in disseminierten Fällen stark positiv, in leichten Fällen negativ, in schweren Fällen für 30–60 Tage positiv.

Coli-Infektion der Harnwege

Leitsymptom:
Harngeruch nach Schwefelwasserstoff.

Laborbefunde:
Sediment:
Leukozyten, häufig Coli-Bakterien im Sediment sichtbar,
Positive Griess'sche Probe im frischen Harn,
TTC-Test-Harn + (empfindlicher als Griess'sche Probe),
Diff. BB.: Linksverschiebung,
Ery ↓,
Bili ↑,
Harnkultur! Immer auch *Antibiogramm* anschließen!

Sicher beweisend: *Harnkultur aus Blasenpunktat!*

Colitis mucosa

Leitsymptom:
Schleimbeimengungen im Stuhl.

Laborbefunde:
Diff. BB.:
Eosinophile Leukozyten ↑ (Allergische Zustände).
Stuhl mikroskopisch:
Eosinophile Zellen und Charcot-Leydensche Kristalle.

Wichtige Ergänzungsdiagnostik:
Rektoskopie, Koloskopie.

Colitis ulcerosa

Leitsymptome:
Blutige Stühle, evtl. auch eitrige Stühle, Tenesmen mit bis zu 30 Stuhlentleerungen und mehr tgl.
Im Beginn oft langsam schleichendes Auftreten der Symptome. Das Abdomen ist vor allem im Bereich des Colon descendens und des Sigmoids erheblich druckempfindlich, manchmal findet sich meteoristisch gebläht, manchmal kahnförmig eingezogener Leib, der Dickdarm kann evtl. als walzenförmige Resistenz getastet werden im Bereich der befallenen Bezirke.

Labordiagnostik:
Bakterielle Untersuchung, in akuten Fällen insbesondere auch auf Shigellen und Amöben, in chronischen Formen vor allem auf Amöben, insbesondere auch auf Dauerformen.
BKS ↑,
Hb ↓,
Ery ↓,
HbE ↓,
Leuko ↑ (Linksverschiebung),
GE ↓,
Albumine ↓,
Glob. ↑,
Fe ↓,
Thrombozyten (↑),
IgM ↑↑ (in vielen Fällen).

Im Serum können u. U. Antikörper gegen Colon gefunden werden mit der Immunofluoreszenztechnik.

NB: Ein Anstieg der Alkalischen Phosphatase oder eine Bilirubinvermehrung deutet auf eine begleitende Cholangitis hin, die auf dem Wege einer portalen Bakteriämie entstanden sein kann.

Im Stuhl sind neben Blut evtl. auch Charcot-Leyden'sche Kristalle nachweisbar (Abbauprodukte der Eosinophilen), aber auch Eosinophile selbst (beides steht mehr bei der Colitis mucosa im Vordergrund).

Ergänzungsdiagnostik:
Kolonkontrasteinlauf, am besten im Doppelkontrastverfahren, Koloskopie mit Biopsie.

Colitis ulcerosa (Verlaufskontrolle!)

Leitsymptom:
Schleimig-blutige Stühle, evtl. eitrige Stühle, Tenesmen.

Laborbefunde:
BKS ↑,
Leuko ↑,
Diff. BB.: Eosinophile Leukozyten ↑.
Elektrophorese: Albumin ↓, GE ↓.
(Starker Albuminverlust mit gleichzeitigem Flüssigkeitsverlust).
Ery ↓ bei stärkeren Blutverlusten,
K häufig ↓ (symptomatisch),
Mg häufig ↓ (symptomatisch durch intestinale Verluste!),
Quickwert ↓ (Verminderung der Faktoren II, VII, X),
Evtl. *Alkalireserve* ↓, *Blut pH* ↓.

NB: *Serum-Ca* (↑) bei Colitis immer mitbestimmen, da diese auch bei einer Hypercalciämie entstehen kann.
Positive Kongorotprobe bei sekundärer Amyloidose veraltet (gefährlich, Gefahr einer anaphylaktischen Reaktion).

Wichtige Ergänzungsdiagnostik:
Rektoskopie,
Rö: Kolon-Kontrasteinlauf.

Colon-Karzinom
s. unter Kolonkarzinom S. 415

Commotio cerebri
(Voll reversible funktionelle gedeckte Hirnschädigung)

NB: Commotio cerebri ist eine der häufigsten **Fehldiagnosen.** Aus dem Fehlen neurologischer Ausfälle allein darf noch nicht der Ausschluß einer Contusio erfolgen!
Eine Contusio kann mit hoher Wahrscheinlichkeit erst nach mehreren Monaten ausgeschlossen werden, wenn kein psychoorganisches Syndrom vorliegt.

Untersuchungssofortprogramm:
1. Neurologische Untersuchung,
2. EEG,
3. Rö Schädel 2 E. (+ Basis A.).

Leitsymptome:
Anamnese: Meist kurz dauernde Bewußtlosigkeit, Erbrechen, Nausea, retrograde Amnesie, Kopfschmerzen.
Befunde: *Liquor klar, normaler Eiweiß- und Zellbefund.*
EEG unauffällig.
Rö Schädel: Frakturen sprechen nicht gegen die Diagnose.

Contusio cerebri
(Substantieller irreparabler gedeckter Hirnschaden)

Leitsymptome:
Meist länger dauernde stundenlange Bewußtlosigkeit (nicht obligat, bei isolierten Hirnrindenprellungen nicht), sonst Beschwerden wie Commotionssyndrom, psychoorganisches Syndrom (Verlangsamung, Abstumpfung, Antriebslosigkeit, Affektlabilität), häufig Anosmie.
Liquor: Evtl. nach frischer Contusio *blutig* (Subarachnoidalblututung), für einige Tage *xanthochrom, evtl. leichte Pleozytose.*
Rö Schädel: o.B. oder Frakturen.
EEG: Allgemeinbefunde oder Herdbefunde evtl. nur für Tage, Spätbefunde nur in 10–15%.

Cave: intrakranielle Blutungen
a) **Epiduralhämatom:** (arterielle Blutung zwischen Dura und Schädelknochen. Innerhalb einiger Stunden zunehmende Bewußtlosigkeit, Druckpuls (enges Intervall), Paresen.

b) **Subduralhämatom:** (venöse Blutung zwischen Dura und Arachnoidea, Langes Intervall), evtl. Bewußtlosigkeit erst nach einigen Tagen, dann mit luziden Intervallen, Druckpuls, Paresen, Einklemmungserscheinungen (Opisthotonus).

Diagnostik-Programm:
EEG,
Echoenzephalogramm,
Arteriographie,
Szintigramm,
CTG.

Conn-Syndrom

(Primärer Aldosteronismus)
(= Aldosteron-produzierendes Adenom, Karzinom oder Hyperplasie der Nebennierenrinde)

Leitsymptome:
Hypertonie, Kopfschmerzen, Müdigkeit, Schwächegefühl, Sehstörungen, Muskelkrämpfe, Polydipsie, Polyurie, Obstipation.

Labor:
K-Harn ↑, *Na-Harn* ↓, *Cl-Harn* ↓,
K-Serum ↓ (kann erst Jahre nach Hypertoniebeginn auftreten),
Na-Serum ↑ und *Cl-Serum* (↑),
Alkali-Reserve (Alkalose häufig vorhanden),
Aldosteron im Harn ↑ (> 150 mäq/24 Std. bei normaler oder erhöhter NaCl-Zufuhr),
Glukosebelastung (in 50% gestörte Kohlenhydrattoleranz),
Plasma-Renin ↓ (auch durch Orthostase und Diuretika nicht stimulierbar),
Eiweiß im Harn +,
Konzentrationsversuch ↓ (Das niedrige spezifische Gewicht läßt sich mit Pitressin nicht steigern).

Differentialdiagnose mit Clearancemethoden:
Filtrationsfraktion ↑,
Inulin-Clearance ↘
PAH-Clearance ↓.

Lokalisationsdiagnostik:
1. *Nebennierenszintigramm* mit ^{131}J markiertem Cholesterin,
2. *Nebennierenangiographie,*
3. *Aldosteronbestimmung im Venenblut der Nebennieren.*

NB: Beim **sekundären Aldosteronismus** kann die Aldosteronsekretion nach Kochsalzbelastung gesenkt werden, beim *primären Aldosteronismus* nicht.

Coronarrisiko (Prognose)
s. unter Koronarrisiko   S. 432

Cor pulmonale
s. auch bei Herzinsuffizienz   S. 360

Diagnose klinisch.

Laborbefunde:
Evtl. Zeichen einer Nieren- und Leberstauung (s. u. Stauungsleber).
Häufig *Blutvolumen* ↑,
Evtl. Quickwert im Rahmen einer Antikoagulantienbehandlung (Cor pulmonale chronicum durch rezidivierende Lungenembolien oder auf sonst nicht erklärbarer Basis).

Wichtig:
EKG: Oft Zeichen einer pulmonalen Überlastung.

Co-Vergiftung
s. unter Kohlenmonoxydvergiftung   S. 414

Coxarthrose

Leitsymptome:
Lokaler Schmerz, meist bei Adipösen auftretend, Bewegungseinschränkung.

Labor:
    Uncharakteristisch.

Diagnose:
Klinisch und röntgenologisch.
Arthrose-Differentialdiagnostik

Chronische Hepatitis
s. unter Hepatitis chronische S. 343

Chylöser Erguß
s. unter Ergüsse S. 230

Colondivertikulitis
s. unter Divertikulitis S. 177

Costa-Syndrom
s. unter »Globus« S. 306

Crohn'sche Krankheit
s. unter Ileitis regionalis S. 394

Crush-Syndrom

Leitsymptome:
Zustand nach schwerem Unfall mit Muskelzerstörungen.

Labor:
Myoglobin im Harn nachweisbar,
Leuko ↑,
Eo ↓,
Thrombo ↓,
Fibrinogen ↑,
CPK ↑,
GOT ↑.

In Spätstadien bei günstigem Verlauf
Fibrinogen ↑,
Thrombo ↑.

Bei schwerem Verlauf Anstieg von
Kreatinin und *Harnstoff.*

Cushing-Syndrom

Leitsymptome:
Stammfettsucht, Vollmondgesicht, Striae, dünne Extremitäten, RR ↑.
NB: Vollbild selten vorkommend, Teilbilder relativ häufig.

Labor:
17 KS ↑,
17 OHCS ↑ (stärker erhöht als 17 KS),
BZ ↑ (nüchtern),
K ↓, *K-Harn* ↱,
Na/K-Quotient,
Alkalireserve: Alkalose,
Ca ↱, *Ca-Harn* ↱,
Azeton ∅ − +,
Elektrophorese: alpha-2-Glob. ↗, gamma-Glob. ↓,
BB: Leuko ⊿,
    Lympho ↓ (15%),
    Eosinophile ↓ (100/mm³),
    Ery ↱,
Hämatokrit ↑ (Werte über 50% nicht selten).

Cushing-Syndrom

Differentialdiagnostik der verschiedenen Cushingtypen

	Cortisol	17-OHCS	17-KS	Aldosteron	Hemmung von Cortisol und 17 OHCS mit 8 mg Dexamethason	Cortisol nach Metopirongabe	ACTH im Plasma	Bemerkungen Ergänzungsdiagnostik
Hypothalamisch-hypophysäres Cushing-Syndrom	↯	↯	↑	↑	+	↗	←	Röntgen-Sella (evtl. Ausweitung!)
Adrenales Cushing-Syndrom	↯	↯	(↑)	(↑)	∅	o. B.	↳	Pregnantriol s. S. 364 unter Hirsutismus, s. auch oben unter Cushing-Syndrom
Cushing-Syndrom bei ektoper ACTH-Bildung	←	←	(↑)	(↑)	∅	?	⇐	Evtl. Hautpigmentierungen evtl. Tumorsymptomatik *Rö-Thorax, evtl. Bronchoskopie, Bronchographie (häufig Bronchialkarzinom) Hb (↓), Ery (↓), Fe (↓)*
Exogenes (iatrogenes) Cushing-Syndrom	—	—	—	—	—	—	→	

↑ = erhöht
(↑) = leicht erhöht
( ) = evtl.

? = unterschiedlich
↳ = erniedrigt
↗ = Anstieg

Cycloserin-Behandlung (CS)

Bei Behandlung mit diesem Tuberkulostatikum sind Kontrollen von *Blutbild und Harnstatus* alle 3 Monate angezeigt.

Cynose
s. unter Zyanose S. 834

Da Costa-Syndrom
s. ≪Globus≫ S. 306

Darmblutung, akute

Leitsymptome:
Kreislaufkollaps, RR ↓, Puls ↑, Blässe, Schweißausbruch!

Laborbefunde:
Evtl. wie bei chron. Darmblutung (s. u.), aber erst später und weniger ausgeprägt.
Weiteres s. unter Blutstuhl. S. 114

Darmblutung, chronische

Leitsymptom:
Teerstühle aus höheren Bezirken,
blutige Stühle aus tieferen Bezirken. Leitsymptom kann auch fehlen.

Labor:
Ery ↓,
BKS evtl. ↑ infolge stärkerer Anämie,
Hb ↓,
Fe ↓.
Stuhl auf okkultes Blut positiv.

Diagnostisch wichtig:
Röntgen zum Nachweis der Lokalisation,
Evtl. Dauerfadenversuch,
Evtl. auch Nachweis einer Blutung mit Hilfe radioaktiv markierter Erythrozyten.

Ergänzungsdiagnostik zum evtl. Nachweis der Ursache:
Bakteriologische und mikroskopische Untersuchung auf Ruhr (s. d.),
Untersuchung auf Wurmbefall.
s. auch unter Blutstühle. S. 114

Darmfistel

Symptomatische Veränderungen von Laborbefunden:
Chlorid ↑,
Chlorid-(Harn) ↓,
Natrium ↓,
Harnstoff ↑.

Darmverschluß

Diagnose klinisch!

Leitsymptome:
Bauchschmerzen, Koliken, Erbrechen, evtl. Kollapszeichen, RR ↓, Puls ↑, später Abwehrspannung.

Mögliche Laborbefunde:
Harnindikan +,
Sediment: oft granulierte Zylinder,
Elektrophorese: GE ↑, Albumin ↓,
evtl. *Blutvolumen* ↓ und *Haematokrit* ↑.

Röntgen: Abdomenübersicht, evtl. Vergleichsaufnahmen im Stehen und im Liegen (Spiegelbildungen, Meteorismus oberhalb des Verschlusses).

DDT-Vergiftung, chronische

Laborbefunde:
Thrombopenie,
Evtl. Agranulozytose.

Degenerative Gelenkprozesse

Keine diagnostisch beweisenden Laborbefunde.

Zur Differentialdiagnostik:
BKS,
CRP,
ASL,
Rheumafaktor,
Harnsäure,
Leuko,

Anti-Staphylolysin-Reaktion ↑ *in 20%* (auf die Möglichkeit zusätzlicher Infekte wird in letzter Zeit zunehmend hingewiesen), *Röntgen.*

Dehydratation
s. auch unter Exsikkose   S. 250

Laborbefunde:
    Blutvolumen ↑,
    Hämatokrit ↑,
    Blutzucker ↑,
    Cl ↑,
    Na ↑,
    Bikarbonat ↙,
    Filtrations- und Clearance-Werte der Niere ↓,
    Diff. BB:
        Target-Zellen nach schwerer Dehydratation,
    Hb/E ↑,
    K →,
    Blutvolumen ↓,
    Harnbefunde:
        K ↑,
        Na ↑,
        pH ↓,
        Volumen ↓.

Delirium tremens
Diagnose klinisch!

Leitsymptom:
Bewußtseintrübung mit optischen Halluzinationen, Tremor, nächtliche Schweißausbrüche.

Anamnese:
Chron. Alkohol- oder Medikamentenabusus, sehr häufig 3–5 Tage vor Delirbeginn plötzliche Abstinenz („Entzugsdelir").

Labor:
Magnesium ↓ (symptomatisch),
Leberdiagnostik: *Transaminasen, alkal. Phosphatase, Bilirubin* usw.,
Fieber!!,
Hkt ↓ (Exsikkose).

(30% Todesfälle vor Einführung der Behandlung mit Distraneurin).

Denguefieber

Leitsymptome:
Akuter Beginn, hochfieberhaft, Schüttelfrost, starke Muskelschmerzen, starkes Krankheitsgefühl, Fieberabfall und zweiter Fieberschub mit juckendem, evtl. urtikaria-ähnlichem Exanthem.

Unspezifische Laborbefunde:
Leuko ↓,
Lympho ↑, *Mono* ↑,
Eiweiß Harn evtl. +.

Beweisend:
Hämagglutinations-Test,
KBR bzw. Neutralisationstest an Mäusen.

Depression

Leitsymptome:
Die Patienten mit Depressionen klagen häufig über Kombinationen folgender Beschwerden:
1. Müdigkeit,
2. Starke Tagesschwankungen,
3. Rasche Ermüdbarkeit,
4. Durchschlafstörungen,
5. Appetitlosigkeit,
6. Lustlosigkeit,
7. Schwunglosigkeit,
8. Gleichgültigkeit,
9. Entschlußlosigkeit,

10. Versagensgefühle,
11. Selbstvorwürfe,
12. Suizidgedanken,
13. Konzentrationsstörungen,
14. Kontaktschwierigkeiten,
15. Gefühlskälte,
16. Reizbarkeit,
17. Hypochondrische Klagen.

Weiterhin finden sich häufig in Körperregionen projizierte Beschwerden:

Kopf- und Halsbereich:
    Globusgefühl,
    Kopfschmerzen,
    Kopfdruck,
    Schluckbeschwerden,
    Brennen im Kopf,
    Ohrensausen,
    Zahn-, Mund- und Kieferschmerzen,
    Akkomodationsstörungen.

Thoraxorgane:
    Herzbeklemmung,
    Druckgefühl in der Herzgegend,
    Herzklopfen,
    Herzjagen,
    pektanginöse Beschwerden,
    Beklemmung beim Atmen,
    Atemnot,
    Druckgefühl hinter dem Brustbein.

Abdomen:
    Unbestimmte Bauchschmerzen,
    Druckgefühl im Bauchraum,
    Völlegefühl, Übelkeit,
    Schmerzhafte und verzögerte Harnentleerung.

Genitalbereich:
    Potenzstörungen,
    Regelblutungsstörungen,
    Schmerzen in den Eierstöcken.

Bewegungsapparat:
    Schmerzen in Armen, Beinen oder Wirbelsäule im Sinne von Brachialgien, Ischialgien, Lumbalgien.

Haut:
  Juckreiz,
  Ekzeme,
  Haarausfall:

Differentialdiagnostik:
Zur Differentialdiagnostik der Depression ist es **unerläßlich,** organische Ursachen einer Depression auszuschließen. Dazu ist eine eingehende interne Labordiagnostik entsprechend der Symptomatik erforderlich.
Depressionen finden sich v. a. bei
  Hyptonie,
  Na-Mangel,
  Hypoglykämie (Blutzucker),
  chron. Herdbefund.
Unerkannte organische Ursachen können daher eine endogene Depression vortäuschen.

s. auch unter Psychosen. S. 625

Labor bei neu diagnostizierter Depression:
  Blutbild,
  GOT,
  GPT,
  Harnstoff (oder Kreatinin)
  K,
  Na,
  Ca,
  BKS,
  CRP,
  bei Polyglobulie auch *Elektrophorese,*
  Blutzucker,
  bei Herdverdacht *Gallium-Szintigramm.*

Ergänzungsdiagnostik:
Je nach Art der Depression, Lokalisation usw. müssen ergänzend organische Erkrankungen ausgeschlossen werden:
  Untersuchungen entsprechend Kopfbeschwerden
  (s. unter Kopfschmerzen), S. 416–
  Herzbeschwerden (EKG, GOT, Kreislauffunktionsprüfung),
  Abdominelle Erkrankungen,
  Harnwegserkrankungen,
  allergische Erkrankungen (Differentialblutbild, IgE).

164 Depression

Formen der Depressionen:
1. Reaktive Depressionen auf äußere psychische Einflüsse:
   Häufigste Form von Depressionen,
2. Reaktive Depressionen bei organischen Erkrankungen:
   Zweithäufigste Ursache.
   Diagnostik entsprechend o. g. Laborprogramm,
3. Erschöpfungssyndrome,
4. Neurotische Depressionen und hysterische Reaktionen,
5. Depressive hychochondrische Entwicklung,
6. Wochenbettdepressionen,
7. Involutionsdepressionen:
   Evtl. *LH-* und *FSH-Bestimmung*,
   evtl. mit Releasing-Hormon,
   Kombinationen mit Gefäßerkrankungen kommen vor,
9. Hirnorganische Depressionen:
   Neurologischer Status, EEG, Computer-Tomogramm,
   Echoenzephalogramm,
(10. Beginnende Schizophrenie mit depressiver Symptomatik),
11. Endogene Depression.

Verlaufsbeobachtung bei Depressionsbehandlung:
Die antidepressive Therapie mit Lithium (Quilonum) erfordert eine intensive *Verlaufskontrolle des Li-Spiegels*. Angestrebte Li-Konzentration im Serum: 0,8–1,2 mval/l. Zu niedrige Werte ergeben eine mangelnde Therapie, Werte unter 0,6 mval/l sind wirkungslos.
Zu hohe Werte (über 1,7 mval/l) gehen mit einer erheblichen Intoxikationssymptomatik einher.

Intoxikationsstadien mit Lithium:
I. Auftreten von Prodromi,
   abgeschwächte Symptomatik von Stadium II.

II. Ataxie,
    Rigor,
    Bewußtseinseintrübung,
    Artikulationsstörungen.

III. Delirium,
     Hyperkinesien,
     epileptiforme Anfälle.

Labor bei Lithiumintoxikation:
Leuko,
Hb,
Eiweiß Harn +,
Harnstoff,
Kreatinin,
patholog. *EEG und EKG.*

Dermatitis herpetiformis

Begleitbefunde:
Eosinophile Leukozyten ↑.

Dermatomyositis

Leitsymptome:
Beeinträchtigtes Allgemeinbefinden, Gewichtsabnahme.
Lila-weinrotes Erythem und Oedem der Augenlider und der periorbitalen Region, ohne scharfe Begrenzung, manchmal über das ganze Gesicht verlaufend. Fleckförmige Erytheme, v. a. im Gesicht, oft von Teleangiektasien durchsetzt.

Haut über den Akren gespannt, unelastisch und glänzend. Die druck- und bewegungsschmerzhafte Muskulatur macht einen teigigen, später atrophischen Eindruck. Manchmal Gelenkschmerzen, Fieber. Nagelfalz häufig gerötet, geschwollen und hyperkeratotisch.

In ca. 30% Herzbeteiligung (Myokarditis), in ca. 20% Schleimhautbeteiligung (Stippchen, Bläschen, Leukoplakien, fleckförmige Erytheme, Nekrosen).

1. **Laborbefunde:**
   LDH ↑,
   SGOT ↑,
   Aldolase ↗,
   CPK ↑,
   Cholinesterase ↓
   (in ca. 60% der Fälle, v. a. wenn eine Sympathikotonie besteht. Latente Leber- oder Lipoidstoffwechselstörung?),
   Ca ↑
   nach hochdosierter Prednisolonbehandlung,
   Leuko ↑,
   Eosinophile Leukozyten ↑,
   Evtl. *LE-Zellen* nachweisbar,

Rheumafaktor (Latex-Tropfentest) in ca. 10% positiv!,
Autoantikörper gegen Zellkerne,
Harn Eiweiß +,
Kreatinin-(Harn) ↑,
Kreatin (Harn) ↑,

2. s. auch bei Gelenkschmerzen. S. 297
3. Malignomtests. S. 128–

Wichtig
Histologie:
Muskel: Herdförmige, entzündliche Infiltration, perivaskuläre Infiltrate, scholliger Zerfall der Muskelfasern, bindegewebiger Ersatz.

Haut: Gequollene Bindegewebsfasern, zerfallene und verklumpte elastische Fasern, intra- und extrazelluläres Ödem.

Formen:
A Verlauf: 1. Subakute und chronische Form: Labor S. 165
            2. Akute Polymyositis: Labor wie
               die akute Form zeigt jedoch:
               a) stärkere Fermenterhöhungen,
               b) Leuko ↑, Eosinophile ↑,
               c) Alpha$_2$- und Gamma-Glob. ↑↑,
                 (bei der chron. Form auch Gamma ↑).

B Typen: 1. Idiopathische Dermatomyositis,
            2. Dermatomyositis kombiniert mit einer anderen Kollagenose,
            3. Dermatomyositis kombiniert mit Malignomen in ca. 10% der Fälle, v. a.
                 Lungen-Ca,
                 Mamma-Ca,
                 Magen-Darm-Ca,
                 Urogenital-Ca.

Diabetes insipidus

Leitsymptome:
Harnfarbe hell, farblos, 24-Std.-Harn 4 bis 40 l, starker Durst.

Laborbefunde:
Spezifisches Gewicht des Harns < 1008,
Na ↑→, K →, Cl ↑, Blutvolumen ↓→.

Diagnostisch wichtig:
Pitressin-Test.
1. Pitressin-Test positiv:
   Zentraler Diabetes insipidus,
   (wichtig Anamnese und Diagnostik zum Tumornachweis),
   Evtl. Rö-Sella, EEG, Karotisangiographie, Ventrikulographie, besser CTG.
2. Pitressin-Test normales Ergebnis:
   Nierenuntersuchung anschließen

   ↳ Normal: Psychogene Polydipsie oder hereditärnephrogener Diabetes insipidus (wichtig Anamnese!).

   ↳ Pathologisch: Symptomatischer nephrogener Diabetes insipidus (häufig Proteinurie, pathologisches Sediment und veränderte Clearance-Werte).

   NB: Der Nikotin-Test ist bei der Diagnostik des Diabetes insipidus unangenehm und unzuverlässig!

Diabetes mellitus

1. **Verdacht auf Diabetes mellitus,**
2. **Manifester Diabetes mellitus,**
3. **Diabetische Ketose,**
4. **Unspezifische Begleitbefunde bei Diabetes,**
5. **Untersuchungsprogramm zur Diagnostik und Beurteilung der häufigsten diabetischen Begleitschäden (Verlaufsbeobachtung).**

1. Verdacht auf Diabetes mellitus (neu)
Programm:
Blutzucker postprandial (nach dem Frühstück),
Harnzucker nach dem Frühstück,
Evtl. Azeton-Harn (Morgenurin).

Erhöhte Werte:

A Manifester Diabetes mellitus

Familienanamnese häufig positiv. Beim juvenilen Diabetes meist *Azeton* +. Bei Adipösen häufig auch *Chol.* ↑.

B Symptomatische Hyperglykämie

Differentialdiagnostik anschließen, wenn kein Hinweis auf manifesten Diabetes mellitus (s. auch Band I, S. 70). Vor allem Leberdiagnostik, Pankreasdiagnostik, Ausschlußdiagnostik einer Hirnerkrankung, z. B. Hypothalamus-Störung.

168 Diabetes mellitus

Glukosebelastungs-Test

Empfohlene Blutzuckergrenzwerte der Epidemiologischen Studiengruppe der Europäischen Diabetes-Gesellschaft für den oralen Glukosetoleranz-Test nach Belastung mit 50 oder 100 Gramm Glukose oder 100 Gramm Oligosacchariden

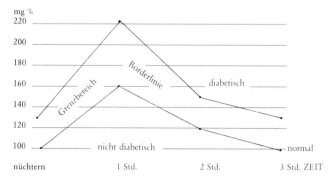

Normale Werte:
Verdacht auf latenten Diabetes mellitus

Programm:

Blutzuckerbelastungsprobe anschließen, z. B. *Glukosebelastung,* evtl. doppelte Glukosebelastung nach Staub-Traugott, Tolbutamid-Test (darf ambulant nur durchgeführt werden, wenn der Patient mehrere Stunden beobachtet werden kann und eine Glukose-Injektion bzw. Infusion möglich ist).

Bewertung der Befunde s. Band I   S. 81

2. Manifester Diabetes mellitus

Nüchternblutzucker ↑,

Harnzucker + (vor allem nach Mahlzeiten).

Beim juvenilen Diabetes findet sich häufig rasch eine diabetische Ketose und metabolische Azidose.

(Azeton-Harn +).

Hier besonders stark herabgesetzte Glykogenreserven der Leber, so daß nach Adrenalin-Injektion der Blutzucker um weniger als 30 mg % steigt (etwa 20–30 Min. nach Injektion).

Besonders bei älteren Fällen findet sich eine erhöhte Insulin-Toleranz.

3. Diabetische Ketose

Azeton-Harn +, (Ketostix +, Azetest +).

Trotz einer Ketose kann Azeton-Harn bei einer gestörten renalen Ausscheidung (erhöhte Nierenschwelle) negativ sein, besonders beim **Kimmelstiel-Wilson-Syndrom** (hier RR ↑↑, *Harn-Eiweiß*+). Eine besondere Ketoseneigung zeigt der juvenile Diabetes. Die Glykogenreserven der Leber sind besonders rasch erschöpfbar. Nach Adrenalin-Injektion steigt der Blutzucker nach 20–30 Min. nicht mehr als 30 mg %.

K-Serum ↑, *K-Harn* ↑ (Frühe Stadien der diabetischen Ketoazidose infolge gestörter K-Aufnahme der Zellen und erhöhter Freisetzung von Zellkalium infolge Eiweißabbau und Glukoneogenese).

K ↓ (infolge der renalen Kaliumverluste bei der anfänglichen Hyperkaliämie. Zusätzlich bewirkt die Insulinbehandlung eine Kaliumeinschleusung in die Zelle zusammen mit Glukose, was den Serumkaliumgehalt zusätzlich erniedrigt).

Na ↓ (infolge renaler Ausscheidung mit den organischen Reserven, dadurch *Alkalireserve* ↓ Metabolische Azidose.

Na ↑: Nach Elektrolytinfusionen, Insulintherapie und (noch) nicht einwandfreier Nierenfunktion.

Cl ↑.

Phosphat ↑ (↓ bei Einschleusung in die Zellen durch Insulinbehandlung).

Mg in der ersten katabolen Phase ↓, später Mg ↑

evtl. *alpha-Amylase-Serum* ↗ (?),

Blut- und Harn-pH ↓,

Leuko ↑.

CPK ↑. Bis zehnfach erhöhte Werte können bei diabetischer Ketoazidose vorkommen. Nicht jede Methode der CPK-Bestimmung zeigt jedoch erhöhte Werte (z. B. die Methodik von Boehringer, Testkombination TC-V, Best.-Nr. 15992).

HBDH ↑ erst im terminalen Coma diabeticum.

4. Unspezifische Begleitbefunde bei Diabetes

Chol ↑,
Triglyzeride ↑,
Phosphatide ↑,
Gesamtlipide ↑.

Bei unkontrolliertem und dekompensiertem Diabetes sowie bei **Xanthomatosis diabetica** finden sich höhere Werte. Bei gut eingestelltem Diabetes finden sich nur leicht erhöhte oder normale Werte.

170 Diabetes mellitus

CPK ↑,	(nur leicht erhöhte Werte können vorkommen, entscheidend ist hier die Methodik),
ChE ↑,	(vor allem beim adipösen Alterstyp)
Bili ↑,	(vor allem bei diabetischer Leberschädigung),
alpha-Amylase ↓,	gelegentlich,
Kreatinin-Harn ↑,	
Kreatin-Harn ↑.	

5. Untersuchungsprogramm zur Diagnostik und Beurteilung der häufigsten diabetischen Begleitschäden

Harnsediment, Evtl. Nitritprobe und Harnkultur,	In mindestens halbjährlichen Abständen wegen des sehr häufigen Vorkommens einer chronischen Pyelonephritis bei Diabetes,
Leberpalpation, SGPT, (SGOT), evtl. Bromthaleintest* oder Bengalrosatest*.	In mindestens jährlichem Abstand wegen des häufigen Vorkommens einer diabetischen Fettleber. Häufig dann γ-GT ↗.
Bei Alkoholanamnese zusätzlich ChE.	
Augenhintergrund, RR. Eiweiß im Harn.	In mindestens jährlichem Abstand, zur Erkennung von Gefäßschäden (renal).
EKG,	In ca. 2–3jährigen Abständen (diabetische Myokardose?),
Rö-Thorax Aufnahme.	In ca. 1–5jährigen Abständen wegen Verdacht auf Tbc (je nach Erstbefund, Exposition usw.).

---

* Sollte heute nur noch mit geringen Mengen radioaktiv markierten Farbstoffs durchgeführt werden wegen der manchmal vorkommenden gefährlichen Begleitreaktionen.

Diarrhoe

s. auch unter Enteritis S. 221

A Begleitbefunde bei schwerer Diarrhoe (akut):
1. Exsikkose: Hkt ↑. S. 250
2. *K Harn* ↓, später *K* ↓ (Serum),
   negative Stickstoffbilanz,
   Quick-Test ↓, (spontan bei sekundärer Vitamin-K-Hypovitaminose),
   später metabolische Azidose; *Bicarbonat* ↓, pCo_2 ↓, *ph* ↓.
3. *Stuhl:*
   Wassergehalt ↑,
   Bicarbonat, Na, K, Cl ↑,
   evtl. Steatorrhoe.

B Bei chronischer Diarrhoe untersuchen auf
a) Osteoporose, Osteomalazie: (Röntgen!) s. auch S. 570, 572
b) bei Kindern auf postazidotische Hypocalcaemie.

C Kausaldiagnostik:

I. Akute Diarrhoe:

a) **Mit Fieber als Leitsymptom:**
Bakteriologische Stuhluntersuchung auf Typhus,
Paratyphus-Formen, Cholera usw.

s. unter den entsprechenden Kapiteln.

Serologische Untersuchung bei Infektionskrankheiten:
z. B. Typhus,
Paratyphus usw.

Begleitdurchfall einer parenteralen Infektion
M. Bang: Fieber ↑↑.
Malaria: Begleitdurchfall einer parenteralen Infektion
„Dicker Tropfen"
Grippe, Masern, Scharlach, Peritonitis, Sepsis usw.
Colitis ulcerosa: Kann mit Fieberschüben einhergehen.
Daher ist der Ausschluß einer Amoebenruhr durch Provokation wichtig!
Allergie: Seltener mit Fieber einhergehend. IGE ↑.

b) **Leitsymptom:**
Blutige Stühle
Ruhr
1. Shigellen. S. 86 unter Bakterienruhr

2. Amöben: Amöben oft nur nach Provokation nachweisbar. Evtl. in einem Tropeninstitut durchführen lassen.
Colitis ulcerosa: Diagnose in erster Linie röntgenologisch und durch Koloskopie.
Labor S. 36
Kolon- und Rektum-Karzinom: Diagnose röntgenologisch.
Labor

c) **Durchfälle meist verschieden in der Leitsymptomatik, auch ohne Fieber:**
1. Allergie:
   Meist Hauterscheinungen. Die intestinale Allergie wird meist durch dasselbe Allergen oder Allergengruppe ausgelöst. Im Blutausstrich können Eosinophile vermehrt sein oder fehlen.
2. Colica mucosa:
   Schleimige Durchfälle oder Stühle. Im Stuhl eosinophile Zellen und Charcot-Leyden'sche Kristalle nachweisbar.
3. Intoxikationen:
   a) bakteriell: Meist Staphylokokkentoxine bei infizierten Süßwaren, Kartoffelsalat usw.
   Botulismus meist nach Konservengenuß!
   b) chemisch: Schwermetalle, Pb, As, Hg, Colchizin, CO, P, Laxantien, Antibiotika.
   c) Pilzgifte: S. 413

II. Chronisch rezidivierende Durchfälle:
1. An milde Verlaufsformen der Erkrankungen unter I denken!
2. Magenerkrankung, v. a. Hypazidität/Anazidität.
   (Gastracid-Test oder
   Desmoid-Test nur von sehr beschränktem Aussagewert), besser: Heidelberger Kapsel,
   am besten: Magensaftanalyse nach maximaler Stimulation, (Koffeinprobetrunk usw. sinnlos!),
   Gastrin-Bestimmung, Ca ($\downarrow$), *Gastroskopie,* Magenschleimhautbiopsie.
3. Gestörte Gallensekretion, Gallenwegsverschluß usw.:
   Graue Stühle *Bili* $\nearrow$-$\uparrow\uparrow$,
   Alkal. Phosphatase $\uparrow$.
4. Pankreasinsuffizienz: Steatorrhoe, Stühle evtl. grauweiß fettig.
5. Weitere Ursachen der Maldigestion und Malabsorption
   S. 500
6. Avitaminosen (Sprue, Zöliakie, Pellagra) unter Steatorrhoe.

7. Wurmkrankheiten insbesondere Askariden können intermittierend (v. a. bei Kindern nächtliche) Durchfälle auslösen.
8. Laxantienabusus.

D Folgeerscheinungen bei chronischen oder profusen Durchfällen:

Haemoglobin ↑,
Leuko ↑↠,
Haematokrit ↑,
Blutvolumen ↓,
Kalium ↓,
Natrium ↓,
Calcium ↓,
Magnesium ↓,
Chlorid ↑ bei raschem Flüssigkeitsverlust,
Chlorid ↓ schwer, z. B. bei Cholera, wenn Salzverlust im Vordergrund,
Chlorid (Harn) ↓,
Harnstoff ↑ (vor allem häufig bei Cholera),
Alkalische Phosphatase ↑ (primärer Calcium- u. Phospharmangel),
Alkalireserve ↓ Größerer Natrium- als Chloridverlust!,
Porphyrine (↑),
Quickwert ↓ (Veränderung der Faktoren II, VII u. X),
Aceton ↑ v. a. bei Kohlenhydratmangel und bei Hunger, Erbrechen, v. a. bei Diabetikern.

Harnvolumen ↓.

Digitalis-Überdosierung

(Verdacht auf Digitalis-Überdosierung)

Leitsymptome:
Bradykardie, Übelkeit, Erbrechen, Digitalis-Anamnese.

Laborprogramm:
Digoxin/bzw. Digitoxinbestimmung (radioimmunologisch heute optimal und ausreichend einfach!),
Ca (↑ bei Digitalisüberempfindlichkeit),
K (↓ bei gleichzeitiger Behandlung mit Saluretika. Je nach Fall monatliche bis mehrmonatige Kontrollen angezeigt bei gleichzeitiger Therapie mit D. u. S.),
Leuko (↑ nach Vergiftungen mit D. nicht selten),
EKG.

174 Digitalis-Überdosierung, Diphtherie

Eine absolute Digitalisüberdosierung läßt sich meist aufgrund der eingenommenen Digitalismenge in der Anamnese feststellen! Eine relative Überdosierung, d. h. Unverträglichkeit normaler Dosen besteht, wenn *Ca* ↑ oder *K* ↓.

Alleinige Zeichen einer Digitalisintoxikation können sein:
Leuko ↑,
im *EKG:* ST-Senkungen bei QT-Verkürzung, Sinus-Bradykardie.

NB: Der Quickwert wird nach medikamentöser oder spontaner Senkung durch Digitaliskörper wieder gehoben (bei kardialer Dekompensation durch Besserung der Leberleistung nach geminderter Leberstauung).

Digitalis-Überempfindlichkeit

Digitus mortuus

s. unter Durchblutungsstörungen   S. 201

Diphtherie

Leitsymptome:
Akuter Beginn, Appetitlosigkeit, Mattigkeit, blasse Haut, Hals- und Schluckbeschwerden, Fieber, evtl. Erbrechen und Durchfall, gerötete und geschwollene Tonsillen mit weißlichen, grau- oder grünweißlichen flächigen fest haftenden Belegen, die über die Tonsillen hinausreichen können.
Typisch ist der süßlich-leimige Fötor.
Lokale Lymphknoten vergrößert und druckschmerzhaft (Inkubationszeit 3–5, manchmal auch bis 7 Tage).

Labor:
Erregernachweis, Neisser-Färbung: brauner Bakterienleib, metachromatische Polkörnchen dunkelblau bis violett.

Kultur: Diphtheriebakterien vergären Dextrose, nicht aber Saccharose. Sie wachsen auch anaerob, spalten jedoch Harnstoff nicht im Gegensatz zu Pseudodiphtheriebakterien.

Zeitaufwand: Originalpräparat ca. 15 Min.,
  Kultur 1–3 Tage.

Begleitbefunde:
Polinukleäre Leukozytose,
Eosinophile ↓,
Harn auf Eiweiß + (bei Nierenbeteiligung).

Diagnostisch wertvoll:
Schick-Test, dabei werden 1:50 DLN. Di-Toxinon 0,1–0,2 ml physiologische Kochsalzlösung intrakutan injiziert. Bei positivem Test findet sich nach 24 Std. Rötung und Infiltration, der fehlende Diphtherieimmunität beweist. In diesem Falle wäre passiv zu immunisieren mit Diphtherieserum.

Diphyllobothrium latum

Ery ↓ (B_{12}-Mangel),
Megalozyten-Vorkommen,
Färbe-Index ↑,
Hb/E ↑.

Diagnostisch beweisend:
Positiver Stuhlbefund: Nachweis von Eiern nach Anreicherung.
Evtl. Nachweis von Proglottiden.

Dipsomanie

s. unter Durst (Polyurie)   S. 206

Diskushernie

s. unter Ischias   S. 398

Diuretika, Behandlung mit . . .

(Laborkontrollen zur rechtzeitigen Erkennung von Folgeschäden)

Allgemeine Kontrollen bei Behandlung mit sämtlichen Diuretika (anfangs alle 2–4 Wochen, später alle 8–10 Wochen, je nach klinischem Status):
Haematokrit (erhöht bei diuretischer Hypovolämie),
Natrium (wenn RR stärker absinkt), Kalium,
bei Unklarheiten evtl. Blutvolumen,
Hb,
Ery.

176 Diuretika

Zusätzliche diagnostische Maßnahmen entsprechend der vorkommenden Nebenwirkung (↓ ? bedeutet z. B. path. Absenkung)
Bei Behandlung mit Thiaziden und wirkungsverwandten Substanzen: (Esidrix = Hydrochlorothiacid,
Saltucin = Thiabutacid,
Hygroton = Chlorthallidon).

Kalium (↓ ?),
Calcium (↑ ?),
Lipase (Pankreatitis ?),
Leuko (↓ ?),
Thrombozyten(↓ ?),
Harnsäure (↑ ?),
Blutzucker (↑ ?, verminderte Kohlenhydrattoleranz),
Blutgasanalyse (metabolische Alkalose?).
Weitere Nebenwirkungen dieser Substanzen sind Durchfälle, allergische Gefäßprozesse (evtl. weißes Blutbild, IgE).

Unter Behandlung mit Furosemid = Lasix:
K (↓ ?),
Blutzucker (↑ ?),
Ca (↓ ?),
Harnsäure (↑ ?),
Blutgasanalyse (metabolische Alkalose?).

Unter Behandlung mit Etacrynsäure = Hydromedin:
K (↓ ?),
Ca (↓ ?),
Blutzucker (↑ ?),
Harnsäure (↑ ?),
Blutgasanalyse (metabolische Alkalose?),
Leukozyten (↓↓, Agranulozytose?),
Differentialblutbild,
Thrombozyten (↓?).
Ergänzungsdiagnostik: *Audiogramm* (Gehörverlust?).
Weitere Möglichkeiten sind:
Benommenheit,
Oberbauchschmerzen,
Durchfälle.

Unter Behandlung mit Triamteren = Jatropur:
K (↑ ?),
Blutgasanalyse (metabolische Azidose?).

Unter Behandlung mit Spirolacton = Aldactone,
= Osyrol:
K (↑ ?),
Blutgasanalyse (metabolische Azidose?).
Weitere mögliche Nebenwirkungen sind:
Hyperhidrosis,
starke Hautpigmentierungen,
Hirsutismus,
Gynäkomastie,
Dysmenorrhoe,
Amenorrhoe.

Divertikulitis des Kolons

Labor:
Keine typischen Laborzeichen.
Begleitbefunde, die gefunden werden können, sind:
BKS ↑,
Leuko ↑,
Hb ↓,
Ery ↓,
HbE ↓,
Stuhl auf okkultes Blut +.

Ergänzungsdiagnostik:
Röntgendiagnostik des Kolons am besten im Doppelkontrastverfahren.

Divertikulitis des Dickdarms

Leitsymptom:
Ungeklärte Bauchschmerzen, evtl. Stuhlunregelmäßigkeiten, evtl. Schleim- und Blutabgänge, lokaler Druckschmerz, evtl. lokale Resistenz.

Laborbefunde:
Keine beweisenden Befunde! Gelegentlich
Stuhl auf okkultes Blut +,
BKS ↳,
evtl. Leukozytose,
im Diff.BB. evtl. Linksverschiebung.

Diagnostisch beweisend:
Koloskopie,
Rö-Kontrastuntersuchung am besten mit Doppelkontrastmethode.

Drüsentuberkulose

s. unter Lymphknotenschwellungen S. 480

Ductus Botalli, offener

Begleitbefunde:
Blutvolumen ↑,
Erythrocyten ↑.

Diagnostisch hinweisend:
Auskultation und
Phonokardiogramm.
Typisches Maschinengeräusch.

Dünndarmdiagnostik

Zur Differentialdiagnostik von Dünndarmerkrankungen werden Resorptions-Tests angewandt; mittels Fettbilanz (quantitativer Test für die Resorptionsverhältnisse im Gesamtdünndarm, Bestimmung der Resorption von radioaktiv markierten Fettsäuren) werden die Resorptionsverhältnisse des gesamten Dünndarmbereichs beurteilt. Mit dem D-Xylose-Resorptions-Test wird die Resorption des proximalen Dünndarmbereichs und mit dem Vitamin-B_{12}-Resorptions-Test die Resorption im distalen Dünndarmbereich untersucht.

Weiteres zur Differentialdiagnostik s. unter Malabsorption und Malnutrition S. 500

Ergänzungsdiagnostik:
Die Röntgenuntersuchung des Dünndarms dient der Feststellung anatomischer Veränderungen. Mit der Duodenoskopie kann der oberste Dünndarmbereich auch unmittelbar in Augenschein genommen werden.

Dünndarm-Karzinom

Leitsymptome:
fehlen häufig.

Labor:
Evtl. Stuhl auf Blut +.
Allgemeine Tumorzeichen s. unter Carcinoma S. 128

Röntgen: Dünndarm diagnostisch entscheidend, evtl. *CTG*.

Dünndarm-Karzinoid

Leitsymptome:
Durchfälle, Bauchschmerzen, Flush (anfallsweise Gesichtsrötung).

Labor:
Allgemeine Tumorzeichen s. unter Cacinoma
Stuhl auf Blut evtl. +,
5-HiES-Ausscheidung im Harn erhöht, v.a. stark erhöhte Werte bei Metastasen. Nach Operation Normalisierung der 5-HiES. Bei Rezidiv Wiederanstieg der 5-HiES.
NB: In manchen Fällen soll auch eine *erhöhte Ausscheidung von Vanillinmandelsäure* vorkommen.

Duodenalulkus
s. unter Magenulkus S. 496

Durchblutungsstörungen, arterielle
(mod. nach U. Wertz)

Laborprogramm:
BKS, Leukozyten, Blutzucker (evtl. Glukosebelastungstest), Cholesterin, Triglyzeride, Harnsäure, Kreatinin, Harnstoff, ASL.

Durchblutungsstörungen, arterielle

Untersuchungsmethodik:
Anamnese: F.A: Diabetes oder Gefäßleiden.
Nikotin.
Typische Angina pectoris, Herzinfarkt, zerebraler Insult. Rheumatische Vorkrankheiten (als Ursache von Arteriitiden und Endokarditiden, bzw. Herzvitien bei Verdacht auf Embolie). Plötzliche Ischämie als Emboliesyndrom. Längeres manuelles Arbeiten als Ursache von Raynaud-Syndrom, Akrozyanose oder Digitalarterienverschlüssen.

Subjektive Symptome – Differentialdiagnostik:

Ruheschmerz: Hypoxiebedingt nur bei **schwerer Durchblutungsstörung,** (fehlende Pulse, kalte Füße, Zyanose, trophische Störungen). Bessern sich beim Herabhängenlassen des Beines, verstärken sich beim Hochlagern. Bei Belastung (Kniebeugen, Zehenstand, Fußrollen) Verstärkung.

Phlebitische Schmerzen nehmen beim Herabhängen des Beines zu, werden beim Hochlagern geringer. Weitere Zeichen für Phlebitis: Ödem, Erkranktes Bein wärmer, schmerzhafter Strang bzw. Infiltration. Dehnungsschmerz.

Neuritische Schmerzen: Nehmen bei Bettwärme zu, evtl. auch beim Gehen. Wichtig beim Diabetiker, bei dem oft gleichzeitig Gefäßverschlüsse (fehlende Pulse) und eine Neuritis bestehen. Beim Ischiassyndrom ist die Hauttemperatur einseitig erniedrigt, die Pulse sind aber tastbar (Lasègue).

Muskelschmerzen (vor allem nachts) häufig bei chronischer venöser Insuffizienz (Krampfadern) und bei statischer Fehlbelastung (Fußdeformitäten).

Entzündungsschmerzen z.B. bei Infektionen, Interdigitalmykosen, Arthritiden.

Stadien der Durchblutungsstörung aufgrund von Beschwerden und Hautdurchblutung

Beschwerden	Lagerungsprobe nach Ratschow	Stadium
Keine	normal	I a
	pathologisch	I b
Claudicatio	normal	II a
	pathologisch	II b
Ruheschmerz	pathologisch	III
Läsion	pathologisch	IV

Schmerzen beim Gehen: Hypoxiebedingt nur bei erheblicher Stenose oder Obliteration größerer Arterien (echte Claudicatio intermittens). Aus der Lokalisation des Schmerzes erhält man einen Hinweis auf den Sitz des Hindernisses. Differentialdiagnostik: **Venös bedingte Schmerzen:** Treten schon im Stehen auf, nehmen beim Gehen ab. **Arthrotische Schmerzen:** Anlaufschmerz, der beim Weitergehen abnimmt. Oft Druckschmerz am Gelenk.
Neurogene Schmerzen: Bei Neuritis oder lumbaler Wurzelreizung. Latenzschmerz in der Wade, klingt beim Stehenbleiben nicht oder nur langsam ab, verschwindet im Liegen ganz (Claudicatio nervosa). **Myogene Wadenschmerzen** bei starken Myogelosen durch fehlerhafte Fußbelastung, bei chronisch venöser Insuffizienz, nach Verletzungen und bei Entzündungen. (Bei allen myogenen Schmerzen ist die Wadenmuskulatur druckempfindlich).

Lokalisation:
Unterschenkelarterienverschluß: Claudicatio in der Fußsohle und im Rist, gelegentlich Kältegefühl und Kribbeln in Fuß während des Gehens.
Oberschenkelarterienverschluß: Claudicatio in Wade, Oberschenkel und Gesäß.
Beckenarterien- oder Aortenverschluß: Claudicatio in Wade, Oberschenkel und Gesäß.
Subklavia- oder Brachialarterien: Dyspraxia intermittens, Schmerz im Arm bei manueller Arbeit.
Schmerzen in den oberen Extremitäten: Im Ober- und Unterarm entstehen hypoxiebedingte Schmerzen nur bei akutem Arterienverschluß (Radialispuls nicht tastbar). Ruheschmerzen sind meist nervalen Ursprungs. Phlebitis leicht als schmerzhafter Strang erkennbar. In den Fingern treten Hypoxieschmerzen nur bei starker Mangeldurchblutung auf (pathologische Faustschlußprobe, meist schon trophische Veränderungen). Es handelt sich dann meist um schlecht kompensierte (meist Digitalarterien)-Verschlüsse, bei denen eine zusätzliche Vasokonstriktion leicht zur schmerzhaften Ischämie (Sekundäres Raynaud-Syndrom führt. Fingerschmerzen evtl. mit Anschwellung und Akrozyanose findet man bei nervalen Störungen, z. B. bei Schulter-Arm- und Karpaltunnelsyndrom.
Kalte Hände, kalte Füße: Häufig konstituionell bedingt. Abkühlung nur eines Fußes spricht für organische Durchblutungsstörungen, kommt aber auch bei entzündlichen Reizzuständen und beim Ischiassyndrom vor. Falls die Fußpulse eindeutig tastbar sind, keine organischen Ursachen. Digitalarterienverschluß: Konstant niedrige Temperatur an einzelnen Fingern.

Parästhesien: Bei erheblicher Minderdurchblutung der Füße tritt Taubheitsgefühl auf (hypoxische Schädigung peripherer Nerven). Häufiger andere Ursachen: Neuritiden und lumbale Wurzelreizungen durch Bandscheibenschäden. Parästhesien der Hände vorwiegend bei Frauen. Meistens nervale Reizzustände. Bei Digitalarterienverschlüssen Zeichen einer schweren Durchblutungsstörung: einzelne Finger kühl und blaß, trophische Veränderungen an den Fingerspitzen, pathologische Faustschlußprobe.

Inspektion:

Hautfarbe: Blässe der Haut an den Akren als Raynaud-Syndrom. Beim akuten Verschluß und am Fuß bei schlecht kompensierten Verschlüssen in horizontaler oder erhöhter Lage des Beins bei guter Kompensation nach Belastung.
Röte der Haut: Bei oberflächlicher Phlebitis und anderen Entzündungen. Rote Zehen mit zyanotischem Ton sind häufig das Zeichen einer chronischen Mangeldurchblutung der Haut infolge schlecht kompensierter Verschlüsse.

Zyanose: Akute venöse Abflußbehinderung (Beckenvenenthrombose), Akrozyanose bei kalten Extremitäten, schlecht kompensierte Verschlüsse oder Kombination von organischen und funktionellen Faktoren (z. B. sekundäres Raynaud-Syndrom).
Fleckige Zyanose mit Leichenblässe weist auf drohende Gangrän bei akutem Verschluß hin.

Braune Verfärbung: Flächige Pigmentationen sind typisches Syndrom nach rezidivierenden Hautblutungen, bei chronisch venöser Insuffizienz, streifige Pigmentationen nach oberflächlicher Phlebitis.

Venektasien: Bei Venenwandschwäche und chronisch venöser Insuffizienz.

Ödeme: Wenn keine anderen Ursachen vorliegen, Folge einer ungenügenden venösen Rückflußförderung. Hydrostatische Faktoren, organische Venenveränderungen.

Lymphödeme: selten. Blaß, meistens einseitig, schwer eindrückbar, verschwinden nachts nicht. Sekundär nach rezidivierendem Erysipel und nach Verlegung oder Entfernung der regionalen Lymphknoten.

Nekrosen: Zehennekrosen bei schweren arteriellen Durchblutungsstörungen nach akutem Verschluß oder bei schlecht kompensierten chronischen Verschlüssen (kalter Fuß, Fußpulse fehlen). Kuppennekrosen oder schlecht heilende Ulzerationen bei warmem Fuß und evtl. tastbaren Fußpulsen sind Folge einer Verlegung der kleinsten Gefäße und kommen fast nur bei Diabetikern vor. Nekrosen an den Fingern

bei Digitalarterienverschlüssen, bei der echten Raynaudschen Krankheit nur an den Fingerkuppen.
Ausgedehnte Fingernekrosen kommen beim Brachialisverschluß und bei der Kälteagglutinationskrankheit sowie bei Kryoglobulinämie vor.
Nekrosen und Ulzera am Unterschenkel sind meistens venösen Ursprungs. Als Folge arterieller Durchblutungsstörungen nach akutem Verschluß einer proximalen Arterie, aber auch der Atibialis anterior, auch beim schlecht kompensierten chronischen Verschluß von Aorta und Beckenarterien.

Palpation:
Bei arteriellen Durchblutungsstörungen Palpation der Gefäßpulse und Beurteilung der Hauttemperatur, insbesondere Seitendifferenz. Thrombophlebitiden als Stränge zu fühlen. Oft erhöhter Turgor der Muskulatur, entzündliche Infiltration des umgebenden Gewebes, schmerzhafte Resistenzen in tiefen Gewebeschichten.
Harte und indurierte Ödeme sind Zeichen schon länger bestehender Abflußbehinderung. Bei Thrombophlebitis schmerzhafte Infiltrationen am Ober- und Unterschenkel, Druckschmerz der großen Venen, umschriebener Druckschmerz an der Wade, Payerscher Druckpunkt an der Fußsohle.
Druckempfindlichkeit der Tibiakanten und des subkutanen Fettgewebes findet man bei der chronisch venösen Insuffizienz und bei Lipödem. Myogelosen, vor allem in der Wade, sind druckschmerzhaft.
Hauttemperatur: Eindeutige Seitendifferenzen lassen sich diagnostisch verwenden, vor allem im Zusammenhang mit anderen Befunden.
Kalte Füße (bzw. Hände) meist bei Vasokonstriktion der Hautgefäße. Häufig mit verstärkter Schweißsekretion verbunden.
Bei Diabetikern kann es auch bei warmen Füßen zu Nekrosen kommen. Seitendifferenz bei Durchblutungsdifferenz.
Einseitige Erwärmung bei Entzündungen (tiefe Thrombophlebitis).
Einseitige Abkühlung bei nervalen Störungen (z. B. Ischias-Syndrom).
Seitendifferenz bei einseitigem Arterienverschluß um so ausgeprägter, je niedriger der nervale Hautgefäßtonus ist.

Spezielle Diagnostik arterieller Erkrankungen:
Palpation der Arterienpulse:
Wichtigste Untersuchungsmethode in der Diagnostik arterieller Gefäßveränderungen.
Einseitig abgeschwächte Pulse:
a) Ohne pathologische Gefäßveränderungen infolge anatomischer Unterschiede (Gefäßverlauf und Kaliber, Weichteile).

b) bei stärkeren Stenosen und Obliterationen, wenn sie gut durch Kollateralen überbrückt sind.

Fehlen eines Pulses an typischer Stelle:
a) Ungewöhnlicher Verlauf, kleines Kaliber oder Konstriktion einer gesunden Arterie.
b) Verdicktes, induriertes oder ödematöses Gewebe, das die Palpation unmöglich macht.
c) betreffende Arterie ist verschlossen. Obliteration in der zuführenden Strombahn.

Gefäßauskultation:
Arterielle Strömungsgeräusche kommen vor.

Ohne Erkrankung der Arterie:
Über den herznahen Arterien,
Über der Schilddrüse bei Thyreotoxikosen,
Über dem Uterus am Ende der Gravidität,
Bei der Aorteninsuffizienz,
Bei arterio-venösen Kurzschlüssen,
Manchmal über Hypernephrommetastasen,
Bei hohem Fieber,
Bei schwerer Anämie.

Bei stenosierenden Intimaveränderungen: Maximum der Geräusche liegt bei einer Einengung von etwa 70%.

Bei Arterienverschlüssen: Bedingt durch das überbrückende Kollateralsystem, Auftreten von Turbulenzen werden begünstigt durch hohe Strömungsgeschwindigkeit in den Kollateralen, Richtungsänderungen des Blutstroms, Lumenzunahme in der Strömungsrichtung.

Spezielle Beurteilung der Geräusche:
A. carotis: Lang, laut und hochfrequent bzw. systolisch-diastolisch sind Zeichen einer Stenose oder es handelt sich um fortgeleitete Geräusche.

A. subclavia: (Auskultationsstelle oberhalb des medialen und unterhalb des distalen Schlüsselbeins).
Laut, lang, anhaltend weist auf Stenose hin. Leise Geräusche beim Verschluß (entstehen in den Kollateralen).

A. iliaca: (Auskultationsstelle Unterbauch zwischen Nabel und Leistenpuls). Alle Geräusche sind ein Symptom von Stenosen.

A. femoralis: (Auskultationsstelle direkt über dem getasteten Leistenpuls, Gefäß darf nicht komprimiert werden).
Rauhe, kurze Geräusche besagen nicht viel.
Bei einem Gefäßkranken Zeichen einer Stenose.

Lange, laute und hochfrequente Geräusche beruhen auf Stenose proximal der Auskultationsstelle. Geräusche, die erst nach Belastung auftreten (20 Kniebeugen), haben nur beim Beckenarterienverschluß einen sicheren diagnostischen Wert. (Symptom einer Überbrückung durch kräftige Kollateralen). Systolisch-diastolische Geräusche nach Belastung haben immer organische Ursachen (stärkere Stenosen oder Verschlüsse).

A. femoralis: Auskultationsstelle Oberschenkel Innenseite, sehr wichtig, da A. Femoralis häufig von der arteriellen Verschlußkrankheit betroffen ist und hier Strömungsgeräusche dafür beweisend sind.

A. poplitea: Auskultationsstelle etwa in der Mitte der Kniekehle, etwa lateral von der Kniekehle. Sicheres Symptom stärkerer Popliteastenosen (besonders häufig beim Diabetes mellitus).

Die **Palpation der Arterienpulse** ist indiziert bei:
Beschwerden in den Extremitäten,
Extremitätentraumen,
bei Diabetikern,
bei Verdacht auf Atherosklerose,
bei Vitien, koronarer Herzkrankheit, zerebro-vaskulären Erkrankungen.

Bei zweifelhaftem Palpationsbefund Gefäße auskultieren und osszillographieren.

Die **Auskultation der Arterien** ist angezeigt, wenn eine arterielle Verschlußkrankheit ausgeschlossen werden muß:
Bei unklaren Beschwerden in den Extremitäten,
bei Check-up-Untersuchungen,
bei koronarer Herzkrankheit,
bei abnormen Risikofaktoren,
bei Hypertonie Jugendlicher (Abdomen und Nierengegend auskultieren, – Nierenarterienstenose).

Funktionsproben (siehe Tabelle)

Weitere Funktionsproben:
Faustschlußprobe: (entspricht der Lagerungsprobe nach Ratschow). Bei Durchblutungsstörungen der oberen Extremitäten. (Ausführung: Arme gestreckt über den Kopf halten, 10–20 kräftige Faustschlußbewegungen durchführen). Beurteilung: Beim Gesunden rötet sich die Handinnenfläche sofort nach Beendigung der Übung. Bei gestörter Blutzufuhr (Subklavia- und Brachialisverschluß) verzögert sich die Hautrötung oder bleibt ganz aus. Weißbleiben bzw. verzögerte Rötung einzelner Finger bei Digitalarterienverschluß.

Diagnostik arterieller Durchblutungsstörungen

Funktionsproben	Ausführung	Normal	Pathologisch	Fehlermöglichkeiten Beurteilungsschwierigkeiten	Kontraindikationen
1. Gehversuch	120 Schritte/min auf ebenem Boden, Tempo konstant	Gehstrecke ohne Beschwerden unbegrenzt	Schmerzen (Fuß, Unterschenkel, Oberschenkel) unter 150 m, bzw. Claudicatio intermittens	Gelenkveränderungen, Fußdeformitäten, neurologische Erkrankungen	Ungenügende Ruhedurchblutung
2. Ratschow-Test 1. Teil	Im Liegen mit erhobenem Bein 30 mal Fußrollen (Dauer 2–4 min)	Fehlende oder nur geringe Abblassung der Füße	Muskelschmerzen, Blässe der Füße, Seitendifferenz		Manifeste Herzinsuffizienz
2. Teil	Aufsetzen und Beine hängenlassen	Reaktive Hyperämie mit diff. Rötung nach 3–5 sec Füllung der Venen nach 5–10 sec	Hyperämie verzögert, Venenfüllung verzögert (über 15 sec)	Ausgeprägter Status varicosus, mit mangelnder Entleerung der Venen, Vasokonstriktion durch Aufregung oder kalte Untersuchungsräume	
3. Kältetest	Kaltes Wasserbad (12 bis 15°C), Dauer 10 Minuten	Keine anfallsartigen Beschwerden, oft reaktive Hyperämie	Typischer Raynaud-Anfall, bzw. Raynaud-Syndrom	Sehr sensible Patienten mit überhöhtem Sympathikotonus	Manifeste Kollagenosen und Arteriitiden
4. Wärmetest	Füße auf über 32°C erwärmen (Wasserbad, Heizkissen, Wärmeflasche)	Keine wesentlichen Beschwerden	Auslösung einer typischen Schmerzkrise mit Rötung		
5. Wärme-Kälte-Test	Füße 5 min in warmes Wasser, dann 5 min in kaltes Wasser	Wiedererwärmung innerhalb von 10–20 Minuten	Verzögerte Wiedererwärmung der Fingerzehenkuppen (über 30 Minuten)	Kardiale Akrozyanose, Angiitiden, Kollagenosen, Sensible Patienten	Manifeste Kollagenosen und Arteriitiden

Allen-Test: Ausführung: Bei komprimierter A. radialis werden 5-10 Faustschlußbewegungen durchgeführt (bzw. Kompression der A. ulnaris. Beurteilung: Weißbleiben der Hand bedeutet Verschluß der nicht komprimierten Arterie, Weißbleiben einer Handhälfte spricht für Unterbrechung des Hohlhandbogens infolge Obliteration.

Oszillometrie:

Damit erfaßt man pulssynchrone Querschnittsänderungen arterieller Gefäßabschnitte. Man bewertet damit vergleichend die Amplitudenveränderungen. Der anfängliche Manschettendruck soll etwa 20 mmHg über dem systolischen Blutdruck des Patienten liegen. Durchführung mit absteigenden Manschettendrucken. Man erhält ein Oszillationsband. Die größte Amplitude der Oszillationen wird als oszillometrischer Index bezeichnet (O.I.).

Verschiebungen des O.I. zu niedrigeren Manschettendrucken bei:
    vermindertem Gefäßtonus (Sympatikolytika),
    Hochlagerung der Extremität,
    nach gefäßerweiternden Mitteln,
    Anfangstadium der Arteriosklerose,
    bei Hypotonie.

Verschiebung des O.I. zu höheren Manschettendrucken bei:
    Gefäßkonstriktionen,
    fortgeschrittener Arteriosklerose,
    Endangiitis obliterans,
    Gefäßerkrankungen mit Intima-Verdickung,
    Essentieller Hypertonie im Frühstadium.

Oszillometrie zur Diagnose von stenosierenden Erkrankungen als Längsschnittregistrierung und als vergleichende Registrierung an korrespondierenden Gefäßabschnitten. Oberhalb eines stenosierenden Prozesses entstehen manchmal besonders große Oszillationen. Die vergleichende Oszillometrie weist auf stenosierende einseitige Gefäßverschlüsse hin. Unterhalb der Stenose sind die Oszillationen erheblich verkleinert.

Zusätzliche oszillometrische Funktionsdiagnostik: Als Stautest, als Lagerungsprobe und als klinische Belastungsoszillometrie.

Oszillographie:

Die Oszillographie gibt keine Auskunft über die Durchblutung, sondern ist ein Maß für die Durchgängigkeit der Arterien proximal von der Ableitungsstelle. Die Oszillographie kann, besonders wenn in Ruhe und nach Belastung angewendet, schon diskrete Arterienstenosen aufdecken, lange bevor eine Claudicatio intermittens auf eine Verschlußkrankheit hinweist.

Durchblutungsstörungen, arterielle

Die Oszillographie ist nicht belastend, sie ist einfach und rasch durch eine Hilfskraft durchführbar.
Die pulswellenbedingten Volumenänderungen der Extremität werden mit Manschetten abgenommen, die an symmetrischen Extremitätenstellen fixiert sind, verstärkt und mit einem Zweikanalschreiber registriert. Entsprechend den Gefäßveränderungen Durchführung als Ruheoszillographie, als Belastungsoszillographie und als akrale Oszillographie.

Rheographie:

Die Rheographie erfaßt pulssynchrone Widerstandsänderungen, die Blutvolumenänderungen des untersuchten Körperabschnitts gleichgesetzt werden. Auch bei der Rheographie gibt es **Belastungsproben** und **Funktionsdiagnostik**.
Das Rheogramm kann von jedem beliebigen Körperabschnitt durch Anlage zweier Elektroden abgeleitet werden. Die rheographische Untersuchungstechnik registriert vor allem Volumenänderungen der größeren Arterien. Die Durchblutungsstörung der größeren Arterien (Fingerarterien und größerkalibrige Gefäße können somit genau beurteilt werden.

Arteriographie:

Bei der Arteriographie werden nierengängige Röntgenkontrastmittel in die Arterien injiziert und in rascher Folge Röntgenbilder des zu untersuchenden Körperteils aufgenommen.

Arteriographie der unteren Extremitäten:
Indikation: Verschlüsse der Gliedmaßenarterien, die mit klinischen Hilfsmitteln nur ungenügend lokalisiert werden können, Durchblutungsstörungen nach Unfällen, Verlaufsbeobachtungen, Prognose.

Technik:
1. Lumbale Aortographie (bei nicht tastbarem Femoralispuls),
2. Rückstromaortographie,
3. Femoralisarteriographie.

Aussagekraft:
Die Arteriographie orientiert über die Ausdehnung des Verschlusses, das Vorliegen mehrerer hintereinanderliegender Verschlüsse und die Ausbildung des Kollateralkreislaufs.

Thorakale Aortographie:
Indikation: Klinischer Verdacht auf Aneurysmen der Aorta, Stenosen, Verschlüsse und Aneurysmen der Brachiozephalarterien. Subclaviansteal-Syndrom, funktionelle Subklaviastenose.

Brachialisangiographie:
Indikation: Verdacht auf Stenosen und Verschlüsse der Arm- und Fingerarterien, Raynaud-Syndrom.

Viszerale Angiographie:
Indikation: Verschlüsse und Stenosen im Bereich der Aa. coeliaca, mesenterica cranialis, caudalis und der Nierenarterien. Darstellung von tumorösen, parasitären und entzündlichen Veränderungen im entsprechenden Versorgungsgebiet.

Angiographien sind indiziert bei:

im Stadium II bei Patienten mit gutem Allgemeinzustand und mit ausreichender Lebenserwartung,
in den Stadien III und IV zur Entscheidung, ob noch eine Arterienoperation möglich ist,
im Stadium IV zur Entscheidung, ob konservative Therapie oder Amputation,
beim Raynaud-Syndrom zum Nachweis digitaler Arterienverschlüsse,
bei zerebralen Symptomen zum Ausschluß von Brachiozephalarterienstenosen und Verschlüssen,
zum Nachweis von Stenosen und Verschlüssen der großen Abdominalarterien,
zur Klärung der renovaskulären Hypertonie,
zum Nachweis von Tumoren im Nieren-, Nebennieren-, Pankreasbereich usw.

Typische Beispiele der häufigsten Gefäßkrankheiten

Organische Gefäßerkrankungen,
Funktionelle Störungen,
Extravasale Veränderungen

an Hand von Rheographie-, Osszillometrie-, Osszillographie-, Angiographiebefunden und der Veränderungen der wichtigsten Funktionsproben. s. Tabellen im Folgenden:

190 Durchblutungsstörungen, arterielle

	RHEOGRAPHIE	OSZILLOMETRIE	OSZILLOGRAPHIE	FUNKTIONS-PROBEN	ANGIO-GRAPHIE
Untersuchungsbefunde bei Gefäßgesunden	Normales Rheogramm der unteren Extremitäten (Ableitung Unterschenkel) Systolischer Anstieg steil, Kurvengipfel schmal, Nachwellen exakt ausgebildet.	Der oszillometrische Index (O.I.), d.h. die größte Amplitude der Oszillationen bei Gefäßgesunden liegt in der Regel in der Mitte des oszillometrischen Bandes.	Normales Oszillogramm (Ableitung Oberarm). Rascher systolischer Anstieg, Pulsgipfel spitz, Inzisur eindeutig ausgebildet, Dikrotie im diastolischen Pulsschenkel angedeutet.	Inspektion: Keine trophischen Störungen. Palpation der Arterienpulse: An den typischen Stellen seitengleich normal tastbar. Gefäßauskultation: Kein Stenosegeräusch. Gehversuch: Gehstrecke unbegrenzt ohne Beschwerden. Ratschow-Test: (1. Teil) Fehlende oder nur geringe Abblassung der Füße. (2. Teil): Reaktive Hyperämie mit diffuser Rötung nach 3–5 sec, Venenwiederfüllung nach 5–10 sec. Kältetest und Wärmetest: Keine Beschwerden.	Darstellung der großen Gefäße und ihrer Seitenäste von normalem Kaliber und glatter Wandbegrenzung. Keine Kaliberschwankungen. Keine Strömungsunterbrechungen, keine Gefäßverengungen.

Durchblutungsstörungen, arterielle

	RHEOGRAPHIE	OSZILLOMETRIE	OSZILLOGRAPHIE	FUNKTIONS-PROBEN	ANGIO-GRAPHIE
Arteriosklerotische Gefäßveränderungen (ohne Stenosen oder Gefäßverschlüssen)	Beginnende „Verplumpung" der Kurve. Systolischer Kurvenanstieg steil, Kurvengipfel beginnend verbreitert. Nachwelle ausgeglättet, bzw. nicht mehr zu erkennen (mäßige Rigidität der Gefäßwand).	O.I. nicht wesentlich verringert, lediglich geringe Seitenverschiebung nach links.	Rundung des Pulsgipfels, Inzisur wird verschliffen und verbreitert, deutlich ausgeprägte Dikrotie.	Inspektion: Keine trophischen Störungen. Palpation der Arterienpulse: Seitengleich normal tastbar. Gefäßauskultation: Kein Stenosegeräusch. Gehversuch: Gehstrecke unbegrenzt ohne Beschwerden. Ratschow-Test (1. Teil): Fehlende oder nur geringe Abblassung der Füße. (2. Teil): Reaktive Hyperämie mit diffuser Rötung nach 3–5 sec Venenwiederfüllung nach 5–10 sec. Kältetest und Wärmetest: Keine Beschwerden.	Große Gefäße frei durchgängig, wechselnde Kaliberschwankungen, (typisch für Gefäßwandverkalkungen). Evtl. Verschluß kleinerer Seitenäste mit beginnender Kollateralenbildung.

RHEOGRAPHIE	OSZILLOMETRIE	OSZILLOGRAPHIE	FUNKTIONSPROBEN	ANGIOGRAPHIE
Gefäßstenose und Gefäßverschluß (auf arteriosklerotischer Basis) mit ausreichender peripherer Gefäßversorgung			Inspektion: Verminderung der Fußrückenbehaarung, Störungen des Nagelwachstums. Palpation der Arterienpulse: Einseitige Abschwächung der Pulse weist auf proximale Stenose hin. Gelegentlich auch lokales Schwirren (Wirbelbildungen bei Gefäßverengung). Gefäßauskultation: Lokalisierter Geräuschbefund, insbesondere nach Belastung (drei Kniebeugen). Gehversuch: Gehstrecke vermindert, Schmerzen und Beschwerden im Sinne einer Claudicatio intermittens. Kältetest: Verzögerte Wiedererwärmung der Akren. Wärmetest: Schmerzanfall.	Das Arteriogramm zeigt die A. fem. profunda im wesentlichen unauffällig. Die A. fem. superficialis zeigt nur geringe Kaliberschwankungen, läßt aber knapp oberhalb der Poplitearegion einen Stop erkennen. Distal davon wird über Kollateralen die A. poplitea, die starke Kaliberschwankungen aufweist, gefüllt. Die distalen Arterien im Unterschenkelbereich sind im Serienarteriogramm des Unterschenkels in allen drei Ästen erkennbar.
Re: Kurven amplitudenreduziert. Systolischer Anstieg, Kurvengipfel verbreitert, detailloser Abfall zur Basislinie. Li: Kurven mäßig amplitudenreduziert, systolischer Anstieg noch steil, Kurvengipfel gerundet, Nachwelle fehlt.	Im Bereich der linken Extremität reduzierte Ausschläge, rechts fehlende Oszillationen. Belastungsoszillometrie (Zehenstand 4): Keine sichtbaren Oszillationen beidseits. (Weist auf erhebliche stenosierende Veränderungen hin.	Re: Abflachung des systolischen Anstiegs, Abrundung des Pulsgipfels, Verschleifung der Inzisur. Li: Abgerundeter Pulsgipfel, Inzisur nur noch angedeutet. Belastungsoszillographie: Kaum noch erkennbare Kurven.		

Durchblutungsstörungen, arterielle

	RHEOGRAPHIE	OSZILLOMETRIE	OSZILLOGRAPHIE	FUNKTIONSPROBEN	ANGIOGRAPHIE
Gefäßstenose und Gefäßverschluß mit ungenügender peripherer Gefäßversorgung (auf arteriosklerotischer Basis)	Kurven amplitudenreduziert, systolischer Anstieg abgeschrägt, Kurvengipfel stark gerundet und verbreitert, Abfall zur Basislinie detaillos. Ausgeprägte organische Durchblutungsstörung, Strömungsunterbrechung hochsitzend (Oberschenkelbereich).	Im oszillometrischen Kurvenband sind wesentliche pulssynchrone Oszillationen nicht mehr gegeben.	Re: Eben angedeutete Ausbildung eines systolischen Pulsgipfels, erhebliche Sägezahnkurve im diastolischen Anteil. Li: Systolischer Anstieg abgeschrägt, Pulsgipfel gerundet, Verschleifung der Inzisur.	Inspektion: Fehlende Fußrückenbehaarung, trophische Nagelstörungen (bei zusätzlichen Unterschenkelarterienverschlüssen auch Ulzerationen und Nekrosen). Palpation der Arterienpulse. Fehlende Poplitea- und fehlende oder abgeschwächte Fußpulse. Gefäßauskultation: Strömungsgeräusche an der Innenseite des Oberschenkels. Gehversuch: Claudicatio intermittens. Ratschow-Test: (1) Abblassung der Füße. Ruheschmerz. (2) Stark verzögerte Venenwiederfüllung. Wärmetest: Schmerzen Kältetest: Verzögerte Erwärmung.	Das Arteriogramm läßt lediglich eine Darstellung der A. fem. profunda erkennen. Die einzelnen Äste zeigen die typische korkenzieherartige Schlängelung. Die A. fem. superficialis ist nicht nachweisbar. Die Darstellung der Unterschenkelgefäße ist äußerst mangelhaft.

Durchblutungsstörungen, arterielle

	RHEOGRAPHIE	OSZILLOMETRIE	OSZILLOGRAPHIE	FUNKTIONS-PROBEN	ANGIO-GRAPHIE
Gefäßverschluß der linken A. iliaca auf arteriosklerotischer Basis mit fehlender peripherer Blutversorgung	*[EKG, Oberschenkel Re, Li Kurven]* Li: Hochsitzende Strömungsunterbrechung mit organischer Wandveränderung. Entsprechend der schlechten Kollateralversorgung sind nur pulssynchrone Modulationen der Basislinie erkennbar. Re: Kurven amplitudenreduziert, Gipfel gerundet. Nachwelle fehlt.	*[EKG, Großzehe Li/Re Kurven, Skala 200 180 160 140 120 100 80 60 40 mm HG]* Li: Fehlende Oszillationen, da der lokale Blutdruck stark herabgesetzt ist. Re: Stark abgeschwächte Oszillationen.	*[EKG, Li, Großzehe Re Kurven]* Li: Fehlende oszillographische Ausschläge (Verschluß). Re: Amplitudenreduktion, Pulsgipfel abgerundet, Inzisur tiefliegend mit deutlicher Dikrotie (ausgeprägte arteriosklerotische Veränderungen).	Inspektion: Li. Fuß blaurot verfärbt, verminderte Sensibilität der Zehen. Starke Schmerzen und Parästhesien im li. Fuß, Verstärkung in Horizontallage. Palpation: Li. Leistenpuls und periphererere Pulse nicht zu tasten, re. abgeschwächt (sklerotisch bedingt). Ratschow-Test: Abblassen des li. Fußes nach 30 Sekunden, des re. nach 120 Sek. Bei Tieflage Rötung und Venenfüllung li. sehr stark verzögert, re. mäßig. Gehversuch wegen Schmerzen unmöglich. Auskultation: Unterbauch; zwischen Nabel und Leistenpuls, lautes Geräusch proximal des Verschlusses.	Das Arteriogramm der li. unteren Extremität läßt im Oberschenkelbereich kein Hauptgefäß erkennen. Zahlreiche Einzelgefäße, die die Strömungsausfälle im Bereich der A. fem. superficialis und A. fem. profialis überbrücken. Dadurch eben noch nachweisbare Füllung der Gefäße im Unterschenkelbereich.

Durchblutungsstörungen, arterielle

	RHEOGRAPHIE	OSZILLOMETRIE	OSZILLOGRAPHIE	FUNKTIONS-PROBEN	ANGIO-GRAPHIE
Embolischer Verschluß der rechten Oberarmarterie (bei Mitralvitium)	Re: Systolischer Anstieg abgeschrägt, Kurven deutlich amplitudenreduziert, Kurvengipfel verbreitert, Nachwelle fehlt. Li: Normalbefund	Das oszillometrische Kurvenband zeigt auf der verschlossenen Seite fehlende Oszillationen. Li: Normalbefund.	Re: Unterhalb des Verschlusses Pulsformen sehr stark abgeflacht und flach verlaufend. (Verschluß durch Embolie, da li. ein unauffälliger Pulskurvenverlauf vorliegt).	Inspektion: Blasse Zyanose der re. Hand, fühlt sich kühler an. Rasche Ermüdung bei Bewegung. Palpation: Radialispuls nicht tastbar. Faustschlußprobe pathologisch. Ruheschmerz, der sich bei Hochlagerung des Armes verstärkt. Hypästhesie und Parästhesie.	Das Arteriogramm zeigt einen Gefäßabbruch der A. brachialis dextra, Kollateralen fehlen.
Endangiitis diabetica (diabetisch induzierte Gefäßsklerose)	Kurvengipfel gerundet, Nachwelle fehlend (bzw. nur angedeutet ausgebildet). Ausdruck einer erhöhten Gefäßwandrigidität auf Grund von entzündlichen und sklerotischen Gefäßveränderungen.	Im oszillometrischen Kurvenband sind die Oszillationen an beiden Extremitäten deutlich verringert.	Deutlich gerundeter Pulsgipfel, Nachwelle fehlend, bzw. nur angedeutet ausgebildet (Ausdruck der erhöhten Gefäßwandrigidität durch Elastizitätsverlust). Arteriosklerotische und entzündliche Gefäßwandveränderungen.		Das Arteriogramm zeigt Stenosierungen der kleineren und größeren Gefäße. Weiterhin Gefäßabbrüche, die durch einen überwiegend ausreichenden Kollateralkreislauf kompensiert sind. Seitendifferenz.

Durchblutungsstörungen, arterielle

	RHEOGRAPHIE	OSZILLOMETRIE	OSZILLOGRAPHIE	FUNKTIONS-PROBEN	ANGIO-GRAPHIE
Thrombangiitis obliterans (bei Nikotinabusus)	Die Rheographie der großen Gefäße zeigt einen beginnenden Elastizitätsverlust (breiter Kurvengipfel, undeutliche Nachwelle ergibt aber keinen Hinweis auf Stenosen oder Verschluß.	Das oszillometrische Kurvenband zeigt nur minimale Oszillationen (als Ausdruck der fehlenden peripheren Durchblutung durch Verschlüsse der Endgefäße).	Systolischer Pulsteil träge ansteigend, Pulsgipfel gerundet, Inzisur tiefliegend (Ausdruck deutlich verminderten peripheren Durchblutung durch die entzündlichen Gefäßveränderungen mit thrombotischen Auflagerungen.	Inspektion: Rötliche Flecken, die bald am Fuß, Unterschenkel und Oberschenkel wechselnd auftreten. Anfangs druckdolent, dann bleibt verhärtete, pigmentierte Stelle zurück (Phlebitis migrans). Palpation: Fußpulse fehlen. Auskultation: Keine Stenosegeräusche. Ratschow-Test: Mäßig pathologisch. Bei der Gehprobe: Claudicatio intermittens (Schmerzen in der Fußsohle durch Unterschenkelarterienverschluß).	Das Aortogramm zeigt Verschlüsse der Aa. tibialis anterior und posterior, sowie des proximalen Abschnittes, der A. fibularis.

Durchblutungsstörungen, arterielle

	RHEOGRAPHIE	OSZILLOMETRIE	OSZILLOGRAPHIE	FUNKTIONS-PROBEN	ANGIO-GRAPHIE
Posttraumatische Thrombose der A. femoralis re. (mit mangelhafter kollateraler Überbrückung der Strömungsunterbrechung)	Re: sehr stark amplitudenreduzierte Kurven, stark abgeflachter systolischer Anstieg. Flacher, breiter Kurvengipfel, fehlende Nachwelle im trüge absteigenden Kurvenanteil. Li: Zeichen des Elastizitätsverlustes auf Grund arteriosklerotischer Veränderungen.	Das oszillometrische Kurvenband zeigt nur angedeutete Oszillationen re. (als Zeichen der ungenügenden peripheren Versorgung), li. Ausschläge etwas reduziert (arteriosklerotisch bedingt).	Re: Das akrale Oszillogramm zeigt nur angedeutete Pulsgipfel mit flach auslaufenden diastolischen Kurvenanteil. Li: Beginnende arteriosklerotische Veränderungen.	Inspektion: Handtellergroßes trophisches Ulkus prätibial am distalen Unterschenkel (postoperativ nach Thrombektomie rasche Abheilung). Palpation: Fehlende Poplitea- und fehlende Fußpulse re. (li. normaler Tastbefund). Auskultation: Proximal des thrombotischen Verschlusses lautes Stenosegeräusch. Li. Normalbefund. Gehversuch: Claudicatio intermittens re. (Wadenschmerz). Ratschow-Test: Muskelschmerzen re., Blässe des re. Fußes, re. Hyperämie stark verzögert, Venenwiederfüllung stark verzögert. li. Normalbefund. Kältetest: Verzögerte Wiedererwärmung, Wärmetest: Schmerzen re. Li.: Normalbefund.	Das Arteriogramm zeigt einen ausgedehnten Verschluß der A. fem. dextra, mit fehlender kollateraler Versorgung (thrombotischer Verschluß). Li. geringfügige Stenosierungen und Kaliberschwankungen (als Ausdruck der bestehenden arteriosklerotischen Veränderungen). Die *Operation* ergibt, daß wegen eines Intimarisses (nach traumatischer Quetschung) ein thrombotischer Verschluß der A. femoralis dextra erfolgt war.

198 Durchblutungsstörungen, arterielle

	RHEOGRAPHIE	OSZILLOMETRIE	OSZILLOGRAPHIE	
Extravasale li. Gefäßstenosierung durch Narbenzug (Zustand nach Mammaamputation mit Nachbestrahlung). Re: HWS-Syndrom (Neurogene, konstriktorische Einflüsse)	Li: systolischer Anstieg abgeschrägt, Kurven amplitudenreduziert, Kurvengipfel verbreitert, fehlende Nachwelle. Re: Vasokonstriktionszeichen (enger Kurvengipfel, Wellenphänomen im diastolischen Kurventeil.	Deutlich verminderte Oszillationen im Bereich der li. oberen Extremität. Re: unauffälliges oszillometrisches Kurvenband.	Li: unterhalb der extravasalen Gefäßstenose treten abgerundete Pulsformen auf, der systolische Pulsanstieg ist abgeflacht. Re: Sägezahnkurve im diastolischen Schenkel als Hinweis auf neurogene konstriktorische Einflüsse.	
Extravasale Veränderung bei Ischiasneuritis (li. vermehrte Gefäßaktivität, re sympathikotone Einwirkung)	Re: Zeichen der vermehrten sympatikotonen Einwirkung (abgerundeter Pulsgipfel). Li: Zeichen der verstärkten Gefäßaktivität (verbreiteter Pulsgipfel, Wellenphänomen).	Im oszillometrischen Kurvenband sind die Oszillationen beidseits deutlich herabgesetzt (li. neurovasal bedingt, re. Sympatikuseinfluß).	Im Bereich der li. Großzehe Kurvenveränderungen im Sinne der vermehrten Gefäßaktivität, (doppelgipfliger systolischer Pulsgipfel, verbreiterter systolischer Pulsgipfel, Sägezahnphänomen des diastolischen Anteils). Re: Zeichen der Sympatikuseinwirkung	

Durchblutungsstörungen, arterielle 199

	RHEOGRAPHIE	OSZILLOMETRIE	OSZILLOGRAPHIE
Extravasale Veränderung bei a) kardialem Ödem, b) nach Entwässerung, c) 5 Tage danach	EKG a) ⌇⌇⌇ EKG b) ⌇⌇⌇ EKG c) ⌇⌇⌇ a) Typische Ödemkurve mit starker Amplitudenreduktion, steilem systolischem Anstieg, engem Kurvengipfel und exakt ausgebildeter Nachwelle. b) Amplitudensteigerung. c) Annähernd normales Rheogramm.	a) Oszillationen deutlich vermindert b) Zunahme der Oszillationen c) Normales oszillometrisches Kurvenband.	a) Die oszillographischen Ausschläge sind deutlich amplitudenreduziert, sonst aber unauffällig. b) Amplitudenzunahme nach Abfließen des Ödems. c) Normale Oszillographiekurven.

200 Durchblutungsstörungen, arterielle

	RHEOGRAPHIE	OSZILLOMETRIE	OSZILLOGRAPHIE
Vegetative Labilität mit sympathikotonen Gefäßkrisen (vor der Behandlung)	Re: Erschlaffungstyp mit überhöhter Amplitude, kaum erkennbare elastische Nachwellen. Li: Zeichen der Vasodilatation, Nachwellen stark hochgezogen.	Das oszillometrische Kurvenband zeigt überhöhte Oszillationen als Ausdruck der Vasodilatation.	Deutliche Abrundung des systolischen Kurvengipfels, Anhebung der Inzisur mit geringer Ausprägung. Starre Form des diastolischen Kurvenanteils.
Vegetative Labilität mit sympathikotonen Gefäßkrisen (nach Behandlung mit Sympathikolytika)	Amplituden haben sich verkleinert, elastische Nachwellen sind jetzt angedeutet zu erkennen.	Das oszillometrische Kurvenband ist jetzt unauffällig.	Noch abgerundeter Pulsgipfel, jetzt gut ausgebildete, tieferliegende Inzisur.

Durchblutungsstörungen, arterielle 201

	RHEOGRAPHIE	OSZILLOGRAPHIE	
Digitus mortus a) in Ruhe, b) nach Überwärmung, Gefäßspasmus gelöst	a) [curves] b) [curves] Rheogrammkurven abnorm amplitudenreduziert, steiler Anstieg, enger Kurvengipfel und praktisch nicht erkennbare Nachwelle. b) Gefäßspasmus ist gelöst, völlig normale Rheogrammkurven.	a) EKG / LI / DAUMEN / Re [curves] Die ausgeprägte Sägezahnkurve mäßiger Abrundung des Pulsgipfels weist auf die vermehrte Konstriktionsbereitschaft der Gefäße hin.	
Morbus Raynaud im Anfangsstadium a) Ruhekurve, b) nach Warmwasserversuch (5 min bei 41°)	a) EKG / FINGER b) [curves] Deutlich amplitudenreduzierte Kurven mit verplumpten Kurvengipfel und erkennbarer Nachwelle. b) Die rheographische Kurve hat beträchtlich an Amplitude gewonnen, der Anstieg ist aber abgeschrägt. Nachwelle zum Kurvengipfel verschoben. Langsamer, träger Abfall zur Basis.	a) EKG / LI / DAUMEN / Re b) [curves] Die oszillographischen Kurven zeigen Veränderungen im Sinne einer vermehrten Gefäßaktivität. Verbreiteter systolischer Kurvengipfel und Sägezahnphänomen des diastolischen Anteils (als Ausdruck der vermehrten Konstriktionsbereitschaft der Gefäße.	

	RHEOGRAPHIE	OSZILLOGRAPHIE
Ausgeprägter Morbus Raynaud a) in Ruhe, b) nach Überwärmung	a) EKG / FINGER b) EKG a) Das Längsrheogramm läßt keine Kurve erkennen. b) Nach Überwärmung: Deutliche Pulskurven. Abgeschrägter systolischer Anstieg, gerundeter Kurvengipfel, detailloser Abfall zur Basislinie. Neben der organischen Gefäßwandveränderung ist ein zusätzlicher Gefäßwandspasmus vorhanden.	EKG / Li / DAUMEN / Re Stark verminderte oszillographische Ausschläge mit noch dargestelltem Sägezahnphänomen des diastolischen Anteils, breiter Kurvengipfel, flacher Abfall zur Basis als Zeichen der organischen Wandschädigung.
Aneurysma der Aorta abdominalis (das durch Drahtung behandelt wurde, nach der Drahtung trat eine Claudicatio intermittens auf)	EKG / Re / OBERSCHENKEL / Li Re: Amplitudenreduzierte Kurven, mit abgeschrägten Anstieg, verplumptem Kurvengipfel und detaillosem Abfall zur Basislinie. Li: Nach stärker amplitudenreduziert, schräger systolischer Anstieg und plumpen Gipfel, Nachwelle fehlt.	

Durchblutungsstörungen, arterielle 203

	RHEOGRAPHIE	
Aortenisthmusstenose a) Längsrheogramm der linken oberen Extremität vor der Operation. Normale Pulskurve. b) Längsrheogramm der linken unteren Extremität vor der Operation	EKG a) Li b) Li Normale Pulskurve in a). Amplitudenreduzierte Kurven, im systolischen Anstieg steil, nur wenig gerundet, detailloser Abfall zur Basislinie.	
Aortenisthmusstenose nach der Operation mit End-zu-End-anastomose	EKG Re Li Die Rheographische Kurve hat beträchtlich an Höhe gewonnen, der systolische Anstieg ist steil, der Kurvengipfel eng im absteigenden Kurvenschenkel ist eine deutliche Nachwelle erkennbar.	

Durchblutungsstörungen, periphere
(Laborprogramm und Differentialdiagnostik)

Laborprogramm:
*BKS, Leuko,
Blutzucker, evtl. Glukosebelastung,
Chol., Triglyzeride.*

Ergänzungsdiagnostik: siehe im Vorangegangenen.
*Rheogramm,
oder/und Oszillogramm,*
evtl. *Röntgen* der betroffenen Weichteile zur Feststellung von Arterienverkalkungen.

Spezialdiagnostik: *Arteriographie* siehe im Vorangegangenen,
Phlebographie,
evtl. auch Darstellung der *Lymphwege mit markiertem Gold, Röntgenologische Lympographie.*

Differentialdiagnostik:
Arteriosklerose s. auch S. 77
Diabetes s. S. 167
Endangiitis obliterans: Anamnese: Meist ♂ ab 3. Lebensjahrzehnt, meist Nikotinanamnese, auch andere Intoxikationen, Infekte, Allergie und dauernde Kälte und Nässeeinwirkungen in der Anamnese. Meist an Beinen beginnend (Claudicatio intermittens). Oft Übergang in Arteriosklerose.

Periarteriitis nodosa: *BKS ↑, Alb. ↓, Alpha$_2$-Glob. ↑, Beta-Glob.↗*
(= Panarteriitis nodosa *Gamma-Glob. ↑, Leuko ↑, Eo ↑,*
= Polyarteriitis nodosa) *Rheumafaktor + (20%), LE-Zellen evtl. nachweisbar,* (nach anderen Angaben **niemals** nachweisbar!), evtl. Stuhl auf Blut +,
Harn: E + möglich,
Harnstoff ↑ bei **Morbus Wegener**

Diagnose: *Muskelbiopsie* aus dem Schmerzgebiet. Bei negativem Ergebnis Wiederholung.

Arterielle Embolie: Plötzlicher Schmerz, Blässe distal vom Verschluß.

Riesenzellarteriitis: *BKS ↑↑, Leuko ↑, Alpha$_2$-Glob. ↑,*
meist Arteriitis temporalis *evtl. LE-Zellen +.*

Meist in höherem Alter, plötzlicher starker Schläfenschmerz, verdickte, geschlängelte Temporalarterien.
Beweisend: Nachweis von Riesenzellen im Biopsiebefund.

Sklerodermie: Fortschreitende Verhärtung, teigige Verdickung und Verhärtung der Haut und des Unterhautzellgewebes. Meist symmetrische Störungen.

Labor: *BKS ↑→, Latex-Rheumafaktor in 30% positiv,*
   evtl. LE-Zellen-Nachweis.
Beweisend: Hautbiopsiebefund.

Lymphödem: s. unter Ödeme.

Tibialis-anterior-Syndrom: Schmerzhafte Durchblutungsstörung am Unterschenkel.
Anamnese: Trauma, Hämatom.

Vasoneurosen:
Brachialgia paraesthetica nocturna
♀ > ♂ (Nächtliche Dilatation?),
Rö: HWS!

Erythromelalgie: Meist ♂. Rote, brennende schmerzende Extremitäten. Meist an Beinen beginnend. Hauttemperatur erhöht (Dilatation)

Akroparästhesie: Meist ♀ im fertilen Alter. Wahrscheinlich hormonell mitbedingt. Kapillarspasmen bei arterieller Dilatation.

Morbus Raynaud: ♀, symmetrisch. Je nach Temperatur blaurot bis weiß und kalt werdende Finger. Diese werden mit der Zeit wurstartig verdickt. (Kälteschäden? Endokrine Unterfunktion? Herdinfekte?). Labor: o. B.
Rheogramm.

Digitus mortuus: v. a. beim Baden und bei Kälte. Labor: o.B.
Rheogramm in Wärme und Kälte.

Toxische Angiospasmen: Nikotin, Ergotamin und verwandte Substanzen, Strychnin, Schwermetalle.　　　　　　　　　　s. S. 685
Diagnose: Anamnese! Bleivergiftung
Labor: Wenn, nur durch Spezialuntersuchungen nachweisbar, z.B. Chromatographie, Spektralanalyse.

Endokrine Störungen:
Thyreotoxikose: *Chol ↓→, T_3 ↑, T_4 ↑, im RJT* Jodumsatz beschleunigt.
Tetanie:　　　　　　　　　　　　　　　　　　　　　　　s. S. 748

Durchfall
s. unter Diarrhoe S. 171

Durst, chronischer

Labor-Untersuchungsprogramm:
BZ,
Harnstoff,
Haematokrit,
Hb,
Harn: Spezifisches Gewicht,
Eiweiß,
Zucker,
(evtl. Aceton),
Sediment,

bei spontan erniedrigtem spezifischen Gewicht unter 1008 zusätzlich
Konzentrationsversuch,
Bestimmung der 24-Std.-Harn-Menge

Bei Fieber
Infektdifferentialdiagnostik mit entsprechender Serologie je nach Symptomatik,
Entzündungstests.

Bei weiterhin unklarer Ätiologie:
SGPT,
Alkal. Phosphatase,
Ca,
Elektrophorese.

Häufigste Ursachen des Durstes:
A. 1. Psychogen, gewohnheitsmäßiges Trinken,
2. Jatrogen: Nach Antibiotika, Atropin und Derivaten, Diuretika, Antidepressiva,
3. Alkohol, scharfe Speisen, v. a. wenn stark gesalzen,
4. Hitze, starke körperliche Arbeit, v. a. mit Mundatmung.
B. 1. Diabetes (BZ ↑, HZ +, evtl. Aceton +),
2. Diabetes insipidus S. 166
3. Diarrhoe (Infektursachen suchen),
4. Erbrechen S. 225

5. Infektionskrankheiten,
   Peritonitis,
   Lyssa,
   Tbc.
6. Blutverluste Hb ↓, Hkt ↑,
7. Hyperparathyreoidismus: *Ca* ↓, *Alkal. Phosphatase* ↑, *P* ↓,
8. Niereninsuffizienz: *Harnstoff* ↑, *Konzentrationsversuch* ↓, evtl. Eiweiß im Harn.
   Wenn Verdacht auf Nierenerkrankung vorliegt, sind weitere differentialdiagnostische Maßnahmen erforderlich.
9. Myasthenia gravis S. 529
10. Chronische Quecksilbervergiftung.

Dysphagie
s. unter Schluckbeschwerden S. 670

Dyspnoe (Atemnot)
s. auch unter Lungenfunktionsanalyse S. 468–

Laborprogramm:
Hb,
Ery,
Leuko,
Diff.-BB. (Eosinophilie?),
BKS,
Blutgasanalyse,
Spirographie,
Röntgen Thorax (Pneumonie, Infiltrate, Stauungszeichen?),
EKG,
evtl. *IGE.*

Differentialdiagnostik:

Diagnose	Symptome	Diagnostische Tests
Physiologische Dyspnoe	Starke körperliche	1. große Höhen: Hypoxie durch Verminderung des O_2-Partialdrucks 2. Starke Anstrengungen

Dyspnoe (Atemnot)

Diagnose	Symptome	Diagnostische Test
Atemwegsdyspnoe Obstruktiv Bronchien-Bronchiolenverengung z.B. Asthma bronchiale. Obstruktives Emphysem (Tracheal-Dyspnoe (bei Tracheomalzie z.B. in Folge Struma)	Frühzeitig in Ruhe schon Dyspnoe auftretend, nur bei leichter Obstruktion nicht. Exspirium verzögert und erschwert. Inspiratorischer Stridor	Atemfrequenz ↑ Atemvolumen → Atemminutenvolumen ↓ Atemgrenzwert ↓↓ Totalkapazität → Vitalkapazität ↓↓ Atemsekundenkapazität ↓↓ (Tiffenau-Test ↓↓) PO_2 ↓, pCO_2 ↑, Bei Hyperventilation evtl. Absinken von pCO_2 Inspirations-Test (Inspiratorische Sekungenkapazität) (normal 70–80% der Vitalkapazität) *Rö.:* Schnupfversuch evtl. path. (Aber nicht so genau, wie in inspiratorischer Sekungenkapazität
Restriktive Ventilationsstörungen (Veränderungen der Lunge oder der Brustwand)		Totalkapazität ↓ Vitalkapazität ↓-gg Sekundenkapazität ↝ Atemgrenzwert ↓ PO_2 ↓, pCO_2 ↓
Kardiale Dyspnoe	Tachykardie, bei leichten Formen zunächst in Belastung auftretend mit verzögerter Rückkehr zur Ausgangsfrequenz nach der Belastung, (ergometrische Belastung) später schon in Ruhe Hyperventilation in fortgeschrittenen Stadien	Atemfrequenz ↑ Atemvolumen ↑ Atemminutenvolumen pH ↗, pO_2↓ pCO_2 ↓ (bei reduziertem Herzminutenvolumen

Diagnose	Symptome	Diagnostische Test
Kreislaufbedingte Dyspnoe	Nach Blutungen bei schwerer Anämie Dyspnoe nach Belastung ist immer eine bedrohliche Situation und Indikation zur Transfusion	*Hb ↓, Ery ↓,* später *Hk ↓, Blutgruppenbestimmung*
Hyperventilations-Syndrom (Respirationsneurose)	Evtl. gesten- und wortreiche Schilderung der Beschwerden	pCO_2 ↓, *pH* ↑, (Respiratorische Alkalose)
Zerebrale Dyspnoe	Hyperventilation, meist Bewußtlosigkeit. Laute, schnarchende, evtl. unregelmäßige Atmung.	pO_2 ↑, pCO_2 ↓, *praefinal* pO_2 ↓, pCO_2 ↑
Biochemische Dyspnoe (Diabetische Azidose)	Langsame tiefe Atmung	*pH* ↓ (7,2–6,95) *Azeton* +

Dysurische Beschwerden

Anamnese:
Anamnestisch auszuschließen sind iatrogene-medikamentöse Maßnahmen, Adrenalin- und Ephedringaben, Zustände nach lokalen Manipulationen, Restharnbestimmung mit Katheter, Zystoskopie etc.

Untersuchungsprogramm:
BKS, Leuko, Harnsediment, Harnkultur.
Restharnbestimmung
(NB: Die Isotopenmethode ist vorzuziehen für die Routinediagnostik, da die Restharnbestimmung mittels Katheter selbst schmerzhaft ist, eine Infektionsgefahr auch bei korrekter Durchführung besteht, längere Zeit nach der Untersuchung noch Beschwerden vorliegen und die Untersuchung selbst nicht so genau ist wie die Isotopenmethode. Wo die Isotopenmethode nicht durchgeführt werden kann, besteht auch die Möglichkeit, röntgenologisch mittels Kontrastmittel den Restharn zu bestimmen. Hier ist jedoch die Strahlenbelastung bezüglich der Gonaden ca. 500 x so hoch und bezüglich der Ganzkörperbelastung etwa 100 x so hoch wie bei der Isotopenmethode, die gewöhnlich mit Jod-131-markierter Hippursäure durchgeführt wird).

Evtl. Untersuchung der Urethra mittels Kontrastmittel.
Prostatapalpation, ((evtl. Prostata-Sonogramm),
 (evtl. *Exprimatuntersuchung*).
Mikroskopische Untersuchung des Urethralabstriches.
Alkalische und saure Phosphatase.
Evtl. *Neoplasmatests* S. 128

Differentialdiagnostik:
Urethritis (einschließlich GO),
Reizblase,
Zystitis,
Cystitis tuberculosa,
Blasenulzera,
Blasentumor,
Blasensteine,
Prostataadenom,
Prostatakarzinom,
Sphinkterhypertrophie (bei Rückenmarksleiden, zerebralen und spinalen Tumoren, Tabes dorsalis, Myelitis, Polimyelitis, multiple Sklerose, Zustand nach Kreuzbeinfrakturen (Plexus-sacralis-Schädigung),
Urethralstrikturen (anamnetisch meist nach Traumen und GO),
urethralfixierte Steine,
Fremdkörper,
Urethraltumoren,
Sklerodermie.

Psychogene dysurische Beschwerden:
(Diagnose darf nur gestellt werden, wenn organische Ursachen ausgeschlossen wurden),
Descensus uter: (vor allem bei älteren und mehrgebärenden Frauen vorkommend),
Dysurische Beschwerden im Gefolge einer Verziehung der Urethra mit gestörter Sphinkterfunktion, häufig auch Inkontinenz, z.B. nach Nießen und Husten.

E 605-Vergiftung

Labormäßige Hinweiszeichen:
Cholinesterase ↓,
Alkali-Reserve ↓,
K ↑,
Ca ↓,
P ↑,
GOT ↑.

Zur Überwachung und Feststellung einer evtl. Gefährdung eignet sich am besten die Bestimmung der Cholinesterase der Erythrozyten. Bei Absinken der Werte auf 70% oder darunter ist sofort die Entfernung aus dem gefährdenden Milieu angezeigt.

Echinokokkus

Leitsymptome:
Unklarer Tumor, anamnestischer Hinweis auf Umgang mit Hunden.

Labor:
Diff.-BB: Eo ↑,
KBR auf Echinokokken,
evtl. *Präzipitations-Reaktion.*

Wichtig:
Kutan-Test mit Echinokokken-Antigen +,
Evtl. Leberszintigramm +,
Evtl. Rö (Verkalkungen),
Evtl. positiver Laparoskopiebefund,
CTG!

Bei Leberechinokokkus:
Alk. Phos. ↱,
LAP ↱,
Seltener Bili ↑.

Bei Echinokokkus der Harnwege:
Sediment: Ery, evtl. Cholesterinkristalle.

Bei Echinokokkus im zerebrospinalen Bereich:
Eosinophile Zellen im Liquor.

EEG-Veränderungen (unklare, vielschichtige)
Evtl. ergänzende Untersuchung von Kalium (↓) und Blutzucker (↓).

Eisenmangelsyndrom

Leitsymptome:
Brüchige Fingernägel, Haarausfall, schuppiges Haar, trockene Haut, Blässe, Fluor.
Hypochrome Anämie, Rhagaden, Plummer-Vinson-Syndrom.

Labor:
Fe ↓.

Fe-Resorptionstest:

a) Starker Eisenanstieg:
   Mangelnde Eisenzufuhr oder erhöhte Eisenverluste (chron. Blutung).

b) Schlechter Eisenanstieg:
   Infektanämie,
   Tumoranämie.

evtl. Hb,
Ery,
Hb/E,
Ery-Volumen,
Hämatokrit.

Eisenmenger-Syndrom

Diagnose:
Auskultation: Typisches Geräusch,
Röntgenuntersuchung des Herzens,
Herzkatheter.

Labormäßige allgemeine Hinweiszeichen:
Ery ↑,
Hb ↑.

Eklampsie

1. Prä-Eklampsie

Hinweiszeichen:
In der Schwangerschaft ist eine Gewichtsabnahme von mehr als 1 kg/Monat immer als möglicher Hinweis auf eine sich entwickelnde Eklampsie anzusehen.
Weiterhin sind Blutdruckwerte über 140/90 in der Schwangerschaft als pathologisch anzusehen, RR über 150/100 gibt Anlaß zur stationären Beobachtung.

Leitsymptome:
Hypertonie, Proteinurie und Ödeme müssen nicht immer kombiniert vorhanden sein (es gibt auch monosymptomatische Fälle). Weitere Hinweiszeichen sind Kopfschmerzen, Schwindel, Sehstörungen, Doppelsehen, Schwarzsehen, Augenflimmern, Gesichtsfeldausfälle, Brechreiz, Erbrechen.

2. Manifeste Eklampsie
Tonisch-klonische Krämpfe, die bis zum eklamptischen Koma führen können.

Laborbefunde:
1. Prä-Eklampsie:
Eiweiß Harn +,
Plasma-Fibrinogen ↑,
GOT ↗,
ICDH ↗,
Bilirubin ↙,
Aspartat-Aminotransferase ↑;
Serum-Alanin ↑.

Der Hinweis auf eine **schwere Prä-Eklampsie** ergibt sich, wenn die *Proteinurie über 5 g/24 Std.* steigt, oder eine Oligurie auftritt mit einer Harnausscheidung von weniger als 400 ml/24 Std.

2. Manifeste Eklampsie:
Harnvolumen progressiv, absinkend,
Proteinausscheidung mehr als 10 g/Tag,
Harnstoff ↑ *(Harnstoff Harn* ↓*)*,
Fibrinogen ↑,
PTT ↓,
Thrombozyten ↘,

Sediment: Ery, hyaline Zylinder,
granulierte Zylinder und Zellzylinder,
Azeton + (nicht obligat),
Fibrinogen ↑.
Bei Ausfall von Fibrin bei fortgeschrittenen Fällen kann der Fibrinogenspiegel wieder abfallen zur Norm.
Blutzucker ↻,
Harnsäure ↻,
Blutgasanalyse: pH ↓.

Ergänzungswerte:
Liquor cerebrospinalis:
Erythrozyten im Liquor, die Zahl der Erythrozyten nimmt parallel nach Schweregrad zu,
Harnsäure im Liquor ↑,
Glukose im Liquor ↑,
Eiweiß im Liquor ↑.

Mögliche Begleitbefunde:
Schon äußerlich erkennbare *Harntrübung,*
Harnsäure ↑,
verlängerte Gerinnungszeit,
HPL ↑ − ↓,
Oestriol ↑ − ↓.
Die Oestrogenausscheidung sinkt im Vergleich zu den vorher bestehenden Werten deutlich ab.
Renin ↑,
17-Hydroxy-Corticosteroide ↑,
Leukozyten ↑,
Rest-N ↑, *trotzdem der Harnstoff nicht angestiegen,* ist möglich (andere stickstoffhaltige Substanzen, z.B. Aminosäuren treten vermehrt auf). Dieser Befund kann schon bei der Präeklampsie festgestellt werden.

Ekzem

s. unter Exanthem S. 237−

Während des Stadiums einer akuten Exazerbation kann eine Eosinophilie im *Differentialblutbild* gefunden werden.

Elektroschock

Anamnese:
Kontakt mit elektrischer Stromleitung. In Fällen, die überlebt haben oder die durch sofortige Defibrilation reanimiert wurden oder mittels äußerer Herzmassage bis zur Defibrillation am Leben erhalten wurden, zeigen sich bei stärkeren Muskelzerstörungen folgende Werte:

CPK ↑,
GOT ↗,
$Leuko$ ↑.
s. auch unter Bewußtlosigkeit S. 91–

Elephantiasis
s. unter Ödeme S. 557

Elliptozytose
s. unter hämolytische Anämie S. 324–

Embolie

s. unter Herzinfarkt	S. 358
s. unter Lungenembolie	S. 467
s. unter Niereninfarkt	S. 550
s. unter Zerebraler Insult	S. 825

Emphysem der Haut

Leitsymptom:
Auftreibung, bei Palpation knisterndes Gefühl infolge Verschiebung der Gasblasen.

1. Nach kutaner Luftinfiltration,
2. Nach Verletzungen an Milzbrand denken, S. 511
3. Nach Gesichtsschädelfraktur mit Kieferhöhlenbeteiligung.

Empyem

Akute oder chronische eitrige Exsudate in Körperhöhlen, sie finden sich v. a. in der Pleurahöhle.

Labor:
Bei chronischen Empyemen stehen die chronischen Entzündungszeichen mit Vermehrung der Gamma-Globuline im Vordergrund.

Diagnostisch wichtig:
Erregernachweis mikroskopisch und kulturell. Mikroskopische Untersuchung des Empyems zur Differenzierung der enthaltenen Zellen. Häufig Staphylokokken, auch anaerobe Streptokokken, Colibakterien, Tuberkelbakterien und Fusospirochäten.
Bei Verdacht auf Empyem ohne sicheren Lokalisationshinweis besteht die Möglichkeit der Thermographie. Die zugehörigen Segmente können evtl. eine Temperaturerhöhung aufweisen (Ganzkörperthermographie).
Weiterhin besteht die Möglichkeit eines Gallium-Szintigrammes, mit dem in etwa 70% der Fälle das Empyem lokalisiert werden kann.
Bei chronischen Empyemen evtl. Nachweis von Bence-Jones-Eiweißkörpern im Harn. Evtl. Versuch eines Amyloid-Nachweises. Die Kongorot-Probe ist in letzter Zeit zunehmend umstritten wegen der Gefahr einer Unverträglichkeits-Reaktion. Statt dessen werden mehr Gewebeuntersuchungen bioptischer Natur vorgezogen.
Bei Amyloid der Nieren infolge Empyem findet sich verhältnismäßig frühzeitig ein Harnstoffanstieg.

Encephalitis

Leitsymptome:
Nackensteife, Übelkeit, Kopfschmerzen, Erbrechen, Krämpfe, allgemeines Unwohlsein, evtl. Fieber, Stupor oder Krämpfe, Bewußtlosigkeit.

Allgemeinbefund:
Gestörte oder fehlende Oberflächenreflexe, pathologische Reflexe, evtl. spastische Lähmungen.

Laborbefunde:
Allgemeine Laborbefunde verschieden und wenig typisch, Entzündungszeichen können zu Beginn fehlen.

Liquorbefunde:
Leuko ↑,
Eiweiß ↑,
Druck ↑,
Glukose →.
Bei Pleozytose Vorherrschen der lymphozytären Elemente.

Serologische Untersuchungen:
Nur durch Spezialinstitute.

Mögliche allgemeine Laborveränderungen:
Blutzucker ↑.
Elektrophorese:
    Albumin ↓,
    γ-Glob. ↑,
    Beta-Glob. ↓→.

Evtl. Polyurie, *spezifisches Gewicht des Harns* ↓ (Vasopresinmangel bei Schäden am Tractus supraopticohypophyseus bzw. am Nucleus supraopticus. Wenn auch der Hypophysenvorderlappen zerstört wird, kann sich die Wasserhaushaltstörung evtl. wieder zurückbilden).
Differenzierung einer hypophysären von einer renalen Polyurie mittels Adiuretin-Test (Gabe von 3 Einheiten Pitressin oder Tonephin). Bei renaler Ursache keine Wirkung des Pitressin-Tests.

Encephalomyelitis disseminata
s. unter Multiple S.   S. 552

Endangiitis obliterans
s. unter Durchblutungsstörungen, periphere, (Differentialdiagnostik)
S. 195, S. 196 und S. 204

Endocarditis

I. **Endocarditis, bakterielle,**
II. **Endocarditis lenta,**
III. **Endocarditis rheumatica,**
IV. **Sonderformen.**

I. Bakterielle Endocarditis

Leitsymptome:

Subjektive Beschwerden: Schüttelfrost
Subfrebile Temperaturen (auch hohes Fieber kann vorkommen)
Gelenk- und Muskelschmerzen, Blässe, Kopfschmerzen, allgemeine Leistungsschwäche, Gewichtsabnahme.

Allgemeinbefund:
Eventuell positiver Rumpel-Leede-Test, Milztumor häufig systolisches Herzgeräusch, periphere arterielle Embolien möglich, im Bereich von Extremitäten, Niere, Cerebrum, Osler'sche Knötchen.

Laborbefunde:
    HB ↓,
    Ery ↓,
    $Leuko$ ↑,
    BKS ↑,
    Elektrophorese: Alpha II Glob. ↑→,
                      Gamma-Glob. ↑→.

Wiederholte Blutabnahme mit Liquoid-Venüle zur Durchführung einer Blutkultur angezeigt. Antibiogramm.

    ASL -Titer ↑→,
    $ASTAL$-Titer ↑→.

Harn:
$Eiweiß$ +,
Ery + (evtl. auch Makrohämaturie).

II. Endocarditis lenta: (subakute bakterielle Endocarditis)

Leitsymptome:
Tachykardie, Gliederschmerzen, subfebrile Temperaturen, Nachtschweiß, Allgemeinbefinden oft nur mäßig beeinträchtigt, Petechien von Haut und Schleimhäuten, evtl. Uhrglasnägel. Gelbbraune Ver-

färbung der Haut, evtl. neurologische Symptomatik bei zerebralen Embolien.

Allgemeinbefund:
Oft Milztumor, nicht selten periphere Mikroembolien, Blässe.

Labor:
> Leuko ↑,
> Hb ↓,
> Ery ↓,
> BKS ↑,
> Alpha$_2$-Glob. ↑↦,
> Gamma-Glob. ↑↦.
> Blutkultur (Abnahme z.B. mit Liquoid-Venüle), wobei täglich zwei Blutkulturen an mindestens fünf aufeinanderfolgenden Tagen abgenommen werden sollten. Meistens ist der Erreger Streptococcus viridans oder Streptococcus faecalis nachweisbar. Antibiogramm.

III. Endocarditis rheumatica:

Leitsymptome:
Oft Luftwegsinfekte vorangehend, Leistungsminderung, Anorexia, Hyperhidrosis, Fieber, Herzbeklemmung, Herzklopfen, Gelenkbeschwerden in 50% der Fälle, subkutane Rheumaknoten, evtl. Chorea minor und Pleuraerguß.

Allgemeinbefund:
Tachykardie, Rhythmusstörungen, evtl. Veränderungen der Herztöne, path. Herzgeräusche.
Im EKG: multifokale Extrasystolen, AV-Überleitungsstörungen.

Labor:
> BKS ↑↑,
> Leuko ↑.
> Differential-Blutbild: Lympho relativ ↓.
> Elphor: Akut oder chronisch entzündliche Dysproteinämie.
> ASL-Titer: ansteigender Titer, CRP positiv.
> Rachenabstrich auf hämolytische Streptokokken zur bakteriologischen Untersuchung.

Endocarditis, bakterielle

Leitsymptome:
1. In Frühstadien oft nur geringgradige leichte Hinweiszeichen, wie Leistungsminderung, Müdigkeit, evtl. Mikrohämaturie durch renale Mikroembolie.
2. Im späteren Stadium Auftreten von Herzgeräuschen.

Labor:
Bei Verdacht sollte immer wiederholt eine Blutkultur angelegt werden, z. B. mittels Liquoidvenüle.
Im weiteren Verlauf
Hb ↓,
Ery ↑,
Leuko ↑,
Elphor: Alb. ↓,
Glob. ↑,
BKS ↗.

EKG: Bei Verdacht auf entzündliche endomyokardiale Prozesse kann der *Ajmalin-Test* durchgeführt werden. Dazu werden 50 mg Ajmalin mit Aqua bidest. auf 10 ml verdünnt und langsam in einem Zeitraum von etwa 3–4 Min. i. v. injiziert. Injektion stets unter EKG-Kontrolle erforderlich. Nach Injektion wird das EKG in 2minütigen Abständen kontrolliert.
Bei entzündlichem endomyokardialen Prozess lassen sich typische EKG-Veränderungen registrieren:
1. Ausgeprägte S-Negativierung, meist in allen 3 Ableitungen, Verschiebung des Amplitudenverhältnisses von R/S z. B. von Rs nach rS, so daß der Eindruck eines Typenwechsels entsteht.
2. Anhebung der ST-Strecke oder ST-Senkung. Es finden sich häufiger ST-Senkungen.
3. Amplitudenänderung von T v. a. in Ableitung II und III. T kann sich von negativ über biphasisch bis positiv und aber auch von positiv nach negativ verändern. Weitere Hinweiszeichen sind ein passageres Auftreten von Rhythmusstörungen unter Ajmalin-Injektion (selten) oder ein Auftreten einer Typen-Index-Differenz vor und nach Ajmalin-Injektion von mehr als 0,5. Für einen positiven Ausfall des Tests ist ein Nachweis der EKG-Abweichungen von mindestens 10 Min. zu fordern (nach Böhme, H.).

Enteritis

> **Laborprogramm:**
> Stuhl auf pathogene Keime (einsenden), v. a. bei heftigen und fieberhaften Durchfällen. Einsendung v. a. zum Ausschluß von Typhus und Paratyphus. Bei entsprechendem Verdacht auch Versuch einer Blutkultur und in späteren Stadien Agglutinationsreaktionen.

Begleitbefunde bei unspezifischer Enteritis:
Harnindikan +,
evtl. *Entzündungstests* + *(Leuko* ↑*),*
Bei chronischer Enteritis auch
Natrium, Kalium und Chlorid untersuchen, bei starken Durchfällen auch *Blutbild*, v. a. mit *Haematokrit* (Exsikkose?).
Azidoitätsbestimmung, da Magensäuremangel häufig Ursache einer chronischen oder rezidivierenden Enteritis ist.

Wurde bei anderen Untersuchungen bereits *Calcium* bestimmt, so sind dabei gefundene erniedrigte Werte zusätzlich verdächtig auf Hypochlorhydrie oder Achlorhydrie.

NB: Bei Kombination mit Konjunktivitis und Polyarthritis handelt es sich um ein **Reiter-Syndrom.**

Enteritis, hämorrhagische

Allgemeine Enteritiszeichen, zusätzlich *Hb* ↓,
Ery ↓.

Enteritis regionalis
s. unter Ileitis regionalis S. 394

Enterokolische Fistel

Leitsymptome:
Durchfall, Bauchkrämpfe, Gewichtsabnahme.

Möglicher Begleitbefund:
Schilling-Test ↓.

Diagnose:
Röntgenologisch.

Entzündung

s. unter Akute Entzündung S. 17

Enuresis

Die Ursache der Enuresis ist in vielen Fällen ungeklärt. Organische, psychogene und genetische Faktoren stehen zur Diskussion, es ist jedoch erforderlich, daß eine primär organische Untersuchung aller Kinder mit Enuresis durchgeführt wird zum Ausschluß organischer Ursachen.

Häufigkeit organischer uropathologischer Befunde
Infekte 28,4%,
Harnröhrenstenosen 20,6%,
Reflux 9,9%,
pathologische Ostien ohne Refluxe 6,4%,
trabekulierte Harnblase ohne Harnröhrenstenose 4,2%,
Skelettanomalien (fehlender Bogenschluß) 2,1%.

Minimaldiagnostikvorschlag:
Harnsediment,
Harn auf Eiweiß,
Isotopennephrogramm mit begleitender Restharnbestimmung,
BKS,
Blutbild.

Ergänzungsdiagnostik:
Urologische Spezialdiagnostik, sekundär *Pyelogramm* wegen der Strahlenbelastung, Psychoanalytische Untersuchung.

Enzymopathien der Erythrozyten

s. unter hämolytische Anämie S. 324–

Eosinophiles Infiltrat

Leitsymptome:
Bronchitis, Auswurf, subfebrile Temperaturen, evtl. Pleuraschmerzen.

Laborbefunde:
Differentialblutbild: Eo meist 10–20%, jedoch bis 80% möglich.
Im *Sputum* Nachweis von Eosinophilen und Charcot-Leyden'schen Kristallen.

Diagnose:
Rö Thorax.

Differentialdiagnostik:
Das Infiltrat entsteht entweder durch direkten Reiz durch Askaridenlarven im Rahmen des Entwicklungszyklus oder z. B. durch Trichinen, es findet sich jedoch auch als allergische Reaktion vom Typ III oder bei anderen Grundkrankheiten z. B. Kollagenosen.

Ascaris lumbricoides,
Trichinen,
Leberegel,
Taenia saginata (allergische Reaktion),
Ancylostoma duodenale,
Strongyloides stercoralis,
Brucellen,
Tbc,
Kokkidioidomykose,
Amöbenruhr,
Pflanzenpollen,
Asthma bronchiale,
Medikamente
z. B. Nitro-Furadantoin,
    PAS,
    Sulfonamide,
    Penicillin,
    Streptomycin.

Epiduralhämatom

s. unter Contusio cerebri   S. 151

Epilepsie

Keine typischen Laborbefunde.

Diagnose:
1. Klinisch,
2. *EEG.*

Ergänzende Laborbefunde:
Nach häufigen und schweren Anfällen finden sich im *Liquor* Anstiege von *Cholinesterase,*
Aldolase,
Eiweiß.

Im Liquor können bis zu *50/3 Zellen* einer *lymphozytären Pleozytose* gefunden werden.
Nach dem Anfall findet sich in manchen Fällen eine **Polyurie**.

Laborkontrollen nach antikovulsiver Therapie über längere Zeitdauer:
GPT u. alkal. Phosphatase in 2–4 monatigen Abständen.
Kontrolle des *Blutbildes*, da sich ein Folsäuremangel entwickeln kann.
Das *Zellvolumen der Erythrozyten* kann trotz Fehlens einer Anämie ansteigen (oft erstes Anzeichen eines Folsäuremangels).
Weißes Blutbild (in 4–6monatigen Abständen).

Epistaxis (Nasenbluten)

Diagnostikvorschlag:
HNO-ärztliche Untersuchung auf lokale Schleimhautveränderungen und Gefäßanomalien (Morbus Osler).
BKS,
Blutbild (insbesondere, wenn die Epistaxis stark und chronisch rezidivierend ist).
Kleiner Gerinnungsstatus:
  Blutungszeit,
  Gerinnungszeit,
  Quick-Wert,
  PTT.

Differentialdiagnostik:
Neben lokalen Traumen (Nasenbohren)
Gefäßveränderungen,
(Morbus Osler),
Thrombozytopenie,
Agranulozytose,
Hämophilien,
Leukämie,
Skorbut.

Erbrechen

I. Allgemeinsymptome bei E.: (Veränderungen, die nach längerem Erbrechen auftreten können) s. u.
II. Differentialdiagnostische Maßnahmen zur Erkennung des E. s. u.
III. Azetonämisches E.: S. 229
IV. Sonderformen des E.: S. 229

I. Allgemeinsymptome bei E.:

Blutgasanalyse: metabolische Alkalose (durch Chloridverlust).

Blutvolumen ↓,
Erythrozytenvolumen ↱,
Haematokrit ↑,
Calcium (↓),
Cl ↓,
GE ↑. Das Gesamteiweiß steigt infolge starken Wasserverlustes, der Albumin/Globulin-Quotient bleibt dabei normal.

Harnstoff (↑) bei profusem Erbrechen,
Kalium ↓,
Magnesium ↓,
Na (↓ oder ↑ möglich).

II. Differentialdiagnostische Maßnahmen:

Laborprogramm:
Blutgasanalyse,
Blutzucker,
Azeton,
Kalium,
Natrium,
Cl,
Hb,
Ery,
Leuko,
Haematokrit,
Harnstoff,
GPT,
GOT,
alkalische Phosphatase.

Ergänzungsdiagnostik:

Calcium (vor allem, wenn tetanische Zustände bestehen),
Phosphor (bei ungeklärten Fällen),
Bilirubin (bei Ikterus),
Digoxin (bzw. Digitoxin) bei anamnestischer Angabe einer Digitalistherapie,
evtl. *T3-RIA und T4-RIA,*
Diff.-BB.,
BKS,
Untersuchung des Erbrochenen, insbesondere bei Verdacht auf Intoxikationen S. 795–
Wichtig ist, Blut, Harn, Stuhl und Erbrochenes aufzuheben zur toxikologischen Untersuchung.

Ursachen:

1. psychogen:
   Häufig vegetative Symptomatik, hysterische Reaktionen, wortreiche Schilderung der Beschwerden, häufig Zusammenhang mit gleichartigen Vorgängen in der Umgebung, manchmal kombiniert mit Geruchs- und Geschmackssensationen.
2. Intoxikationen: Häufig anamnestischer Hinweis möglich,
   Alkohol,
   Anilin,
   Antibiotika,
   Arsen,
   Barbiturate,
   Barium,
   Benzin,
   Blausäure,
   Blei,
   Chinidin
   CO,
   Digitalis,
   Hydantoin,
   Methylalkohol,
   Morphium,
   Nikotin,
   Nitrit,
   Nitrosubstanzen,
   Oxalsäure,
   PAS,
   Phosphor,
   Phosphatverbindungen,

Prostigmin,
Quecksilber,
Sekale,
Salizylsäure,
Tetrachlorkohlenstoff,
Thallium,
Zytostatika.

3. Strahlenschäden:
   a) nach Strahlentherapie,
   b) nach Strahlenunfall

(**NB**: Auftreten von Erbrechen nach einer Strahlenexposition innerhalb von 15-30 Min. ist der Hinweis auf eine tödliche Strahlendosis).

4. E. bei inneren Erkrankungen:
   Thyreotoxikose (Leitsymptom: Tachykardie, $T_3 \uparrow$, $T_4 \uparrow$),
   Lebererkrankungen,
   Nierenerkrankungen, v. a. Nephritis, Nierensteine, Urämie,
   Morbus Addison   S. 5
   Phäochromozytom (starker Hinweis bei anfallsweisem Erbrechen
   mit hohem Blutdruck),
   Tetanie (häufig bei tetanischen Anfällen, $Ca \downarrow$).

5. E. bei akutem Abdomen: S. 19-
   Akute Gastroenteritis,
   akute Appendizitis,
   Peritonitis,
   Ileus (sowohl reflekrorisch als auch durch Rückstauung),
   Volvulus,
   Darminfarkt,
   Gallenwegserkrankungen mit begleitender Cholangitis,
   Pankreatitis,
   Erbrechen allgemein bei Steinkoliken (infolge starker Schmerzen
   akutes Abdomen vorgetäuscht).

6. E. bei Infektionskrankheiten und parasitären Erkrankungen:
   (Fieber bzw. Eosinophilie und Anamnese hinweisend),
   Bronchitis (Erbrechen morgendlich v. a. durch Schleimmassen ausgelöst),
   Keuchhusten,
   Gastroenteritis,
   Ruhr,
   Typhus,
   Cholera,
   Trichinose,

Spulwurmbefall (v. a. bei Auftreten von Subileuserscheinungen),
Scharlach,
Diphtherie,
Foudroyante Tbc,
Erysipel,
Leptospirosen.

7. E. mit neurologischer Symptomatik:
Botulismus,
Zustand nach Commotio und Contusio cerebri,
Zustand nach Apoplex,
Hirntumor,
Meningitis,
Enzephalitis,
Poliomyelitis,
zerebrale Durchblutungsstörungen,
Migräne,
Hirnabszess,
Sinusthrombose,
Hydrozephalus,
Subduralhämatom,
Insolation,
tabische Krisen,
Menière-Syndrom (Vestibularisprüfung, Audiogramm).

8. E. mit Thoraxschmerzen und Dyspnoe:
Akute Herzinsuffizienz,
Lungenödem,
Lungenembolie,
Herzinfarkt.

9. E. bei funktionellen und organischen Erkrankungen an Ösophagus und Magen:
Ergänzungsdiagnostik:
Rö-Ösophagus-Magen-Duodenum,
Ösophago-Gastroskopie, evtl. Aziditätsbestimmung,
Gastrininbestimmung, evtl. Neoplasmatests,
Kardiospasmus,
Ösophaguskarzinom,
Ösophagusdilatation,
Ösophagusdivertikel,
Hiatushernie,
Gastritis,
Ulcus ventriculi et duodeni,

Magenkarzinome,
Ptose,
Pylorusstenose (E. mit großem Strahl).

III. Azetonämisches Erbrechen:
Aceton +,
Blutzucker ↙↗,
Cl ↓,
Blutgasanalyse: Metabolische Azidose.

IV. Sonderformen des Erbrechens:
1. E. in der Schwangerschaft:
Bei längerem E. Verlaufskontrolle wie unter I. aufgeführt. Bei GOT-Erhöhung Hinweis auf erhebliche Schwangerschaftstoxikose.
Evtl. HPL-Bestimmung,
evtl. Renin-Bestimmung,
Ganzer Harnstatus,
Harnstoff und Kreatinin.

2. Bluterbrechen: (Laborprogramm s. unter Hämatemesis)   S. 319
Ulcus ventriculi et duodeni (Blutiges Erbrechen kommt selten vor und wenn, dann durch Magensäure, schwarz verfärbte kaffeesatzartige Massen),
Magenkarzinom (wie bei Ulcus duodeni et ventriculi),
Ösophagusvarizenblutung
größere Blutmengen, wenn diese in den Magen gekommen sind, auch kaffeesatzartig, jedoch auch dunkelrote oder hellrote Blutmassen möglich,
Pfortaderthrombose,
Mallory-Weiss-Syndrom (durch Ösophagusruptur bei Erbrechen entstandene Blutung),
hämorrhagische Diathese,
Magenpolypen,
Arteriosklerose von Gefäßen im Bereich des Magens und des Ösophagus,
Fremdkörper,
Erbrechen von verschlucktem Blut, z. B. bei Blutungen aus dem Pharynxbereich oder Hämoptyse,
Vortäuschung eines Bluterbrechens durch ähnliches Aussehen von Speisen (Erbrechen von Roten Beeten, Tomaten, Blutwurst, Kaffee, Schokolade).

3. Galleerbrechen:
   Auftreten bei Cholezystitis,
   Duodenalerkrankungen,
   Pylorusatonie,
   Leberleiden,
   akute Pankreatitis,
   nach schweren Diätfehlern, vor allem zu fetten Speisen.

4. Koterbrechen: Appendizitis,
   Peritonitis,
   Ileus.

5. Rumination: Hervorwürgen von Speisen bei Nervösen (reflektorisch).

Erfrierung

Der *Serumhämoglobingehalt* steigt rasch an, *Hämoglobinurie*, v. a. bei zu rascher Wiedererwärmung.

Ergüsse

Leitsymptome:
Flüssigkeitsansammlung in Hohlräumen.

Labor:
Primärdiagnostik: *Ausstrich,*
mikroskopische Untersuchung,
evtl. zytologische Untersuchung,
Bestimmung des spezifischen Gewichtes,
Kultur.

I. **Spezifisches Gewicht über 1018:** Exsudat (siehe auch Bd. I, S. 399), *Rivalta-Probe* +.
Bakterielle Entzündungen; im Ausstrich sind dann reichlich Leukozyten nachweisbar. Eine starke Leukozytenvermehrung, z.T. mit Leukozyteneinschmelzungen entspricht dem Empyem.

Bei einem tuberkulösen Exsudat findet sich ein hoher Eiweißgehalt, das Exsudat ist im allgemeinen klar, oft Absetzen von Fibrinogenfäden.

Im Ausstrich herrschen die Lymphozyten vor. In diesem Falle Kultur auf Tbc anschließen, insbesondere wenn die BKS stark beschleunigt ist.

Kutantest auf Tbc meist stark positiv.

Erythrozytennachweis (auch makroskopisch oft schon stark rot gefärbte oder stark blutige Exsudate) findet sich vor allem bei Neoplasmen, bei hämorrhagischen Diathesen und bei Tbc. Zytologisch oft Tumorzellennachweis möglich. In diesem Falle im Exsudat *LDH* ↑, *Serum Fe* ↓. *LDH-Exsudat* > *LDH-Serum*. (Bakterielles Exsudat: BZ > Zucker im Exsudat. Steriles Exsudat: Glukose-Exsudat = Blutglukose).

Ergänzungsdiagnostik:
Neoplasmatests s. S. 128

Sind im Ausstrich Eosinophile vermehrt nachweisbar, so muß nach Echinokokken, nach Lymphogranulomatose und nach Tuberkulose geforscht werden.

Nach dem Lungeninfarkt finden sich ebenfalls in der Heilphase vermehrt Eosinophile im Pleurapunktat.

Sonderformen:
Cholesterin-Perikarditis: Cholesterinkristalle im Perikardpunktat nachweisbar:

Myxödem: Typisches Hypothyreosebild s. unter Schilddrüsenerkrankungen S. 662

Chylöse und ähnliche Ergüsse:
  Leukämie
  Malignome
  Hiluslymphknotenveränderungen mit Beeinträchtigung des Ductus thoracicus.
  Geplatzte Ovarialzyste (kein echter hilöser Erguß).

Ergüsse nach Virusinfekten weisen entsprechende *Agglutinationstiter* oder positive *Komplementbindungsreaktionen* entsprechend der Erkrankungen auf.

II. Spezifisches Gewicht unter 1015: Transsudat.
Bei Stauungen auftretend, entweder im Rahmen einer Herzinsuffizienz oder bei Pericarditis constrictiva,
nach Pfortaderstauung entsprechender Aszites.

Erntefieber
s. unter Leptospirosen S. 451

Erysipel

Leitsymptome:
Umschriebene, scharf begrenzte Hautrötung und Schwellung, meist im Unterschenkelbereich, aber auch in anderen Hautregionen, meist Beginn mit plötzlichem Fieber und Schüttelfrost, lokaler Schmerz.

Labor:
BKS ↑↑, Leuko ↑, Eosinophilie ↓, Linksverschiebung, ASL-Titer-Anstieg, Antistaphylolysin-Titer evtl. zur Differentialdiagnostik. Sie müssen im Verlauf kontrolliert werden (8–14tägig).

Erysipeloid

Diagnose:
Klinisch typische Anamnese, Kontakt mit Warmblütern und Fischen, vor allem Metzger und Tierärzte betroffen

Labor:
Kultur möglich von Erysipelothrix rhusiopathiae aus Material, das von Hautgewebe entnommen wurde. Zur Verlaufskontrolle evtl. Entzündungstests, GOT und gelegentliche EKG-Kontrollen wertvoll, da gelegentlich, wenn auch sehr selten, eine bakterielle Endokarditis vorkommen kann.

Erythema exsudativum multiforme

Leitsymptome:
Vielfältig gestaltete, kokardenartige, runde Flecken und Knötchen mit rotem bis bläulich lividem Zentrum, die Effloreszenzen können auch papulös und vesikulär aussehen. Lokalisation vor allem an Händen und Unterarmen, seltener im Bereich von Gesicht, Fußrücken und Schleimhäuten. Häufig starkes Fieber bis 40° C und Gliederschmerzen.

Labor:
>BKS ↑-↑↑, *Rheumadifferentialdiagnostik* anschließen. *Mononukleose-Test,* Tuberkulosediagnostik. *KBR auf Brucellose* vor allem wenn das Fieber hoch ist. *Leuko, Differentialblutbild, Immunglobulin E.*

Erythema infectiosum (Ringelröteln)

Leitsymptome:
Meist nur mäßiges, evtl. auch kein Fieber, gutes Allgemeinbefinden, konfluierende, leicht erhabene, fleckige Effloreszenzen, wegdrückbar, Die Haut ist im Bereich der Effloreszenzen heiß und geschwollen.

Labor:
>Untypisch.

Erythema nodosum

Leitsymptome:
Vor allem an der Vorderseite der Unterschenkel, seltener auch am Unterarmbereich auftretende, etwa linsen- bis kirschkerngroße schmerzhafte, rot- bis bläulich-livide Knoten, die schmerzhaft sind.

Laborprogramm:
>*BKS,*
>*Hb,*
>*Ery,*
>*Leuko,*
>*Diff. BB.,*
>*Serumelektrophorese,*
>*TPHA,*
>*ASL-Titer,*
>*Tuberkulin-Test,*
>*Rheumafaktor.*
>
>Bei negativem Ergebnis Fortführung der Untersuchungen:
>*Stuhl auf okkultes Blut,*
>*bakteriologische und kulturelle Untersuchungen auf Pilze,*
>*Abstrich auf Gonorrhoe,*

evtl. *KBR-* oder *Agglutinationsreaktion* auf Gonorrhoe,
Immunglobulin-Bestimmung,
Immunglobulin-E,
evtl. spektralanalytische Untersuchung oder chemische Untersuchung auf Inkorporierung von Bromiden, Jodiden, Antibiotika, Sulfonamiden und Schwermetallen.

Erythema solare
s. unter Sonnenbrand S. 711

Erythematodes acutus
s. unter Gelenkschmerzen S. 296/297

Erythematodes (auch Lupus erythematodes disseminatus)
(siehe auch unter Gelenkschmerzen)

Leitsymptome:
Gelenk- und Muskelbeschwerden, Fieber, schmetterlingsförmige Erytheme im Gesicht, evtl. leichte Milzvergrößerung, evtl. exsudative Pleuritis und Perikarditis, auch Endokarditis und Herdnephritis (80%) vorkommend. Es sind fast nur Frauen, besonders im Alter unter 50 Jahren betroffen.

Labordiagnostik:
Globalmethoden:
LE-Zellphänomen,
Immunfluoreszenz,
Antiglobulinkonsumptionstest (unspezifisch, aber in hohem Prozentsatz positiv).

Antikörper gegen Nukleoproteine:
LE-Latex-Test.

Antikörper gegen DNS:
Bentonit-Test,
KBR,
Präzipitation.

Erythematodes 235

Begleitbefunde:
Hb ↓,
Ery ↓,
Leuko ↓↗ (sogar Agranulozytose möglich),
Thrombo ↓↗,
Rheumafaktor in 20–40% der Fälle +,
WAR-Nebenreaktionen in etwa 20–30% der Fälle + (TPHA ∅),
Elektrophorese: Alpha-2-Glob. ↑,
                Gamma-Globuline ↑,
                Albumine ↓,
Mg ↑,
Serumkomplement ↓ (80%),
Harn: Oft *Eiweiß* +,
Sediment: Erythrozyten und Zylinder kommen vor.

In Punktionsflüssigkeit von Ergüssen finden sich in etwa 90% LE-Zellen.

Zusatzuntersuchungen:
Rö-Thorax (zum Nachweis oder Ausschluß von Pleuraerguß, Perikarderguß oder Lungeninfiltraten.
EKG (häufig pathologisches EKG feststellbar bei Herzbeteiligung).

Weitere mögliche Veränderungen sind:
Nachweis antiviraler Antikörper,
Autoantikörper gegen Kernbestandteile (92%),
Autoantikörper gegen Nukleoprotein (50%),
Autoantikörper gegen Mitochonchien,
Autoantikörper gegen Mikrosomen,
Autoantikörper gegen Sm-Antigen,
Autoantikörper gegen Schilddrüsen-Mikrosomen,
Autoantikörper gegen Gerinnungsfaktoren,
Kryoproteinämie,
Makroglobinämie.

Wichtige bei Erythematodes visceralis auftretende Symptome
(aus Dtsch. Ärztebl. [1973] 74)

Polyarthritis	91,9%,
Fieber	83,6%,
Lymphknotenschwellungen	58,6%,
Exanthem	56,7%,
Anämie	56,5%,
Nierenbeteiligung	46,6%,

Pleuritis oder Polyserositis	45,0%,
Leukopenie	42,6%,
Herzbeteiligung außer Perikarditis	etwa 34,0%,
Hepatomegalie oder Hepatosplenomegalie	32,2%,
neurologische Symptome	25,5%,
Koliken im Bereich des Intestinaltrakts	19,2%,
Thrombopenie	6,9%,
Myasthenie	6,7%,
Gangrän	1,3%.

Erythromelalgie

s. unter Durchblutungsstörungen, periphere   S. 205

Esidrix

s. unter Diuretika   S. 175/176

Etacrynsäure-Behandlung, Laborkontrollen

s. unter Diuretika   S. 176

Ethambutol

Unter Behandlung mit diesem Tuberkulostaticum sind in größeren Abständen Kontrollen von GOT und Blutbild empfehlenswert.

NB: Regelmäßige augenärztliche Untersuchung alle 4 Wochen während der Behandlung und vor der Behandlung erforderlich, insbesondere Überprüfung der Farbsehfähigkeit, Visus-Kontrolle mit Perimetrie, Augenspiegelung.

Ethionamid-Behandlung

(Tuberkulostatikum) (ETH)

Unter Behandlung mit diesem Medikament sind wegen der möglichen Begleitgefahren folgende Verlaufskontrollen strikt angezeigt:

GOT
GPT } in 3–4-wöchentlichen Abständen,
Bilirubin

Blutbild } in 3-monatigen Abständen.
Harnstatus

Exantheme

I. **Exantheme mit Fieber**
II. **Exantheme ohne Fieber**
III. **Lokalisierte umschriebene Exantheme**
IV. **Bläschenförmige Exantheme und Exantheme mit Hautläsionen**

I. Exantheme mit Fieber
Laborminimaldiagnostik:
BKS, Leuko, Differentialblutbild, weitere diagnostische Maßnahmen ergeben sich vor allem auf Grund des klinischen Bildes und des entsprechenden Krankheitsverdachtes. Wichtig ist dabei auch die exakte Verlaufskontrolle des Fiebers mit entsprechendem Kurvenbild. Zweigipflige Fieberkurven deuten dabei immer auf Virusinfekte hin.

Masern
Leitsymptome:
Kleinflächige, rasch an Größe zunehmende, rosafarbene bis rote, zunehmend konfluierende Effloreszenzen, die am Kopf hinter der Ohrengegend beginnen und dann über Hals und Rumpf zu den Extremitäten wandern. Vorher finden sich die Koplik'schen Flecke (weiße Flecke an der Wangenschleimhaut). Die Temperaturen sind im allgemeinen niedrig, können jedoch bis zu 40° C verlaufen. Typisch sind die katarrhalischen Erscheinungen.

Labor:
Keine spezifischen Untersuchungen.

Röteln (Rubeola)
Leitsymptome:
Lymphknotenschwellungen im Nacken- und Halsbereich sowie im retroaurikulären Bereich, die längere Zeit noch nach der akuten Erkrankungsphase bestehen bleiben können. Temperaturanstieg nur sehr gering, geringe Krankheitszeichen.

Labor:
Leuko ↧, *Lymphozyten* ↑, *Plasmazellen* ↑.
Wichtig ist die Untersuchung auf *Rötelnantikörper* bei Mädchen und jungen Frauen mit Hinblick auf spätere Schwangerschaftskomplikationen.   s. S. 651

238 Exantheme

Beweisend:
Weil-Felix-Reaktion ab Titer 1:100 bei ungeimpften Personen. Bei Geimpften muß der Titeranstieg beobachtet werden.

NB: Bei etwa 10% der Fälle verläuft die Weil-Felix-Reaktion negativ. In diesem Falle können auch *spezifischere Agglutinations-* und *Komplementbindungsreaktionen* mit Rickettsien durchgeführt werden (Speziallabor).

Denguefieber

Leitsymptome:
Plötzlicher Beginn mit Schüttelfrost, Muskelschmerzen, Gelenkschmerzen, vor allem Kniegelenke, schweres Krankheitsgefühl. Zweiphasischer Fieberverlauf, Exanthem stark juckend, masernähnlich oder urticariell verlaufend.

Labor:
> *Diff. BB:* Granulozyten ↓, Lympho ↑, Mono ↑, *Eiweiß Harn* oft positiv, *Hämagglutinationstest, KBR* und *Neutralisations-Test* an Mäusen möglich.

Allergisches Exanthem

Allergische Exantheme verlaufen bei schweren Reaktionen auch mit Fieber, leichtere Reaktionen nur mit leichter Temperaturerhöhung oder ohne Fieber s. S. 244 unter II.

Exanthema subitum

Leitsymptome:
Kurzfristige Temperaturerhöhung, dann masernähnliches Exanthem, vor allem Säuglinge und Kleinkinder betroffen.

Labor:
> *Leuko* ↓, *Lympho* ↑ (bis zu 90%).

Erythema infektiosum (Ringelröteln)

Leitsymptome:
Meist nur mäßiges, evtl. auch kein Fieber, gutes Allgemeinbefinden, konfluierende, leicht erhabene, fleckige Effloreszenzen, wegdrückbar. Die Haut ist im Bereich der Effloreszenzen heiß und geschwollen.

Labor:
> Untypisch

Exantheme 239

Scharlach
Leitsymptome:
Tonsillitis, Gesichtsrötung mit weißem Periorbitalbereich, Zunge belegt oder hochrot und geschwollen (Himbeerzunge), Fieberbeginn meist plötzlich mit Schüttelfrost, Kopfschmerzen, Exanthem hellrote, stecknadelkopfgroße Maculae, die später konfluieren. Mit Glasspatel ist das Exanthem wegdrückbar und fließt nur langsam wieder nach. Nach Exanthem kleieförmige Hautschuppung.

Labor:
> BKS ↑↑, *Hb* ↓, *Ery* ↓, *Leuko* ↑, *Lympho* ↓, *Eosinophile* ↑↓, *Bilirubin* ∠, *Ubg* oft vermehrt, evtl. *Eiweiß Harn* +, evtl. *Aceton* +, evtl. auch *Nachweis von Zylindern, ASL-Titer* ↑, *Streptokokkenkultur* aus Mandelausstrich.

Ergänzungsdiagnostik:
Auslöschphänomen durch intrakutane Injektion von Rekonvaleszentenserum (Abblassen des Exanthems an der Injektionsstelle).
Dick-Test: Nach intrakutaner Injektion von Scharlachtoxin spricht die positive Reaktion (Exanthem) für Scharlach.

Fleckfieber (Typhus exanthematicus)
Leitsymptome:
In der Anamnese Läusebefall, livides Exanthem, Effloreszenzen stecknadelkopf- bis linsengroß, meist von der Innenseite des Oberarms aus auf Rumpf und Extremitäten übergehend, Gesicht und Handteller nicht befallen. Nach Exanthem kleieförmige Hautschuppung. Im Vordergrund stehen Schwäche und Kraftlosigkeit sowie ein heftiger, analgetikaresistenter Kopfschmerz. Bei zerebraler Beteiligung (Fleckfieberenzephalitis) Dysorientiertheit, Apathie, Stupor, Erregungszustände, evtl. Reflexanomalien.

Labor:
> BKS ↑↑ (ab 2. Krankheitswoche), *Leuko* ↓ (1. Woche), *Leuko* ↑ (2. Woche), *Eo* ↓, *Linksverschiebung*, evtl. atypische Monozyten und Plasmazellen nachweisbar.

Windpocken
Leitsymptome:
Rosa Bläschen, Knötchen, evtl. auch nur Flecken oder Krusten von einem Hof umgeben, Effloreszenzen verschiedener Stadien sind nachweisbar. Entwicklung vor allem am Kopf und Stamm, später Ausbreitung über den Körper.

Labor:
Normalerweise nicht nötig. Bei besonderer Fragestellung kann mikroskopisch das Bläschenmaterial untersucht werden, wobei sich große multinukleäre Zellen zeigen können mit Einschlußkörperchen in den Zellkernen. Diese Elementarkörperchen zeigen eine Agglutinationsreaktion mit Rekonvaleszentenserum. In atypischen Fällen (evtl. überlagert mit Zweiterkrankung) und Fieber bei stärkerem Krankheitsverlauf kann die Differentialdiagnostik zu Pocken durch elektronenmikroskopische Darstellung des Virus gestellt werden. Die Viren unterscheiden sich elektronenmikroskopisch deutlich.

Pocken
Leitsymptome:
Im Beginn hohes Fieber, Schüttelfrost, Kopfschmerzen, Gliederschmerzen. Zum Beginn der Bläschenentwicklung Temperaturabfall meistens stark vorhanden, dann erneuter starker Fieberanstieg mit Auftreten der Bläschen, verbunden mit Hautbrennen und Juckreiz. Das Exanthem kann während der ersten Krankheitstage masern- oder scharlachähnlich verlaufen. Ab 4.–5. Tag entwickelt sich ein makulöspapulöses Exanthem, das schließlich in das Bläschenstadium übergeht. Dabei entwickeln sich bis zu erbsgroße, meistens in der Mitte eingedellte, mehrkammerige Bläschen. Im Gegensatz zu Windpocken verlaufen die Effloreszenzen mehr gleichförmig, d. h. es finden sich nicht so stark ausgeprägt nebeneinander die verschiedensten Statien wie bei Windpocken.

Labordiagnostik:
Leuko ↑, *Monozyten* ↑. Im Bläscheninhalt Nachweis der Paschen-Elementarkörperchen im Zytoplasma von Epithelzellen. Ein *Immunodiffusionspräzipitationstest* in Agargel benötigt nur etwa 6 Std. zur Diagnosestellung. Schließlich kann ein *Komplement-Fixations-Test* mit Hyperimmunkaninchen-Serum durchgeführt werden, Hämagglutinationstest mit Rekonvaleszentenserum. Nachweis von Guarneri-Körperchen nach Verimpfen des Bläscheninhalts auf Kaninchenkornea. Evtl. elektronenmikroskopischer unmittelbarer Nachweis des

Virus. Sämtliche Untersuchungen können unter Einhaltung entsprechender Vorsichtsmaßnahmen normalerweise nur in Speziallaboratorien durchgeführt werden. Sie sind jedoch erforderlich zur Untermauerung der klinisch gestellten Diagnose.

NB: Variola haemorrhagica (schwarze Pocken) vorhanden, wenn Blutungen in die Bläschen bestehen.

Typhus abdominalis
Leitsymptome:
Leichte, evtl. etwas erhabene blaßrote makulöse Effloreszenzen, die mit Glasspatel gut wegdrückbar sind. Kopfschmerzen, Abgeschlagenheit, Benommenheit, hohes Fieber, das nach treppenförmigem Anstieg auch Werte um 40° C erreicht und dann nach einer Kontinua einen lytischen Abfall zeigt. Evtl. Milztumor.

Labor:
BKS ↑↑ (ab 2. Krankheitswoche), *Leuko* ↓, *Eosinophile* ↓, *Lymphozyten* ↑ (relativ).

Beweisend:
Erregernachweis, in der 1. Krankheitswoche aus dem Blut, in der 2. Krankheitswoche aus dem Stuhl. *Agglutinations-Titer* (Gruber-Widal-Reaktion) ab der 2. Woche positiv.

Erysipel
Leitsymptome:
Umschriebene, scharf begrenzte Hautrötung und Schwellung, meist im Unterschenkelbereich, aber auch in anderen Hautregionen, meist Beginn mit plötzlichem Fieber, Schüttelfrost, lokalem Schmerz.

Labor:
BKS ↑↑, *Leuko* ↑, *Eosinophilie* ↓, *Linksverschiebung, ASL-Titer*-Anstieg, *Antistaphylolysin-Titer* evtl. zur Differentialdiagnostik, beide müssen im Verlauf kontrolliert werden.

Pest
Leitsymptome:
Plötzlicher Fieberbeginn, schwerstes Krankheitsbild, begleitet von hochgradigen Lymphknotenschwellungen, bläulich-livide Verfärbung der Haut, Kopfschmerzen, Übelkeit, Schwindel, rote Konjunktiven mit blassem Gesicht.

Labor:

Erregernachweis im Buboneneiter und Sputum, evtl. Erregernachweis im Blutstuhl und Urin. *Fluoreszenzantikörper-Tests* sind möglich. In Zweifelsfällen bei isolierter Erkrankung außerhalb einer Epidemie kann die Übertragung auf ein Meerschweinchen evtl. die Diagnose weiter absichern.

Rattenbißkrankheit (Soduka)

Leitsymptome:

Nach einer Inkubationszeit von im allgemeinen mehr als 10 Tagen (sehr variabel) Entzündung an der Bißstelle mit anschließendem Fieber und regionärer Lymphadenitis. Das Exanthem verläuft urtikariell oder roseolenähnlich.

Labor:

Leuko ↑, *WAR und Nebenreaktionen* können unspezifisch positiv sein, TPHA dagegen negativ.

Beweisend ist der *Nachweis von Spirillum* minus bei der mikroskopischen Dunkelfelduntersuchung. Das Material wird durch Aspiration von infizierten Lymphknoten und aus dem Exsudat der Wunden gewonnen. Bei künstlicher Infektion von Meerschweinchen aus Wundexsudat läßt sich bei geringem Erregernachweis die Diagnose sichern.

Rattenbißkrankheit durch Streptobakterien

Leitsymptome:

Inkubationszeit über 10 Tage, dann schwere Schüttelfröste, Fieber, meningeale Reizung mit Kopf- und Rückenschmerzen, Erbrechen, Gelenkschmerzen. Das Fieber hat remittierenden Charakter. Am 3. Erkrankungstag findet sich ein masernähnlicher petechialer Hautausschlag.

Labor:

Streptobacillus moniliformis läßt sich auf normalen Nährböden aus Blut, Wundexsudat und Gelenkflüssigkeiten züchten. Durch Pferdeserumzugabe und in Kohlendioxydmilieu wachsen die Erreger besser. Gelegentliche *EKG*-Kontrollen sind wegen der Möglichkeit einer Endomyokarditis angezeigt.

Erythematodes
Leitsymptome:
Häufig schmetterlingsförmige Rötung im Gesichtsbereich (Wangen und Nase, aber auch Stirne).
Nähere Einzelheiten s. unter Erythematodes S. 234

Labor:
> BKS ↑↑, *Leuko* ↓, *Elektrophorese:* γ-Glob. ↑, *LE-Zellennachweis, LE-Test* oft +. *WAR und Nebenreaktionen* oft unspezifisch +.

Erythema solare (Sonnenbrand)
Leitsymptome:
Anamnese, Fieber, Unruhe, Schlaflosigkeit, meist bei stärkerer Schädigung mit allgemeinen Hitzeschäden oft kombiniert.

Labor:
> Im allgemeinen nicht erforderlich, bei schwerstem Erythema solare ähnlich wie bei Verbrennungen S. 792

Dermatomyositis
Allgemeinsymptomatik:
Fieberhafter Beginn möglich, aber nicht obligat, ebenso Erythem oft nicht sehr augenscheinlich, manchmal ganz fehlend (schwaches violettrotes Erythem evtl. umschriebene Ödembildung, vor allem im Oberarm- und Brustbereich. Schmerzhafte Schwellung und Schwäche von Muskelgruppen.

Labor:
> *SGOT* ↑, *CPK* ↑, *HBDH* ↑↑, *Elektrophorese:* Evtl. γ-Glob. ↑, *Harn:* Vermehrte Ausscheidung von Kreatinin und Kreatin.
> **Diagnostisch wertvoll:** *Myographie.*
> **Diagnostisch beweisend:** *Muskelbiopsie.*

Erythema exsudativum multiforme
Leitsymptome:
Vielfältig gestaltete, kokardenartige, runde Flecken und Knötchen mit rotem bis bläulich-lividem Zentrum, die Effloreszenzen können auch papulös und vesikulär aussehen. Lokalisation vor allem an Händen und Unterarmen, seltener im Bereich von Gesicht, Fußrücken und Schleimhäuten. Häufig starkes Fieber bis 40°C und Gliederschmerzen.

244 Exantheme

Labor:
BKS ↑-↑↑, Rheumadifferentialdiagnostik anschließen, *Mononukleose-Test, Tuberkulosediagnostik, KBR auf Brucellose,* vor allem wenn das Fieber hoch ist, *Leuko, Differentialblutbild, Immunglob. E.*

Erythema nodosum
Leitsymptome:
Schmerzhafte rote bis blau-livide, meist kirschgroße Knoten an der Vorderseite der Unterschenkel, gelegentlich auch am Unterarm vorkommend. Fieber meist nicht sehr stark.

Labor:
BKS ↑, Rheumadifferentialdiagnostik anschließen, *Röntgen Thorax, Tuberkuloseausschlußdiagnostik, IgE.*

Brucellosen
Brucellosen können gelegentlich flüchtige Exantheme aufweisen.

Leptospirosen
Leptospirosen können gelegentlich flüchtige Exantheme aufweisen.

II. Exantheme ohne Fieber

Allergisches Exanthem
Meistens ohne Fieber verlaufend, jedoch häufig mit starkem Juckreiz. In der Anamnese findet sich häufig der Hinweis auf Kontakt mit allergisierenden Substanzen, oft positive Eigenanamnese oder Familienanamnese. Die Hautveränderungen sind sehr vielfältig, sie können auch mit Fieber einhergehen (siehe oben). Neben dem Juckreiz kann auch Brennen auftreten. Die Form des Exanthems ist sehr manigfaltig, teilweise urtikariell, teilweise scharlachähnlich oder masernähnlich, zum Teil auch mit Blasenbildung einhergehend. In Spätstadien auch Keratosen und Pigmentierungen möglich.

Labor:
Leuko, Diff-BB, IgE, evtl. Differentialdiagnostik, gesamter *Immunglobulinstatus* (s. unter Allergie   S. 31–

Exantheme

Urtikaria

Erytheme, die quaddelartig auftreten in umschriebenen Bereichen, deutlich erkennbares quaddelähnliches oder fleckförmiges Ödem der Haut. Die Erscheinungen beginnen zunächst gewöhnlich mit Juckreiz, später zeigt sich dann die Urtikaria mit Rötung.

Labor:
> Keine spezifische Diagnostik möglich, nur ein Teil der urtikariellen Fälle ist auf Allergien zurückzuführen. Häufige allergische Ursachen sind Arzneimittel und Insektenstiche, sowie Nahrungsmittel. Auch bakterielle Infektionen und Virusinfektionen können Ursache sein, nicht selten auch Kälte- oder Wärmereize sowie Druck-Reiz.

Lues II

Meist makulöses, aber auch papulöses oder pustulöses Exanthem, bräunlich-rötliche Färbung.

Labor:
> *TPHA* und *Mikrocardiolipin-Test*, bei positivem Ergebnis Fortführung der ergänzenden *Luesreaktionen*
> (s. unter Lues-Tests) S. 461

Herpes simplex

Meistens im Mund- oder Genitalbereich (siehe auch unter IV).

Labor:
> Ohne Bedeutung.

Herpes zoster

Umschriebenes, segmental verlaufendes Exanthem.

Erysipeloid

Diagnose:
Klinisch typische Anamnese, Kontakt mit Warmblütern und Fischen, vor allem Metzger und Tierärzte betroffen.

Labor:
> *Kultur* möglich von Erysipelothrix rhusiopathiae aus Material, das von Hautgewebe entnommen wurde. Zur Verlaufskontrolle evtl. *Entzündungs-Tests, GOT* und gelegentliche *EKG*-Kontrollen wertvoll, da gelegentlich, wenn auch sehr selten, eine bakterielle Endokarditis vorkommen kann.

246 Exantheme

Leichtes Verbrennungserythem
Anamnese Flush-Syndrom, flüchtiges Erythem, rot-zyanotisch im Gesicht und evtl. auch an den Extremitäten S. 792

Leukämie
Rote Hautinfiltrationen kommen vor.

Labor:
Leuko, Differentialblutbild.

Dermatomyositis
Fieberloser Verlauf möglich, siehe oben.

Mitralstenose
Rot bis rot-livide Verfärbung der Wangen kommt häufig vor.

Schweißbedingte Exantheme
Typischer Lokalbefund, Intertrigo, Wolf etc.

III. Lokalisierte umschriebene Exantheme
(Differentialdiagnostik siehe unter I. und II.)

Herpes labialis,
Herpes zoster,
Erythematodes,
Leukämie,
Karzinoid (siehe Flush-Syndrom),
Mitralstenose,
Erysipel,
Erysipeloid,
Ekzem (siehe unter IV).

IV. Exantheme mit Bläschen, Blasen und Hautlaesionen

Herpes simplex (siehe oben),
Herpes zoster (siehe oben),
Varizellen (siehe oben),
Pocken (siehe oben),
Maul- und Klauenseuche,
Melkerknoten,

Exantheme 247

Akutes Ekzem
Meist papulo-visikuläres Exanthem zusammen mit Schwellung und Rötung auftretend, auch nässend und Krustenbildung. Allergische und toxische sowie physikalische lokale Irritationen kommen als Ursache in Frage (Anamnese).

Labor:
> Evtl. leichte *Blutbild*veränderungen, bei allergischer Ursache evtl. *IgE* vermehrt.

Dyshidrotisches Ekzem
Pralle, unterschiedlich große Bläschen mit wasserklarem Inhalt, vor allem an den Handinnenflächen und Fußsohlen, Schweißneigung scheint ätiologisch eine Rolle zu spielen.

Strophulus
Stark juckende Dermatose mit Seropapelbildung. Kein typischer Laborbefund.

Porphyrie
Blasenbildung, vor allem an sonnenbestrahlten bzw. belichteten Stellen.

Labor:
> *Porphyrinbestimmung im Harn.*

Pellagra
Blasenbildungen an belichteten Hautstellen können mit Erythem und Hautbrennen vorkommen. Am Hals grau-rot verfärbte, schuppende Hautveränderungen. Hyperkeratosen an Ellenbeugen und Schultern sowie Glutäo-analgegend, Mundwinkelrhagaden.

Ausgeprägtes Erythema solare (siehe oben),

Erythema exsudativum multiforme (vesikuläre Verlaufsform),

Erythema infektiosum (siehe oben unter I), evtl. Eosinophilie.

Lepra
Hautläsionen erythematös, flach oder erhaben, auch Knötchen und diffuse Infiltrationen ohne Hautläsionen, häufig Parästhesien und neuralgische Verlaufsformen mit Wärme- und Berührungsempfindlichkeit, auch Hypästhesie und Anästhesie kommt vor.

248 Exantheme, Exophthalmus

Labor:
> WAR und *Nebenreaktionen* können positiv sein, keine typischen Labortests. Die Diagnose wird gestellt auf Grund des *Erregernachweises* (Mycobacterium leprae), wobei die Erreger als säurefeste Stäbchen zur Darstellung kommen. Im Biopsiematerial liegen die Keime wenig dicht, typische Veränderungen an den Hautnerven ergeben den Beweis.
>
> Der *Lepromin-Haut-Test* ergibt bei positivem Ausfall einen Hinweis, ist jedoch nicht beweisend, da auch unspezifisch positive Fälle vorkommen können.

Swimming-pool-disease
Leitsymptome:
Hautläsionen ulzerösen Charakters an den Extremitäten.

Labor:
> Nachweis säurefester Bazillen (Mycobacterium balnei, wahrscheinlich identisch mit Mycobacterium marinum). Die *Kultur* sollte nicht bei 37° C, sondern bei 31° C angesetzt werden.

Exanthema subitum

Leitsymptome:
Kurzfristige Temperaturerhöhung, dann masernähnliches Exanthem, vor allem Säuglinge und Kleinkinder betroffen.

Labor:
> *Leuko* ↓, *Lympho* ↑ (bis zu 90%).

Exophthalmus

Bei Verdacht auf Exophthalmus sollte eine Ophthalmometrie durchgeführt werden zur Verifizierung des Befundes und damit ein Ausgangswert für die spätere Verlaufskontrolle vorhanden ist. – Familienanamnese!

Exophthalmus 249

Laborprogramm:
Bestimmung von T_3-*RIA*,
T_4-*RIA*,
TSH,
17 KS,
17-OHCS im 24-Std.-Harn,
Hb,
Ery,
Leuko,
Diff. BB.,
evtl. *Fe*.

Ergänzungsdiagnostik:
Augenärztliche Untersuchung von Augenhintergrund, Ophthalmometrie (v. a. auch zur Verlaufsbeobachtung),
sonographische Bulbusuntersuchung,
Röntgen-Sella,
evtl. *Röntgen-Schädel,*
neurologischer Status,
EEG,
Hirnszintigramm,
evtl. *Hirnangiographie.*

Bei Auftreten von akuten Kopfschmerzen, Fieber und Schüttelfrost kombiniert mit Exophthalmus besteht der Verdacht auf eine Sinuscavernosus-Thrombose.

Differentialdiagnostik:

E. bei Hyperthyreose	$T_3 \uparrow$, $T_4 \uparrow$.
Ophthalmopathie bei Euthyreose.	
E. bei Hypothyreose	selten vorkommend, *TSH* ↑ v.a. nach *TRH-Belastung.*
E. bei Akromegalie	s. auch S. 15
E. bei retrobulbärer Tumor	einseitiger E. stark hinweisend (einseitiger E. kann allerdings auch bei endokriner Ophthalmopathie vorkommen). Bei entzündlichem Tumor Entzündungszeichen. Diagnostisch wertvoll: *CTG* (Computertomogramm).

250 Exophthalmus, Exsudat

E. bei Sinus cavernosus-Thrombose Entzündungszeichen, Thrombosezeichen.
E. bei zerebralen Prozessen *CTG, Hirnszintigramm, EEG,* evtl. *Karotis-Angiogramm.*

Begleitreaktionen bei systematischen Erkrankungen, insbesondere Malignome, Retikulosen, Leukämie.

Exsikkose (Begleitbefunde)

Labor:

Haematokrit ↑,
Gesamtplasmavolumen ↓,
Hb ↑ (relativ durch erhöhte Konzentration),
Ery ↑ (relativ durch erhöhte Konzentration),
Harnstoff ↑,
Hb/Ery ↑,
Target-Zellen im *Ausstrich* nachweisbar | Zeichen längerer
Na ↑, | Exsikkose
Cl ↑,
Mg ↑,
GE ↑ bei normalen Alb./Glob.-Quotienten, sofern nicht eine Dysproteinurie anderer Ursache vorliegt,
Oligurie (Harnvolumen deutlich vermindert),
Glomeruläre Filtrationsrate ↓,
Im *Harn* können unter Umständen gefunden werden:
Eiweiß, Ery, Zylinder.

(Das *intrazelluläre Kalium* kann bei gleichzeitig normalem Serum-Kalium erheblich abfallen. In der Normalpraxis am besten im *EKG* feststellbar: QT-Zeit-Verlängerung, ST-Senkung, Abflachen und Negativ-werden von T, Auftreten einer U-Welle, manchmal QRS-Verbreiterung).

(Bei gleichzeitigem Hungerzustand treten Ketonkörper im Harn auf, v. a. *Azeton!*).

Exsudat

s. unter Ergüsse   S. 230
s. unter „Diagnostische Bewertung von Laborbefunden" (Band 1)
                                                              S. 399

Extrasystolie (ES)

Bei der Differentialdiagnostik der Extrasystolie steht die Untersuchung mit dem *EKG* im Vordergrund.
Zur weiteren Klärung sind jedoch auch labortechnische, biochemische Untersuchungen erforderlich, sofern sich nicht anamnestisch bereits ein Hinweis ergibt.

Anamnese:
Mögliche Ursachen sind:
Nikotin,
Coffein,
Digitalis,
Diuretika (bei Auftreten einer Hypokaliämie),
Antiarrhythmika,
Sympathikomimetika (Kreislaufmittel),
Barbiturate,
Hallotan,
Chloroform (Schnüffler).

Laboruntersuchungen:
Leuko,
BKS,
CRP,
GOT (evtl. CPK),
K,
Ca,
Mg,
Digoxin- (Digitoxin) RIA (bei Digitalistherapie),
Azeton Harn,
Blutgasanalyse,
Blutzucker bei Diabetikern,
T_3-*RIA,*
T_4-*RIA* (v. a. wenn anamnestisch eine Gewichtsabnahme oder eine Tachycardie vorliegt).

Bei mangelnder Klärung zusätzlich
Alpha-Amylase,
Lipase,
GPT,
alkal. Phosphatase,
Elektrophorese, insbesondere wenn eine BKS-Beschleunigung vorliegt.

Ergänzungsdiagnostik:
Hb,
Ery (v. a. wenn eine BKS-Beschleunigung vorliegt).

Differentialdiagnostik:
Kardiale Ursachen:
Myokarditis,
degenerative Herzerkrankungen,
koronare Gefäßsklerose,
Herzinfarkt,
Cor pulmonale (v. a. beim akuten Cor pulmonale mit akuter Druck- und Volumenbelastung, Auftreten rechtsventrikulärer ES),
Aortenstenose (linksventrikuläre ES),
Herzkatheterisierung,
Elektrounfall,
elektr. Schrittmacher (im EKG sichtbar),
Herzoperationen,
elektr. Defibrillation.

Metabolische Ursachen:
Azidosen (v. a. Diabetes mellitus),
Hypoxie (chronisches Cor pulmonale),
Hypokaliämie,
Hypercalciämie.

Extrakardiale Ursachen:
Hyperthyreose,
Fokaltoxikosen.

Ergänzungsdiagnostik: *Rö-Zähne, Gallenblase, NNH,* Untersuchung auf Prostatitis, Harnwegsinfekt und chron. Appendizitis etc. Bei Herdverdacht ohne sicheren Lokalisationshinweis evtl. *Gallium-Szintigramm.*

Pankreatitis u. a. abdominelle Erkrankungen,
vegetative Labilität (Diagnose nur per exclusionem!).

Extrauterinschwangerschaft

Laborbefunde:
Die typischen Schwangerschaftslaborbefunde sind schwächer ausgeprägt,
Oestriol und *HPL* verlaufen unter der Norm.

Extremitätenschmerzen
s. unter Durchblutungsstörungen, arterielle S. 179–
s. unter Brachialgie S. 119
s. unter Karpaltunnel-Syndrom S. 405
s. unter Ischialgie S. 397

Fanconi-Syndrom

Seltene familiäre hypoplastische Anämie bei Kindern.
Hb ↓,
Leuko ↓,
Thrombo ↓.

Ergänzungsdiagnostik:
Wangensmear zur *Chromosomenuntersuchung*, bei der sich Normabweichungen zeigen.
Zeichen einer schweren Hämosiderose finden sich nach wiederholten Bluttransfusionen.

Farbveränderungen der Nägel

s. unter Nagelveränderungen S. 535

Fasciola hepatica

Leitsymptome:
Unspezifische chron. Gallenbeschwerden, evtl. Koliken.

Labor:

> *Eosinophile Leukozyten* ↑,
> evtl. *alkal. Phosphatase* ↑,
> evtl. γ-*GT* ↑.
>
> Bei stärkerer Abflußbehinderung evtl. *Bilirubin* ↑.
>
> *Cholangiographie.*
> *Nachweis der typischen Eier* im Duodenalsaft oder Stuhl (Anreicherung).

Fazialislähmung

Laborprogramm:

BKS,
CRP,
Hb,
Ery,
Leuko,
Diff. BB.,
TPHA,
Harnsäure,
Mononukleose-Test und/oder *Paul-Bunnel-Reaktion,*
Immunglobulin-E.

Bei Fieber zusätzlich
dicker Tropfen auf Malaria (v. a. wenn Fieberschübe und eine entsprechende geographische oder reiseanamnestische Anamnese vorliegen),
Gruber-Widal auf Typhus,
KBR auf Febris recurrens.

Bei gleichzeitigem Auftreten von Schluckstörungen bei doppelseitiger Fazialisparese, sowie bei äußerlich erkennbaren kleinen oder größeren Verletzungen sind weitere Ergänzungsuntersuchungen erforderlich.
Kulturelle Untersuchung und *Tierversuch* aus Eiter und Wunden oder aus exzidiertem Wundmaterial auf Tetanus,
bei positiver Tierkontakt-Anamnese evtl. Versuch von *Antikörpernachweis auf Lyssa* durch Floureszenzfarbtest,
Neutralisationstest auf Lyssa — negativer Befund nicht beweisend gegen *Virusnachweis aus Blut und Stuhl,*
Versuch eines *Nachweises komplementbildender, neutralisierender Antikörper.*

Bei neurologischer oder allgemein ungeklärter Symptomatik
Liquorpunktion mit anschließender *Liquoruntersuchung.*
Elektrische Fazialisuntersuchung,
EMG.

Differentialdiagnostik:

Rheumatische Fazialisparese: Häufigste Ursache der Fazialisparese. Labormäßig ergeben sich keine beweisenden Befunde, häufig leichte positive *Entzündungstests.*

Die Diagnose sollte nicht auf Verdacht hin gestellt werden, sondern immer per exclusionem, d. h. die anderen wahrscheinlichsten Ursachen sollten ausgeschlossen werden.

Lues II: (Oft doppelseitig). *TPHA* +,
WAR und die übrigen *Lues-Tests* ebenfalls +.

Gicht: *Harnsäure* ↑.

Grippe: Typische Anamnese, Umgebungsanamnese (Epidemie),
Hirst-Test s. unter Grippe S. 315

Allergische Facialisparese: Im *Diff. BB*. Eo ↑ (evtl. aber auch Aneosinophilie),
Immunglobulin-E vermehrt.

Diphtherie:
Erregernachweis vom Rachenabstrich mit Neisser-Färbung,
kultureller Nachweis von Diphtheriebakterien.

Maul- und Klauenseuche: In der Anamnese Kontakt mit Tieren in Maul- und Klauenseuche-Bezirken, Genuß von roher Milch. Versuch des *Virusnachweises* im Tierversuch (Untersuchungsmaterial sollte aus Bläschen gewonnen werden).

Infekt. Mononukleose: (Vermehrung der Mononukleären im *Ausstrich*, *Leukozytose*, *Paul-Bunnell-Reaktion* und *Mononukleoseschnelltest* positiv (s. auch S. 516).

Poliomyelitis: *Neurologischer Status* und Umgebungsanamnese stehen diagnostisch im Vordergrund.

> **Labor:** Im *Liquor* ist das Ges.-Eiweiß erhöht, der Eiweiß-Quotient wechselnd, *Pandy-Reaktion* positiv, *Nonne-Apelt-Reaktion* positiv, Pleozytose mit 300–500/3 Zellen.

Encephalomyelitis disseminata s. S. 522 (Multiple ...)

Tetanus: Diagnostisch entscheidend sind das klinische Bild und die Anamnese. Es besteht die Möglichkeit eines *kulturellen Bazillennachweises* und im Tierversuch (Eiter, exzidiertes Wundmaterial, Narbengewebe, soweit noch feststellbar).

Lyssa: Im Vordergrund stehen die Anamnese und das klinische Bild (Gefährdung besonders von Jägern, Forstarbeitern, Metzgern etc. sowie bei Kontakt mit verdächtigen oder verendeten Tieren). Näheres s. unter Lyssa S. 494

Typhus: Typhusdiagnostik nur angezeigt bei Fieber, s. o.

Malaria: Typhusdiagnostik nur bei typischer Anamnese und Fieber angezeigt, s. o.

Melkersson-Rosenthal-Syndrom: Faltenzunge, Gesichtsödem, Hyperakusis, Tränenfluß.

Labor: o. B.
EEG-Veränderungen.

Heerfordt-Syndrom: Subfebride Temperaturen oft über längere Zeit, Abmagerung, knötchenförmige Iridozyklitis, chronische Parotitis mit Vergrößerung und Verhärtung des Drüsenkörpers, oft knotenartige Vergrößerung der Tränendrüsen, evtl. auch anderer Speicheldrüsen, manchmal auch begleitende Entzündungen an Mamma, Ovarien oder Testes.

Labor: ohne typischen Befund.

Leukämie: Fazialisparese durch leukämische Infiltrate, meist dann auch an der Haut leukämische Infiltrate feststellbar.

Labor: *Diff. BB.* meist typisch verändert. *Sternalmarkausstrich!*

Enzephalitis:

Labor: typischer *Liquorbefund,* je nach Art der Enzephalitis (s. auch unter Liquorbefunde Band 1 und hier S. 216).

Meningitis: Opisthotonus, fehlende Möglichkeit des Knie-Kinn-Versuchs, Kernig positiv, Brudzinsky positiv.
Liquor: Pleozytose stark ausgeprägt, Liquor-Eiweiß ↑, Liquorzucker ↓, Versuch eines *Erregernachweises* aus dem Liquor.

Apoplexie: Neurologischer Befund, *Hirnszintigramm,* s. auch unter Apoplexie. S. 70

Tumore: *CTG,* s. unter Carcinoma, Malignomentests S. 128

Aktinomykose: S. 16

Abszesse:
Labor: heftige *Entzündungszeichen,* s. auch S. 17

Traumatisch bei Pyramidenquerfrakturen in fast der Hälfte der Fälle, bei Längsfrakturen in 10–30% periphere Fazialisparesen. Frühlähmung und Spätlähmung nach 1–14 Tagen durch Ödem oder Sickerblutung im Canalis Falloppii. Hieb-, Stich-, Geschoßverletzung.
Untersuchung: *Elektrische Untersuchung, EMG.*

Iatrogene: nach tuberkulostatischer Behandlung,
nach zahnmedizinischen- und kieferchirurgischen Eingriffen,
nach Lokalanästhesien.

Weisheitszahn: *(Röntgenbefund!).*

Tonsillektomie: (meist flüchtig).

Bogaert-Scherer-Epstein-Syndrom: multiple Xanthelasmen der Haut, der Sehnen und im Augenlidbereich, familiär vorkommend, durch Cholesterinablagerungen bedingt.
Labor: *Cholesterin* ↓.

Eitrige Mastoiditis:

Eitrige Otitis:

Zangengeburt: (konnatal).

Parotitis:
Labor: *Alpha-Amylase* meist ↑.

Neurofibromatose: meist doppelseitig.

Intoxikationen: z.B. nach Vergiftung mit Thallium oder Pyridin.

Häufigste Ursachen von Fazialisparesen bei Kindern (zentrale und periphere Formen) in der Reihenfolge der Häufigkeit:

Geburtstraumen	(zentrale und periphere Formen).
Spastische Hemiparese nach Krampfanfall	(zentral).
Idiopathische (= rheumatische = post- oder parainfektiöse) Form	(peripher).
Akute Hemiplegie	(zentral).
Seröse Meningitis	(peripher).
Enzephalitis	(vorwiegend zentral, evtl. peripher).
Gehirnblutung und Gefäßprozesse	(vorwiegend zentral, evtl. peripher).
Eitrige Meningitis und Meningeosis leucaemica	(zentral und peripher).
Multiple Mißbildungen	(peripher).
Schädelbasisfraktur und Pflegeschaden	(peripher).
Postnatale Anoxie mit Folgelähmung	(zentral).
Großhirntumor	(zentral).

Bei der Fazialisparese von Kindern ist die Durchführung des *EEG* besonders wichtig. Es finden sich dabei in etwa 15% der Fälle Allgemeinveränderungen, in 15% der Fälle angedeutete Herdbefunde, in 18% der Fälle massive Herdbefunde und in etwa 10% der Fälle generalisierte und fokale Krampfwellen. Normale EEG-Befunde finden sich in etwa 40% der Fälle.

Feldfieber
s. unter Leptospirosen   S. 451

Felty-Syndrom

Leitsymptome:
Rezidivierende atrophische und ankylosierende Arthropathien, Milztumor (mäßig, selten stärker ausgeprägt), Neutropenie, verminderter AZ, Fieber, subkutane rheumatische Knötchen, seltener Petechien und Ulcera cruris.
Häufig sekundärer Infekt wie Harnwegsinfekte, Konjunktivitiden, Otitiden, ♀ > ♂.

Labor:
Leuko ↓↓,
Diff. BB. Neutrophile ↓, Lympho relativ ↑,
Ery ↘,
Hb ↘,
Thrombo ↘,
BKS ↑,
Elphor: alpha-2 ↑, gamma ↑, Albumin ↓,
LE-Test: ∅ — +.

Differentialdiagnostik:
Erythematodes,
Banti-Syndrom,
Wiseman-Doan-Syndrom.

Fertilitätsstörungen

s. auch unter Sterilität S. 719

Fertilitätsstörungen des Mannes

Physiologische Vorbemerkung: „Um die männliche Fertilität aufrecht zu erhalten, ist ein komplexes System von Hormonen und regulatorischen Mechanismen notwendig: Bestimmte Anteile des Gehirns (Hypothalamus) sezernieren die sogenannten Releasingfaktoren, die am Hypophysemvorderlappen wirken. Als Antwort auf die Stimulation durch die Releasinghormone sezerniert der Hypophysenvorderlappen die Gonadotropine FSH und LH, welche wiederum auf den Hoden wirken. LH wirkt an den Leydig-Zellen im interstitiellen Gewebe und bewirkt dort den Anstieg der Testosteronproduktion. FSH wirkt an den Sertoli-Zellen in den Tubuli seminiferi und aktiviert das Transportsystem für aktive Androgene vom interstitiellen Gewebe in die Tubuli seminiferi durch die Blut-Hoden-Schranke. Testosteron und aktive Metabolite des Testosterons sind der wichtigste Stimulus für die Bildung von Spermatozoen im Hoden. Wandern die Spermatozoen in den Nebenhoden, so unterliegen sie dort Reifungsprozessen, die androgenabhängig ablaufen (Vidar Hannson-Institute of Pathology Riks Hospitalet Oslo/Norwegen, Sexual-Medizin II (1976) Seite 91)". Bei Ejakulation werden die Spermatozoen, die vorher inaktiv sind, mit Prostatasekret vermischt, das die Beweglichkeit gesunder Spermatozoen anregt und durch sein alkalisches Milieu das saure Scheidensekret neutralisiert. Dadurch wird verhindert, daß die Spermatozoen im sauren Milieu inaktiviert werden. Eine Sterilität liegt erst dann nicht vor, wenn auch keine Impotenz vorliegt.

Laboruntersuchungen:

Untersuchung des Ejakulats:

Volumenbestimmung (normal 3–5 ml),
pH-Bestimmung,
Spermienzahlbestimmung (normal mehr als 40 Mill., Spermien/ml, im Gesamtejakulat normal 120–200 Mill./ml).
Beweglichkeitsprüfung und Differenzierung in stark bewegliche und unbewegliche Samenfäden (normal sollten mehr als 60% der Spermien beweglich sein). Normale Beweglichkeit ist nur eine vorwärtsstrebende Beweglichkeit, pathologische Motilität sind Kreis- und Pendelbewegungen.

Verlaufsbeobachtung der Motilität
   3 Std. nach Ejakulatgewinnung dürfen nicht mehr als 60% der Spermien die Beweglichkeit verloren haben.

Ausstrichpräparat mit Papanicolaou-Färbung
   weniger als 40% der Spermien dürfen path. geformt sein (Normozoospermie).

Bei vollständig unbeweglichen Spermien im Nativpraeparat kann eine Anregung mit Baker-, Joel-, Locke-Lösung versucht werden.

Fruktosebestimmung
   Normal mehr als 1200 µg/ml, Werte darunter deuten auf eine Störung der Testosteronbildung hin.

Fruktoseverbrauchbestimmung nach 5 Std.
   Normaler Verbrauch 500–600 µg/ml, verminderter Verbrauch bei Motilitätsstörungen.

FSH-Untersuchung, LH-Untersuchung
   Gonadotropinerhöhung findet sich bei primärem, durch Hodenfunktionsstörung bedingtem Hypogonadismus, auch nach infektiöser oder traumatischer Orchitis ist die FSH- bzw. LH-Erhöhung nachweisbar.

Kerngeschlechtsbestimmung
   In 0,1–0,2% der Knabenpopulation findet sich ein Klinefelter-Syndrom   S. 409

Ergänzungsdiagnostik:
Hodenbiopsie vor allem angezeigt bei Aspermie (völliges Fehlen des Samenergusses) und Azoospermie.
BKS, Urinstatus, Blutzucker, Cholesterin, Thyroxin.

Fettleber

Leitsymptome:
Alkoholismus in der Anamnese, Diabetes mellitus, Adipositas, Hepatomegalie mit nur geringen Transaminasen- oder Bilirubinerhöhungen.

Beweisende Tests:
Labor keine.
Leberbiopsie beweisend.

Stark hinweisende Tests:
a) *Normale Galaktosebelastungsprobe* bei sonst *leicht pathologischen Lebertests.*

262 Fettleber, Fettstoffwechselstörung

b) *Leicht pathologische* oder *normale Lebertests* bei Hepatomegalie und *pathologischem Zweifarbstoff-Test* oder *Bromthalein-Test* (ca. 60–80% der Fälle).

c) oft γ-GT ↗ bei *normalen Transaminasen*.

Tests, die pathologisch sein können, aber nicht müssen:
Bilirubin (nicht über 4 mg %),
Cholesterin (ca. 50%),
beta-Globuline (ca. 30%), evtl. *alpha-1-Glob.* (s. Band I, S. 414)
Fe erhöht (ca. 20–25%),
Blutzucker erniedrigt oder *nieder-normal* (vor allem nach längerem Nüchternsein).

Bei Alkoholanamnese ist die *erhöhte Cholinesterase* fast beweisend für „reversible" alkoholische Fettleber. Mit Übergang in die Zirrhose wird die Cholinesterase normal und schließlich sogar erniedrigt.   s. S. 30

Fettstoffwechselstörung

Der Verdacht auf eine Fettstoffwechselstörung besteht, wenn eines der S. 263 angegebenen Symptome oder Krankheiten vorliegt.

Minimalprogramm des Labors:
Serumcholesterinbestimmung,
Triglyzeride.

Ergänzungsuntersuchungen:
Lipoproteideelektrophorese,
evtl. *Serumelektrophorese*
   mit Spezialfärbung,
Glukosetoleranzbestimmung,
evtl. *Fettbelastungstest.*

Spezialuntersuchungen, die nur in besonderen Fettlabors möglich sind:
Ultrazentrifugierung (erforderlich bei Krankheiten mit breiter Beta-Bande),
Bestimmung der Chylomikronen,
Bestimmung der postheparin-lipolytischen Aktivität.

Fettstoffwechselstörung

Verdacht auf eine Fettstoffwechselstörung und Anlaß zu entsprechenden Untersuchungen besteht, wenn folgende Symptome vorliegen:
Milchiges oder trübes Serum, auch im Überstand der BKS feststellbar,
Übergewicht,
Arcus lipoides corneae,
Vorliegen von Xanthelasmen, bei eruptiven und tendinösen Xanthomen,

Lipaemia retinalis,
Hepatomegalie,
Splenomegalie,
Hypertonie,
Bauchkoliken unklarer Genese,
Periphere Durchblutungsstörungen, Claudicatio intermittens,
Zerebrale Durchblutungsstörungen.

Bei folgenden Krankheiten, oder deren Verdacht sind entsprechende Untersuchungen zu veranlassen:
Diabetes mellitus,
Gicht,
Hypothyreose,
Alkoholismus,
Arteriosklerose,
Pankreatitis,
Leberzirrhose,
Ikterus, vor allem, wenn der hinweis auf eine Cholostase vorliegt (*LAP* und *Alk. Phos.* ↑),
Cholelithiasis,
Dupuytrensche Kontraktur,
Plasmozytom,
Cushing-Syndrom,
Hypophysenvorderlappeninsuffizienz,
Makroglobulinämie,
Glykogenspeicherkrankheit,
Morbus Gaucher,
Morbus Niemann-Pick,
Debré-Syndrom (Glykogen- und Fettspeicherkrankheit kombiniert),
Idiopathische Hypercalciämie.

Erhöhte Werte können außerdem gefunden werden bei längerer Medikation mit
Ovulationshemmern (Oestrogene und Gestagene),
Glukokortikoiden,
Diuretika (Thiazide).

Typeneinteilung der Hyperlipidämien
(nach Frederickson)

Typ		I	II a	II b	III	IV	V
Plasma-Aussehen		milchig! Nach Stehen Chylomikronen über klarem Überstand	klar	leicht trüb	klar oder trüb	trüb bis milchig. Beim Stehen keine klare Zone	milchig. Beim Stehen setzen sich Chylomikronen über einem klaren Unterstand ab
Cholesterin		⟵	↑	↑	↑	↳	↗
Triglyzeride		↑	→	↑	↑	↑	↑
Lipoproteid Elektrophorese	α-LP	↓	→	→	→	↘	↘
	prae ß-LP	→	→	↑	↘	↑	↑
	ß-LP	↓	↑	↑	↑↑	→	→
Chylomikronen		↑					↑
Xanthome		eruptiv	tendo-tuberös	tendo-tuberös	eruptiv tendo-tuberös	möglich	eruptiv
Arteriosklerose mit Risiko d. A.		((+))	++	++	++	+	((+))
Augen		Lipaemia retinalis	Arcus lipoides	Arcus lipoides			Lipaemia retinalis
Hepatosplenomegalie		+			+		+
Alter der Manifestation		Kind	2. u. 3. Dezenium	2. u. 3. Dezenium	Erw.	Erw.	Erw.

Fettstoffwechselstörung

Typ	I	IIa	IIb	III	IV	V
Plasma-Aussehen	milchig! Nach Stehen über Chylomikronen über klarem Überstand	klar	leicht trüb	klar oder trüb	trüb bis milchig. Beim Stehen keine klare Zone.	milchig. Beim Stehen setzen sich Chylomikronen über einem klaren Unterstand ab
Weitere Untersuchung auf Begleitsymptome u. and. Grund-Krankh. (sekund. Formen)	Diabetes, Pankreatitis Dysgammaglobulinämie	Myxödem, Makroglobulinämie, Nephrot. Syndrom, Porphyrie, Verschlußikterus		Dysgammaglobulinämie	Diabetes, Schwangerschaft, Alkoholismus, Nephrot. Syndr., Glykogenspeicherkrankheit	Diabetes, Schwangerschaft, Alkoholismus, Pankreatitis, Nephrotisches Syndrom, Glykogenspeicherkrankheit, Dysgammaglobulinämie
Ergebnis der Probetherapie mit Clofibrat	∅	∅	(+)	+	+	+
Probetherapie mit Nikotinsäure	∅	+	+	(∅)	(∅)	(∅)
Probediät extrem fettarm	+					+
Probediät cholesterinarm		+	+	+	+	
Probediät kohlenhydratarm				+	+	+
Probediät kalorienarm				+	+	+

Differentialdiagnostik des Fiebers im Rahmen auffälliger Begleitsymptome

1. Fieber mit Exanthem s. auch   S. 237
Febris continua
Morbus Bang (Brucellose, allgemein),
Malaria tropica,
Typhus,
Fleckfieber,
Mononukleosis infektiosa.

2. Remittierendes Fieber
Alle Formen der Malaria einschließlich Schwarzwasserfieber,
Typhus,
Paratyphus,
andere Salmonellosen,
Ruhr,
Kala Azar,
Tuberkulose,
Leptospirose,
Brucellose,
Viruserkrankungen,
Aetiocholanonfieber.

3. Intermittierendes Fieber
Alle Malariaformen,
Amöbenabszeß der Leber,
Kala Azar.

4. Irregulär intermittierende Fieberzustände
Typhus,
Paratyphus,
alle eitrigen Herde,
Brucellosen,
Febris reccurrens,
Kala Azar,
Amöbenabszeß,

5. Biphasisches Fieber
Alle Viruserkrankungen, insbesondere
    Pocken,
    Gelbfieber,
    Denguefieber,
    Zeckenbißfieber etc.

6. Fieber mit Hepato-Splenomegalie
Malaria,
Typhus,
Paratyphus,
Leptospirose,
v. a. Kala Azar,
Brucellosen.

7. Fieber mit isolierter Lebervergrößerung
Leberabszeß,
Leberkarzinom.

8. Fieber mit Diarrhoe
Typhus,
Paratyphus,
andere Salmonellosen,
Bakterienruhr,
Lebensmittelvergiftung,
Schistosomiasis (Frühstadium),
Leberegelinfekt,
Leptospirose,
Febris recurrens,
Trichinosen,
Dysenterie.

9. Fieber mit Ikterus
Hepatitis epidemica (im Beginn),
Cholangitis mit Verschluß,
Leberabszeß mit Abflußbehinderung,
Karzinom mit Abflußbehinderung der Galle,
Malaria tropica,
Schwarzwasserfieber,
Kala Azar,
Febris recurrens,
Gelbfieber,
Leptospirose,
Leberegelinfekt,
Vergiftungen.

10. Fieber mit auffälliger Leukozytose
Alle akut-entzündlichen bakteriellen Vergiftungen,
insbesondere Abszesse,
Peritonitis,
Pneumonien etc.,

Febris recurrens,
Typhus,
Leptospirose.

11. Fieber mit auffälliger Eosinophilie
Askariasis,
Filariasis,
Schistosomiasis,
prinzipiell alle Wurmkrankheiten evtl. mit sekundärer Infektion überlagert.

12. Fieber mit auffälliger absoluter oder relativer Leukopenie
Agranulozytose,
Typhus abdominalis,
Morbus Bang und alle Brucellosen,
Malaria,
Kala Azar,
Virusinfekte insbesondere durch Arboviren,
Denguefieber,
Gelbfieber.

Fieber

I. Laboruntersuchungen zur Verlaufskontrolle bei längeren und schweren Fieberzuständen:
BKS,
CRP,
Elektrophorese,
ganzes Blutbild (Hb, Ery, Leuko, Diff. BB, Hb/E),
Erythrozytenvolumen,
Haematokrit,
Fe,
Harnstoff,
Kreatinin,
Säure-Basen-Status,
Kalikum,
Natrium,
Calcium,
Bilirubin,
GOT,
GPT,

alkal. Phos.,
γ-GT,
Quick,
Thrombinzeit,
Prothrombintest,
Gerinnungsfaktoren,
Körpergewicht.

Folgende Untersuchungen sind erforderlich	**zur Erkennung und Verlaufskontrolle bei**
BKS, *CRP,* *Leukozyten,* *Fe,* neben der tgl. Temperatur — auch Pulskontrolle.	Fieberhafte Affektionen
Harnstoff, *Kreatinin,* *Säure-Basen-Status,* rasche Körpergewichtszunahme oft eher auf die Oligurie hinweisend als die unmittelbare Beobachtung einer Oligurie, *K,* *Na.*	Drohendes oder akutes Nierenversagen
K, *Na,* *Hkt,* *rotes Blutbild* oft scheinbar ansteigend mit Pseudozunahme der Erythrozyten durch Erhöhung des Hkt.	Dehydratation
Hkt, *GOT,* *GPT,* wichtig neben Pulskontrolle und RR-Kontrolle	Schock, Kreislaufversagen
Bilirubin, *γ-GT.*	Hepatozelluläre Schäden

270 Fieber

Folgende Untersuchungen sind erforderlich	zur Erkennung und Verlaufskontrolle bei
Alkal. Phos., (evtl. *LAP*), γ-*GT*, *Bilirubin*, *GOT* (sekundär steigend) *GPT* (erst sekundär steigend).	intrahepatische Cholostase
Quick-Test, *Thrombinzeit*, *Prothrombintest*, *Gerinnungsfaktoren.*	Verbrauchskoagulopathie

II. **Laboruntersuchungen zur Differentialdiagnostik bei Fieberzuständen:**
   Hb,
   Ery,
   Leukozyten,
   Diff. BB.,
   ASL-0-Titer (evtl. ergänzt durch
       Antistreptokinase und *Antihyaluronidase-Bestimmung),*
   Elektrophorese,
   Immunglobuline,
   LE-Latex-Test,
   LE-Zellsuche,
Blutkultur (am besten bei Fieberanstieg und auf der Höhe eines Schüttelfrostes, mindestens 5–8 mal bei erneuten Fieberanstiegen, da die Kulturen häufig nicht angehen, sowohl wegen der geringen Keimzahl/Bluteinheit als auch wegen der Blutbakterizidie und evtl. der Einwirkung von Antibiotika, die sich besonders ungünstig auswirken können. Wichtig ist die sorgfältige Desinfektion an der Einstichstelle, wie vor einer Operation, damit die bakteriologische Sekundärflora mit Keimen potentieller Pathogenität nicht fälschlich gezüchtet werden. Wichtig ist, daß nach der Desinfektion die Venen nicht mit dem Finger des Untersuchers nachgetastet werden, da sonst Keime von der Hand des Untersuchers gezüchtet werden können.
Der Verdacht auf Kontamination ergibt sich, wenn Mischinfektionen gezüchtet werden, ebenso wie bei der Züchtung von Coryne-Bakterien.
Verwendet werden können Liquoidvenülen, Blutkulturflaschen, Blutkulturbeutel),

Rheumafaktor,
evtl. *Sternalmarkpunktion,*
Eisen,
LDH,
Retikulozyten,
Bilirubin,
Immunglobulin-E,
Eiweiß im Harn,
Harnsediment,
Lebertests,
   GPT,
   GOT,
   γ-*GT,*
   alkal. Phos.,
Stuhlkultur auf bakterielle Erreger,
Stuhluntersuchung auf Würmer und Wurmeier,

Sputumkultur (v. a. bei Tuberkuloseverdacht und bronchopulmonaler Symptomatik),

Rachenabstriche und Untersuchung des Ausstriches (vor allem bei Verdacht auf Diphtherie, Streptokokkeninfekt, rheumatisches Fieber, Nephritissymptomatik und Karditisverdacht),

Liquoruntersuchung (bei Meningitisverdacht, Opisthotonus, sehr starken Kopfschmerzen),
Untersuchung des dicken Tropfens.

Serologische Untersuchungen:
  Widal-Reaktion auf Keime der Typhus- und Parathyphusgruppe, vor allem bei hohem Fieber, Benommenheit, positiver Umgebungsanamnese, bei Rückkehr von Reisen aus typhusgefährdeten Gebieten, Abdominalsymptomatik oder Auftreten von Roseolen.
  KBR und Agglutinationsreaktion auf Brucellen, v. a. bei lang andauerndem hohen Fieber, bei verhältnismäßig klarem Sensorium, Tieranamnese bei Tierpflegern und Tierärzten mit entsprechender Symptomatik (s. S. 88).
  Weil-Felix-Reaktion auf Fleckfieber, v. a. bei sehr hohem Fieber und starker Benommenheit, delirösen Zuständen, sowie Auftreten von bräunlichen Hautflecken (s. auch S. 277).

Agglutinationsreaktion und KBR auf Leptospirose
  vor allem, wenn starke Kopfschmerzen bestehen, Meningitiszeichen oder starke Gliederschmerzen, sowie bei Ikterus (s. S. 451) unter Leptospirose).

KBR auf Rickettsiose
vor allem bei unklaren Pneumonien, Rickettsienpneumonie, Q-Fieber (Balkangrippe), insbesondere, wenn eine Leukopenie vorliegt. KBR ab der 2. Krankheitswoche auf über 1:20 ansteigend, Agglutinationsreaktion erst ab der 4 Woche positiv. Weiterhin besteht die Möglichkeit eines tierexperimentellen Erregernachweises aus Blut, Harn und Sputum, evtl. auch Liquor.

evtl. Agglutinationsreaktion und KBR auf Toxoplasmose und Listeriose.

III. Bewertung der einzelnen Laboruntersuchungen bei Fieberzuständen:

Hb, Ery: Ein sehr rasches Absinken von Hb und Erythrozyten bei hohem Fieber ist verdächtig auf immunhämolytische Anämie oder auf infektiös-hämolytische Erkrankungen, meist durch Protozoen ausgelöst (Malaria, Leishmaniase, Trypanosomiase etc.). Die immunhämolytische Anämie nach Fieber kann aber auch nach Virus- oder Mykoplasmenpneumonien auftreten, auch als Begleitkomplikationen im Spätstadium bei lymphatischer Leukämie und Retikulosarkom. Begleitender Hinweis ist der gleichzeitige Anstieg des Serumeisens, wichtig ist der direkte Antiglobulintest. Komplement ist bei autoallergischen hämolytischen Anämien herabgesetzt.

Erhöhte Werte des roten Blutbildes finden sich bei starker Exsikkose infolge febriler Zustände.

Leukozyten: Erhöhte Werte finden sich vor allem bei Kokkeninfektionen und Infekten mit anderen Mikroorganismen, Spirochäten, Pilzen und Parasiten. Vor allem bei Scharlach können stark erhöhte Leukozytenwerte vorkommen.

Verminderte Leukozytenwerte (entweder absolut oder relativ im Verhältnis zu anderen Krankheitserscheinungen und zum Fieber) finden sich vor allem bei Typhus, Paratyphus, Malaria, Kala-Azar, Febris undulans, Miliar-Tuberkulose sowie vorwiegend bei Virusinfektionen, Hepatitis epidemica, Parotitis epidemica etc.

Differentialblutbild: Im Ausstrich lassen sich sowohl Veränderungen der Erythrozyten erkennen, z.B. bei hämolytischen Erkrankungen, als auch Veränderungen der Leukozytenrelation. Vor allem bei Kokkeninfektionen findet sich rasch eine starke Linksverschiebung. Die Lymphozyten zeigen eine relative oder absolute Vermehrung vorwiegend bei Virusinfektionen z.B. Masern, Röteln, Exanthema subitum, Parotitis epidemica, Grippe, Hepatitis epidemica, Viruspneumonie, Dengue-Fieber, aber auch bei Lymphocytosis infectiosa acuta (bis 100.000 Lymphozyten/cmm möglich! s. auch S. 489). An nicht virusbedingten Infektionskrankheiten sind vor allem Typhus, Paratyphus, Fleckfieber und Miliartuberkulose als Erkrankungen mit erhöhten Lymphozytenwerten zu nennen. Bei Brucellosen (Morbus Bang, Maltafieber) können die Lymphozyten auf 80% steigen. Schließlich finden sich Lymphozytosen als sog. lymphozytäre Heilphase in den Endstadien von Infektionskrankheiten verschiedener Genese.

Bei allergischen Erkrankungen, aber auch in der Heilphase nach Fieberzuständen findet sich eine Erhöhung der Eosinophilen (s. auch Band I unter den entsprechenden Kapiteln).

Elektrophorese: Gibt Aufschluß über den Entzündungsgrad im akuten oder chronischen Verlauf (Bewertung s. Band I, S. 137–158).

Immunglobuline: Geben Aufschluß über evtl. Antikörpermangelsyndrome und die Wahrscheinlichkeit anderer Erkrankungen mit Fieber und humoralen Verschiebungen.

LE-Latex-Test: Sehr spezifisch, aber wenig empfindlich.

LE-Zellsuche: Schwieriger als LE-Latex-Test. Sehr wichtig für die Diagnostik des Lupus erythematodes, der häufig mit starkem Fieber verläuft.

Blutkultur: S. 270

Rheumafaktor: Neben PCP in etwa 30–40% der Fälle positiv bei Erythematodes, in etwa 20% der Fälle bei Periarteriitis nodosa, gelegentlich bei Leukämien.

Sternalmarkpunktion: Gibt weiteren Aufschluß, vor allem bei Erkrankungen der blutbildenden Organe, also Leukämie, aber auch hämolytischen Anämien mit Fieberverlauf.

Eisen: Alle, vor allem die lang dauernden Infektionskrankheiten bewirken ein Absinken des Serumeisens ebenso wie die neoplastischen Erkrankungen. Hämolytische Erkrankungen und Krankheiten mit Leberbeteiligung bewirken einen Anstieg des Serumeisens.

LDH: LDH-Erhöhungen bei fieberhaften Erkrankungen finden sich vor allem bei hämolytischen Anämien (LDH/SGOT-Quotient mehr als 12,5). Auch bei myeloischer Leukämie findet sich eine LDH-Erhöhung, bei akuter Pankreatitis nur selten ein geringer Anstieg der Serumaktivität (**NB:** bei Hypokaliämiezuständen können LDH-Anstiege beobachtet werden).

Retikulozyten: Erhöhte Werte bei hämolytischen Anämien, Malaria.

Bilirubin: Erhöhte Werte vor allem bei
Weil'scher Krankheit,
Malaria,
Gelbfieber,
in geringerem Maße bei infektiöser Mononukleose (evtl. auch anikterisch),
sowie bei allen infektiösen und septischen Erkrankungen mit Leberbeteiligung, z. B. Rückfallfieber, Q-Fieber, Coxsackie-Virusinfektionen, Kokkensepsis, sowie bei immunhämolytischen Erkrankungen, die ebenfalls heftige Antigen-Antikörperreaktionen und Fieber auslösen können.

Immunglobulin-E: Erhöht bei allergischen Erkrankungen.

Eiweiß im Harn: Positiv bei fieberhaften Nierenerkrankungen, Erythematodes und anderen fieberhaften Erkrankungen, die eine stärkere Nierenbeteiligung zeigen.

Harnsediment: Zur Feststellung einer evtl. Pyelonephritis sowie Sekundärschäden (Hämaturie) und Zylinderausscheidung.

Lebertests: Bei allen fieberhaften Erkrankungen mit Leberbeteiligung. *GPT* und *GOT* vor allem bei Leberzellschäden, γ-*GT* bei Leberzellschäden und Gallenwegsbeteiligung, *alkalische Phosphatase* vor allem bei Verschlußsyndromen, auch infektiöser und sekundär infizierter Natur, Leberabszeß, Leberechinokokkus, Lebermetastasen, infektiöser Mononukleose, sowie bei Leukämie.

Stuhlkultur: Vor allem bei Verdacht auf Typhus, Paratyphus, Cholera, etc.

Stuhluntersuchung auf Wurmeier oder Würmer: Vor allem dann angezeigt, wenn unklare enterale Beschwerden mit Fieberzuständen vorliegen und eine Eosinophilie nachweisbar ist.

Ergänzungsdiagnostik:

Galliumszintigramm: Es werden 35 Mikro-Ci/kg Gallium-67-Citrat i. v. verabreicht. Die Szintigramme sollen 2 Std., 24 Std., 48 Std. und 72 Std. p. i. durchgeführt werden. Mit dieser Methode ließen sich in etwa 75–80% der Fälle Herde feststellen, die für die Entstehung des Fiebers causal in Frage kamen. In etwa 45% der Fälle wurden **entzündliche Prozesse** festgestellt:
Pneumonie,
Pleuritis,

Bauchhöhlenabszeß,
mykotisches Aortenaneurysma,
subhepatischer Abszeß,
Gallenblasenempyem,
Lungenabszeß,
Nierenbeckenabszeß,
einseitige Pyelonephritis,
Dickdarmfistel,
bakterielle Endocarditis.

In etwa 30% der Fälle ließ sich ein Neoplasma feststellen.

Etwa 80% der erwiesenen primären Lungenkarzinome ließen sich mit dem Galliumszintigramm nachweisen. 70% der befallenen Lymphknoten, 64% von Hodgkinlaesionen und 78% von Lymphomen wurden entdeckt, wie sich beim späteren Vergleich mit dem klinisch und chirurgisch gesicherten Befund nachweisen ließ. Die Galliummethode ist auch geeignet zur Bestimmung von Lokalisation und Größe von Metastasen, ebenso läßt sich der Verlauf und die Entstehung von Rezidiven beobachten.

Bei den Fällen, die ohne positiven Galliumszintigrammbefund waren, konnte später eine akute myeloische Leukämie nachgewiesen werden, sowie Herde an Kopf und Extremitäten, wobei diese Regionen szintigraphisch nicht untersucht worden waren. Bei negativem Befund im Thorax- und Bauchraumbereich sollten daher auch Kopf- und Extremitäten unmittelbar anschließend untersucht werden (mit der selben Injektion möglich).

Lit.: Habibian, N.R. et al. (Division of Nuclear-Medicine, Scholl of Medicine, University of North Carolina, Chapel Hill): J. Amer. Med. Ass. 233, Seite 1073.
Andrews, G.A. Edwards, C.L. (Medical and Helth, Sciences Division, Oakridge Associates Universities, Oakridge): J. Amer. Ass. 233, Seite 1100.

Fieber, psychogenes

Leitsymptome:

Das psychogene Fieber zeigt subfebrile Temperaturen mit einem Maximum bei 38,5° C. Dir rektal-axillare Temperatur-Differenz ist herabgesetzt oder aufgehoben. Fieberzustände lassen sich nicht durch Antipyretika, sondern mit barbiturhaltigen Sedativa beeinflußen.

Fieber, psychogenes

Die Diagnose darf nicht auf Grund des Verdachtes oder auf Grund der Anamnese, sondern nur per exclusionem gestellt werden. Die unten aufgeführten Laboruntersuchungen müssen auf alle Fälle durchgeführt werden.

Anamnese:
Bei Krankheitsfällen mit psychogenem Fieber finden sich in der Familienanamnese meist schwer path. Verhältnisse. Es handelt sich entweder um völlig zerrüttete Scheidungsfamilien, gehäuften Alkoholismus oder Fehlen eines Elternteils oder auch um Ablehnung der Kinder. Es bestehen auffällige Beziehungsstörungen der Pat. selbst. Fälle einer manifesten Abhängigkeit von den Eltern kommen vor, wobei Kinder, vor allem Töchtern unglücklich verheiratet sind, die Pat. zeigen sich manchmal kindlich-infantil. Auch Triebfeindlichkeit, Frigidität, Aggressionshemmung, Anorexien, mangelndes Durchsetzungsvermögen fallen auf. Das erstmalige Auftreten des Fiebers wird vor allem bei zwei auslösenden Situationen beobachtet:

1. Auseinanderreißung einer symbiotischen Abhängigkeitsbeziehung.
2. Akut bestehende Gefahr, daß ein hochstehendes Ich-Ideal in Gefahr gerät. Unter hochstehendem Ich-Ideal werden moralisch hochbewertete Gedankeninhalte, die richtungsweisend und erstrebenswert das Denken und Handeln eines Menschen weitgehend bestimmen, verstanden.

Fieberergänzungsdiagnostik bei seltenen rezidivierenden Fieberformen

Ätiocholanolonfieber
Leitsymptome:
Temperaturen bis 40° C, Oberbauchschmerzen oder Thoraxschmerzen, auch Schulter- und Kopfschmerzen kommen vor. Schlappheit, Müdigkeit, Leistungsminderung, Unwohlsein, Schweißausbrüche, Fieberdauer 1–2 Tage, fieberfreies Intervall 10–14 Tage.

Labor:
Bestimmung des Ätiocholanolon im Fieberschub und in der fieberfreien Phase bei rezidivierenden Fieberschüben. Das Ätiocholanolon ist ein Abbauprodukt von Testosteron und Dehydroepiandrosteron. Dieses hat eine pyrogene Wirkung beim Menschen.

Ergänzende Laborbefunde:
BKS ↑↑, *Elektrophorese:* Alpha-2-Glob. ↑↑.
NB: Ätiocholanolon findet sich vermehrt auch bei Nebennierenkarzinom,
adrenogenitalem Syndrom,
Lymphogranulomatose,
Leberzirrhose,
granulomatöser Hepatitis,
Glomerulonephritis.

Hyperergisches Fieber (Febris periodica hyperergica)
Leitsymptome:
Fieberschübe in unregelmäßigen Abständen und von unregelmäßiger Dauer zwischen Tagen und Wochen, Exanthem, eosinophile Pleuritis, Pruritus, Gelenkschmerzen.

Filariasis
Anamnese: Reisen in Endemiegebiete
Befund: Starkes lokales Ödem (Elephantiasis)
Labor: *KBR auf F. oft + Filariennachweis im Nachtblut*
Ergänzungsdiagnostik: *Intrakutanteste möglich!*

Fingernägel, brüchige
s. unter Nagelveränderungen   S. 536

Flatulenz
s. unter Meteorismus   S. 509

Fleckfieber
Verdacht:
Bei hohem Fieber, rotem Gesicht, Konjunktivitis, begleitenden katarrhalischen Erscheinungen, Benommenheit und deliröser Symptomatik, Auftreten von kleinen, livid verfärbten, unscharf begrenzten stecknadelkopf- bis linsengroßen angedeutet bräunlichen Effloreszenzen, Ausbreitung meistens von Oberarminnenseite ausgehend, Gesicht, Hand und Fußsohlen bleiben frei. Das Exanthem besteht nur wenige Tage, anschließend kleieförmige Hautschuppung. Besonders auffällig ist das gedunsene, gerötete Gesicht. Häufig enzephalitische Beteiligung mit Verhaltensstörungen, Stupor, Apathie, Erregungszustände, Aggressionen.
Das Fieber verläuft nach etwa 2tägigem Fieberanstieg ca. 10 Tage als hohe Continua.

Laborbefunde:

Weil-Felix-Agglutinationsreaktion ab ca. 6. Krankheitstag positiv, Titer 1:100 stark verdächtig, über 1:200 beweisend bei ungeimpften Personen.
KBR und *Agglutinationstest gegen Rickettsien,*
Fleckfieberfolientest (Eyer u. Brix) positiv.
Begleitende Reaktionen:
falsch positiver WAR möglich,
Gruber-Widal auf Typhus abdominalis in den ersten Tagen ebenfalls möglicherweise positiv.

Begleitbefunde:

BKS ↑↑ (in der 2. Woche).
Blutbild: Leuko ↓ (in der 1. Krankheitswoche),
       Leuko ↑ (ab der 2. Woche, im Diff. BB., dann Linksverschiebung und Eosinophilie, evtl. Plasmazellen und atypische Monozyten, Lympho ↑),
  Bilirubin ↑ (bei stärkerer Leberbeteiligung),
 Harnstoff ↑ (am Höhepunkt der Erkrankung),
    Elphor: gamma-Glob. ↑.

Fleckfieberenzephalitis

Liquor häufig klar und farblos, aber auch leichte Trübung, Xanthochromie und roter, blutiger Liquor kommen vor. Liquorzucker ↑→,
50–300/3 Zellen,
Liquorsediment: Vorkommen von Makrophagen.

Fluorvergiftung

s. unter Spira-Syndrom   S. 713

Fluorovergiftung – Fluorose

Alkal. Phosphatase ↑,
Calcium ↑,
P →,
Mg →,

Flush-Syndrom

Laborbefunde:
Bestimmung von *5-Hydroxyindolessigsäure* (5-HIES), normal sind Werte unter 10 mg/Tag. Beweisend für Karzinoid sind Werte über 50 mg/Tag (bei der Bestimmung sollte die Kost ausgeglichen sein, Käse und Nüsse sollten in der Nahrung vermieden werden).

Nach dem Flush-Syndrom kommt es zu einer *Vermehrung der Thrombozyten* für einige Stunden mit *Verkürzung der Blutungszeit*. Diese Befunde können ein erster orientierender Hinweis auf ein Karzinoid sein.

Im klimakterischen Alter sollten außerdem *FSH* und *LH* bestimmt werden.

Porphyrinbestimmung.

Psychogener Flush: Kurzzeitig auftretend; äußere Anlässe deutlich erkennbar.

Foetor ex ore

A Chronisch
Wegen der häufigen lokalen Ursachen ist eine primäre lokale Untersuchung von besonderer Bedeutung.

Lokale Inspektion zeigt:
Schlechte Mundpflege mit
  Chronischer Ginigivitis,
  Chronischer Stomatitis und Karies,
  Rezidivierenden Aphthen, die infolge Schmerz den Selbstreinigungsvorgang des Mundes stark behindern,
  Chronische Tonsilitis.

Ergänzung durch fachärztliche Untersuchung
HNO-Untersuchung (Pharyngoskopie, Rhinoskopie), Ozäna (Rhinitis chronica atrophicans), widerlich-süßlicher Geruch, wird meist vom Patienten selbst nicht bemerkt.

Bei negativem Ergebnis der bisherigen Befunde ergänzen durch folgende Diagnostik:
SGPT, evtl. *Ammoniakbestimmung* im Serum.
Wenn ↑: Foetor hepaticus (süßlich, obstartig, fast faulig).

Azeton im Harn oder Serum.
Wenn ↑: Foetor diabeticus (Azetongeruch aromatisch apfel- bis obstartig).

NB: Azeton-Harn kann bei Ketose negativ sein, wenn eine Glomerulosklerose mit erhöhter Nierenschwelle besteht

Harnstoff, Kreatinin.
Wenn ↑: Foetor uraemicus, Niereninsuffizienz.

Röntgen Ösophagus-Magen:
Ösophagusdilatation,
Inkompletter Kardiaverschluß,
Gastrokolische Fistel.

Fraktionierte Magensonde mit maximaler Sekretionsstimulation:
Gastritis (erhöhte Pufferfähigkeit bei Atrophie, auch Abnahme der Sekretionsmenge und des maximalen Säuregrads).

Magenschleimhautbiopsie (Saugbiopsie)
zur Beurteilung des histologischen Befundes.

Chronischer Alkoholismus

Meist läßt sich die Diagnose anamnestisch stellen.
Häufig finden sich folgende Laborveränderungen:
SGPT ↗,
Aldehydprobe +/+,
ChE ↑ (sinkt ab zum Normalen und bis zu erniedrigten Werten mit dem Grad des Übergangs in Zirrhose),
Serumalkoholspiegel meist ↑.

Chronische Intoxikationen

Hg

Leitsymptom:
Reizbarkeit, Schlaflosigkeit, Neurasthenie, Kopfschmerz, Schwindel, Gedächtnisschwäche, oft neurologische Störungen. Bläulich schimmerndes Ödem, später weiß-nekrotische Ulzera. Roter Zahnfleischsaum.

Labor:
> *Hb* ↓, *Ery* ↓, Polychromasie,
> meist *Eiweiß-Harn* +.

Beweisender Test:
Erhöhte Hg-Ausscheidung im Harn nach BAL-Behandlung.

Pb

Leitsymptome:
Schwäche, Anorexie, Nervosität, Schlafstörungen, Kopfschmerzen,

Tremor, Impotenz, Magendarmbeschwerden grauweißer Zahnfleischsaum.

Labor:
Beweisend: *Pb-Serum* ↑.
Hinweisend: *Ery* ↓ und basophil punktiert, *Bili* ⊿, *Fe* ⊿, Koproporphyrinurie.

Cu
Leitsymptom:
Grüner oder dunkelroter Zahnfleischsaum.

Bi
Leitsymptom:
Grauvioletter bis schwärzlicher Zahnfleischsaum.

Labor:
Eiweiß-Harn oft +,
Stuhl auf Blut oft +,
Harnstoff ↑, wenn Niereninsuffizienz eintritt.

B Akut oder subakut
Lokaluntersuchung:
Stomatitis aphthosa:
Mehrere bis viele kleine Schleimhautbläschen bzw. Geschwürchen, von einem roten Hof umgeben.
Labor ohne diagnostischen Hinweis.

Stomatitis ulcerosa (fauliger Geruch):
Leuko ↑, Fieber.

Stomatitis und Gingivitis catarrhalis:
Häufig sekundär auftretend, daher weiteruntersuchen in Richtung Primärerkrankung:
1. Infektionskrankheiten (z. B. Sepsis, Pneumonie, Typhus, Masern),
2. Schwermetallvergiftungen (meist chronischer Foetor),
3. Vergiftungen mit
   Zyanid,
   Benzol,
   Xylol,
   Toluol.

Stomatitis mit stark trockenem Mund:
1. Exikkose
(Grundkrankheit suchen!).
Hämatokrit ↓,
Blutvolumen ↓,
Evtl. Elektrolytstörung *(K, Na, Ca)*.
2. Botulismus.
Foetor durch Versiegen der Speichelsekretion.

Stomatitis bei Infekten:
Mumps
Typischer Lokalbefund,
kein typischer Laborbefund.

Mononucleosis infectiosa
Angina mit aphthenartigen Geschwürchen,
Hepato-Splenomegalie,
evtl. Subikterus und leichte Roseolen.

Labor:

Leuko ↑, *Lympho* ↑, *Mono* ↑ und Zwischenformen
(Mononukleäre Zellen bis zu 90%),
WaR oft unspezifisch +,
BKS ↗,
Mononukleose-Schnelltest +,
Paul-Bunnell-Reaktion (= Hanganutziu-Deicher-Reaktion)
nach 1 Woche + (Titer > 1:64) mit Titeranstieg.

Scharlach
Das typische Exanthem wird in letzter Zeit selten beobachtet, die atypischen Fälle nehmen zu. Ulzerösmembranöse Beläge, manchmal auch nekrotisierend.

Labor:

Leuko ↑, *Lympho* ↓, *Eo* ↱ (Doehle-Körperchen),
ASL-Titer ↑ nach 1 Woche,
Antihyaluronidase-Titer,
Bili ↱, *Diazo* oft +,
Aldehydprobe +/+, evtl. *Eiweiß-Harn* +.

Diphtherie
Typisch süßlicher Geruch, fest haftende graue Beläge.

Labor:
> *Leuko* ↑ (polynukleäre), *Eo* ↑.
>
> Wichtig *Erregernachweis:*
> 1. Mikroskopisch (s. u. Diphtherie),
> 2. Kulturell.
>
> Evtl. *Antitoxinnachweis im Serum,*
> Evtl. *Leukozylinder* und *Eiweiß im Harn* +.

Rotz
Blutig eitriger Schnupfen (s. unter Rotz).

Labor:
> *KBR auf Rotz* (Nasensekret, Abszeßeiter und Blut einschicken).

Fokalinfekt
s. unter Herdinfekt S. 348–

Formalin-Vergiftung

In der Praxis ist eine *pathologische Aldehyd-Probe* (+/+ − ++/+++) stark hinweisend (nur solange keine Anurie auftritt).

Frambösie

Hinweissymptomatik:
Erkrankung nach Reisen in warme Länder, Übertragung nicht nur beim Geschlechtsakt, sondern auch bei anderweitigem Kontakt von Mensch zu Mensch. Schmerzlose, später ulzerierende Papel, örtliche Lymphknotenschwellung. 6–12 Wochen sekundäre Schübe, die Monate und Jahre bestehen können und zur ausgedehnten Zerstörung der Haut und des Unterhautgewebes, später auch zu gummösen Veränderungen führen können.

Labor:

Beweisender Test: *Nachweis von Treponema pertenue* im Exsudat von Granulomen. WAR +, WAR im Liquor ∅, wenn nicht gleichzeitig eine Lues vorliegt.

Franklin-Syndrom

Leitsymptome:
Starkes, akutes Krankheitsgefühl mit Lymphknotenschwellung, Gaumen- und Epiglottis-Ödem.

Laborbefunde:
E (Harn) +,
evtl. *Bence-Jones-Eiweißkörper* nachweisbar.
Elektrophorese:
   Beta-Globuline ↑,
   γ-Globuline ↑, (Präfinal-γ-Globuline ↓),
Hb ↓,
Leuko ↓,
Eosinophile ↑,
Lympho ↑ (relativ).

Fruchttod, intrauteriner

Abfall von Oestriol unter den Normbereich,
Abfall von HPL unter den Normbereich.
Der Schwangerschafts-Test (Latex-Test) wird erst nach 2–3 Wochen negativ.

Fruktose-Intoleranz

Störung der 1-Phospho-Fruktaldolase

Laborbefunde:
Bei Fruktosegabe:
Bilirubin ↑,
Harnsäure ↑ (nach Belastung mit Fruktose kommt es zu einem signifikanten Anstieg der Harnsäure).

Eiweiß Harn + (Proteinurie = Zeichen einer begleitenden Nierenschädigung).

Nach Fruktoseabstinenz:
Normalisierung von
   Bilirubin und
   Harnsäure.

Furosemid-Behandlung, Laborkontrollen

s. unter Diuretika   S. 175–

Galaktorrhoe-Syndrome
Differentialdiagnostik s. unter Laktation, abnorme S. 438

Galaktosämie

Leitsymptom:
Hirnschäden, Hepatomegalie.

Labor:

Begleitbefunde: *BZ* ↙,
 E (Harn) +,
 Aminoazidurie.

Hinweisend: *Galaktose* (Serum und Harn) ↑,
 Galaktose-1-Phosphat-uridyl-transferase ↓.

Galleerbrechen
s. unter Erbrechen S. 230

Gallenblasenentzündung, akute

Leitsymptome:
Schmerzen unter dem rechten Rippenbogen, evtl. in die Schulter rechts ausstrahlend, evtl. nach fettreichen Speisen Zunahme der Schmerzen.

Laborbefunde:
Allgemeine Entzündungszeichen positiv:
 Leuko ↑,
 Neutrophile ↑,
 BKS ↑,
 alkal. Phosphatase ↑ (dies deutet häufig auf eine Gallenwegsbeteiligung hin).

Gallenwegstumoren

Labor:
 Bili ↳,
 Allgemeine Neoplasmatests +, s. unter Carcinoma S. 128
 evtl. *Alkal. Phos.* ↑,
 evtl. *LAP* ↑,
 evtl. *γ-GT.* ↑.

Wichtig:
Rö-Gallenwege,
evtl. *Leberszintigramm, CTG,*
evtl. *Laparoskopie.*

Gasbrand

Leitsymptome:
In der Anamnese meist Wunde, dann plötzlicher Beginn mit Schmerzen, Ödembildung. Das Exsudat ist rötlich bis bräunlich, wässrig. Bei Palpation evtl. knisterndes Geräusch.

Labordiagnostik:
Hinweisend: Allgemeine *Entzündungstests* (s. S. 18) stark positiv.

Beweisend: *Nachweis grampositiver Bazillen* aus dem Exsudat oder aus nekrotischem Gewebe. In schweren Fällen auch *Blutkultur positiv. Nachweis von Clostridium welchii* oder *Clostridium septicum,* auch *Clostridium oedematiens.*

Gastritis

Die Diagnose der Gastritis läßt sich labormäßig nicht stellen. Die Magensaftanalyse läßt eine genaue Diagnostik nicht zu. Es können reichlich Leukozyten im Magensaft ebenso wie eine erhöhte Pufferfähigkeit auf eine Entzündung hindeuten. Der Beweis ist damit ebenso wenig gebracht wie mit dem Nachweis von Magenschleimhautfaltenveränderungen bei der Röntgenuntersuchung. Auch Magenschleimhautatrophien können mit der Magensaftanalyse diagnostiziert werden, da die Anzahl der säurebildenden Belegzellen mit der bei maximaler Stimulation produzierten Säuremenge parallel geht. Die Diagnose „chronische atrophische Gastritis" kann jedoch aufgrund der Sekretionsanalyse allein nicht gestellt werden, obwohl es auch hier zu einer Abnahme der Belegzellenzahl und damit zu einer Hypo- oder Achlorhydrie des Magensaftes kommt. Es handelt sich hier jedoch nicht um einen Beweis, sondern bestenfalls um einen Hinweis, da auch eine Abnahme der Belegzellen ohne Gastritis denkbar ist.
Bei Antrumgastritis kann evtl. ein verminderter Gastrinspiegel festgestellt werden.

Die Diagnose „Gastritis" wird heutzutage endoskopisch-bioptisch gestellt mit dem Fiberglasendoskop, wobei gezielte Gewebsproben entnommen werden zur histologischen Untersuchung. Da die chronische Gastritis in den meisten Fällen nicht synchron den gesamten Magen befällt, ist eine einzige Gewebsentnahme aus einem nicht exakt lokalisierbaren Magenbereich bei der Blind-Saugbiopsie nicht geeignet für ein repräsentatives Ergebnis.

Die Labordiagnostik ergibt bei rezidivierenden hartnäckigen Fällen wertvolle Hinweise auf die Entstehungsursache. Vor der Labordiagnostik steht jedoch die Anamnese zur Ausschaltung störender Noxen.

Anamnestisch muß dabei v. a. gefragt werden nach
  starkem Rauchkonsum (Nikotin, Teerprodukte),
  starkem Alkoholkonsum v. a. starke Schnäpse,
  verdorbenen Nahrungsmitteln, insbesonders ranzigem Fett (nicht ausgespülte und immer wieder verwendete Pfannen),
  hypertonischen Lösungen und Getränken,
  starken Gewürzen,
  starkem Kaffee,
  Medikamenten, v. a. Phenylbutazon, Salizylate, Corticoide, Tetracycline, Laxantien, Sulfonamide, Digitalis.

Labor:
  Harnstoff (↑ bei Niereninsuffizienz),
  Hb ↓,
  Ery ↓,
  HbE ↑,
  Eryvolumen ↑.
  In diesem Fall sollte man *LDH* anschließen. Ist diese auch erhöht, muß man den *Schilling-Test* zum Ausschluß einer perniziösen Anämie anschließen. Bestimmung des *Gastrinspiegels* (RIA) gibt den Hinweis auf ulzerogene Faktoren.

Bei chronisch-atrophischer Gastritis können in etwa 60% der Fälle Autoantikörper gegen Parietalzellen nachgewiesen werden (in Serum und Magensekret).

Evtl. können auch Autoantikörper gegen Intrinsic-Faktor nachgewiesen werden. In diesem Falle *Schilling-Test* ↓. Mit zusätzlicher Gabe von Intrinsic-Faktor läßt sich der Schilling-Test normalisieren.

Gastritis, hämorrhagische

Labor:
> *Erythrozyten* ↓, *Stuhluntersuchung:* positive Probe auf okkultes Blut.

Diagnose:
Durch *Gastroskopie.*

Gastro-kolische Fistel

Begleitende Laborbefunde:
alkalische Phosphatase ↑,
Quick-Wert, tiefer Spontan-Quick-Wert,
Stuhl auf Fett ++,
Stuhl auf Muskelfasern +.

Gasvergiftung
s. unter Kohlenmonoxydvergiftung S. 414

Gaucher-Syndrom
Lipidose.
Ery ↓, *HbE* ↓,
Leuko ↓,
Thrombo ↓,
Evtl. hämorrhagische Diathesen (Nasenbluten), Milzvergrößerung.

Gelbfieber

Anamnestisch Verdacht gegeben bei Afrika- oder Südamerikareisen. Beginn mit Kopfschmerzen, Schüttelfrost, Fieber, Erbrechen, Somnolenz, ausgeprägter Ikterus, Blutstühle, zweiphasischer Fieberverlauf, Rückenschmerzen, Kaffeesatzerbrechen.
Latenzzeit nach Mückenstich etwa 12 Tage.

Labor:
> *Bili* ↑, *Stuhl auf Blut* +, *Leuko* ↓-↑, *KBR auf Gelbfieber* +, *Harnstoff* ↑, *Kreatinin* ↑, *Harn:* Eiweiß +, Evtl. *Antikörpernachweis* im Mäuseschutz-Test.

Gelbsucht

s. unter Bilirubin ↑. S. 106 und S. 393 (Ikterus)

Gelenkergüsse

Entscheidend für die weitere Diagnostik ist die Anamnese und der Allgemeinbefund.

Basis Laborprogramm bei unklaren Gelenkergüssen:

BKS,
Leuko,
Differentialblutbild (Eosinophilie?),
ASL-Titer,
Rheumafaktor, Waaler-Rose-Test,
Harnsäure,
TPHA, bei positivem Befund *WAR + NR,*
Gonokokken-KBR,
IgE,
bei hoher BKS *Elektrophorese,*
Fe,
Hb,
Ery,

bei Fieber besonders wichtig:
ASL-Titer,
IgE,
Agglutinationsreaktion (KBR) *auf Morbus Bang*

Wichtig für die Diagnostik:
Rö-Untersuchung des Gelenks in 2 Ebenen.

Ergänzend mögliche Untersuchungen:
Darstellung der Gelenkhöhle mit Kontrastmittel, neuerdings auch exaktere Untersuchung des Gelenks mit *Computertomographie.*

Weitere Ursachen von Gelenkergüssen
Traumatische Ursachen:
Diagnostisch entscheidend ist hier v.a. der *Rö-Befund.*

Kreuzbandriß: Typischer Befund bei *Funktionsprüfung,*
Seitenbandriß: Typischer Befund bei *Funktionsprüfung,*

Meniskusriß: Typischer Befund bei *Funktionsprüfung,*
Patellafraktur: *Rö.*
Tibiakopf-Fraktur: *Rö,*
Femurkondylen-Fraktur: Rö.

Arthrosen und Folgearthrosen:
Rö-Befund und *Funktionsprüfung.*
Genu valgum,
Genu varum,
Genu racurvatum,
Posttraumatische Fehlstellung,
Osteochondrosis dissecans,
Chondropathia patellae,
Fehlentwicklungen von Patella,
Fehlentwicklungen von Gelenkflächen,
Scheidenmeniskus,
Meniskusdegeneration.

Entzündungen:
Posttraumatische Arthritis septica, Arthritis bei PCP:
  BKS ↑,
  CRP +,
  Rheumafaktor +,
  Waaler Rose-Test + (wenn Waaler Rose-Test oder Rheumafaktor in Neuerkrankungsfällen noch negativ ist, so kann sich bereits im *Gelenkpunktat* ein positiver Rheumafaktor zeigen).
  Arthritis bei rheumatischem Fieber,
  Arthritis bei Morbus Bechterew, s. Tabelle S. 292
  Gonorrhoischer Hydrops,
  Syphilitischer Erguß,
  Tuberkulöser Hydrops,
  Aktinomykose,
  Morbus Bang.

Stoffwechselerkrankungen:
Gicht: *Harnsäure* ↑, s. auch Tabelle S. 292

Psoriasis arthropathica:
  Anamnese, Allgemeinbefund, Hautveränderungen.

Gelenkerguß bei Hämophilie:
  Blutiges Punktat.

Basisprogramm für Hämophiliediagnostik anschließen:
Blutungszeit,
Gerinnungszeit,
Rekalzifizierungszeit,
Quick-Wert,
PTT,
Thrombozyten,
Rumple-Leede.
Bei patholog. Befunden weitere Differentialdiagnostik.

Allergische Erkrankungen mit Erguß:
Differentialblutbild und *Gelenkpunktat,*
Eosinophile ↑,
IgE ↑

Tumor:
Zur Diagnostik eignet sich am besten die *Rö-Untersuchung* des Gelenkes, die *Kontrastdarstellung* des Gelenkes mit Kontrastmittel und ausgezeichnet das *Computertomogramm,* mit dem genaue Schnittbilddarstellungen des Gelenkes gemacht werden können.

Metastasen, s. S. 128 unter allgemeine Neoplasmatests, häufig *alkal. Phosphatase erhöht.*
Lipom,
Fibrom,
Chondrom,
Synovialom,
Meniskusgangliom,
Baker-Zyste.

292 Gelenkergüsse

Synovia-Punktat — Differentialdiagnostik bei den häufigsten Gelenkerkrankungen (nach Müller)

	Farbe	Trübung	Viskosität	Latex Rf	Komplement	LDH	Leukozyten	Lymphozyten %	Ery	Kristalle	Bakterien	Bemerkungen
Normalbefund	strohgelb	∅	hoch	∅	↑	−20	100–250	60–80	∅	∅	∅	
PCP	gelb bis grüngelb	klar bis trübflockig	→→	+	→→	↑↑	>1000	<25	(+)	∅	∅	BKS ↑↑, Waaler-Rose-Test +
Arthrose mit Reizerguß	bernsteinfarben	∅ klar – hell	↳	∅	↑	↑	<2000	75	∅	∅	∅	
Gicht	milchig bis gelb	trüb	→	∅	↑	←	>5000	<25	∅	+	∅	Röntgenbefund s. S. 301 unter Gicht
Morbus Bechterew	gelb	∅	→	∅	↳	←	≈1000	≈50	∅	∅	∅	Rö Ileosakralgelenke
Arthritis septica	grau bis sand ocker	++	→→	∅	↳	↑↑	>20000	<25	+	∅	+	Schmerz, Fieber

Gelenkergüsse

	Arthritis tuberculosa	Chondro-Kalzinose	Trauma	Tumor
Farbe	gelb, grau-gelb	milchig	gelb bis rot	gelb bis rot
Trübung	+ flockig	(+) +/−	klar bis trüb	klar bis trüb
Viskosität	→	→	↑	↳
Latex Rf	∅	∅	∅	∅
Komplement	↑	↑	↑	↑
LDH	↑	↳	↑	⇇
Leukozyten	> 20000	> 1000	< 10000	?
Lymphozyten %	≷ 50	< 50	≷ 50	?
Ery	(+)	∅	+	∅ | +
Kristalle	∅	+	∅	∅
Bakterien	(+)	∅	∅	∅
Bemerkungen	säurefeste Stäbchen, spärlich	Röntgenbild s. S. 303 unter Gicht	Anamnese!	Evtl. Tumorzellen, nachweisbar, mehrkernig, Evtl. saure Phosphatase ↑

Gelenkschmerzen und Gelenkschwellungen

Labor-Untersuchungsprogramm:
Leuko, BKS, CRP, ASL-Schnell-Test, Rheumafaktor, Harnsäure, SGOT.
Bei Tachykardie oder Herzbeschwerden sowie (−) Dyspnoe: *EKG*
Bei *BKS* ↑ : *Elektrophorese,*
bei *BKS* ↑↑: *LE-Test* (auch bei Hautrötungen im Gesicht),
bei *SGOT* ↑ : *SGPT, CPK, Diff. BB.,*
bei *Leuko* ↑ : *Diff. BB.,*
bei **Monarthritis**: *Agglutinationsreaktion bzw. KBR auf Gonorrhoe.*

NB: Die sogenannte gezielte Diagnostik mit nur ein oder zwei der wesentlichsten Laboruntersuchungen ist wenig sinnvoll, da besonders in der ambulanten Praxis der Zeitaufwand für Arzt und Patient bei nochmaligen Untersuchungen mit beachtet werden muß, die typischen Krankheitsbilder in typischer Form gar nicht so häufig sind und auch die Kombination zweier Krankheiten gar nicht so selten ist, z.B. Gicht mit rheumatoider Arthritis.

Differentialdiagnostik:
Polyarthritis rheumatica acuta (= Rheumatisches Fieber):
ASL-Titer ↑, Anstieg bei der Verlaufskontrolle,
Leuko ↑, *Lympho relativ* ↓, *Eo* zuerst ↓, später ↑,
BKS ↑↑, *CRP* ++, *Alpha$_2$-Glob.* ↑, später *Fe* ↓, *Hb* ↓.
Im *Harn* evtl. Eiweiß und Zylinder.

(Das *Gelenkpunktat* weist bei Ergüssen im frischen Stadium reichlich neutrophile Leukozyten auf, später Lymphozyten und Plasmazellen, Fibrinflocken).

Verlaufskontrolle des *EKG*-Befundes, v.a. bei Tachykardie!
Begleitbefunde: *SGOT* ↗, *LDH* ↗ im akuten Stadium!
Knochenmark: Plasmazellzahl erhöht bis zum zehnfachen der Norm.

Bakterielle Arthritis:
Meist Monarthritis mit Rötung, starkem Schmerz, evtl. Fieber (lokale Verletzung, Sepsis?).
Leuko ↑, *Toxische Granulationen.*
Gelenkpunktion! Vom *Punktat Kultur* anlegen und antibiotische Empfindlichkeit testen.
Im frischen Punktat massenhaft Leukozyten nachweisbar sowie meist Bakterien.

Arthritis tuberculosa:
Erregernachweis im Punktat, Tierversuch!
Verlauf meist schleichend. Schmerzen meist nicht so heftig einsetzend wie bei der akuten Arthritis. *Röntgen!*

Rheumatoide Arthritis (= PCP = primär chronische Polyarthritis:

Meist chronisch schleichend einsetzender Verlauf, selten mit akutem Schub beginnend.

Labor:
$BKS \uparrow -\uparrow\uparrow$,
$CRP +$ (im akuten Schub, $\emptyset$ möglich),

Rheumafaktor +	In ca. 20% negative Befunde v.a. zu Beginn der Erkrankung. Durchschnittlich wird der Rheumafaktor 1 Jahr nach Beginn der Erkrankung positiv.
Waaler-Rose-Test	Differentialdiagnostik des positiven Rheumafaktors s. S. 282 und S. 360 Band I Diagnostische Bewertung von Laborbefunden.

Elphor: Alpha$_2$-Globuline $\uparrow$ v.a. im akuten Schub,
Gamma-Globuline $\uparrow$,
Albumine $\downarrow$.
ASL-Titer in ca. 20 (−40%) erhöht, jedoch ohne ansteigenden Titer-Verlauf.

Begleitbefunde:
Fe $\downarrow$, *Hb* $\downarrow$, *Cu* $\uparrow$, *Fibrinogen* $\uparrow$, *Kreatin* $\uparrow$,
Leuko $\uparrow$ *anfangs,*
Leuko $\downarrow$, *Spätstadien,*
Diff. BB: Linksverschiebung, evtl. Eo $\uparrow_\rightarrow$, Lympho $\uparrow_\rightarrow$.
Röntgen!

Arthritis urica (Gicht):
Häufig mit akut einschießenden Schmerzen auftretend.
Harnsäure $\uparrow_\rightarrow$,
BKS $\uparrow_\rightarrow$,
Leuko $\uparrow$ im akuten Gichtanfall.

NB: Normaler Serumharnsäurewert ist noch nicht beweisend gegen Gicht.

Erhöhter Wert noch nicht beweisend für Gicht.
Ergänzungsdiagnostik s. unter Harnsäure. S. 337
Differentialdiagnostik s. Band I, Diagnostische Bewertung von Laborbefunden. S. 235–

Rheumatoide bei Infektionskrankheiten:
(Näheres zur Labordiagnostik s. bei den einzelnen Erkrankungen)

Hepatitis	häufig *(SGOT ↑*, Hepatomegalie Leitsymptom),
Grippe	häufig,
Masern	selten,
Windpocken	selten,
Scharlach	häufig,
Morbus Bang	selten *(Agglutinationstiter* > 1:40),
Typhus	häufig,
Ruhr	selten,
Pneumonien	
Lues	*WAR + NR positiv,**
Gonorrhoe	Meist Monarthritis: *KBR oder Agglutinationsreaktion auf Go +.*

* **NB**: Bei der luischen Arthritis sind Spirochaeten im *Gelenkpunktat* nachweisbar!

Rheumatoide bei Antigen-Antikörperreaktionen, Allergien, Dysproteinämien usw.

v.a. Arneimittelallergie, Nahrungsmittelallergie usw. — *Eo ↑↑*, im anaphylaktischen Zustand *Eo* ∅ (peripher).

Morbus Boeck s. unter Boeck'sches Sarkoid, S. 116
Colitis mucosa (ulcerosa).

Erythematodes:
(Lupus erythematodes disseminatus) s. auch S. 234

Leitsymptom:
Gesichtsrötung schmetterlingsförmig,
meist ♀, Fieber ↑↑, Herzbeteiligung.

Labor:
LE-Test und *LE-Zellen-Nachweis* (in ca. 80% positiv),
BKS ↑↑, *Alpha$_2$-Globuline* ↑, *Gamma-Globuline* ↑.

Mögliche Begleitbefunde:
Hb ↓, *Ery* ↓, *Leuko* ↓, *Thrombo* ↓, *Mg* ↑,
Rheumafaktor 20–40% +,
WAR + NR 20–30% +,
Harn: Ery +, Zylinder +, Eiweiß.
Pathologisches *EKG*.

Dermatomyositis:

hinweisend: *CPK* ↑, *SGOT* ↑, *HBDH* ↑, *LDH* ↗, *SGPT* ↗,
Harn:: Kreatin ↑ und Kreatinin ↓-↑.

Begleitbefunde: *BKS* ↑,
                Alpha$_2$-Glob. ↑ und *Beta-Glob.* ↑ im akuten Schub,
                Gamma-Glob. ↑ im chronischen Stadium,
                Rheumafaktor in ca. 30% der Fälle positiv,
                LE-Test sehr selten +,
                Cholinesterase ↙,
                Leuko ↓-↑, evtl. *Eo* ↑, *Ery* ↙.

beweisend: *Muskelbiopsie*

Erythema exsudatum multiforme:
Typischer Hautbefund: Fieber
v. a. Unterarme und Hände, blaßrote Erhebungen mit hellerem Hof, konzentrisch fortsetzend, Einsinken des blau-rot-werdenden Zentrums.

Arthropathia psoriatica:
Psoriasis-Anamnese,
Distale Interphangeal-Gelenke an Händen und Zehen mitbefallen.
Rheumafaktor bleibt negativ.

Still-Felty-Syndrom:
s. unter Felty-Syndrom   S. 259

Endocarditis lenta: s. auch S. 218
Oft ohne äußere erkennbare Symptomatik.
Oft Müdigkeit, Blässe, Leistungsknick.

Labor: *Blutkultur!*
Elphor: Alpha-Glob. ↑→,
Gamma-Glob. ↑↑→.
Hb ↓↗, *Ery* ↓↗, *Leuko* ↓↗,
Diff. BB.: Evtl. Linksverschiebung, Monozyten ↑→.
Evtl. *WAR* unspezifisch positiv,
Blutungs- und Gerinnungszeit verlängert, wenn eine Immunhämophilie auftritt!
Harn: E (+) möglich,
Ery (+) möglich,
Blut chem. + möglich.

Reiter-Syndrom:
Leitsymptom:
Urethritis, Konjunktivitis, Polyarthritis. Möglich auch: Rhinitis, Pharyngitis, Stomatitis, Vulvitis, Balanitis, Zystopyelitis, Iridozyklitis. Postenteritische, posturethritische, wahrscheinlich allergische Erkrankung. Meist ♂ 2.–4. Lebensjahrzehnt (zu 90 %).
HLA B 27 in ca. 80 % positiv.* In ca. 70 % Chlamydim-Nachweis möglich.**

Hämarthros:
traumatisch: Anamnese! Meist nur 1 oder wenige Gelenke. Blutiges *Gelenkpunktat.*
Hämophilie: s. unter Blutungsneigung   S. 115

Hydrops intermittens:
Meist nur 1 Gelenk betroffen. Rasches Nachfließen des Ergusses nach Punktion.

Labor: Unspezifisch.
Möglich: *BKS* ◁, *CRP* ∅ – +,
Diff. BB: Eo ↑→,
Evtl. *Harnsäure* ↑ (gelegentlich bei Gicht auftretend!).

Arthrosis:
Leitsymptom: Größter Schmerz zu Beginn der Bewegung.

Labor: Normal.
Entzündungstests (+) im akut entzündlichen Schub.
Röntgen!

---

* Genetische Markierung!
** Diese Untersuchung führt z. Zt. in Deutschland noch kein Labor durch!

Gelenkschmerzen und Gelenkschwellungen

Osteochondrosis dissecans:
Röntgen!

Caissonkrankheit:
Typische Anamnese.
Labor zur Differentialdiagnostik nicht erforderlich.

Alkaptonurie:
Dunkler Urin, dunkle Haut.
Urin: Positive Alkaptochrom-Reaktion.

Hypothyreose:
PBJ ↓, Typischer *Radio-Jod-Test* mit flacher Kurve, T_3 ↓, T_4 ↓, *Chol.* ↑.

Lipoid-Gicht:
Xanthelasmen

Labor: *Lipide* ↑, v. a. *Chol.* ↑↑.

Whipple-Syndrom:
Leitsymptome: Meteorismus, Darmspasmen, Steatorrhoe, evtl. Ödeme und Kachexie, Leibschmerzen.

Labor: *BKS* ↑, *GE* ↓, *Hb* ↙, *Ery* ↓,
Mikrozytose,
Ca ↓, *Chol.* ↓.

Gelenkveränderungen bei neurologischen Erkrankungen:
Diagnose primär fachneurologisch.

Tabes dorsalis:
WAR und *NR* + (∅ möglich!), *TPHA* +
Liquorbefund typisch (s. S. 301 und 302 Band 1, „Diagnostische Bewertung von Laborbefunden"!)

Syringomyelie:
Kein typischer Laborbefund.

Gesichtsödem

Primärdiagnostik:
Hb,
Leuko,
Diff. BB.,
BKS,
Harnstoff,
(Harnsäure),
(Kreatinin),
Harnstatus, evtl. größere Nierendiagnostik   S. 547 u. 548
evtl. Allergie Diff.-Diagnostik   S. 31
Rö NNH!

Gewichtsabnahme
s. unter Untergewichtigkeit   S. 781

Gicht

Hinweiszeichen:
An Gicht ist zu denken bei der Kombination Hyperurikämie mit Gelenkbeschwerden. An die Möglichkeit einer (zusätzlichen) Gicht sollte aber auch immer gedacht werden bei
   Nieren-Harnwegserkrankungen,
   Hypertonie,
   Diabetes,
   Fettleber,
   Übergewicht,
   frühzeitiger Arteriosklerose,
   Hyperlipoproteinämie,
   Gicht in der Familienanamnese.

Gichtstadien:
Stadium 1: Harnsäure erhöht, sonst keine Gichtsymptome.
Stadium 2: Harnsäure erhöht, 1 Gichtanfall.
Stadium 3: Harnsäure erhöht und mehr als 1 Gichtanfall.
Stadium 4: Irreversible Gelenkveränderungen durch die Gicht mit
           Dauerbeschwerden.

Labor:
Harnsäure (Serum) ↑,
Harnsäure (Harn) ↑ bei nichtrenalen Gichtformen,
Murexidprobe + bei Untersuchung von aus Tophi gewonnenem Material beweisend.
Nachweis der negativ doppelbrechenden, nadelförmigen Uratkristalle in Körperflüssigkeiten v. a. Synovia und Geweben mittels Polarisationsmikroskop.
IR-Spektrogramm tophösen Materials!
Nachweis von interleukozytär gelegenen Uratkristallen in *Synovialflüssigkeit* beweisend.

Therapeutisch wichtig: Harnstoff und Kreatinin
  Bei *Harnstoff* > 40 mg %
  oder *Kreatinin* > 1,2 mg %
  ist die Behandlung mit Urikosurika nicht angezeigt (Benzbromaron = Uricovac zu vermeiden!).

Röntgendiagnostische Gichtzeichen:
Gelenknahe, zystenartige Osteolyseherde, sehen aus wie ausgestanzt.
In den Tophus hineinragende Osteophyten.
Überhängender Knochenrand.
Die am häufigsten befallenen Gelenke sind
  Großzehengrundgelenk (Podagra),
  Kniegelenk (Gonagra),
  Sprunggelenk,
  Ellenbogengelenk,
  Handgelenk,
  Fingergelenke (Chiragra).

Gicht – Differentialdiagnostik

	Harnsäure	Rheuma-Faktor Waaler-Rose	ASL-Titer	BKS	Elphor	Leuko	Diff. BB.	Erfolg d Probetherapie mit Colchizin	Gelenk-beschwerden	Bemerkungen
Gicht	←	∅	↑	↗	o.B.	↳*	+		Typische Lokalisation, s. S.301 Rötung	* nur im Gichtanfall *Leuko* ↑, dann evtl. auch *BKS* ↑ und α_2-*Glob.* ↑
Akutes rheumat. Fieber	↑	∅	↳*	↗	α_2G ↑	↗	Linksverschieb.	∅	Große Gelenke, Sprunggelenke	* Titerverlauf beobachten
PCP = Rheumatoid-Arthritis	↑	+ (↑)	↑	←	α_2G ↑ γ-GT ↑	↳	?	∅	Symmetrischer Befall d. Gelenke, kleine Gelenke vorwiegend	Chron. Müdigkeit, morgendliche Gelenksteifigkeit, Extensorenatrophie, ulnare Deviation d. Finger sowie depressive Verstimmung sind häufige Begleiterscheinungen
Infektarthritis	↑	∅	↳*	←	α_2G ↑	← -↑↑	Linksverschieb.	∅	verschieden je nach Art	* Titerverlauf beobachten, oft Fieber, *KBR und Aggl.R. auf Gonorrhoe, Mund- und Genitalabstrich auf GO*

	Harnsäure	Rheuma-Faktor Waaler-Rose	ASL-Titer	BKS	Elphor	Leuko	Diff. BB.	Erfolg. d. Probetherapie mit Colchizin	Gelenk-beschwerden	Bemerkungen
Arthrose mit entzündlichem Schub	↗	∅	↑	↗	↕ α_2 ↗	↕↑	o.B.	∅	Meist Hüft- und Kniegelenke	Meist typ. Anamnese, *Röntgen* diagnostisch wichtig: Osteophyten, Gelenkspaltverschmälerung, Sklerosierung
Arthritis Psoriatica	↑	∅ -(+)	↑	↗	↕	↗	o.B.	∅	ähnlich PCP	typ. Hautbefunde
Chondrokalzinose	↑	∅	↑	↑	o.B.	↑	o.B.	∅	Gichtähnlich, jedoch leichterer Verlauf	*Rö:* Kalkablagerungen im Gelenkknorpel, meist Kniegelenk
Sarkoidose	↗	∅	∅	↕↑	γ-Glob. ←	* ↕↗		+	Gichtartige Gelenkbeschwerden kommen manchmal vor	* *Leuko* ↓ v. a. in Fällen mit Splenomegalie.

Gicht 303

von Gierke-Syndrom (Glykogenspeicherkrankheit)

Leitsymptom:
Hepatomegalie

Laborbefunde:
Blutzucker ↓ (hochgradige Hypoglykämie ohne hypoglykämische Allgemeinsymptome möglich). Meist *Aceton* +, vor allem nüchtern, *Cholesterin* ↑.
Verminderte Glukosetoleranz, hohe Insulinempfindlichkeit.
Triglyzeride ↑, evtl. *Milchsäure* ↑,
evtl. *Harnsäure* ↑.

Diagnostisch beweisend:
Leberbiopsie, extreme Glykogenspeicherung.

Globus-Syndrom

Symptomatik:
Kloßgefühl im Hals, Fremdkörpergefühl, Engegefühl, Würge- oder Druckgefühl, häufig Schluckzwang, manchmal auch Räusperzwang, seltener Kitzeln, Brennen oder Ziehen. Meist medial und in Höhe des Schildknorpels lokalisiert, oder knapp darunter.
♀ ca. 70%, ♂ ca. 30%, Altersmaximum 50–60 Jahre.

Anamnese:
Ausschluß iatrogener Ursachen:
  Atropingabe oder Derivate,
  Anticholinergika,
  Vasokonstriktorische Nasentropfen,
  Kortikoide,
  Gestörte Mundflora nach antibiotischer Therapie
Ausschluß einer Toxikomanie (v.a. Morphinderivate).

Labor:

1. *BKS, Leuko, Diff. BB., BZ. HZ, Azeton, Cholesterin, GPT, γ-GT.*

2. *Schilddrüsenantikörper* (Thyreoglobulin-Antikörper, Mikrosomale Antikörper),
   evtl. T_3- und T_4-*RIA, TPHA.*

Wichtige Ergänzungsdiagnostik:
Röntgen-Ösophagus, evtl.
Oesophagoskopie,
Röntgen Trachea,
Schilddrüsenszintigramm, v. a. wenn Struma besteht, wenn lokaler Schilddrüsendruckschmerz besteht,
Neurologisch-psychiatrischer Status,
HNO-Status,
CTG,
Blutgasanalyse.

Differentialdiagnostik:

1. **Innere Erkrankungen:**
   Diabetes,
   Schilddrüsenerkrankungen (v. a. Thyreoiditis [s.d.], Strumen),
   Urämie,
   Lebererkrankungen,
   Hand-Schüller-Christian-Syndrom, s. S. 336
   Agranulozytose, s. S. 13
   Periarteriitis (PAN), s. S. 581
   Wegener-Syndrom (s. unter Hypertonie), s. S. 378
   Sjögren-Syndrom (Sekretorische Insuffizienz aller Drüsen mit äußerer Sekretion, Konjunctivitis sicca, Rhinitis sicca, Tracheo-Bronchitis, Vaginitis sicca, evtl. Sklerodermieartige Hautveränderungen).

   Labor: *Hb* ↓, *Hb/E* ↓, *Fe* ↓, *BKS* ↑,
   Elphor: Gammaglob. ↑, Fibrinogen ↑.

   Sklerodermie s. unter S. 205
   Durchblutungsstörungen, und S. 708 ff
   Pemphigus,
   Vitamin-A-Mangel,
   Riboflavin-Mangel.

2. **Intoxikationen:**
   z. B. Arsen,
   Blei,
   Beryllium,
   Morphinderivate,
   Atropin.

3. Infektionskrankheiten:
Anthrax, s. unter Milzbrand,	s. S. 511
Botulismus,	s. S. 118
Malleus,	
Maul- und Klauenseuche,	s. S. 505
Tetanus.	s. S. 751

4. Neurologisch-psychiatrische Ursachen:
Psychogen, Erwartungsangst, Phobien etc.,*
Zentrale und periphere Lähmungen,
Neuritis
a) N. glossopharyngicus,
b) N. laryngicus superior,
Da Costa-Syndrom:
Paroxysmale Hyperventilation,* Druck- und Stichgefühl im Herz- und Halsbereich. Neurotische Regulationsstörung.

> * **Labor:** Respiratorische Alkalose bei der *Blutgasanalyse*. Sonst Blutchemie v. a. auch Elektrolyte o. B.

5. Pathologisch-anatomische Abnormitäten:
Lange Uvula,
Deformitäten des Kehldeckels,
Langer Griffelfortsatz.

6. HNO-Ursachen:
Pharyngitis,
Epipharyngitis,
Tonsillitis,
Hyperplasie der Zungentonsille (wird häufig übersehen!),
Stimmstörungen.

7. Andere Ursachen:
HWS-Syndrom,
Hämangiome am Mundboden und Zungengrund,
Narben nach Strumaoperationen,
Ösophagusdivertikel,
Ösophaguskarzinom,
Kardiospasmus,
Aortenaneurysma.

Glomerulonephritis

Allgemeinsymptomatik:
Erschöpfungssyndrom, Abgeschlagenheit, Mattigkeit, Kopfschmerzen, leichtes Fieber, Lidödeme, Schmerzen in den Nierenlagern, Oligurie, evtl. dunkelrötlicher oder bräunlich gefärbter Harn, evtl. leichte Tachykardie, RR ↑↑↗.

Labor:
Harn *Eiweiß* +,
Sediment: Ausscheidung von Zylindern,
hyaline Zylinder,
granulierte Zylinder,
Erythrozytenzylinder (weitgehend beweisend für Glomerulonephritis).
Serum *BKS* ↑↑,
Harnstoff ↑₊,
Kreatinin ↑₊,
Hb ↙,
Ery ↙,
HbE →,
ASL-Titer ↑₊, evtl. Nachweis der Antistreptokokken-Desoxyribonuklease B.

Begleitbefunde:
Clearanceuntersuchungen:
Filtrationsfraktion ↓,
Inulinclearance ↓,
PAH-Clearance (↘ bei chronisch latenten G., ↑₊ bei akuter G.)*
Chol. ↑ bei der nephrotischen Verlaufsform der chron. Glomerulonephritis,
Ca meist ↓, ein Anstieg des Calciums, ebenso des Phosphats erfolgt meist bei fortgeschrittener Niereninsuffizienz sekundär, wenn das Glomerulusfiltrat stark eingeschränkt ist.
ASL-Titer in 36% der Fälle erhöht.

---

* Näheres zur Differentialdiagnostik siehe Tabelle Seite 117 „Differentialdiagnose mit Clearance-Methoden" in Band 1 „Diagnostische Bewertung von Laborbefunden".

Glossitis (Zungenentzündung)

Es gibt Glossitis-Formen mit alleinigem Vorherrschen von lokalen Veränderungen ohne Schmerzen (Verlust der Papillae filiformes, rotes, glattes Aussehen der Zunge), es kann sich aber auch um Glossitis-Formen mit Zungenschmerzen handeln (Glossodynie).

Laborprogramm bei chron. Glossitis:
Hb (↓),
Ery (↓),
HbE (↑) − (↓),
Gesamteiweiß (↓),
besser Gesamteiweiß mit *Elektrophorese*,
Leuko (↑↓),
Differentialblutbild (Eosinophilie),
IgE (↑),
BKS (↑),
Blutzucker (↑),
Fe (↓),
GPT (↑),
Magensaft (Hypo- oder Achlorhydrie),
LDH (↑),
Schilling-Test (↓),
Rheuma-Faktor (u. *Waaler-Rose-Test*) (+),
Bakterienkultur von Zungenabstrich. Meist finden sich nur ubiquitäre Keime, kein Hinweis auf kausale Behandlungsmöglichkeit.

Differentialdiagnostik der Glossitis:
Physikalische Ursachen (zu heiße Speisen),
Chemische Reize (Mundspülwasser, Alkohol, Nikotin etc.),
Zahnprotesen,
Zahnfleischinfektionen und orale Herde,
Zahnfüllungen mit differenten Metallen,
Begleitreaktionen bei äußerlich erkennbaren Hautkrankheiten:
    Erythema exsudativum multiforme,
    Lichen ruber planus,
    Pemphigus vulgaris,
    Behcet'sche Krankheit.
Postmenopausensyndrom: (*FSH* ↑, *LH* ↑).
Anämien: Perniziosa: (Zungenbrennen kann hier ein Frühsymptom sein und eine typische Anämie noch fehlen. Deshalb genügt es in diesem Falle nicht, die Anämie oder Hyperchromie, oder nach Be-

stimmung von *MCV* (mittlere Zellgröße), die erhöhte Werte erwarten läßt, den *Schilling-Test* anzuschließen, sondern er muß auch in zweifelhaften Fällen durchgeführt werden, wenn keine Anämie vorliegt), *LDH* meist ↑↑.
Eisenmangelanämien: (*HbE* ↓, *Hb* ↓, *Ery* ↳).
Anämie bei Wurmkrankheiten:
(Eosinophilie, Stuhl auf Wurmeier, IgE ↑).

Baucherkrankungen:
Gastritis: *(Magenschleimhautbiopsie, Gastroskopie,* v. a. wenn eine erhöhte Pufferfähigkeit* des Magensekretes vorliegt),
Gärungsdyspepsie: (Meteorismus, Durchfälle, saurer Stuhl),
Lebererkrankungen, v. a. Zirrhose: (Als Basissuchprogramm *GPT* ↑, bei Zirrhosen auch *γ-Glob.* ↑).

Allergische Ursachen: *Ery* ↑, *IgE* ↑.

Tetanie: *Ca* ↓, *Mg* ↓.

Sjögren-Syndrom:
BKS ↑, evtl. *Rheumafaktornachweis,*
chronische Polyarthritis,
Keratitis,
Konjunktivitis,
Schluckbeschwerden,
Heiserkeit,
Nagelwachstumsstörungen,
andere Schleimhautstörungen, z. B. trockener Rachen, trockener Nasenraum, trockener Mund, rissige Lippen.

Neuritis N. glossopharyngicus *Neurologischer Status,*
Neuritis N. lingualis *Funktionsprüfung der Kopfnerven,* normalerweise einseitiger Befall.

Avitaminosen:
Diagnostik per exclusionem. Wenn andere organische Ursachen nicht festgestellt werden können, ist eine Probetherapie mit Vitamin-B-Komplex sinnvoll, bei mangelndem Ergebnis Probetherapie mit Vitamin A.

Andere Ursachen:
Lingua geographica mit chron. Reiz,
Glossitis mediana rhombica (Anomalie mit Persistieren des zentralen Zungenhöckers, des sog. Tuberculum impar),
Psychogenes Zungenbrennen (v. a. nach starken Aufregungen, oft kombiniert mit Globussyndrom).

---

* s. S. 316 u. 317 Band 1 „Diagnostische Bewertung von Laborbefunden"

Glossomegalie
s. unter Zungen-Vergrößerungen S. 829–

Glukokortikoid-Langzeitbehandlung

Untersuchungsprogramm zur Verlaufsbeobachtung

Allgemeinprogramm:
Anamnese: Eiweißreiche Kost,
Beratung bei Streßsituationen,
Kontrolle der Steroiddosis,
Magenbeschwerden?, Rückenschmerzen?, Muskelschwäche?, RR,
Gewichtskontrolle,
Temperaturkontrolle.

Laborprogramm:
    Monatlich
        Harn auf Eiweiß, Zucker, Harnsediment,
        Blutbild,
        Kalium,
        Na,
        Ca,
        BKS,
        Stuhl auf okkultes Blut.
    2-monatlich
        Blutzucker, Haematokrit, Phosphatbestimmung.
    3–6-monatlich
    Evtl. *Röntgenkontrolle der Hüftknochen und Femurköpfe*
    (Osteoporose?),
    Kontrolle des Thorax (Tbc?).

Glukokortikoid-Langzeitbehandlung

Nebenwirkungen der Glukokortikoide bei hochdosierter Langzeitbehandlung (nach Grabner)

Nebenwirkungen	Cortison, Hydrocortison	Prednison, Prednisolon	6-Methyl-Prednisolon	16-Methylen-Prednisolon	Dexamethason	Betamethason	Paramethason	Triamcinolon	Fluocortolon
Äquivalentsdosis (mg)	40	10	8	12	2	1,5	4	8	10
Cushing-Schwellendosis (mg)	40	10	8	18	2	2	4	8	15
Halbwertszeit (min)	100	200	188	160	200			300	
Osteoporose	++	++	++	++	+++	+++	++	++	++
Steroidulzera	++	+++	++	+	++	++	++	++	++
Hypophysenhemmung –NNR-Atrophie	++	++	++	++	+++	+++	++	++	++
Natriumretention, Ödembildung	+++	+	(+)	(+)	+	+	+	(+)	(+)
Blutdruckanstieg	++	+	(+)	(+)	++	+	+	(+)	(+)
Kaliumverlust	++	+	(+)	(+)	++	++	+	+	+
Myopathie	++	(+)	(+)	+	++	+	++	+++	(+)
Infektionen	++	++	++	++	++	++	++	++	++
Psychotrope Effekte	++	++	+	+	+++	+++	++	(+)	+
Vollmondgesicht	++	++	+	+	+++	++	++	+++	(+)
Hirsutismus	++	++	(+)	(+)	++	++	+	++	(+)
Purpura, Ekchymosen	++	++	++	+	+++	+++	++	+++	++
Striae	+	+	–	–	+	+	+	++	–
Akne	++	++	+	+	+	+	++	++	+
Appetitsteigerung, Gewichtszunahme	++	++	+	++	+++	+++	++	(+)	+

Nebenwirkungen:
+ = geringe
++ = deutliche
+++ = starke
– = keine
(+) = äußerst seltene

hochdosiert = > 10 mg Prednisolonäquivalent
Langzeitbehandlung = > 3 Monate

Glukosurie

(allgemein s. Band I Diagnostische Bewertung von Laborbefunden)
S. 194

Glukosurie, renale

s. unter renale Glukosurie S. 636

Goldvergiftung
(antirheumatische Behandlung mit Goldsalzen)

Leitsymptome:
Metallischer Geschmack, Exanthem, Pruritis, Geschwüre.

Labor:
GOT ↗,
GPT ↗,
Leuko ↓ (Neutrophile ↓) im *Differential. BB.*,
Ery ↓ (Aplastische Anämie).

Gonarthrose

Leitsymptome:
Knieumfang häufig vergrößert,
Flexion schmerzhaft.

Diagnose:
Röntgenologisch und klinisch.

Labor:
Uncharakteristisch,
Entzündungsteste evtl. leicht positiv,
evtl. *Agglutinationsreaktion auf Gonorrhoe* bei Verdacht oder Zweifelsfällen.

Gonorrhoe

Die Gonorrhoe ist eine der verbreitesten Infektionskrankheiten. Die Erregerarten sind im Zunehmen begriffen, ebenso wie die antibiotische Empfindlichkeit ständig abnimmt.
Nicht selten verschleiert eine Eigentherapie der Patienten das Krankheitsbild und erschwert die Diagnostik.
Vor allem die Frauen stellen mit einer hohen Zahl an stummen und atypischen Verlaufsformen ein hohes Infektions-Reservoir dar. Deshalb sollten alle unklaren und auch leichteren Kolpitiden kulturell auf GO untersucht werden.
Auch Fälle von Endometritis, Salpingitis und Adnexitis sollten auf GO untersucht werden, wenn die Entstehungsursache nicht anderweitig geklärt ist.

Leitsymptome:

♂ Anamnestische Angabe von verdächtigem Geschlechtsverkehr, meist 3 Tage vor Auftreten der Symptome (auch bis zu 14 Tagen Abstand möglich). Meist erstmals morgens nach dem Erwachen auffälliger gelblicher Ausfluß, Brennen bei der Miktion. In 10–20 % der Fälle jedoch asymptomatischer Verlauf, so daß unbehandelt im Gefolge Prostatitis und Epididymitis auftreten können.

♀ Kurzzeitiger Ausfluß, Stechen und Brennen bei der Miktion möglich. In bis zu 90 % der Fälle besteht jedoch ein symptomatischer Verlauf mit sekundärer Ausbreitung, Endometritis, Salpingitis, Adnexitis, ja sogar Peritonitis und Sepsis kommen vor. Letztere geht mit Fieber, evtl. hämorrhagischen, vesikulo-pustulösen Eruptionen einher.

Labor:

Bakteriologischer Erregernachweis aus dem Ausstrich, Diplokokken nachweisbar, vorwiegend intrazellulär gelegen. Ausstrich angefertigt von Ausfluß, Eiter, Urethralabstrich mit Platinöse, Rachenabstrich!
Auch in der frischen genorrhoischen Urethritis des Mannes können bei der Methylenfärbung oder der Gramfärbung bis zu 10 % falsch-negative Befunde erhoben werden. Am sichersten ist daher insbesondere bei Frauen der Nachweis von Neisseria gonorrhoeae mit Kultur auf Spezialnährboden. Diese ist immer anzufertigen, wenn bei entsprechendem Verdacht der Ausstrich aus Urethra, evtl. Rektum beim Mann bzw. der Abstrich von Urethra und Zervix und evtl. Rektum bei der Frau keinen sicheren Befund ergab. Beim Mann kann

auch Prostataexprimat oder Ejakulat untersucht werden. Bei der Frau ist ein wiederholter Zervixabstrich nach Menstruation günstig.

Bei allen zweifelhaften Ausstrichen empfiehlt sich die Kultur im Thayer-Martin-Medium bei 37° C in CO_2-Milieu. Besteht im eigenen Labor keine Möglichkeit zur Untersuchung, so sollte der Transport zum Speziallabor möglichst rasch mit Transportmedium (Stuart) erfolgen.

Bei der Kultur unterscheidet sich die Neisseria gonorrhoeae von anderen Neisserien durch unterschiedliche Zuckerspaltung (Glukose +, Maltose ∅, Saccharose ∅).

Nur in Speziallabors besteht bei ungeklärten Fällen und weiterhin vorliegendem Verdacht die Möglichkeit der *Diagnostik mit Immunoflouresenz*. (Markierung mit fluoreszinierenden spezifischen Antikörperserum).

Serologische Methoden: Agglutinationsreaktion und Komplement-Bindungs-Reaktion (haben noch keinen festen Platz in der klinischen Diagnostik finden können, zumal falsch-positive und falsch-negative Reaktionen vorkommen). Bei unklaren Befunden werden sie zusätzlich angewendet.

Good Pasture-Syndrom
(Lungenblutung mit Glomerulonephritis)
s. auch unter PAN S. 581

Virusinfekt? Immunreaktion,
Pneumonie, Hämoptoe, Hämaturie, meist junge Männer betroffen, Prognose infaust.

Labor:
Harnbefund: Eiweiß +, Erythrozyten ++,
Harnstoff ↑, *Hb* ↓, *Ery* ↓.
Hämosiderinbeladene Makrophagen im *Sputum,*
evtl. *Antikörpernachweis* gegen Basalmembranen.

Granuloma gangraenescens
s. Hypertonie unter Wegener-Syndrom S. 378

Grippe

Leitsymptome:

Meist in Epidemien auftretend, typischer Verlauf mit Kopfschmerzen, Gliederschmerzen, evtl. rhino-pharyngeale Erscheinungen, Fieber, oft streifenförmige Rachenrötung.

Abgeschlagenheit, Kollapsneigung	100%
Husten	86%
Schnupfen	61%
Frösteln	54%
Rheumatoid	42%
Kopfschmerzen	42%
Nasenbluten	15%
Schüttelfrost	14%
Fieber über 38° C	84%
Bronchitis	51%
Pharyngitis	45%
Herdpneumonie,	39%
davon bakteriell sekundär infiziert	30%
Tracheitis	28%
Konjunktivitis	22%
Gastroenteritis	14%
EKG-Veränderungen	9%
Adenitis der Halslymphknoten	8%
Tonsillitis	4%
hohe BKS	77%
Leukozytose	44%
Leukozyten im Normbereich	36%
Leukopenie	20%

Labor:

Keine frühzeitigen oder beweisenden Laborbefunde. Die kulturellen Untersuchungen nur für den epidemiologischen Verlauf von Bedeutung, nicht für die Diagnostik des Einzelfalles.

Allgemeine *Entzündungstests* meist diskret positiv, *BKS* ↑→,

Leuko ↑ 44% (hier sind wohl die Fälle mit bakt. Überlagerung mitgezählt), $L \rightarrow 36\%$, $L \downarrow 20\%$, nicht selten *Lympho* ↑.

Positiver *Hirst-Test:* Agglutination von Hühnererythrozyten durch Grippeviren.

> Die Agglutination kann verhindert werden nach Inkubation der Viren mit antikörperhaltigem Serum. Erforderliches Material: ca. 10 ml Blut
> **NB:** Der Test kann auch bei Mumps positiv sein.

Großfollikuläres Lymphoblastom

s. unter Lymphoblastom S. 488

Gynäkologische Blutungsanomalien

Labor:
Die Laboruntersuchungen sind sekundärer und ergänzender Natur. Differentialdiagnostisch stehen Anamnese und Untersuchung mit Spekulumeinstellung, Inspektion der Vulva, Anus, Vagina, gynäkologische Palpation, rektale Untersuchung, Kolposkopie und Untersuchung der Mamma im Vordergrund.

Laborergänzungsprogramm:
Östrogene im Harn und Serum, FSH, LH, Pregnandiol, 17-Ketosteroide, Cortisol, Pregnandiol im Harn, evtl. Progesteron und Testosteron.
Gerinnungsstatus, Hb, Ery, Fe.

Differentialdiagnostik:
Die unerwartete gynäkologische Blutung läßt denken

in	an
Menarche	Trauma, Entzündung, ovarielle Dysfunktion.
Alter der Geschlechtsreife	Fehlgeburt Neoplasma Entzündung hormonelle Störung (ovarielle Dysfunktion).
Klimakterium	Kollumkarzinom Corpuskarzinom, glandulär zystische Hyperplasie, Entzündung

Gynäkologische Blutungsanomalien, Gynäkomastie 317

Postmenopause und
Senium   Kollumkarzinom
                    Corpuskarzinom
                    Trauma
                    Hypertonie
                    Entzündung
                    Schwangerschaft
                    Plazenta praevia

Gynäkologische Tumoren

Leitsymptome:
Unklare Unterleibschmerzen, Resistenzen im Unterleibbereich blutiger oder fleischwasserfarbener Fluor, Blutungen nach der Menopause.

Labor:
Untersuchung auf *Glukose-6-Phosphat-Dehydrogenase-Konzentration* im Vaginalschleim umstritten.
Zytologie,
Papanikolaou-Färbung,
Kolposkopie,
Abstrich,
Gynäkologische Allgemeinuntersuchung,
evtl. Probeexzision oder Konisation.
Allgemeine Tumorzeichen s. unter Carcinoma.   S. 128

Gynäkomastie (Brustvergrößerung)

Allgemeine Symptomatik:

Brustvergrößerung beidseitig: Muskelhypertrophie,
                              Fettvermehrung,
                              Adipositas,
                              hormonale Ursachen.

Brustvergrößerung einseitig: Tumor.

Brustvergrößerung knotig: Verdacht auf maligne Ursache.

Gynäkomastie

Eine Gynäkomastie findet sich bei

1. pubertierenden Jungen ohne pathologische Bedeutung, vorübergehend,
2. Adipositas,
3. Pektoralishypertrophie bei Sportlern,
4. chronischen Leberkrankheiten, v. a. Zirrhose (gestörter Oestrogenabbau) *(GPT ↗, Elphor:* γ-Glob. ↑, *Che* ↓),
5. Thyreotoxikose *(T_3-RIA* ↑, *T_4* ↑),
6. Klinefelter-Syndrom *(Chromosomendiagnose* aus Vaginalsmear),
7. Hodentumoren (Chorionepitheliom) *(HCG, FSH, LH),*
8. Bronchialkarzinom (hormonaktiv) *HCG, 17-KS, Fe),*
9. iatrogenen Ursachen (Oestrogentherapie, Hämodialyse),
10. Chronische lokale Entzündung *(Elphor:* γ-Glob.).

Ergänzungsdiagnostik:
Rö Thorax,
Mammographie.

Haarausfall

Anamnese:
Chron. Druck (Frisur, Hüte, Hauben),
Dicumarol-Präparate, Heparine, Aminopterin, | diffuser, rascher
Thallium, Hg, As, Colchicin, Zytostatika | Haarausfall,
Folsäure und Vitamin A in hohen Dosen,
Radioaktive und Röntgen-Bestrahlung,
Kurzwelle, Falsche Haarkosmetika und schlechte Kaltwelle.

Beim Dermatologen Dermatosen ausschließen lassen!

Labor:
a) Umschriebener Haarausfall (wie gerupft):
TPHA, evtl. *FTA (WAR* + **NR** nur, wenn TPHA +).
b) Diffuser Haarausfall:
Ca (↓), Mg (↓), Fe (↓),
T_3, T_4, BZ evtl. *Glukosebelastung*,
K, Na.

NB: Neurologische Erkrankungen wie Migräne, Enzephalitis und Polyneuritis können ebenfalls Haarausfall auslösen.

(↓) = erniedrigte Werte können Haarausfall auslösen.

Haarwuchs, vermehrter bei Frauen
s. unter Hirsutismus   S. 364–

Hämatemesis
s. auch unter Erbrechen   S. 225–

Möglichst vor Diagnostikbeginn ausschließen:
Simulation, Hysterie, Erbrechen von roten Speisen wie rote Beete, Blutwurst, Schokolade, Kaffee usw.
Hämoptoe, im Zweifelsfall frühzeitig *Röntgen-Thorax*.

Lokalisation grob differenzieren:
Hellrotes Blut meist aus Nasen-, Pharynx- und Trachealbereich.
Dunkelrotes Blut neben Nasen-, Phyrynx- und Pulmonalbereich auch aus Ösophagus und bei Anazidität aus Magen.
Schwarzes (kaffeesatzartiges) Blut aus Magen.

NB: Auch verschlucktes Blut wird im Magen schwarz!

320 Hämatemesis, Hämatome

Untersuchungsprogramm:
Hb,
Ery,
Leuko,
Hämatokrit,
Blutgruppe (wenn nicht bekannt),
bei größerer Blutung in Klinik sofort *Kreuzprobe* mit Blutkonserve durchführen,
Elektrophorese (gamma ↑↑ verdächtig auf Ösophagusvarizen),
Cholinesterase (↓ verdächtig auf Ösophagusvarizen),
SGPT,
(SGOT),
Alkal. Phos.,
Bilirubin,
Evtl. *Gerinnungsstatus,*
Evtl. *TPHA, WaR und NR,*
Erbrochenes untersuchen auf Zusammensetzung, vor allem auch *Bakterien* (Tbc, Spirochäten),
Frühzeitig *Rö Ösophagus-Magen,* sofern nicht Verdacht auf Perforationsgefahr besteht,
Evtl. *Ösophagoskopie/Gastroskopie.*

Differentialdiagnostik   s. S. 229

Hämatome

1. **Begleitbefunde** bei stärkeren Hämatombildungen:
   Aldehydprobe verstärkt,
   evtl. Bili ↗.

2. **Bei chronisch rezidivierend spontanen Hämatombildungen untersuchen:**
   a) Rumpel-Leede.
   b) *Thrombozytenzahl,*
   evtl. *Retraktionszeit,,*
   Blutungszeit,
   evtl. *Gerinnungszeit,*
   Quick-Test,
   PTT (= Partielle Thromboplastinzeit),
   evtl. *Fibrinogenbestimmung,*
   evtl. *Thrombelastogramm.*

NB: Ca-Bestimmung ist bei Hämatombildungen und Blutungsneigung wenig sinnvoll, da vor Auftreten einer Störung im Gerinnungssystem bereits erhebliche andere klinische Erscheinungen auftreten (Tetanie, *EKG-Veränderungen).*

Blutungen und Hämatome bei Vitamin-C-Mangel und Rutin-Mangel sind besser und billiger mit Probetherapie zu erfassen.

Hämaturie

Anamnese zur raschen Ursachenfindung hier besonders wichtig:
Koliken (Stein, Tumor, aber auch Entzündung!),
Zeichen eines Blutungsübels (Dicumarol?),
Vergiftungen?,
Fieber?,
Zeichen einer Infektionskrankheit?.
Bei Frauen ist eine Pseudohämaturie gynäkologischen Ursprungs bzw. Menstruationsblutung auszuschließen.

Untersuchungsprogramm:

i.v. Pyelogramm, besser *Infusionspyelogramm,* vor allem bei Makrohämaturie oder rezidivierender Mikrohämaturie, nicht bei frischer Zystitis, da oft unnötig. Im Zweifelsfalle bei leichten Fällen das weniger belastende *Isotopennephrogramm* vorziehen, vor allem bei Verdacht auf Seitenbetonung, womit einer generalisierte Ursache ausgeschlossen werden kann.

Bakteriologische Harnuntersuchung, wiederholt auch auf Tbc, auch wenn bei Nieren-Tbc der Harnbefund oft negativ ist.

Häufige *Sedimentkontrollen* sind bei kurzfristigen oder schwachen Hämaturien (anfangs zweimal wöchentlich!) angezeigt.

Entzündungserie (BKS, weißes Blutbild, CRP, evtl. Elektrophorese),

Fe (bei Verdacht auf Tumor oder chronische Entzündung),

Gerinnungsstatus (bei Verdacht auf Blutungsübel),

Ganzes Blutbild (vor allem bei chronischer Mikrohämaturie),

Nierenszintigramm (vor allem bei Verdacht auf Parenchymausfälle, z.B. bei Tumor, Embolie),

Saure und *Prostata-Phosphatase* (vor allem bei Verdacht auf Prostatakarzinom),

Zystoskopie (bei Verdacht auf blasenbedingte Ursache),

TPHA, evtl.

WaR und *Nebenreaktionen* bei ungeklärter Ursache,
evtl. auf Echinococcus untersuchen S. 211

In Ägypten oder nach Aufenthalten dort auf Bilharziose untersuchen
s. S. 105
In Indien oder nach Aufenthalten dort auf Filariose untersuchen
s. S. 277

Differentialdiagnostik der Hämaturie
s. Band I Diagnostische Bewertung von Laborbefunden S. 219–222

Hämochromatose

Leitsymptome:
Hepatomegalie, Hautpigmentierungen:
1. schiefergrau: Eisen,
2. braun: Melanin,
evtl. Herzinsuffizienz,
Diabetes (mit Komplikationen).

Labor:
Fe ↑,
EBK total ↑,
EBK frei ↓,
Desferaltest pathologisch
(im Desferaltest deutet eine Ausscheidung über 4 mg/6 h im Harn auf eine idiopathische Haemochromatose hin. Genauere Differentialdiagnostik s. Band I, Diagnostische Bewertung von Laborbefunden, s. S. 125),
BZ ↑.

Diagnostisch beweisend:
Biopsie von Leber und Haut.

Unspezifische Begleitbefunde:
BKS ↑,
Elphor: Gamma-Glob. ↑ (Alb. ↓, alpha-$_1$ ↓),
Cu ↑,
17 KS – ↓,
Ubg +/++,
Diff. BB: Siderozyten vermehrt (– 30–70 ‰).

Hämoglobinopathie

s. unter hämolytische Anämie S. 324–

Hämoglobinurie, paroxysmale nächtliche

Leitsymptome:
Schwächegefühl, allgemeiner Leistungsabbau, Subikterus, häufig abdominelle Schmerzen mit ähnlicher Symptomatik wie bei Appendizitis, Cholelithiasis oder Ileus. Dunkler Nachturin, heller Tagesurin, häufig Thrombophlebitis, Splenomegalie.

Laborbefunde:
Ery ↓,
Retikulozyten ↑↑,
Leukozyten ↓↗ (Leukozytose nur bei Infekten),
Lymphozyten ↑ (relativ),
stark verkürzte *Erythrozyten-Überlebenszeit* der mit ^{51}Cr markierten Erythrozyten,
Bilirubin ↗,
Harn: Ubg +/+,
Wärmeresistenztest + (steril entnommenes Venenblut wird bei 37° C 6–12 Std. aufbewahrt. Das abzentrifugierte Serum ist dann hämolytisch.
Beim *Serumsäuretest,* der pathognomonisch für die paroxysmale nächtliche Hämoglobinurie sein soll, wird bereits nach 16 Min. eine deutliche Hämolyse festgestellt. Dabei wird nach Inkubation der Erythrozyten im kompatiblen Serum bei einer Temperatur von 37° C und einem pH von 6,5–7 die Hämolyse erzielt.

Hämolytische Anämien-Differentialdiagnostik

	Hb und Ery	Erythrozyten-resistenz	Blutausstrich	Ergänzungs-diagnostik	Milzver-größerung	Bemerkungen
Hereditäre Sphärozytose	↙	→	zahlreiche Sphärozyten	*Autohämolyse-Test* +, *Lienale Hämolyse* +, *Pruritus* +	(+)	1 Elternteil krank, da dominant vererbt, oft Cholelithiasis, evtl. Turmschädel.
Elliptozytose	↗		> 10% Elliptozyten	Lienale Hämolyse ∅ – +		Meist keine Krankheitserscheinungen, dominant vererbt.
Akanthozytose	↗		stechapfelförmige Erythrozyten	*Autohämolyse-Test* +		Stearrhoe, neurologische Symptome, Retina-Anomalien.
Thalassaemia major	→ Leuko ↗	←	Anisozytose, Hypochromie, Targetzellen		++ und Leberver-größerung	Beide Eltern krank (Homozygotie), vererbbar, meist Abkömmlinge von Mittelmeervölkern, im frühen Kindesalter beginnend. Haut schmutzig-gelb verfärbt. HbA_3 u. *HbF-Vermehrung*. *Röntgen:* Bürstenschädel. Letaler Verlauf.
Thalassaemia minor	Hb ↗ Ery ↙	←	Immer Anisozytose mit Hypochromie, oft Targetzellen		∅ – (+)	Heterozygotie (ein Elternteil).

Hämolytische Anämien-Differentialdiagnostik

	Hb und Ery	Erythrozyten-resistenz	Blutausstrich	Ergänzungsdiagnostik	Milzvergrößerung	Bemerkungen
Thalassaemia minima	↗ Hb/E →	↑	Elliptozyten, Targetzellen, gering Poikilozytose, Hyperchromie		+	Wachstumsstörungen, erhebliche Gesichts- und Schädelveränderungen.
F-Thalassämie	↑					Fast ausschließlich *HbF* nachweisbar. Bei Negern und im fernen Osten. **NB:** Es gibt noch weitere Sonderformen von Thalassämien.
Hämoglobinopathien, z. B. Sichelzellanämie	→ Hb/E →		Anisozytose, Poikilozytose, auch Mikrozyten und Makrozyten, Sichelung unter Sauerstoffabschluß (Deckglas auf Blutstropfen, mit Wachs abdichten) (0,5–25% der Zellen). Sichelung auch im Oxalat oder Heparinblut möglich.	*Blutfarbstoffanalyse* angezeigt a) Hämoglobinelektrophorese, b) Chromotographie	+ und Lebervergrößerung	Symptomatik und Störung der körperlichen Entwicklung nur bei Homozygotie.

	Hb und Ery	Erythrozytenresistenz	Blutausstrich	Ergänzungsdiagnostik	Milzvergrößerung	Bemerkungen
Erythrozyten-Enzymopathien (infolge Enzymdefekt werden die Ery schon gegenüber sonst harmlosen chemischen Einwirkungen empfindlich	↗	↳	Keine Sphärozyten, Heinz-Innen-Körper	Gruppensuchtest ist der *Glutathionstabilitätstest*	∅ − (+)	Leitsymptome: schwere Hämolysen nach Medikamenten, Fava-Bohnen etc.
Paroxysmale nächtliche Hämoglobinurie s. auch S. 323	↗ Leuko ↳ Thrombo ↳	→ (v. a. beim Serum-Säure-Test)	Anisozytose, Makrozytose	Hyposiderinämie, konstante Haemosiderinurie, *Retikulozyten* 100–200 ‰, *Bilirubin* ↳, *Wärmeresistenztest* +	+	Leitsymptom: nachts dunkler, rotbrauner Urin, in der Wachperiode heller Urin. Häufig Thrombophlebitis, Bauchsensationen bis Vortäuschung eines akuten Abdomens möglich.
Infektiös hämolytische Anämien, z. B. bei Malaria, Gasbrand, Oroya-Fieber, Kala-Azar, Virus- u. Kokkeninfektionen	↗				anfangs ∅ später + ++ z. B. bei Kala Azar	je nach Grundkrankheit

	Hb und Ery	Erythrozyten-resistenz	Blutausstrich	Ergänzungs-	Milzver-	Bemerkungen
Autoimmunhämolytische Anämie	↓↓ in 3. Krankheitswoche bei Mykoplasma-Infektion			*Mykoplasma-KBR* und hoher *Kälteagglutinationstiter*, Fe ↑, *Bili* ↑, *Hb* im Serum +, *Ubg* +/+		Pneumonie, Fieber, Kopf- u. Gliederschmerzen, *Rö* +
Chemisch-hämolytische Anämien s. S. 196 Band I, Diagnost. Bewertung von Laborbefunden	↳	↳			∅	
Physikalisch bedingte hämolytische Anämien	↑	↑			∅	Anamnese! künstliche Herzklappen, Verbrennungen, Marsch-Hämoglobinurie
Erworbene hämolytische Anämien durch Isoantikörper					∅	Anamnese! Zustand nach Bluttransfusion oder Neugeborenes
Zieve-Syndrom	↳			*Bili* ↑, *Chol* ↑	∅ − (+)	Bei Alkoholikern

328 Hämolytische Anämien-Differentialdiagnostik

	Hb und Ery	Erythrozyten-resistenz	Blutausstrich	Ergänzungs-diagnostik	Milzver-größerung	Bemerkungen
Paraoxysmale Kältehämoglobinurie	↳			Hb im Urin und Hb im Serum nachweisbar, Kältehämolysinnachweis, Kältehämolysin, Donath Landsteiner, IGG ↑,	(+)	Treten nach lokaler oder allgemeiner Abkühlung des Pat. auf. Temperaturoptimum der lysierenden Antikörper bei 15–20° C.
a) akute, passagere Kältehämoglobinurie	bei und nach dem Anfall →				(+)	WAR evtl. + bei TPHA ∅, Bili ↳, Leuko ↳, Reti ↑, Hb im Harn +, direkter Coombstest +. Anfallsweiser Verlauf mit Fieber, dunklem Harn, Tachykardie, Dyspnoe.
b) chronische syphillitische Kältehämoglobinurie	↘		Lympho relativ ↑, Erythrophagozytose		∅ – +	Fieber, Schüttelfrost, Leuko ↓ im Beginn, dann Leuko ↑, TPHA +, Nelson +, Donath-Landsteiner-Test +.
c) chronische nichtsyphileitische Kältehämoglobinurie	↘				∅ – +	wie oben, aber TPHA ∅, Nelson-Test ∅

Hämolytische Anämien-Differentialdiagnostik

	Hb und Ery	Erythrozytenresistenz	Blutausstrich	Ergänzungsdiagnostik	Milzvergrößerung	Bemerkungen
Kälteagglutinin-Krankheit	↙				∅ – (+)	*Agglutinierende Antikörper,* opt. Temp. 30–32° C, Bili ↙, Ubg +/+, Hb im Urin + im hämolytischen Schub, *IgM* ↑. Oft bei Blutbildanfertigung erster Hinweis infolge Autoagglutination. Näheres s. S. 403
Hämolytische Anämie durch Wärmeantikörper a) akut	↙ – ↓↓		*Lympho* ↙, Anisozytose, Mikrozytose, *Leuko* ↑↕, v. a. in akuter Phase ↑↑, *Reti* ↑-↑↑		(+)	*Nichtagglutinierende Antikörper,* selten lysierend, *Haptoglobin* ↓↓, *indir. Bili* ↑, Fe ↑, LDH ↑, *Coombs-Test* +, WAR oft +, *TPHA* ∅! *IgG* ↑, Temperaturoptimum 37° C. Klinisch Fieber, Blässe, Ikterus, Oligurie, Ödeme.
b) chronisch	→				(+)	wie oben, mehr schleichender Verlauf, akute Schübe kommen vor.

Hämophilie

s. unter Blutungsneigung S. 115

Differentialdiagnostik bei hämorrhagischen Diathesen

Test	Ergebnis pathologisch, Hinweis auf	Ergebnis normal
Rumpel-Leede-Test	gestörte Kapillarfunktion	kein Hinweis auf gestörte Kapillarfunktion
Tourniquet-Test	Petechien: Vermehrte Kapillarfragilität Hämatome: Plasmatische Gerinnungsstörung Petechien und Hämatome: Thrombozytenfunktionsstörung	
Blutungszeit primär verlängert, sekundär normal	Störung des Extrinsic-Systems z.B. Faktor V oder VII oder X-Mangel	
primär und sekundär verlängert	Störung des Extrinsic- u. Intrinsic-Systems z.B. Faktor II, V, VIII, VIII, IX, X, XI oder XII	
sekundär verlängert, primär normal	Störung des Intrinsic-Systems z.B. Faktor VIII, IX, XI oder XII	
Gerinnungszeit	Störung des Intrinsic-Systems Thrombozytopenie oder -pathie	
Thrombozyten	vermindert: Thrombopenie (Blutung nicht unter 50 000/mm³)	Thrombasthenie möglich
PAT (Plättchenaggregations-Test)	verkürzt: Hyperkoagulabilität, erhöhtes Infarkt-, Thrombose- und Embolierisiko	verlängert: Thrombopathie Thrombasthenie
Quick-Test	Faktor I, II, V, VII, X-Störung	
Quick-Test mit Simplastin A	Faktor II, VII oder X-Mangel	
PTT (Partielle Thromboplastin-Zeit)	Störung bei Faktor I, II, V, VII, VIII, IX, X oder XI	Keine Störung bei Faktor I, II, V, VII, VIII, IX, X oder XI

Hämorrhagische Diathesen, orientierende Differentialdiagnostik

	Blutungszeit	Gerinnungszeit	Retraktionszeit	Thrombozyten	Quick (Thromboplastinzeitbestimmung)	PTT	Thrombelastogramm r	Thrombelastogramm k	Thrombelastogramm m_a	Ergänzungsbefunde	Bemerkungen
Thrombozytopenien	↓	↑	↓	↓	—	—	↑	↑	↓	Rumpel-Leede-Test positiv, Prothrombinkonsumptionstest +, Heparintoleranzzeit ↑	1. Petechiale Blutungen u. Purpura möglich, 2. Sugillationen, 3. Spontanhämatom *Sternalmarkausstrich!*
Thrombozytopathien	↓	↑	↓	↓↑	—	—	(↑)	↑	↓	Rumpel-Leede +	v. a. Suffusionen u. Sugillationen, seltener Petechien.
Vasopathien	(↑)	↑	↑	↑	↑	↑	↑	↑	↑	Rumpel-Leede evtl. +	Meist keine Labordiagnostik möglich. Auf Teleangiektasien achten.
Hämophilie A	↑	↓	↑	↑	↑	↓	↓	↓	(↑)↓	Faktor VIII ↓	
Hämophilie B	↑	↓	↑	↑	↑	↓	↓	↓	(↓)	Faktor IX ↓	

Hämorrhagische Diathesen

	Blutungszeit	Gerinnungszeit	Retraktionszeit	Thrombozyten	Quick (Thromboplastinzeitbestimmung)	PTT	Thrombelastogramm			Ergänzungsbefunde	Bemerkungen
							r	k	ma		
Angiohämophilie A	←	←	↑	↑	↑	←	←	←	→	Faktor VIII →	
Angiohämophilie B	←	←	↑	↑	↑	←	←	←	→	Faktor IX →	
Hypoprothrombinämie	↑	←	↑	↑	←	←	←	←	↑	Faktor IX →	
Hyperkoagulopathie	↑	→	↑	(↓)	↑	→	↑→	→	←	*Thrombinzeit* (↓) Faktor VIII ↱	Mit Thrombelastogramm nicht sicher erfaßbar. Sog. Kleiderbügelform verdächtig
Hypokoagulopathie	↑	←	↱	→	←	←	↳	←	→	*Thrombinzeit* ↑	⎰ Verbrauchs- ⎱ koagluopathie
Fibrinolyse	←	←	←	↑	←	←	↑ (−∞*)		→	*Thrombinzeit* ↑	* Bei Afibrinogenämie (und exzessiver Hyperheparinämie.

Hämorrhagische Diathesen

	Blutungszeit	Gerinnungszeit	Retraktionszeit	Thrombozyten	Quick (Thromboplastinzeitbestimmung)	PTT	Thrombelastogramm			Ergänzungsbefunde	Bemerkungen
							r	k	m_a		
Hemmkörper-hämophilie	↑	→	↑	↑	∫	∫	↵	←	↔		∼ Unterschiedlich je nach dem, in welchem Testsystem die Hemmkörper wirksam sind.

↑ = normal
↕ = erhöht oder verlängert
← → = vermindert oder verkürzt
↵ = normal bis erhöht oder verlängert
⤴ = normal, ganz selten leicht erhöht
(↑) = normal, evtl. auch vermindert
↔ = erhöht bis erniedrigt

Hämospermie

Differentialdiagnostisch sind zu unterscheiden

Haemospermia spuria
Makroskopisch finden sich einzelne hellrote Blutfäden („Blutfahnen") im Sperma beigemengt.

Mikroskopisch zeigen sich im Ejakulat frische Erythrozyten. Die Spermanalyse ergibt keinen Hinweis auf Schädigung der Spermiogenese.

Haemospermia vera
Makroskopisch zeigt sich das Ejakulat gleichmäßig rot oder rostbraun, homogen verfärbt.

Mikroskopisch finden sich reichlich Epithelien, ausgelaugte Erythrozyten, gelegentlich Rundzellen, sowie in wechselndem Maße Leukozyten, Zelldetritus und Bakterien. Meist findet sich eine gestörte Motilität der Samenfäden und Zeichen einer Azoospermie oder Nekrospermie.

Differentialdiagnostik der Haemospermia spuria

Infektiöse Schleimhautalteration der unteren Harnwege:
Urethritis Zystitis colli
Endoskopisch finden sich Hämorrhagien, Extravasate, vor allem im Bereich der Pars prostatica proximal vom Colliculus seminalis am Blasenausgang.

Akute Prostatitis
Bei der rektalen Untersuchung evtl. schmerzhafte Prostata. Endoskopisch kann evtl. eine bullöse Schleimhautschwellung im Sinne eines Ödems im Bereich des Samenhügels gefunden werden.

Trauma mit leichteren Blutungen,

Sehr gehäufte Masturbationen (?),

Sexuelle Exzesse,

Erstejakulat bei überlanger Abstinenz
Hier kann sich in harmloser Weise eine Blutbeimengung beim ersten Mal oder bei den ersten Malen im Sperma finden.

Hämospermie 335

Ergänzungsdiagnostik:
Bestimmung des Fruktosespiegels (normal zwischen 1200 u. 4000 γ/ml),
Papierelektrophoretische Untersuchung des Spermaplasmas,
Serumelektrophoretische Untersuchung,
BKS,
Leuko,
Diff. BB.,
Fe,
saure Phosph.,
Prostata-Phosph.,
Bakterielle Untersuchung des Ejakulats einschließlich *Untersuchung auf Tbc.*

Differentialdiagnostik der Haemospermia vera

Prostataentzündung
Fruktosespiegel unter 1000 γ/ml, evtl. lokaler Druckschmerz der Prostata.

Samenblasenentzündung
Ebenfalls abgesunkener Fruktosespiegel,
evtl. Bakteriennachweis. Leuko ↑.

Postpuberale Leydig-Zellinsuffizienz
Fruktosespiegel unter 1000 γ/ml.

Prostataabszeß
Evtl. *Bakteriennachweis* (Streptokokken, Staphylokokken), bei Palpation evtl. Fluktuation.
Abszeßnachweis mit dem *Ultrasonogramm* (Spezialsonde) möglich,
Leuko ↑.

Tuberkulose
An eine tuberkulöse Vesikulitis ist vor allem dann zu denken, wenn gleichzeitig eine Nebenhodenentzündung vorliegt.

Prostata-Karzinom
Digitale Untersuchung, derbe Knotenbildung,
Saure und Prostata-Phosph. ↑,
Fe ↓ evtl. allgemeine Karzinomteste (s. S. 128) +
Ultrasonographischer Tumornachweis,
Saug- und Stanzbiopsie zur histologischen Untersuchung,

Urethroskopisch findet sich evtl. beim beginnenden Prostata-Karzinom eine Unregelmäßigkeit der Prostataseitenlappen. Colliculus seminalis häufig in den Destruktionsprozeß des Neoplasmas mit einbezogen,
BKS evtl. ↑,
Alpha-2-Glob. evtl. ↑.

Halsschmerzen

1. **Psychogenes Globus Syndrom**
 s. unter Globus-Syndrom S. 304
2. **Angina Formen** s. S. 56
3. **Thyreoiditis** s. S. 766
4. **Sternocleidomastoideus-Schmerz** (Muskelkater nach Sport, Stürzen usw.),
5. **Hals-Nackenschmerzen**
 a) **Muskel-Hartspann,** Myogelosen usw. bei beruflicher Überlastung usw. (Anamnese!),
 b) **andere Muskelerkrankungen,** degen. usw.,
 Labor: *SGOT, CPK, HBDH, BKS, Leuko,*

 c) **HWS-Erkrankungen** (Diagnose: Allgemein und *rö.*
 evtl. Knochenstoffwechsel) s. S. 411

Hand-Schüller-Christian-Syndrom

Mögliche Leitsymptome:
Skelettveränderungen (Landkartenschädel),
Wachstumsstörungen,
Exophthalmus,
Diabetes insipidus,
Fettsucht,
Wachstumsstörungen,
Hepato-Splenomegalie,
Xanthomatöse, papulös-exanthematöse Hautveränderungen,
Zahnfleischblutungen.

Labor:
Cholesterin ↑,
Hb ↓, *Ery* ↓ (in späteren Stadien entwickelt sich eine schwere Leuko-Erythroblasten-Anämie).

Diagnostisch beweisend:
Histologischer Nachweis von schaumigen Histiozyten aus Biopsiematerial von Knochen, Knochenerosionen, evtl. auch Leber, Milz und Lymphknoten.

Harnsäure, erhöhte

Laborprogramm:
> *Ganzes BB* (Leukosen-DD. Polyzythämie usw.),
> *Fe* (evtl. ergänzt durch weitere, auf ein Neoplasma hinweisende Tests),
> *SGOT* (Infarkt),
> *Harnstoff* (Nierenschäden),
> *Harnsediment* (Primäre Hyperoxalurie).
>
> Weitere Differentialdiagnostik s. S. 235– Band I, Diagnostische Bewertung von Laborbefunden.

Harnsperre

s. unter Anurie S. 65

Harnsteine

Vorbemerkung: Alle Faktoren der Harnsteinpathogenese sind noch nicht bekannt. Umsomehr ist es als Kunstfehler zu betrachten, wenn bei entsprechender Anamnese nicht diagnostische Maßnahmen bezüglich bereits bekannter Ursachen ergriffen werden, die geeignet sind, weitere Harnsteinbildungen zu verhindern. Leider muß man sehr häufig bei harnsteinoperierten Patienten feststellen, daß diese weder etwas über das Ergebnis einer evtl. Harnsteinanalyse wissen, noch über weiter prophylaktische Maßnahmen informiert werden.

Untersuchungsprogramm

A bei diagnostizierten Harnsteinen unbekannter Zusammensetzung, bzw. entsprechend begründetem Verdacht:
Harnsediment,
Harn auf Eiweiß, pH, Konzentration (spontan),
Harnstoff,
Harnsäure,
Calcium (nach Möglichkeit *auch im Harn),*
Magnesium (nach Möglichkeit *auch im Harn),*
Phosphat,
Alkal. Phos.,
evtl. Harnkultur.

B **Verdacht auf Harnsteine:**
1. *Harnstatus,* insbesondere Sediment auf Hämaturie und Kristalle untersuchen,

2. *Harn auch chemisch auf Blut,*
3. *Isotopennephrogramm* (ING),
4. *i. v.* bzw. *Infusionspyelogramm* (Infusion ist der Injektion bezüglich Ergebnis und Risiko überlegen).

NB: Das billigere und wesentlich weniger strahlenbelastende *Isotopennephrogramm* (Gonadendosis 1/200 im Vergleich zur röntgenologischen Harnwegsdarstellung) sollte grundsätzlich vorgezogen werden. Das ING in Bauchlage reagiert empfindlicher auf Harnsteine als in der normalerweise üblichen Rückenlage oder in sitzender Stellung. Bei wiederholt normalem Befund von 1. bis 3. ohne sonstigen massiven diagnostischen Hinweis kann auf 4. verzichtet werden.

C **Harnsteine präoperativ:**
   Übliche Operationsvorbereitung   s. S. 619

D **Harnsteine postoperativ**
Harnsteinanalyse des entfernten Steins.
Im späteren Verlauf gezielte Kontrolle der je nach bekannter Steinart infrage kommenden Parameter, also
   bei Harnsäuresteinen: *Harnsäure,*
   bei Calcium-Oxalatsteinen
   und Oxalatphosphat-Mischsteinen: *Magnesium im Serum und Harn,*
   immer *Harn-pH.*

NB: Die Magnesium-Therapie zur Steinprophylaxe ist kontraindiziert bei bestehenden Harnwegsinfekten, alkalischem Milieu und Struvitsteinen wegen der Entstehungsgefahr von Magnesium-Ammonium-Phosphatsteinen. Daher sind regelmäßige Kontrollen des Harn-pH angezeigt.

Häufigkeit der Kontrolle je nach Abweichung zunächst in 1 bis 6monatigem Abstand.

In größerem Abstand sollten sämtliche Parameter entsprechend A untersucht werden (wegen noch unbekannter Risikofaktoren und Neigung zum Wechsel der Steinart).

E **Harnsteine postoperativ, aber Steinart unbekannt:**
   Untersuchungsprogramm entsprechend A.

Harnverfärbungen

s. Band I, Diagnostische Bewertung von Laborbefunden S. 210–

Harnwegserkrankungen
s. unter Nierenerkrankungen S. 548–

Harnwegskarzinom – Nierenkarzinom

Leitsymptome:
Keine typischen.
In der Anamnese häufig Rauchen und Anilinfarbenkontakte vorkommend.

Labor:
Sediment: Häufig Ery + bis +++,
Eiweiß Harn +,
evtl. *Ery* ↑ im peripheren Blut bei manchen Nierentumoren.
Allgemeine Karzinomzeichen, s. unter Carcinoma S. 128

Wichtig:
Rö i.v. Urogramm, evtl. retrogrades Pyelogramm,
Nierenszintigramm (Bei Verd. a. Nierentumoren),
Tomogramm,
CTG (besonders wichtig bei perirenalen Affektionen),
Nierenangiogramm,
Evtl. perirenale Luftfüllung.

Harnwegsverschluß

NB: Leitsymptom Schmerz in entsprechend anatomisch zugeordneten Regionen nur bei akutem Verschluß z. B. durch Stein.

Labor:
Harnstoff ↰,
Kreatinin ↰,
ING zur Beurteilung, ob Notwendigkeit einer weiterführenden Diagnostik (z. B. *Röntgen)* erforderlich ist. Am wertvollsten, da jede Abflußbehinderung mit dem ING sofort festgestellt werden kann.
Bei negativem Befund ist die Belästigung des Patienten, die Strahlenbelastung ($\frac{1}{50} - \frac{1}{200}$) und die Kostensituation mit dem ING viel günstiger als beim Röntgen.

Hashimoto-Struma/Hashimoto-Thyreoiditis

I. Fibrosierende Form

Laborbefunde:
BKS ↑,
Elektrophorese: γ-Glob. ↑-↑↑,
T3 ↓⤴,
T4 ↓⤴,
PBI ↓⤴,
Jodumsatz beim *Radiojod-Test* normal bis zunehmend verlangsamt bei Progression der Krankheit,
Antikörpernachweis gegen Thyreoglobulin +,
Antikörpernachweis gegen kolloidales Antigen.

II. Hyperzelluläre Form
Ähnlich, wie oben bei fibrosierender Form, jedoch Nachweis von *Antikörpern gegen mikrosomales Antigen.*

Der Jodumsatz in der Schilddrüse kann normal oder sogar beschleunigt sein. Suppressionsmöglichkeit mit Hormonjod.

Vor allem die fibrosierende Form entwickelt sich zusehens in Richtung Hypothyreose.

Hautrötungen
s. unter Flush-Syndrom   S. 279

Hautverfärbungen, dunkel:

Bei Fehlen einer Sonnenbräunung untersuchen wie aufgeführt:
s. unter Addison,   S.   5
s. unter Hämochromatose   S. 322

Heiserkeit
s. unter Aphonie   S. 69

Hepatitis, akute

Leitsymptome:
Mattigkeit, allgemein verminderte Leistungsfähigkeit, oft grippeähnliche Symptomatik mit subfebrilen Temperaturen und Kopfschmerzen, Oberbauchsyndrom mit Völlegefühl, Anorexie, Meteorismus, evtl. Übelkeit und Brechreiz. Rheumatoide Symptomatik mit Glieder- und Gelenkschmerzen. Im weiteren Verlauf Auftreten von dunklem Urin und Ikterus, evtl. Pruritus.

Labor:
>   *GPT* ↑↑ (meist 250–700 U/l),
>   *GOT* ↑↑ (meist 100–500 U/l),
>   *GLDH* ↑,
>   γ-*GT* ↑ (meist 100–400 U/l); besonders geeignet zur Verlaufskontrolle, vor Abklingen sehr geeignet, *GPT* und *GOT* können schon im Normbereich liegen, wenn γ-*GT* noch ↑,
>   *Alkal. Phosphatase* →, später ↗,
>   ↑ bei cholostatischem Verlauf, dann auch deutlicher Pruritus infolge vermehrter Gallensäuren im Blut,
>   *Bilirubin* ↑↑ (auf dem Höhepunkt zwischen 5 und 20 mg %),
>   → (bei anikterischem Verlauf),
>   *Direktes Bilirubin* bei cholostatischer Hepatitis erhöht,
>   *Bilirubin im Harn* +,
>   *Aldehydprobe* –/–, v. a. zu Beginn durch Fehlen von Blutabbauprodukten im Darm und dadurch fehlender Sterkobilinogenresorption aus dem Darm; geht etwas dem Hellerwerden des Stuhles voraus,
>   +/+ wenn eine cholostatische Verlaufsform vorliegt,
>   *Fe* ↑,
>   *Elphor:* Alpha-2-Glob. ↑,
>   *Australia-Antigen* + bei Hepatitis B; tritt schon vor Anstieg der Transaminasen auf und wird meist in der 6.–8. Krankheitswoche wieder ∅. Bei Positivbleiben nach der 13. Krankheitswoche womöglich Hinweis auf Übergang in chronische Hepatitis (in ca. 10–20% der Fälle).

Ergänzungsdiagnostik:
EKG bei Verdacht auf Begleitmyokarditis,
Rö-Thorax bei Hinweis auf Viruspneumonie.

Hepatitis, chronische

Leitsymptome:
Oberbauchsyndrom, mit Völlegefühl, Meteorismus, diffuse unbestimmte Bauchbeschwerden, Druckgefühl, Fett- und Alkoholunverträglichkeit, Appetitverminderung, rasche Ermüdbarkeit, Konzentrationsschwäche, evtl. Schlafstörungen.

Man unterscheidet 2 Verlaufsformen:
1. chronisch-persistierende Hepatitis,
2. chronisch-aggressive Hepatitis.

Laborbefunde:

	Chronisch-persistierende Hepatitis	Chronisch-aggressive Hepatitis
Bilirubin	→	↗
γ-*GT*	↗ (1–3fach)	↑ (4–5fach)
GOT	↑ (3fach)	↑
GPT	↑ (3fach)	↑
alkal. Phos.	→	→
LAP	→	→
GLDH	↑ (-2fach)	↑
Elphor		
Gamma-G	↗	↗
Immun-globuline		
IgM	↗	↗
IgA	↗	
IgG	→	↑

Histologie: chronisch-entzündliche, vorwiegend periportale Infiltrationen bei erhaltener Läppchenstruktur, keine Nekrosen. | entzündliche Infiltrationen der periportalen Felder, Übergreifen auf Läppchenstruktur, Bildung intralobulärer Septennekrosen, gestörte Läppchenarchitektur.

Hepatitis, chronische

Die beweisende Differentialdiagnostik zwischen chronisch-aggressiver und chronisch-persistierender Hepatitis kann nur histologisch gestellt werden.

NB: Unter sog. **lupoider Hepatitis** versteht man eine spezielle Verlaufsform der chronisch-aggressiven Hepatitis, die durch einen besonders schweren Verlauf charakterisiert ist.
Es können Fieberschübe und Ikterus vorkommen, häufig sind auch Gelenkbeschwerden.
Meistens sind jüngere Frauen befallen.

Labor:
Gamma-Globuline ↑↑.
Typisch für die lupoide Hepatitis sind die *immunologischen Reaktionen,* wobei auch antinukleäre Antikörper im Blut auftreten können, Antikörper gegen glatte Muskulatur, LE-Zellen, *LE-Test* +, auch der *Rheumafaktor* kann positiv werden.

Hepatitis, lupoide

Leitsymptome:
Erhebliches Krankheitsgefühl, Völlegefühl, Oberbauchsyndrom, Fieberschübe, Ikterus, Gelenkbeschwerden, ♀ mehr als ♂.

Labor:
Stark hinweisend:
Gamma-Globuline ↑↑-↑↑↑,
Nachweis von LE-Zellen, *LE-Test* +,
Rheumatest +,
Antikörper gegen glatte Muskulatur,
IgG ↑↑.

Begleitbefunde:
GOT ↑,
GPT ↑,
GLDH ↑,
γ-*GT* ↑.

s. auch bei chronischer Hepatitis S. 342

Hepatomegalie (Lebervergrößerung)

Untersuchungsprogramm:
SGPT,
Gamma-GT,
Alkal. Phosph.,
Elektrophorese,
Bilirubin (wenn ein Ikterus oder Sklerenikterus besteht),
Leuko,
Diff. BB.,
Fe (v. a. bei Gewichtsabnahme, kachektischem Aussehen).

Ergänzungsdiagnostik:
Zur Beurteilung der Lebergröße und evtl. intrahepatischer Veränderungen eignen sich folgende Untersuchungsverfahren:

Sonographie	Geeignet vor allem zur Beurteilung des Leberrandes und intrahepatischer Strukturveränderungen.
Leberszintigramm	Geeignet vor allem zur Beurteilung der Lebergröße und intrahepatischer Veränderungen, vor allem Metastasen, Abszessen usw. über 1–1,5 cm Durchmesser.
Röntgenuntersuchung	Bei Kontrastmittelgabe zur Cholezystographie, insbesondere bei Infusion, stellt sich das Lebergewebe dichter dar, so daß der Leberrand genau festgestellt werden kann. Für Veränderungen intrahepatischer Strukturen nicht geeignet. Darstellung großer Gallenwege.
Computertomogramm	Geeignet zur Beurteilung intrahepatischer Strukturveränderungen.

Differentialdiagnostik der Hepatomegalie

Leberschwellung mit Entzündungszeichen:
Fieber (F), Leukozytose und/oder BKS-Beschleunigung.

Hepatitis epidemica	*SGPT* ↑↑, *Bili* ↑, *Australia-Antigen?* *Alkal. Phosph.* ⊿ (am Anfang).
Subakut-nekrotisierende Hepatitis	wie oben, jedoch starke Progression, *SGPT* ↑↑↑, *GLDH* ↑↑.

Hepatomegalie

Chron. persistierende Hepatitis	Diff.-Diagn. (M)*	S. 342
Chron. aggressive Hepatitis	Diff.-Diagn. M*	S. 342

Mononucleosis infectiosa
: *Bili ⊿, M, Mononukleose-Test +, Leuko ↑, Diff-BB:* Mononukleäre ↑.

Leptospirosen
: *Bili ↑, Leuko ↑*, in der ersten Woche *Nachweis von Leptospiren* im Blut und Harn (2.–3. Woche), *Agglutinationslysis-Reaktion* ab 10. Tag + (wenn Titer > als 1:400), *KBR* + ab einem Titer von 1:10, *WAR* evtl. unspezifisch +, *TPHA ∅, Harnstoff ↑, Harn:* Eiweiß +, Sediment Ery +.

Malaria chronica
: *Bili ⊿, M, Plasmodiennachweis* im Ausstrich, evtl. Plasmodiennachweis im Leberpunktat. Intermittierendes Fieber.

Gelbfieber
: Verdacht bei Afrika- od. Südamerika-Reisen. *Bili ↑, Stuhl auf Blut +, Leuko ↓-↑, KBR auf Gelbfieber +, Harnstoff ↑, Kreatinin ↑, Harn:* Eiweiß +.
Evtl. *Antikörpernachweis* im Mäuseschutz-Test.

Bilharziose
: M, *Diff.-BB:* Eosinophilie, *Leuko ↓, Einachweis im Stuhl oder Harn. Harnsediment:* Erythrozyten. *Leberbiopsie! KBR auf Bilharziose +, Präzipitations-Reaktion +, Hauttest auf Bilharziose +.*

Kala-Azar
: M++☺ dunkle Hautpigmentierung bis braunschwärzlich, evtl. hämorrhagische Diathese, *Ery ↓, Leuko ↓, KBR auf Leishmaniosis +, Leishmania-Haut-Test +, Gamma-Glob. ↑, Erregernachweis* im Punktat von Leber oder Sternum.

---

* (M) = evtl. Milzschwellung
* M = Milzvergrößerung
☺ M++ = sehr starke Milzvergrößerung

346 Hepatomegalie

Morbus Bang	F+, klares Sensorium, evtl. Lymphome. *BB:* Lympho ↑, Mono ↑, Leuko ↓, *Blutkultur* (Liquoidvenüle) zum Erregernachweis, evtl. Sternal- oder Lymphknotenpunktat. *Agglutinationstiter* +, bei Werten von mehr als 1:100 *KBR auf Bang* +, *Coombs- oder Haut-Test* evtl. +.
Febris recurrens	F, *Bili* ⊿, *BB:* Leuko ↑, Lympho rel. ↓, *Ery* ↓, intermittierendes Fieber.
Endocarditis lenta	(s. S. 218)

Weniger bedeutend ist die Leberschwellung als Leitsymptom bei:
Scharlach,
Sepsis,
Salmonellose,
Pneumonie,
anderen fieberhaften Erkrankungen, vor allem bei längerem Verlauf.

Weiterhin findet sich eine Leberschwellung bei:
Polyarthritis rheumatica acuta,
Lues,
Tuberkulose in den länger verlaufenden Fällen.

Nicht entzündliche Lebererkrankungen (Fehlen wesentlicher Entzündungszeichen oder Fehlen von Fieber):

Fettleber	Eine Leberschwellung ohne Transaminasenerhöhung, evtl. mit leichter *Erhöhung der Gamma-GT* und *Erhöhung der Cholinesterase* ist immer verdächtig auf toxische, meist durch Aethylismus bedingte Fettleber.
Leberzirrhose	Leberschwellung, vor allem in Frühstadien. *Bili* ⊿, *Gamma-Glob.* ↑, *ChE* ↓.
Biliäre Zirrhose	*Bili* ↥, **M**.*

Lebererkrankungen bei Stoffwechselstörungen und Speicherkrankheiten

	Sekundäre Glykogenose beim kindlichen Diabetes mell., *Chol* ↑, Stammadipositas, **M**.
Oxiphenisatin-Hepatitis	*Bili* ↗ , **M**.

+ F = Fieber   * M = Milzschwellung

Hepatomegalie 347

Galaktosämie	S. 285
v. Gierke-Syndrom	Hepatorenale Form der Glykogenspeicherkrankheit. *NBZ* ↓, *Azeton* +, *Glukosebelastung* path., (**M**). S. 519
Fruktoseintoleranz	
Gaucher-Syndrom	Lipidose, *Ery* ↓, *HbE* ↓, *Leuko* ↓, *Thrombo* ↓, evtl. hämorrhagische Diathese (Nasenbluten), **M**. S. 518
Niemann-Pick-Syndrom	Phosphatidspeicherkrankheit, *Leberpunktat:* Große granulierte, vakuolisierte Schaumzellen.
Mukoviszidose	*Bili* ↗, *alkal. Phosph.* ↑, *Alpha-Amylase* oft ↑, chron. Bronchitis,
Wilson-Syndrom	Linsenkerndegeneration und Leberzirrhose, dunkelgraue bis braune Hautpigmentierung, Kayser-Fleischer'scher Kornealring, (**M**), *Bili* ⊿, *BZ* (↓), *Harn:* Aminosäureausscheidung, vermehrte Kupferausscheidung.
Hämochromatose	*Bili* ↗ , M,
Vaquez-Osler-Syndrom	Verbreiterte *Prince-Jones-Kurve, Ery* ↑, *Leuko* ↑, *Thrombo* ↰, *Diff-BB:* Poikilozytose, Anisozytose, *Blutvolumen* ↑, M, *Bili* ⊿, Gerötete Augenlider, tiefrote Schleimhäute, Blutungsneigung u. Thrombosebereitschaft, Embolieneigung.
Amyloidose	**M**, *Bili* ⊿.
Leukämie	**M**++.
Plasmozytom	
Osteomyelosklerose	**M**++., *Bili* ⊿.
Generalisierte Mastozytose	**M**.

Hepatomegalie bei umschriebenen Prozessen der Leber

Lebermetastasen	*Alkal. Phosph.* ↑, *Bili* ↰, *Fe* ↘, *Leberszintigramm, Sonogramm, CTG.*
Gallengangskarzinom	*Alkal. Phosph.* ↑, *Bili* ↰, *Fe* ↘, *Leberszintigramm, Sonogramm, Cholangiographie, CTG.*

Primäres Leber- zellkarzinom	*Alkal. Phosph.* ↑, *Bili* ↰, *Fe* ↱, *Alpha-Fetoprotein* ↑, *Leberszintigramm, Sonogramm, CTG.*
Leberabszeß	*Leuko* ↑, *BKS* ↑, *Nachweisversuch einer Amöbiasis,* *Leberszintigramm, Sonogramm, CTG.*
Echinokokkus	*Szintigramm, Sonogramm, CTG.* Diagnostik S. 211
Zystenleber	*Sonogramm, CTG.*
Lymphogranulom	**M**.

Hepatomegalie durch Stauung:

Kardial
Rechtsherzinsuffizienz,
Pericarditis constrictiva **M**, S. 594

Budd-Chiari-Syndrom (M), chron. Verschluß von Lebervenen, Übelkeit, Erbrechen, evtl. Hämatemesis, Oberbauchschmerzen, schleichend zunehmende Entwicklung,
BZ ↱, *Chol.* ↓, *Cholesterinester* ↓, evtl. *Hb* ↑, *Ery* ↑, *Leuko* ↑, *Thrombo* ↑, *PAT* verkürzt.

Stauung der Gallen- *Bili* ↑↑.
wege

Vortäuschung einer Leberschwellung:

Tumoren,
Zwerchfelltiefstand z. B. bei Lungenemphysem,
Subphrenischer Abszeß *Leuko* ↰, *BKS* ↰, vergleichende Untersuchung von *Röntgenabdomenübersicht* im Stehen (hohe Einstellung) m. *Leberszintigramm, CTG.*

Herdinfekt, chronischer

Keine typischen Laborbefunde. Es können serologische Entzündungszeichen völlig fehlen oder nur schwach ausgeprägt vorhanden sein; selbst wenn leichte Fieberschübe vorliegen.

Mögliche Laborbefunde:

BKS ↰, *CRP* +, *Elphor:* Alpha$_2$-Globuline ◿, Gamma-Globuline ◿, *Diff. BB:* Evtl. Lymphozytose.

Häufigste Herdinfekte:

Zahnherde:	*Zahnstatus.*
NNH:	*Röntgen* Nasennebenhöhlen.
Chron. Tonsillitis:	Evtl. *ASL-Titer* ↑, evtl. *Lympho* ↑.
Adnexitis Kolpitis:	*Gynäkologische Untersuchung.*
Cholangitis:	*Aldehydprobe verstärkt,* evtl. *Galle auf Lamblien* untersuchen! *Alkal. Phosphatase* ↗ , *LAP* ↗ .
Harnwegsinfekt:	*Typ. Sedimentbefund, Harnkultur.*
Prostatitis:	Palpation!
Chron. Appendizitis:	Rektale Untersuchung! Evtl. *rö* fehlende Appendixfüllung im Kolon-Kontrast.

Bei Herdinfekt unklarer Lokalisation empfiehlt sich eine *Galliumszinigraphie.*

Das Gallium reichert sich an bei:
malignen Tumoren,
Sarkoidosen,
aktiven Tuberkulosen,
unspezifischen Infektionen an umschriebener Stelle,
Abszessen, Empyemen,
Silikosen,
Asbestosen,
und anderen aktiven entzündlichen Prozessen.

Herdnephritis

Harn: E (+),
Sediment: Ery (+), Mikrohämaturie, evtl. hyaline Zylinder, sehr selten auch Ery-Zylinder und granulierte Zylinder.

Ergänzungsdiagnostik:

Weißes BB., BKS, LE-Test, Elektrophorese, evtl. *Blutkultur auf Bakteriämie.* An Typhus, Scharlach, path. Herzbefund denken und je nach Symptomatik gezielt untersuchen.

Herpes simplex

Meistens im Mund- oder Genitalbereich.

Labor: ohne Bedeutung

Herpes zoster

Umschriebenes, segmental verlaufendes Exanthem.

Herzbeschwerden

Nicht anderweitig thoraxbedingte, in die Herzgegend projizierte Beschwerden.

Laborprogramm:
BKS,
CRP,
Hb,
Ery,
Leuko,
SGOT

EKG und ergometrische Belastung (letzteres nicht, wenn eine vitale Kontraindikation besteht, z.B. Verd. a. Herzinfarkt)

evtl. *Blutgasanalyse* vor und nach Belastung

Röntgen Thorax (Herzaufnahme)

Evtl. *RCR-Untersuchung.*

Differentialdiagnostik der Herzbeschwerden

1. Cardiale Ursachen

Herzinsuffizienz (myocardiale Schädigung)	Belastungsdyspnoe, Herzklopfen bei Belastung, geringgradiges Engegefühl in der Brust nach Belastung, allgemeine Leistungsminderung, Schlaflosigkeit, evtl. Ödeme, Nykturie, im fortgeschrittenem Stadium Ruhedyspnoe, Cardiomegalie. Verzögerte Erholungszeit im EKG nach ergometr. Belastung.
Akute Myo-Pericarditis	Stechender Schmerz in der Herzgegend, Herzklopfen, Herzrasen, Pulsunregelmäßigkeiten, typischen EKG-Veränderungen, evtl. *SGOT* ↗, *BKS* ↑, evtl. *CRP* +, evtl. *ASL-Titer* ↑, bei chron. Endocarditis evtl. *Hb* ↓, *Ery* ↓.

Koronarinsuffizienz	Stenocardische Beschwerden bei körperlicher Belastung, bei Aufregung, Kälte, schwerem Heben. Im EKG ST-Senkungen, insbesondere nach Belastung.
Herzinfarkt	Leichte Formen zeigen ähnliche Symptomatik, wie die Koronarinsuff., manchmal verlaufen sie sogar stumm. Im ausgeprägten Fall heftiger Herzschmerz, evtl. ausstrahlend ins Epigastrium oder in den Arm, meistens jedoch unmittelbar hinter das Brustbein projiziert, Angst und Vernichtungsgefühl. Schonungshaltung (ängstlicher Pat. spricht wenig), kalter Schweiß. Frühzeitig positiv werden: *CRP* ↑, *Leuko* ↑. Es folgen *CPK* ↑, *HBDH* ↑, *SGOT* ↑. Die klassischen Infarktzeichen im EKG bilden sich normalerweise erst nach 8 Stunden aus. s. auch S. 358

2. Extracardiale Herzbeschwerden

Hypertoniebedingt	RR ↑.
	Differentialdiagnostik S. 375–
Hypotoniebedingt	RR ↓, häufigste Ursache von „Herzbeschwerden" junger Mädchen.
	Differentialdiagnostik S. 385–
Anämiebedingte Herzbeschwerden	*Hb* ↓, *Ery* ↓
Herzbeschwerden bei exogenen Noxen	Toxine, vor allem Nikotin Infekte Klimawechsel bei Reisen

3. Funktionelle Herzbeschwerden bei Stoffwechselkrankheiten
z. B. Hyperthyreose

4. Hypochondrische Herzbeschwerden
Depressive Stimmungslage, Hypochondrie.

5. Neurotische Herzbeschwerden
Angstneurose

6. Thoraxbedingte „Herzbeschwerden"
s. unter Thoraxschmerzen   S. 753–

Herzfehler

Leitsymptom:
Auskultatorisch festgestellte **Herzgeräusche** ergeben den Verdacht auf Herzklappenfehler. Differentialdiagnostisch abgeklärt werden müssen **akzidentelle Geräusche** vor allem bei Jugendlichen und bei Kindern. Ein 3. **Herzton** kann bei Jugendlichen physiologisch vorkommen. Weiterhin müssen **Sklerosegeräusche** bei alten Menschen ausgeschlossen werden (meist allgemeine Sklerosezezeichen, erhöhte Blutdruckamplitude, peripher nachweisbare Verkalkungen der Gefäße, path. peripheres Rheogramm, klinische Zeichen einer cerebralen Gefäßsklerose, evtl. Hyperlipidämie). **Systolische Geräusche** kommen auch bei Hyperzirkulation vor, wobei sich dann ein erhöhtes Herzminutenvolumen (HMV) feststellen läßt, z. B. bei Fieber, Hyperthyreose, Anämie. Das typische Zeichen der **akzidentellen Geräusche** ist, daß sie leise sind und vom 1. Ton abgesetzt sich darstellen im Phonocardiogramm. Die akzidentellen Geräusche haben in der Regel Decrescendo-Charakter und erscheinen evtl. musikalisch. Ein „**Klick**" d. h. ein hochfrequenter, evtl. metallisch klingender Extraton unmittelbar nach dem 1. Ton spricht für eine Gefäßklappenstenose. Er imponiert wie eine Spaltung des 1. Tones und läßt sich am lautesten im 2. u. 3. Intercostalraum (ICR) links hören bei **Pulmonalklappenstenose**. Er wird im Inspirium bei Pulmonalklappenstenose leiser. Ein frühsystolischer Klick mit PM über Herzspitze und Erb'schen Punkt findet sich bei **Aortenklappenstenose,** kann aber auch bei Dilatation der Aorta vorkommen. Er wird beim Inspirium nicht leiser. Ein früh einfallender Ton, d. sogenannte Mitralöffnungs-Ton findet sich bei den meisten Mitralstenosen. Bei Herzvitien vorkommende 3. u. 4. Herztöne finden sich bei diastolischer Kammerüberlastung und Zeichen einer Myocardschwäche.

Die Perkussion der Herzgröße ist mehr von akademischem Wert und ohne Bedeutung in der Praxis, denn sie ist hochgradig fehlerbehaftet, vor allem bei mangelnder Übung (also bei allen Ärzten, die nicht permanent cardiologisch arbeiten und ihren Perkussionsbefund kontrollieren können), außerdem ist der Perkussionsbefund nicht von entscheidender diagnostischer oder therapeutischer Bedeutung. Wichtig ist jedoch die **Palpation der Brustwand** zur Beurteilung, ob ein Schwirren vorliegt, das bei lauten und niederfrequenten Geräuschen festgestellt werden kann, außerdem, ob ein hebender Spitzenstoß vorliegt oder eine Verbreiterung oder Linksverlagerung des Herzspitzenstoßes, der auch Herzfehler mit Linkshypertrophie mit hoher Sicherheit andeutet.

Grundsätzlich sollte bei festgestellten thorakalen Geräuschen der **Blutdruck an beiden Armen** gemessen werden und der Puls an den Füßen getastet werden. Eine einseitige Blutdruckerhöhung an einem Arm (rechts) oder erhöhter Blutdruck an den Armen mit gleichzeitig abgeschwächtem Puls (auch erniedrigtem Blutdruck) an den unteren Extremitäten spricht für eine Aortenisthmusstenose. Hier kann evtl. ein systolisches Aortengeräusch zwischen den Schulterblättern gehört werden. Findet sich eine livid-zyanotische Wangenrötung und eine Lippenzyanose oder gar zusätzlich eine absolute Arrhythmie bei Vorhofflimmern, so muß an die Möglichkeit eines Mitralvitiums, insbesondere an eine Mitralstenose primär gedacht werden.

Diagnostisches Programm:
EKG ohne und mit Belastung (je nach Belastbarkeit),
Phonocardiogramm,
Röntgen Thorax einschließlich Beurteilung des Retro-Cardialraums.

Ergänzungsdiagnostik:
Zur Beurteilung von Aortenklappenfehlern eignet sich sehr gut die *Carotispulschreibung.* Ähnliche, wenn auch nicht so sichere Bilder geben die periphere *Oszillographie* oder *Rheographie.* Das *Vektorcardiogramm* ist günstig zur Beurteilung von Hypertrophieverhältnissen.

Laborergänzungsprogramm:
Bereits vor der fachcardiologischen weiteren Abklärung sollte der Verdacht einer carditischen Aktivität abgeklärt werden:
BKS,
CRP,
Elektrophorese,
SGOT,
ASL-Titer.

In besonders gut eingerichteten Praxen kann evtl. noch das *Herzminutenvolumen* bestimmt werden
    (Farbstoffverdünnungsmethode,
    Isotopenmethoden,
    Bestimmung über Body-Plethysmographie).
Blutgasanalyse vor und nach Belastung.

Die weiterführenden diagnostischen Maßnahmen, insbesondere zur Beurteilung, ob eine operative Behandlung angezeigt ist, muß von Fachkardiologen durchgeführt werden, insbesonder mit *Herzkatheter, Kontrastdarstellungen der Herzhohlräume, Bewegungsstudien der Herzklappen mit Ultraschall* etc.

Differentialdiagnostik der wichtigsten Herzfehler

Diagnose	Puls vor Belastung	Puls nach Belastung	RR	HMV	Häufigste EKG-Befunde	Bemerkungen	PM	Schallbild	Röntgenbild
Aortenstenose	↘	⇵	↘	↘/↑	SR, Linkstyp, Linkshypertrophie, Linksschaden	Häufig rheumatisch bei Erwachsenen. Gefahr plötzlicher Dekompensation	2. ICR parasternal		
obstruktive Kardiomyopathie = subvalvuläre muskuläre Aortenstenose	↔	⇇	?	↳	SR, (überdrehter) Linkstyp, Linkshypertrophie, evtl. Infektbild	Evtl. Rhythmusstörungen, Angina pectoris.	2.–4. ICR li.		

Differentialdiagnostik der wichtigsten Herzfehler

Aortenklappeninsuffizienz	←	⇄	← Ampl. ←	↳	SR, Linkstyp Linkshypertrophie		Erb Punkt
Mitralstenose	←	⇄	?	↳	Vorhofhypertrophie, Linksschaden, Vorhofflimmern, Rechtstyp, Rechts-Hypertrophie	Folgen: Embolien, Rechtsinsuffizienz, Lungenödem, Zyanotische Rötung im Wangenbereich	Herzspitze
Mitralinsuffizienz	←	⇄	↑	↳	Vorhofhypertrophie, Vorhofschaden li., Vorhofflimmern, Li.-Hypertrophie, evtl. komb. Hypertrophie	Oft Tachyarrhythmie, Rechtsinsuffizienz	Herzspitze

356 Differentialdiagnostik der wichtigsten Herzfehler

Diagnose	Puls vor Belastung	Puls nach Belastung	RR	HMV	Häufigste EKG-Befunde	Bemerkungen	PM	Schallbild	Röntgenbild
Pulmonal-stenose	↕	←	↑	↘	SR, P-pulmonale Rechts-Typ, Re-Hypertrophie	Auf 5-HIES untersuchen! Synkope möglich	2. ICR li.		
Vorhof-septum-defekt	↑	↑	↑	↑ (↑ re.)	SR, Steil- oder Rechtstyp, intraventrikuläre Erregungsleitungsstörungen evtl. Wilson-Block	Symptome meist erst nach dem 40. Lebensjahr, Arrhythmie, ES, Vorhofflimmern, Trommelschlegelfinger. Tanzende Hili	4. ICR li. 2. ICR li.		

Differentialdiagnostik der wichtigsten Herzfehler 357

Ventrikel-septumdefekt	↑	↑	↑	↑ (li. ↑)	SR, Linkstyp, Linkshypertrophie, biventrikuläre Hypertrophie	Evtl. Rhythmusstörungen u. pulmonale Hypertonie, Trommelschlegelfinger	Erb bis 4. ICR li.
Ductus Botalli apertus	↑	↑	(↑) Ampl. ↑	Li. ↑	SR-Linkstyp, Links-Hypertrophie	Evtl. Trommelschlegelfinger	2. ICR li. parasternal
Fallotsche Tetralogie	←	←	?	(↑)	Hypertrophiezeichen	Mischblutzyanose	2. ICR li. bis 4. ICR li.

NF = Niederfrequentes Geräusch PM = Punctum maximum
K = Ejektion Klick HMV = Herzminutenvolumen
→ = Betonter Herzton

Herzinfarkt

s. auch unter Koronarrisiko s. S. 432

Die Diagnose muß immer bei der ersten somatischen Untersuchung gestellt werden, da eine positive Fehldiagnose nicht viel schadet, eine negative bei vorhandenem Infarkt aber tödlich sein kann. Unter 24 Stunden darf ein normales EKG nach einem Angina pectoris-Anfall nicht als beweisend gegen einen Herzinfarkt angesehen werden!

Leitsymptome:
RR ↓, Puls ↑.
(Beachte: z.B. RR 130/70 nach schwerer Hypertonie kann ebenfalls schon einen schweren Blutdruckabfall darstellen).
Heftige Schmerzen hinter dem Sternum, Engegefühl, Vernichtungsgefühl, Ausstrahlen des Schmerzes oft in den linken Arm, aber auch in den Bereich von Hals, Zähnen, rechten Arm und Bauch möglich, Schweißausbruch, evtl. alternierender Puls.

Labor:
EKG mit Nehb'schen Ableitungen,
BKS,
CRP,
SGOT,
CPK,
HBDH,
Leuko,
Blutzucker.

Außer den in der Tabelle angeführten Veränderungen finden sich beim Infarkt folgende Befunde:
Blutzucker ↑,
BKS-Anstieg nach 1-2 Tagen,
Temperatur ↗,
evtl. *Glukosurie,*
evtl. *Eosinophilie.*

NB: Als erster Befund findet sich nach 2-3 Stunden ein Anstieg der *CPK*, die nach 1-2 Tagen ihr Maximum erreicht. Die *SGOT* steigt nach 4-6 Stunden an und erreicht ihr Maximum nach 24-48 Std., die Werte bleiben jedoch länger erhöht. Die *HBDH* zeigt am längsten einen Infarkt an (noch nach 10 Tagen). *CRP* reagiert ebenfalls empfindlich und ist auch bei kleinen Infarkten positiv und bleibt lange erhöht, es wird jedoch verzögert positiv.

Herzinfarkt

$\dfrac{HBDH}{LDH}$ Quotient $> 0{,}81$. $\dfrac{SGOT}{SGPT}$ Quotient > 2.

Begleitsymptome können sein:
  *Anstieg von Harnstoff,
  Anstieg der alpha-2-Globuline,
  Proteinurie.*

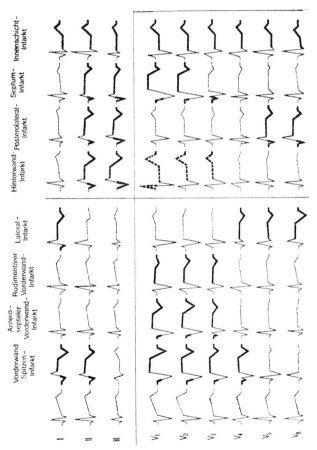

Abb.: Lokalisationsdiagnostik des Myokardinfarktes (Zwischenstadium) aufgrund typischer EKG-Veränderungen (nach Lüderitz und Wolter).

Herzinfarktrisiko (Prognose)
s. unter Koronarrisiko   S. 432

Herzinsuffizienz

Allgemeine Hinweiszeichen bei Herzinsuffizienz:
Allgemeine Abnahme der Leistungsfähigkeit, abnorme Ermüdbarkeit, Nykturie, Tachykardie, Rhythmusstörungen, Herzvergrößerung, Stauungszeichen, Ödeme, Höhlenergüße (Pleura-Perikard), Zyanose.

Verschiedene biochemische Ursachen der Herzinsuffizienz:
Alkohol (Leitsymptom: Tachykardie junger Männer, Alkoholanamnese, *SGOT* ↑),
Andere Intoxikationen,
Barbiturate,
Hypoxie und pH-Verschiebungen,
Beri-Beri,
Hyperthyreose,
Leberkrankheiten,
Elektrolytstörungen,
β-Rezeptorenblocker,
Hämochromatose,
Amyloidose,
Glykogenose.

Dementsprechend ergibt sich bei mangelnder Aufklärung der Ätiologie einer Herzinsuffizienz die **Ergänzungsdiagnostik:**
SGPT, Alkal. Phosph., T3, T4, Blutgasanalyse, Kalium, Calcium, Fe, Kongorot-Probe (Vorsicht Anaphylaxie!).

Leitsymptome:

Linksherzinsuffizienz	Rechtsherzinsuffizienz
Husten, manchmal nur nach Belastung auftretend, Heiserkeit, Zynose, Hämoptoe, Belastungsdyspnoe, später Ruhedyspnoe, Orthopnoe, nächtliches Asthma cardiale, im akuten Zustand Lungenödem (starkes tracheales Rasseln und Brodeln). Evtl. akzentuierter Pulmonalklappenschluß, Pulsus alternans, wechselnde Lautstärke von Tönen und Geräuschen.	Venenstauung, vor allem Halsvenen, manchmal nur bei Flachlegen oder 45°-Lage, evtl. positiver Venenpuls, Beinödeme, Leberschwellung, evtl. sogar Aszites, auch Perikard- und Pleuraerguß kommen vor. Zyanose erst in späteren Stadien durch Polyglobulie. Gastrointestinale Beschwerden: Anorexie, Nausea, Erbrechen, Völlegefühl mit Meteorismus, Stauungsgastritis.

Herzinsuffizienz 361

Allgemeine diagnostische Methoden:
Blutdruck, Puls, Perkussion, Auskultation, Prüfung des Herzspitzenstoßes (Verlagerung nach unten oder links). Die Perkussion der Herzgröße ist überholt wegen erheblicher Ungenauigkeit.
EKG,
Phonokardiogramm bei Geräuschen,
Thorax in 2 Ebenen, evtl. Durchleuchtung einschließlich Ösophagus-Breischluck.

Ergänzungsdiagnostik:
Belastungsprüfungen,
Kreislaufzeiten,
Lävokardiographie (Form, Größe, Lage und Kontraktionsablauf bei **Linksherzinsuffizienz** bzw.
Dextrokardiographie (Beurteilung von Form, Größe, Lage, Ausflußtrakt und Kontraktionsablauf) bei **Rechtsherzinsuffizienz**.

Zur Beurteilung der Herzleistung hat sich in der Praxis die *ergometrische Untersuchung* mit dem Ergometer eingebürgert. Sinnvoll ist dabei jedoch nur die Untersuchung mit einem drehzahlunabhängigen automatischen Ergometer, da Reibungsergometer zu große Ungenauigkeiten aufweisen, um vergleichende Werte zuzulassen. Dies gilt insbesondere für gutachtliche Untersuchungen.

Labordiagnostik:
Hb, Ery (Polyglobulie?), *Haematokrit* (Exsikkose?),
BKS (entzündliche Erkrankungen?),
CRP (entzündliche Erkrankungen?),
Elektrophorese (entzündliche Erkrankungen?),
SGOT (erhöht bei manchen myocardialen Erkrankungen, vor allem auch bei Herzinfarkt),
CPK oder *HBDH* bei Herzinfarkt,
ASL-Titer (Endomyokarditis?).

Ergänzungsdiagnostik:
Differentialdiagnostik der Herzinsuffizienz
Linksherzinsuffizienz:
Hypertonie,
Koronare Herzkrankheit:
    Myokardinfarkt,
    Myokarditis:
        rheumatisch, infektiös, toxisch,

Myokardiopathien:
  Myokarditis.

Rechtsherzinsuffizienz:
Pulmonale Hypertonie,
Myokardiopathien,
Herzvitien,
Pericarditis constrictiva,
Globale Herzinsuffizienz (Kombination der Rechts- und Linksherzinsuffizienz),
  Häufigste Ursache der Rechtsherzinsuffizienz ist die Linksherzinsuffizienz,
  Cor pulmonale im fortgeschrittenen Stadium führt ebenfalls zur Linksherzinsuffizienz,
Myokarditis,
Perikarditis,
Vitien,
Koronare Herzkrankheiten.

Herzrhythmusstörungen

Laborprogramm:
  Kalium,
  Calcium,
  Magnesium,
  GOT,
  CPK,
  BKS,
  Leuko,
  Diff. BB,
  evtl. *Elektrophorese,*
  evtl. *Bestimmung auf Autoantikörper* gegen Herzmuskulatur,
  T3-RIA
  T4-RIA   (v. a. bei tachykarden Störungen),
  EKG.

Heuschnupfen
s. unter Rhinitis allergica   S. 650 und S. 31

Hirnabszeß

Von K. Schneemann

Lokalisation und Hinweiszeichen:
Am häufigsten im Großhirn, hervorgerufen durch Kokken (Strepto-, Staphylo-, Pheumokokken), meist metastatisch ins Gehirn gelangt (NNH, Lungenabszesse, Furunkel, Bronchiektasen etc.). Fortgeleitete Abszesse in Nähe der Primärherde, rasch progrediente Symptomatik eines raumfordernden Prozesses mit Herdsymptomen, Hirndruckzeichen (Bradykardie, Stauungspapille, Kopfschmerz, Erbrechen), evtl. zerebralen Anfällen und meist Entzündungszeichen.
Sehr häufig sind die Pat. afebril.

Laborprogramm:
  Leuko ↑ } nicht in allen Fällen,
  BKS ↑
  Liquor: Eiweiß- und Zellvermehrung.

Ergänzungsdiagnostik:
Augenärztliche Untersuchung:
Stauungspapille (seltener).
Neuroradiologische Untersuchung:
Arteriographie.
EEG: Allgemeinveränderungen oder Herdsymptome sind möglich.
Hirnszintigramm, CTG.

Diagnostisch von entscheidender Bedeutung: *CTG.*

Hirnerschütterung
s. unter Commotio   S. 151

Hirnschädigung, gedeckte   S. 151

Hirntumor   S. 422

Hirsutismus

Leitsymptome:
Aufhebung der typischen femininen Behaarung, zusätzliche Behaarung an den Innenseiten der Oberschenkel und stärkere Behaarung an den Unterschenkeln, sowie an der Brust, im Kinn-Wangen-Bereich, Damenbart, Aufhebung des typischen Schamhaardreiecks, keilförmige Vermehrung der Schamhaare zum Nabel hin, evtl. allgemein viriler Habitus mit Aufhebung der weiblichen Körperformen, evtl. Klitorishypertrophie, evtl. zunehmend tiefe Stimme.

Laborprogramm:
Bestimmung von *Testosteron* aus Serum oder Plasma,
Bestimmung der 24-Std.-Ausscheidung an *17-Ketosteroiden,*
evtl. Wiederholung der Untersuchung der 17-KS am 2. Tag wegen schwankender Basiswerte.

Differentialdiagnostik:
s. Tabelle. S. 365

Ergänzungsprogramm:
evtl. Bestimmung von
Testosteron und
17-Ketosteroiden (17 KS),
17 KS nach ACTH-Stimulation,
17 KS nach Dexametason-Suppression,
17 KS nach HCG-Stimulation,
evtl. *Pregnandiol-Bestimmung,*
evtl. Bestimmung von *17-Hydroxykortikoiden,*
evtl. *Dehydroepiandrosteronbestimmung,*
Cortisolbestimmung
je nach Erfordernis.

Hirsutismus-Differentialdiagnostik

Untersuchungen	Testosteron	17-Ketosteroide (17 KS)	Testosteron u. 17 KS nach ACTH-Stimulation	Testosteron u. 17 KS nach Suppression mit Dexamethason 8 mg/Tag	Testosteron u. 17 KS nach HCG-Stimulation	Ergänzungsbefunde	Bemerkungen
Normalwerte	(♂ 300–1200) ♀ 30–95 ng/ml	(♂ 9–22) ♀ 6–15 mg/24 Std.	∅	—	—		
Behandlung mit Anabolika oder Androgenen (stark gestagenhaltige Pille)	(↑) (60–110)	(↑) (↑)	—	—	—		Anamnese diagnostisch entscheidend
Idiopathischer Hirsutismus	↑	↑	(+)	—	∅		Meist schwarzhaarige Frauen, genetisch konstitutionell
Intersextypen		↑↓ je nach Typus	—	—	—	*Chromosomenuntersuchung!*	Oft auch verminderte Behaarung, Anatomische Geschlechtsanomalien

Hirsutismus-Differentialdiagnostik

Untersuchungen	Testosteron	17-Ketosteroide (17KS)	Testosteron und 17 KS nach ACTH-Stimulation	Testosteron u. 17 KS nach Suppression mit Dexamethason 8 mg/Tag	Testosteron u. 17 KS nach HCG-stimulation	Ergänzungsbefunde	Bemerkungen
Kongenitale NNR-Hyperplasie a) 21-Hydroxylasedefekt	←		+	Suppr. 50% ↘	∅	*Pregnantriol* ↑ *17-Hydroxykortikoide* ↳	Adrenogenitales Syndrom
b) 11-α-Dehydroxygenasedefekt	←	↘	+	Suppr. 50% ↘	∅	*Pregnantriol* ↳ *17-Hydroxykortikoide* ↑	
c) 3-α-Dehydroxygenasedefekt	←	↘	+	Suppr. 50% ↘	∅	*Pregnantriol* ↳ *17-Hydroxykortikoide* ↓	
Nichtkongenitale NNR-Hyperplasie	↘	←	+	Suppr. 50% ↘	∅	*Pregnantriol* →	
NNR-Tumor (Adenom und Karzinom)	←	←	(+)−++	∅ Suppr.		*Pregnantriol* → *17-Hydroxykortikoide* ↳ *Dehydroepiandrosterose*	überschreitet Dehydroepiandrosteron 50% der 17 KS Werte, so ist ein NNR-Karzinom wahrscheinlich

Hirsutismus-Differentialdiagnostik

Untersuchungen	Testosteron	17-Ketosteroide (17 KS)	Testosteron u. 17 KS nach ACTH-Stimulation	Testosteron u. 17 KS nach Suppression mit Dexamethason 8 mg/Tag	Testosteron u. 17 KS nach HCG-Stimulation	Ergänzungsbefunde	Bemerkungen
Cushing-Syndrom (manche Fälle)	↑	→—↑*	—	**	∅	Cortisol ↑ Cortisol-Tagesprofil aufgehoben	* v.a. bei ektoper ACTH-Produktion und NNR-Karzinom. ** *Dexamethasontest* hier nicht zur Differenzierung des Cushing-S. erforderlich, jedoch evtl. zur Diff.-D. des Cushing-Syndroms, s. S. 155–
Stein-Leventhal-Syndrom (polyzystische Ovarien)	↳ (-300 ng/ml)	↗	∅	∅ Suppr.	+		
Ovarialtumoren (Arrhenoblastom, Granulosazelltumor, Hiluszelltumor, Gonadoblastom	↯	↘	∅	∅ Suppr.	+		

Histoplasmose
(Mykose)

Leitsymptome:
A **Akute Histoplasmose:** Fieber, Husten, Dyspnoe, Thoraxschmerzen, Gewichtsabnahme, Durchfall, vor allem bei Kindern
B **Chronische Histoplasmose:** Wird meist nur zufällig entdeckt als unklare Verkalkungen, oft ähnlich verlaufend wie Tuberkulose oder Morbus Boeck.

Oft Hinweis in der Anamnese auf Aufenthalte in Amerika, Afrika oder Asien.

Labor:
BKS ↑,
$Leuko$ ↓,
Diff. BB.: Manchmal Neutropenie; Lymphozytose vor allem bei Kindern,
Hb ↓,
Ery ↓,
FI und Hb_E ↓,
KBR auf Histoplasmose +,
Histoplasmin Hauttest +,
Versuch des mikroskopischen *Pilznachweises in Blut und Sternalpunktat*, evtl. *Kultur*,
Mikroskopische Untersuchung nach *Biopsie* von Knötchen und Ulzerationen.

Hitzschlag

Typische Laborbefunde:
Hkt ↑,
Na ↑,
evtl. Zeichen einer Hämolyse mit *ansteigendem Hämoglobin-* und *Eisengehalt* im Serum,
Harnstoff und *Kreatinin* vorübergehend ansteigend, evtl. auch *Serumbilirubin* und *Leukozyten* ansteigend.

Hoden-Karzinom
s. unter Chorionkarzinom des Hodens   S. 144

Hoden- und Nebenhodenaffektionen

1. Entzündungen:

Untersuchungsprogramm:

Leuko,
Diff. BB.,
BKS,
Agglutinationsreaktion und *KBR auf Gonorrhoe, TPHA*, evtl. *WAR, Abstrichuntersuchung.*

2. Hodentumoren:

Untersuchungsprogramm:

a) Untersuchungen wie unter 1. wegen der Frage entzündlicher bzw. infektiöser Tumoren.
b) *HCG-Test* (Schwangerschaftstest).
   (**NB:** Dem Chorionepitheliom verwandt – Hodentumoren verursachen hohe HCG-Titer!).

17 Ketosteroide
Erhöht: Leydigzelltumoren.
Normal oder erniedrigt: Andere Hodentumoren und Chorionepitheliom.
Hodenbiopsie!!

Hungerfolgezustand

Harnbefunde:

Azeton ↑, ebenso *andere Ketone,*
pH ↓,
K ↱,
Na ↱,
Harnstoff ↑ (durch Katabolismus).

Serumbefunde:

Bicarbonat ↓,
Cholesterin ↑,
Triglyzeride ↑,
Harnstoff ↗,
Kreatinin ↑,
Elphor: GE ↓,
   Alb. ↱,
   Glob. ↱.

Husten

Labordiagnostik:
Primär nicht erforderlich. Bei Husten, der länger als 3–4 Tage dauert, empfiehlt sich als Basisprogramm
BKS,
Leuko,
Diff.-BB.,
Untersuchung des Sputums 1. *bakt.,* 2. *zytologisch.*

Bei Husten mit Fieber, das länger als 8 Tage besteht, ist unbedingt eine *Röntgenaufnahme* des Thorax angezeigt. Bei sehr hohem Fieber oder schlechtem Allgemeinzustand auch schon wesentlich eher.

Trockener Husten muß *laryngoskopisch* untersucht werden. Es ist ein Kunstfehler, einen trockenen Husten nicht spätestens nach 14 Tagen laryngoskopisch zu untersuchen.

1. Trockener Husten
Tic-Husten bei Psychopathen und nach Pertussis,
Larynxprozesse (trockener, bellender, lauter Husten, Kehlkopf-Ca),
Grippe,
Bronchus-Karzinom,
Larynxkrisen beim Tabiker *(TPHA + !),*
Pleuritis (schmerzhafter Husten, klanglos, trocken),
Reizhusten, reflektorisch über Vagus ausgelöst bei Erkrankungen von Pleura, Magen, Leber, Milz und Ösophagus,
Hiluslymphknoten-Tbc (kurze bellende Hustenstöße).

2. Husten mit Auswurf
Bronchitis, vor allem nach Virusinfekten bei sekundärer bakt. Überlagerung wird der Auswurf eitrig. Rasselnde feuchte RG, Herzinsuffizienz, evtl. Herzfehlerzellen im *Sputum* nachweisbar.

3. Husten mit eitrigem Auswurf
Bakterielle Bronchitis,
Bronchiektasen (maulvoller Auswurf, vor allem morgens, nicht selten bronchospastische oder asthmatische Überlagerung.
Bronchographie! Bronchialtomogramm,
Lungenabszeß.

4. Husten mit blutigem Auswurf
Stippchenförmige Blutbeimengung durch Ruptur von Kapillaren und kleinen Arteriolen nach langdauerndem Husten.

Bronchial-Karzinom,
Tbc (blutend),
Bronchiolitis nach Grippe,
Good-Pasture-Syndrom *(Nachweis von Siderophagen im Bronchialsekret).*

Hydantoin-Behandlung
(Verlaufskontrolle, vor allem Diphenylhydantoin)

Neben den *EEG-Kontrollen,* deren Häufigkeit von der Art und Schwere des Anfallsleidens abhängen, müssen auch ständig **Laborkontrollen** durchgeführt werden.

Mindestens zweimonatig:
Leuko (↓ bei Agranulozytose),
Ery   (↓ bei megaloblastischer Anämie [hier *FI* ↑, Hb_E ↑, *Schillingtest* normal]).

Mindestens halbjährlich:
SGPT   (↑ erhöht bei toxischem Leberschaden),
Alkal. Phosph. (↑ bei Calciumstörung),
Ca   (↓ infolge Ca-Resorptionsstörung),
Diff.-BB.   (evtl. Eosinophilie).

Hydrochlorothiacid-Behandlung, Laborkontrollen
s. unter Diuretika   175/176

Hydromedin
s. unter Diuretika   S. 175/176

Hydronephrose   S. 379

Hygroton
s. unter Diuretika   S. 175/176

Hyperinsulinismus

Blutzucker ↑ bei Erwachsenen- und Altersdiabetes.
Meist bei Adipösen. Glukoseverwertungsstörung trotz ausreichenden Insulins.
Nicht selten besteht sogar ein Hyperinsulinismus.

Blutzucker ↓ (pathologisch).
Bes. nach Koffeingebrauch,
Nikotingebrauch,
Alkoholgebrauch
können sich bedrohliche hypoglykämische Erscheinungen entwickeln (funktioneller Hyperinsulinismus).

NB: Seit einiger Zeit besteht die Möglichkeit der relativ billigen *direkten Insulinbestimmung* mittels radioaktiv markierter Antikörper!
Der *Tolbutamid-Test* zum Nachweis eines Hyperinsulinismus ist sehr gefährlich und darf nur stationär (bei erheblichen Sicherheitsvorkehrungen) durchgeführt werden.

Begleitbefund: *Serumphosphat* ist bei H. nicht selten erniedrigt.

Hyperemesis

Labor:

Azeton ↑,
Differential-BB.-Linksverschiebung,
GoT ↳. s. auch S. 225–

Hyperemesis gravidarum:

Azeton ↳,
SGOT ↑.

(**Stadium I:** Psychogene Phase, *SGOT* normal),
Stadium II: Beginnender Stoffwechselschaden,
SGOT 20–75 mU/ml, keine sonstigen Symptome,
Stadium III: Mittelschwere Toxikose, *SGOT* 75-125 mU/ml,
Bilirubinanstieg,
Stadium IV: Schwere Toxikose, *SGOT* > 125 mU/ml.

Hyperlipidämie
s. unter Fettstoffwechselstörungen S. 262–

Hyperosmolares Koma
s. unter Differentialdiagnostik der Bewußtseinsstörungen S. 96

Hyperthyreose

Verdacht auf Hyperthyreose ergibt sich besonders rasch auf Grund der Anamnese. Je mehr Hyperthyreose-Symptome vorhanden sind, um so mehr ergibt sich die Diagnostikindikation. Die überwiegenden Gruppen zählen dabei in der Menge des Überwiegens über evtl. (durch andere Ursachen bedingte) Hypothyreose-Symptome.
Tachykardie und Gewichtsabnahme zählen doppelt.

Leitsymptome:

Nervosität	ca. 100% der Fälle
Herzklopfen-Tachykardie	90–100%
Tremor	75–97%
Rasche Ermüdung	ca. 80%
Wärmeunverträglichkeit	60–90%
Gewichtsverlust	60–85%
Warm-feuchte Haut	40–60%
gehäufte Defäkation	ca. 30%
Diarrhoe	20–30%
Hunger	ca. 30%
Appetitlosigkeit	ca. 15%
Exophthalmus	

Allgemeinsymptome:
Puls ↑,
RR ↑,
RR-Amplitude ↑, (> 60 mmHg),
evtl. Tachyarrhythmie,
evtl. Systolikum.

Laboruntersuchungen:
Bei Hyperthyreoseverdacht werden heute normalerweise *T4-* und *T3-RIA* bestimmt. Als Ergänzungsdiagnostik kann man den *TRH-Test mit TSH-Belastung* durchführen.

374 Hyperthyreose

Beurteilung:

	T4	T3-RIA	TRH-Test vor und 30 Min. nach Stimulation
Subklinische Hyperthyreose	↗	↳	normaler *TSH-Wert* ohne Anstieg nach Belastung
T3-Hyperthyreose	→	↑	normaler *TSH-Wert* ohne Anstieg nach Belastung
Manifeste Hyperthyreose	↑	↑	kein erhöhter *TSH-Wert*, kein Anstieg nach TRH-Belastung
Hyperthyreosis factitia (Hormonbehandlung)	↑	↑	kein erhöhter *TSH-Wert*, kein Anstieg nach TRH-Belastung PBI

Bei gleichzeitiger Struma *Tc-Szintigramm* oder *Radiojodtest mit Szintigramm*.

Labormäßige Begleitbefunde (diagnostisch nicht entscheidend):
Cholesterin ↓, *Chol.* ↘, *Phosphatide* ↘,
   Neutralfette ↗
   (Cholesterinbestimmung ist hier nur von bedingt
   diagnostischem Wert),
Basophile Leukozyten ↓,
Beta-Lipoproteide ↓ (ohne diagnostische Bedeutung),
Blutvolumen ↑,
Blutzucker ↑,
Cholinesterase ↑ (diagnostisch von geringer Bedeutung,
   häufig auch normale Werte),
Ca ↑, (verstärkter Knochenabbau),
Mg ↓,
Fe ↑,
Elektrophorese: (Alpha-Glob.) ↑,
   $Alpha_1$-Glob. ↑,
   Albumin ↓,
Erythrozyten ↑,
Grundumsatz ↑ (ein erhöhter GU ist noch kein Beweis für die
   Diagnose),
Harnstoff (Harn) ↑,
Kreatin ↑,
Kreatinin ↑,
Kreatinin (Harn) ↓,
Kreatin (Harn) ↑,

$Cu \uparrow$,
$Mg \uparrow$ (nur proteingebundenes Magnesium),
$Mg \downarrow$ (ionisiertes Mg),
Quickwert wird angehoben,
$\frac{LDH}{CPK}$ Quotient $\downarrow$,
SGOT $\nearrow$,
SGPT $\nearrow$,
alk. Ph. $\nearrow$.

Zur Differentialdiagnostik der Schilddrüsenkrankheiten s. S. 662–667

Hypertonie

Vorbemerkung: Eine ausreichende Diagnostik bei Hypertonie ist unerläßlich wegen der erheblichen prognostischen Belastung der Lebenserwartung bei erhöhtem Blutdruck. Als Grenzwert ist ein systolischer Blutdruck von 160 mm Hg und ein diastolischer Blutdruck von 95 mm Hg anzusehen. Ca. 20% aller Menschen sind Hypertoniker. Bereits junge Menschen im Studentenalter werden bis zu 3,5% von signifikant erhöhten Blutdruckwerten betroffen.

Die Diagnosestellung „essentielle Hypertonie" ohne vorher andere Hypertonieformen auszuschließen, muß als Kunstfehler betrachtet werden. Auch nach längerem Verlauf einer Hypertonie sollte man eine Kontrolle der Diagnose im Rahmen einer erneuten Untersuchung durchführen. Die Diagnose „Hypertonie" darf nicht aufgrund einer einmaligen Blutdruckuntersuchung gestellt werden. In der Praxis am besten geeignet ist der Entspannungswert, der nach 5minütigem Stehen im Liegen gemessen wird. Er entspricht im wesentlichen dem Wert nach 15minütiger Ruhelage.

Wie wichtig eine exakte Diagnostik ist, zeigt folgender Fall. Unter etwa 5000 untersuchten „gesunden" Blutspendewilligen war ein 22jähriger Mann, der zur Therapie seiner Hypertonie vom Hausarzt zum Blutspenden geschickt worden war. RR 210/30 mm Hg, typisches diastolisches Geräusch im Sinne einer Aortenklappeninsuffizienz. Während dieser Fall bei der Allgemeinuntersuchung schon vordiagnostiziert werden konnte, sind andere Hypertoniefälle kausal nicht immer so offensichtlich.

Diagnostikprogramm
(nach Augustin, H.J., Med. Univ. Klinik Hamburg)

Anamnese:

Familienanamnese:
Hochdruck, Hirn- und Herzinfarkt, Adipositas, Diabetes, Gicht.

Eigenanamnese:
Infekte, vor allem Streptokokkeninfekte, Angina usw., Medikamente, vor allem Frage nach Phenacetinabusus, Carbenoxolon, Ovulationshemmer, Schwangerschaftsverlauf, Hyperthyreosesymptomatik.

Laborprogramm:

BKS, wenn pathologisch *,
Ganzes Blutbild,
Hämatokrit,
Harnstoff,
Harnsäure,
Kreatinin,
Kalium,
Natrium,
Magnesium,
Blutzucker,
Cholesterin,
Triglyzeride,
Antistreptolysin-Titer,

Harn-pH,
Harn-Eiweiß, wenn pathologisch *,
Harnsediment (Mittelstrahlharn!), wenn pathologisch **,
Bakterienkultur des Harns,
24-Std.-Harn auf *Vanillinmandelsäure*
und *Katecholamine* untersuchen (lassen),
Plasma-Renin (Angiotensin)-*Bestimmung* (Radioimmun-Assay),
Isotopennephrogramm (wegen der geringeren Strahlenbelastung, Fehlen von Unverträglichkeitserscheinungen und geringeren Kosten ist das ING dem i. v. Pyelogramm vorzuziehen),
wenn pathologisch **.

---

* *Serum-Elektrophorese.*
** *i. v. Urogramm* (= i. v. Pyelogramm) mit Abdomenleeraufnahme (die Infusion ist der Injektion vorzuziehen).

Weitere wichtige Ergänzungsuntersuchungen:
Röntgen Thorax,
EKG,
Augenstatus, speziell Fundus oculi,
Ergänzungsuntersuchungen zum kardiovaskulären Status,
Neurologischer Status, vor allem bei sehr schweren Hypertonien und Verdacht auf neurogene Hypertonie, sowie entsprechender Anamnese (Meningitis, Enzephalitis usw.).

Fakultative Untersuchungen:
Kreatinin-Clearance,
Nierenszintigramm, vor allem bei Verdacht auf Parenchymausfälle, bei Verdacht auf Nieren-Neoplasmen, bei Anomalien,
Nebennierenszintigramm mit J 131 markiertem Cholesterin.
Nierenarteriographie, vor allem bei Verdacht auf Nierenarterienstenose, Embolie usw.,
Nierenvenenblut,
Seitengetrennte Nierenfunktionstests (Rapoport-Test, Howard-Test),
Aldosteronbestimmung im Urin und/oder Plasma,
Katecholaminbestimmung im Blut der V. cava und im Nierenvenenblut, vor allem zur Lokalisation eines Phäochromozytoms außerhalb der Nebennieren,
Retropneumoperitoneum mit Nephrotomographie, vor allem bei Tumoren im pararenalen Bereich,
Nierenbiopsie, vor allem bei generalisierten Nierenparenchymerkrankungen ungeklärter Ätiologie. Kontraindikationen sind streng zu beachten,
Radiojodtest, vor allem bei Tachykardie, erhöhter Blutdruckamplitude und anderen hyperthyreoseverdächtigen Symptomen,
LE-Faktor, vor allem bei *stark beschleunigter BKS* und entsprechendem Verdacht,
Rheumafaktor, vor allem bei *stark beschleunigter BKS* und entsprechendem Verdacht,
Immunelektrophorese, vor allem bei *stark beschleunigter BKS* und entsprechendem Verdacht, sowie bei stärkeren Veränderungen der *Serum-Elektrophorese,*
Cortisolbestimmung,
Muskelbiopsie,
Rektumbiopsie.

Hypertonie

Differenzierung der Hypertonieformen:

1. Primäre essentielle Hypertonie (20% aller Hypertoniker, Diagnose per exclusionem. Langsame Entwicklung der Hypertonie, Alter über 40 Jahre und positive Familienanamnese machen den Verdacht wahrscheinlicher!).

2. Sekundäre Hypertonien

a) **iatrogen-medikamentöse Hypertonien** (Anamnestisch auszuschließen Carbenoxolon, Ovulationshemmer, Succus liquiritiae),

b) **renal-parenchymatös und renal-vaskulär** (ca. 5% aller Hypertoniefälle. Diastolische Hypertonie!).

Chronische Glomerulonephritis
Harn: E+, Sed: Ery+ (bei Zählung <1000/min oder <10/mm³ oder ca. 1–10/Gesichtsfeld),
evtl. auch Eryzylinder und granulierte Zylinder,
Hb ↘, *Ery* ↘, *Leuko* ↙, *BKS* ↑, *Harnstoff* ↱, *Kreatinin* ↱, *Harnsäure* ↱, *ASL-Titer* ↱, Ausscheidungsleistung im *ING* ↓ (anfänglich auch erhöht),
Evtl. *LE-Faktor* +.

Chronische Pyelonephritis
Harn: E+ (<3 g/die),
Sed: Leuko (path. >10 mm³ oder >5/Gesichtsfeld),
Bakterien ++, Leukozytenzylinder beweisend für PN,
BKS ↑,
Harnkultur und Testung, Tbc ausschließen,
Wertvoll: *ING* u. *Röntgenpyelogramm.*

Periarteriitis nodosa
BKS ↑↑, *Leuko* ↑↑, *Eo* ↑↑, *Ery* ↓, *Hb* ↓, *Hb/E* ↙,
RF, *Waaler-Rose-Test* und *WAR* manchmal +,
Elphor: α_2 ↑, γ ↑.
Beweisend: *Biopsiebefund.*

Wegenersche Granulomatose s. auch S. 581–583
Sonderform der Periarteriitis nodosa mit malignem Verlauf.
Leitsymptome: Epistaxis, jauchig nekrotisierende Rhinitis u. Sinusitis, Bronchitis u. Lungeninfiltrate, Polyarthritis, evtl. auch Hauterytheme u. Fieber, RR ↑, nicht zu Beginn.
Beweis: *Biopsie* aus Nasenschleimhaut und Wadenmuskulatur.
Labor in späteren Stadien: *Harn* E+, Ery +, *Harnstoff* ↑, *Kreatinin* ↑, (Kimmelstiel-Wilson-Syndrom),

Diabetische Glomerulosklerose
Leitsymptome: *Harn E+*, kombiniert mit Diabetes-Befund und RR, oft Ödeme.

Labor: *Harn:* E+, *HZ* oft ∅ trotz *BZ* ↑ (erhöhte Harnschwelle), *Elphor:* Alb ↓,
♂ > ♀.

Chronische Hydronephrose
Diagnost. Beweis: *Röntgenpyelogramm.* Nur erlaubt, wenn keine Urämie. Daher vorher Labor.

Labor: *Harnstoff* ↑↳, evtl. Symptomatik wie bei Pyelonephritis.

ING: Veränderungen v. a. in Phase 3 beginnend.
Funktionsszintigraphie wertvoll, solange funktionsfähiges Parenchym vorhanden.

Nierenarterienstenose: Verdacht vor allem bei plötzlichem Auftreten vor dem 35. Lebensjahr (fibroplastisch), oder nach dem 55. Lebensjahr (arteriosklerotisch). (Operative Behandlung möglich). Oft systolisch-diastolisches Geräusch paraumbilikal. Hinweisend *ING, Rö* Früh- und Späturogramm. Größenunterschiede der Nieren, oft > 1,5 cm in der Längsachse.
Beweisend: *Nierenangiographie.* Kausalzusammenhang nur mit der *seitengetrennten Renin- und Angiotensinbestimmung* feststellbar.

Nierenmißbildung: Seitendifferenz im *ING, Rö Urogramm* +, *Nierenszintigramm,* evtl. auch *Nierenarteriographie* und *retrogrades Urogramm.*

Gichtschrumpfniere: *Harnsäurebestimmung, Sediment* und *Rö-Urogramm* besonders wichtig.

c) Kardiovaskuläre Hypertonien

Aortenisthmusstenose
(Blutdruckdifferenz zwischen oberen u. unteren Extremitäten).
Beweisend: *Angiogramm.*
Labor ∅.

Aortenklappeninsuffizienz
(Hohe Blutdruckamplitude, diast. Dekreszendo-Geräusch).
Labor ∅.

Arteriosklerose (Aortensklerose)
(Hohe Blutdruckamplitude v. a. bei Sklerose.
Labor ∅,
Röntgenbefund.

Hyperkinetisches Herzsyndrom
(Tachykardie, HMV ↑).
Labor ∅.

Arteriovenöse Fistel
(Angiographie).
Labor ∅.

Volumenhochdruck (bei bradykarden Herzrhythmusstörungen).

d) Endokrine Hypertonien

Phäochromozytom: Nachweis der *Katecholamine* (↑) und *Vanillinmandelsäure* (↑) im 24-Std.-Harn (ausreichendes Ansäuern des Harns erforderlich). Im normotensiven Intervall Durchführung des Knetversuchs, des *Tyramin-Tests* und des *Glukagon-Tests*. Bei Dauerhypertonie *Lysis-Test* (Regitin-Test). Lokalisation mit ^{131}J markiertem Cholesterin *(Nebennierenszintigramm)*, evtl. mit ACTH-Anregung der Nebennieren, *Tomographie* nach präsakraler Luftfüllung. Katecholaminbestimmung aus verschiedenen Abschnitten der V. cava. Evtl. selektive *Nebennierenangiographie* und *i. v. Pyelogramm*.

NB: 3 Formen:
1. Paroxysmale Hypertonie mit normotensiven Intervallen,
2. Permanente Hypertonie,
3. Extrem labile Hypertonie.

Primärer Aldosteronismus (Conn-Syndrom)
s. unter Conn-Syndrom   S. 152

Sekundärer Aldosteronismus

Cushing-Syndrom
  Leitsymptome:
  Stamm-Adipositas, Striae.
  s. auch unter Adipositas   S. 7–10

Hyperthyreose:
Erhöhte Blutdruckamplitude! Tachykardie, Gewichtsabnahme, Wärmeunverträglichkeit.
T3-Test ↑, *T4-Test* ↑
Bei Struma *Radiojodtest mit Szintigramm* s. auch S. 373– unter Hyperthyreose. Besser *Tc-Szintigramm.*
PBI zusätzlich nach anamnestischem Hinweis auf exogene Jodzufuhr.

e) Neurogene Hypertonien

Hirntumoren: *Neurologischer Status, Hirnszintigramm, Karotisangiographie.* Bei Verdacht auf hypophysennahe Tumoren bzw. Beteiligung auch *Hormonbestimmungen* und *Elektrolytbestimmungen.*

Dienzephales Syndrom	Typischer neurologischer Befund. *Neurologischer Status* von Fachneurologen.
Enzephalitis	
Meningitis	*Liquorbefunde* s. Band I S.300–311 (Diagnostische Bewertung von Laborbefunden).
Poliomyelitis	

Hypoglykämischer Schock
s. unter Differentialdiagnostik der Bewußtseinsstörungen   S. 97

Hypophysäres Koma
s. unter Differentialdiagnostik von Bewußtseinsstörungen   S. 100

Hypophysenadenom, basophiles

Differentialdiagnostik wie beim Cushing-Syndrom aufgeführt.

Da ein expansives Wachstum nicht vorliegt, finden sich nicht die typischen Veränderungen.

Differentialdiagnostik der Hypophysenadenome
Kraniopharyngeome,
Meningeome,
Pinealome,
Gliome des N. opticus.

Hypophysenadenom, chromophobes

Leitsymptome:
Subjektives Krankheitsgefühl im Sinne von Schwäche, Anorexie, Schlafbedürfnis, Frieren, fahle Blässe, kühle trockene Haut. Bei Männern fehlender Bartwuchs, evtl. weiblicher Typ der Schambehaarung, evtl. Kopfschmerzen.
Evtl. Anisokorie, Sehstörungen, Gesichtsfeldausfälle.

Untersuchungsgang:
1. *Augenärztliche Sehfeldprüfung:* Temporale Hemianopsie.
2. *Röntgen Sella:* Verwaschene Konturen, evtl. Kalkverarmung des Dorsum sellae, evtl. Ausweitung der Sellae, evtl. komprimierte Keilbeinhöhle.

Technische Diagnostik:
Hirnszintigramm: Bei größeren Hypophysenadenomen findet sich median-basal eine Aktivitätssteigerung seitlich, ebenfalls entsprechend dem Sellabereich. Kleinere Hypophysenadenome sind im Szintigramm nicht nachweisbar.

CTG: Ausweitung im Bereich des Tumors, evtl. Ödem im Umgebungsbereich des Tumors.

EEG: Evtl. Allgemeinveränderung mit Verlangsamung der Wellen.

Karotisangiographie: Evtl. Verdrängung des oberen Anteils des Karotis-Syphons, Anhebung der basalen Anteile der Aa. cerebri anteriores.

Pneumenzephalogramm: Hochdrängung der Luftansammlung in den basalen Zisternen und Begrenzung durch den Tumor.

Laborbefunde:
Stehen im Hintergrund, da beim chromophoben Adenom hormonelle Veränderungen im Hintergrund stehen.
Liquor: Eiweißerhöhung.

Hypophysenadenom, eosinophiles
(etwa 85% aller Hypophysentumoren)

Leitsymptome:
Vor Geschlechtsreife Riesenwuchs, nach Abschluß des Wachstums Akromegalie, Amenorrhoe, Libidoverlust, rauhe Stimme, evtl. Acanthosis nigricans, Kopfschmerzen, bitemporale Hemianopsie, Sehstörungen, Doppelsehen, evtl. Kropfbildung oder abnorme Laktation.

Die Diagnose wird klinisch gestellt durch die hormonellen Veränderungen und die Elektrolytverschiebung.

Laborbefunde:
$P \uparrow$ (in der aktiven Phase der Akromegalie),
$LH \downarrow \mathrel{\rightsquigarrow}$,
$FSH \downarrow \mathrel{\rightsquigarrow}$,
$BZ \uparrow$ (insulinresistent),
Harnbefunde: Zuckernachweis, Eiweißausscheidung,
17-KS $\uparrow$-$\downarrow$, je nach Stadium der Erkrankung,
17-OHCS $\uparrow$-$\downarrow$, je nach Stadium der Erkrankung,
STH (RIA) $\uparrow$, (in der aktiven Phase).

Technische Untersuchungen im Prinzip wie beim chromophoben Adenom.

Hypophyseninsuffizienz

17 KS $\downarrow$,
17 OHCS $\downarrow$,
Gonadotropine $\downarrow$,
PBJ $\downarrow$,
Aldosteron $\rightarrow$,
TSH $\downarrow$.

Hypothyreose
s. Schilddrüsenfunktion S. 662 u. S. 665

Hypothyreotes Koma
s. unter Differentialdiagnostik von Bewußtseinsstörungen S. 100

Hypotonie

Vorbemerkungen:

Die Hypotonie ist ein Symptom oder Symptomenkomplex, keine Erkrankung.

Die allgemeinsymptomatische Behandlung einer Hypotonie ohne Erkennung der Krankheitsursache z. B. unter Annahme einer primären, essentiellen Hypotonie bzw. einer konstitutionellen Hypotonie sollte vermieden werden, ebenso die Bezeichnung Hypotonie bei vegetativer Dystonie. Die Diagnose kann nur gestellt werden, wenn andere Ursachen per exclusionem ausgeschlossen sind.

Eine weitere Differentialdiagnostik der Hypotonie erübrigt sich nur dann, wenn die niederen Blutdruckwerte zufällig festgestellt wurden und sonst keine Beschwerden oder keine typische Ergänzungssymptomatik vorliegt. Andererseits können scheinbar normale Blutdruckwerte bereits einer Hypotonie zugeordnet werden (s. u.). Die systematische Einteilung der Hypotonie ist äußerst schwierig und kann deswegen nur unvollkommen sein, weil die Symptomatik sehr komplex ist und häufig nicht nur auf eine Ursache, sondern auf eine ganze Regelkette oder mehrere kausale Ursachen zurückzuführen ist.

Der Vorschlag zum Laborprogramm kann daher auch nur pauschal erfolgen, wobei die Einzelentscheidung, welche zusätzlichen Laboruntersuchungen durchgeführt werden können oder welche Laboruntersuchungen weggelassen werden, immer auf Grund der Anamnese und der Gesamtsymptomatik sowie aufgrund der Allgemeinbefunde festgelegt werden.

Grundsätzlich ist es erforderlich, bei niederen Blutdruckwerten an beiden Armen den Blutdruck zu messen zur Unterscheidung einer einseitigen Hypotonie (s. u. S. 389).

Andererseits ist ein normaler Wert bei der Blutdruckmessung noch nicht beweisend gegen eine Hypotonie. Nicht selten normalisiert sich ein niederer Blutdruck während der Erregung bei der Erstuntersuchung oder infolge der Anwesenheit des Arztes. Der klinische Verdacht (s. u. bei Leitsymptomen) muß daher durch Messung des Entspannungsblutdruckes bestätigt oder ausgeschlossen werden. Dazu mißt am besten v.a. bei Frauen eine zuverlässige Mitarbeiterin (bei Männern manchmal auch der Arzt selbst) den Blutdruck nach 2 Min. Sitzen, anschließend 1 Min. liegend, anschließend 5 Min. Stehen sowie anschließend wieder nach 1, 3 und 5 Min. liegen. Der dabei erhaltene niedrigste Blutdruckwert kann als Entspannungsblutdruck angesehen werden.

Hypotone Kreislaufregulationsstörungen

s. auch unter Kreislaufregulationsstörungen S. 437

	Sympathikotone Kreislaufstörung		Asympathikotone Kreislaufregulationsstörung	Vagovasale Kreislaufregulationsstörung
Synonyma	Hyperdiastolische Kreislaufregulationsstörung	Hypodiastolische Kreislaufregulationsstörung		
	Hypotone Störung nach Schellong	Hypodynome Störung nach Schellong		
Typischer Blutdruck- und Pulsverlauf	RR syst. / RR diast. / Puls			20% / 50% / 100%
Primäre Störungsursache	Hypozirkulation	Widerstandsminderung, Hypozirkulation (HZ),	Widerstandsminderung, insbesondere durch Erweiterung der Arteriolen (WSM-Hypotonie) HZ	Vagotonus
		Hypovolämie	Hypovolämie	
Einige Krankheitsursachen	Kardiale Erkrankungen, Gefäßerkrankungen	Kardiale Erkrankungen, Orthostatische Hypotonien, Varikosis, Postthrombotisches Syndrom	Idiopathische Positions-Hypotonie, Sky-Drager-Syndrom, Riley-Day-Syndrom (Familiäre Dysautonomie) } efferente Störung Holmes-Adie-Syndrom } efferente Störung	Vagovasale Synkope = Ohnmacht

Hypotonie

Definition:
Nach A. Sturm jun. kann man die „Diagnose Hypotonie" stellen,

a) wenn in Ruhe und im Liegen der systolische Blutdruck im Alter unter 40 J. unter 100 mm Hg, im Alter über 40 J. unter 105 mm Hg sowie

b) der diastolische Blutdruck unter 60 mm Hg liegt.

Als diastolischer Blutdruckwert sollte nur der Wert verwendet werden, der beim deutlicher Leiser- bzw. Gedämpfter-Werden der Korotkoff-Geräusche abgelesen wird. Er fällt häufig mit dem Punkt des Verschwindens der Korotkoff-Geräusche zusammen.

c) Wenn der Blutdruck gegenüber den früher gemessenen Durchschnittswerten systolisch eine Erniedrigung um 30–40 bzw. diastolisch eine Erniedrigung um 15–20 mm Hg aufweist.

d) Weiterhin kann von einer Hypotonie gesprochen werden, wenn bei Funktionsprüfungen des Blutdrucks oder aber auch bei höheren Blutdruckwerten als oben angegeben, die typischen Zeichen einer hypotonen Regulationsstörung vorhanden sind (relative Hypotonie).

Ergänzende Funktionsprüfungen bei der Diagnostik der Hypotonie:

Stehversuch nach Schellong: Für Hypotonie-Differentialdiagnostik wertvoll. Bewertung s. u. bei Tabelle hypotone Kreislauffunktionsstörungen und S. 384 unter Kreislaufregulationsstörungen.

Hocktest: Nach kurzer Liegezeit werden Puls und Blutdruck in tiefer Hockstellung nach 4 Min. gemessen. Im Hocken soll die PF normalerweise nicht absinken, nach Wiederaufstehen nur eine kurzfristige Zunahme der Frequenz feststellbar sein. Bei orthostatischer Dysregulation steigt die PF im Hocken.

Steh-EKG: Diagnostisch nicht von so großem Wert wie oft angenommen. Als typische Veränderung bei orthostatischer Fehlregulation gilt eine ST-Senkung über 0,1 mV, außerdem T-Abflachung und Auftreten einer T-Negativität. Trotz vorhandener orthostatischer Dysregulation können diese Veränderungen durchaus fehlen. Andererseits finden sich v. a. bei vegetativer Dysregulation, bei Jugendlichen und Asthenikern die genannten Veränderungen im EKG ohne nachweisbare orthostatische Dysregulation.

Ergometer-Belastung im Sitzen: Beweisend für eine hypotone Regulationsstörung oder eine Herzmuskelinsuffizienz ist das Fehlen oder mangelhafte Ansteigen des systolischen bzw. diastolischen Blutdrucks nach der Ergometerbelastung. Normal ist ein Anstieg des Blutdrucks systolisch um 10 mm Hg und diastolisch um 5 mm Hg pro 25 Watt Belastungssteigerung zwischen den Belastungsstufen 50–150 Watt.

Leitsymptome:

Vegetative Begleitsymptome bei Hypotonie	Zeichen einer allgemeinen primären vegetativen Dysregulation, die auch mit Hypotonie einhergehen kann.
Leistungsschwäche, Kopfschmerzen, Mattigkeit, mangelnde Konzentrationsfähigkeit, Schwarzwerden vor den Augen, Flimmern vor den Augen, Ohrensausen.	Diffuse Bauchbeschwerden, Appetitlosigkeit, Kältegefühl der Extremitäten, Wärmegefühl der Extremitäten, Herzbeschwerden, Rückenschmerzen, auffälliger Dermographismus, Lidflattern, gesteigerte Eigenreflexe.
Deutliche Besserung auf sympathikomimetische Antihypotonika (sofern es sich um eine Widerstandsminderung-Hypotonie handelt!). Eine hypovolämische Hypotonie z.B. bei Blutverlusten oder bei Flüssigkeitsverlusten spricht nicht an oder wird im Gefolge sogar verschlechtert. Ebenso werden manche hypozirkulatorische Hypotonien z.B. bei Tachykardien verschlechtert.	Bei sympathikotonen vegetativen Dystonien deutliche Verschlechterung und sympathikomimetische Antihypotonika.

Diagnostisches und differentialdiagnostisches Untersuchungsprogramm:

> K,
> Na,
> Ca,
> Cortisol,
> Renin (v. a. wenn K oder Na ↓),
> Aldosteron,
> BZ,
> T3,
> T4,
> TSH,
> BKS,
> Leuko,
> Hb,
> Ery,
> Hkt.

Übersicht über die Ursachen der Hypotonien
(nach A. Sturm jun.)

Akute oder vorübergehende Hypotonien:
Vagovasale Synkope = Ohnmacht,
Kardiogener Schock unterschiedlicher Genese,
Hypovolämischer Schock unterschiedlicher Genese,
Neurogener Schock unterschiedlicher Genese,
Septischer Schock unterschiedlicher Genese,
Anaphylaktischer Schock unterschiedlicher Genese,
Endokriner Schock unterschiedlicher Genese,
Stoffwechselkomata unterschiedlicher Genese,
Intoxikationen,
Infektionen,
Kinetosen unterschiedlicher Genese,
Sonnenstich,
Hitzekollaps,
Postpressorische Synkope,
Karotissinussyndrom,
Trainingsmangel nach langer Bettruhe.

Chronische und chronisch-intermittierende Hypotonien:
Essentielle (konstitutionelle, primäre) Hypotonie,
Hypotonie als Folge vegetativer Fehlregulationen.

Kardiale Hypotonie:
Herzmuskelinsuffizienz,
Herzrhythmusstörungen,
Aorten/Mitralstenose,
Pericarditis constrictiva,
Myocarditis unterschiedlicher Genese,
Herztumoren.

Kreislaufbedingte Hypotonie*:
Aortenbogensyndrom,
Karotissinussyndrom,
Arteriitis unterschiedlicher Genese,
Subclavian-steal-Syndrom,
AV-Fisteln,

Endokrine Hypotonie:
Primäre und sekundäre NNR-Insuffizienz,
Hypothyreose,
Hypoglykämien,
HVL-Insuffizienz,
Hyperparathyreoidismus unterschiedlicher Genese,
Bartter-Syndrom,
Phäochromozytom,
AGS-Syndrom.

Elektrolytstörungen:
Hyponatriämie,
Hypokalziämie,
Hypokaliämie.

Pulmonale Hypotonie:
Lungenemphysem,
Pulmonale Hypertonie unterschiedlicher Genese,
Lungenfibrosen,
Kachexien unterschiedlicher Genese,
Dumpingsyndrom,
Anämien unterschiedlicher Genese,
Morbus Menière,
Glaukom,
Hyperbradykininämie,
Schwangerschaftshypotonie II. Trimenon,

---

* Einseitige Hypotonie möglich.

Spät-Schwangerschaftshypotonie,
Kinetosen,
Postpressorische Synkope,
Postinfektiöse Hypotonie,
Hypotonie bei trainierten Sportlern.

Orthostatische Hypotonien:
Varikosis,
Postthrombotisches Syndrom,
Schlaffe Bauchdecken,
Schlaffer Muskeltonus,
Post-Sympathektomie.

Medikamentös induziert:
Antihypertonika,
Saluretika,
Vasodilatantien,
Antikonvulsiva,
Psychopharmaka,
L-Dopa,
Nitropräparate,
Analgetika.

Asympathikotone Hypotonien:
Idiopathische Positionshypotonie,
Familiäre Dysautonomie (Rilay-Day-Syndrom),
Sky-Drager-Syndrom,
Holmes-Adie-Syndrom.

Erkrankungen des ZNS:
Tabes dorsalis,
Multiple Sklerose,
Polyneuritis unterschiedlicher Genese,
Neuropathien unterschiedlicher Genese,
Querschnittslähmung,
Alkoholismus.

Einteilung der Hypotonie nach primärer Störungsursache und patho-physiologischen Gesichtspunkten
(nach K. Westermann)

Blutdruck (Widerstandsminderung)

1. Therapeutische Vasodilatation,
   postganglionäre Sympathikus-Blocker, α-Sympathikolytika u.a.
2. Vermehrte Produktion körpereigener Vasodilatatoren:
   Hyperbradykininismus.
3. Anatomische Schäden am Blutdruckregler: postural hypotension
   primär:
   Bradbury und *Eggleston*.
   afferente Störung:
   Holmes-Adie-Syndrom.
   efferente Störung:
   Shy-Drager-Syndrom,
   Riley-Day.
   sekundär bei Enzephalo- und Neuropathien u.a.
4. Akuter Tonusverlust in Muskel-, Nieren- und Splanchnikus-Strombahn:
   vagovasale Reaktionen.
5. Vaskuläre Angiotension-Resistenz:
   Bartter-Syndrom.
6. Vaskuläre Reaktionsminderung auf striktorische Reize
   durch Na-Mangel (Hypaldosteronismus),
   durch Cortisol-Mangel mit Einschränkung der Noradrenalin-Effekte (Morbus Addison).

Stromvolumen (Hypozirkulation)

1. Mechanische Strömungshindernisse,
   Herz: Aorten- und Mitralstenosen,
   Lungenstrombahn: Lungenembolie, Cor pulmonale,
   arteriell-lokal: Aortenbogen-Syndrom,
   Subclavian-Steal-Syndrom,
   venös: siehe unter 3.
2. Verminderte Myokardleistung:
   Myokarditis, Herzbeuteltamponade.

Hypotonie, Ikterus

3. Venöse Rückflußstörungen:
   orthostatisches Blut-"Versacken": Hyperdiastolische Reaktionsform,
   Schellongs,
   intrathorakaler Druckanstieg: Valsalve, „Hustenschlag", „Lachschlag",
   Druck des schwangeren Uterus auf die V. cava, inf.: supines hypotensives Syndrom.
4. Extreme Brady- und Tachykardien: *Adams-Stokes*-Anfälle, hypersensitives Karotis-Sinus-Syndrom.
5. Verminderte metabolische Aktivierung des Herzmuskels durch Thyroxinmangel bei Hypothyreose und HVL-Insuffizienz(?).
6. Hypozirkulation bei Hypovolämie.

Blutvolumen (Hypovolämie)

1. Flüssigkeitsverluste:
   Blutungen, Verbrennungen, Diuretika-Gaben u. a.
2. Na-Verluste:
   Na-verlierende Tubulopathie: *Bartter-S* (?),
   Plasmaextravasate bei Phäochromocytom (?),
   Aldosteron-Mangel: Morbus *Addison*,
   verschiedene AGS-Formen.
3. Hypovolämie bei polyurischer Hypercalciurie:
   Hyperparathyreoidismus.
4. Idiopathische Hypovolämie bei Störung der Volumenregulation (?).

NB: Schwere hypotone Krisen bis zum Schock, evtl. mit Auftreten eines AV-Blockes 2. bis 3. Grades wurden bei bzw. nach Einlegen eines Intrauterinpessars beobachtet. Ursache bis jetzt unbekannt, wahrscheinlich vagovasale Reaktion.

Ikterus

s. auch unter Bilirubin, erhöhtes   S. 106

Ikterus-Differentialdiagnostik

Befunde \ Diagnose	Hepatozellulärer Ikterus	Stauungsikterus	Hämolytischer Ikterus
Hautfarbe	rot – gelb	grün – gelb	helles rotgelb bis blaßgelb
Stuhl um so heller, je weniger Gallenfarbstoff in den Darm gelangt	hell grau bei komplettem Verschluß	hell grau bei komplettem Verschluß	dunkel bei familiär-hämolytischen Anämien normal
Urin Bilirubin	++ bierbrauner Schüttel-Schaum	+++	∅
Aldehydprobe *(Kälte)*		∅ (Cholangitis +)	++
Bilirubin gesamt	↑	↑↑ v.a. beim kompletten Verschluß	↗
direkt (konjugiert)	↑, selten ↑	↑↑	im allgemeinen < 0,2 mg %
AP	↗	↑↑	↘
LAP	↑	←	↑
GPT	↑↑	anfangs ↗, später ↑-↑↑	↑
GOT	↑↑	anfangs ↗, später ↑-↑↑	↗
γ-GT	←	←	↑
Fe	←	↑	←
Ergänzungsdiagnostik	*HAA* (Australia-Antigen)		weiteres s. S. 324 unter Hämolytische Anämien

Ileitis regionalis

Laborbefunde:
Serum-Lysozym ↑ 24,9–27,7 µg/ml (bei Gesunden finden sich Werte von 8,5–9,1 µg/ml).

Bei Colitis ulcerosa finden sich kaum erkennbare Erhöhungen im Vergleich zu Gesunden (8,7–9,9 µg/ml)

> *Hb* ↓,
> *Ery* ↓,
> *Leuko* ↑,
> *Differentialblutbild:*
>   Neutrophile ↑,
>   Eosinophile ↑,
> *Stuhlgehalt auf Fett* ↑ (Stentorrhoe),
> *Schilling-Test* pathologisch,
> *Albumin* ↙,
> *Bromsulfalein-Test* oder *Zweifarbstoff-Test* in nicht wenigen Fällen pathologisch.

Dann findet sich auch ein normabweichender *Leberbiopsiebefund.*

> *Fe* ↙,
> *BKS* ↑,
> *GE* ↙,
> *Albumine* ↙.

Ergänzungsdiagnostik:
Typischer *Röntgenbefund* des Dünndarms!

Impetigo contagiosa

Nachweis von Staphylococcus pyogenes aus den Hautläsionen.
Evtl. ansteigender *Antistaphylolysin-Titers.*

Impotenz
s. unter Fertilitätsstörungen (Mann)	S. 260
s. unter Sterilität	S. 719

Infarkt
s. unter Herzinfarkt S. 358

Infarkt der Lunge
s. unter Lungenembolie S. 467

Infektiöse Mononukleose
s. unter Mononukleose, infektiöse S. 516

Infektion
s. unter Akute Entzündung S. 17
s. auch unter den betreffenden infrage kommenden Infektionskrankheiten
s. auch unter Fieber S. 266

Influenza
(Grippe)

Leitsymptome:
Rascher Erkrankungsbeginn mit Fieber,
evtl. Schüttelfrost, Gliederschmerzen,
Kopfschmerzen, katarrhalische Symptomatik, Schwächegefühl.

Laborbefunde:
Leuko,
evtl. *Lympho* relativ.

Virologische Untersuchungsmethoden sind für den Einzelfall nicht üblich. Die Diagnose ergibt sich aufgrund der Allgemeinsymptomatik im Zusammenhang mit einem epidemischen Verlauf. Für spezielle Fragestellungen besteht die Möglichkeit des Virusnachweises aus dem Rachenspülwasser mittels Beimpfung von Hühnerembryonen.

Hirst-Test (Hemmung der Agglutination von Hühnerblutkörperchen).

Wichtig ist die Verlaufskontrolle zur rechtzeitigen Erkennung von Folgeschäden, z.B.:

Influenza, Iritis – Iridoklitis

Tachykardie: Wenn eine Tachykardie nicht zurückgeht, sollte eine *EKG*-Kontrolle wegen Myokarditisverdacht durchgeführt werden. Weiterhin auskultatorische und *röntgenologische Kontrolle* auf Folgepneumonie (positiver Röntgenbefund bei fehlendem Auskultationsbefund möglich!).
Ein Anstieg der Leukozyten auf erhöhte Werte gibt Hinweis auf sekundäre bakterielle Überlagerung durch Resistenzminderung.

S. auch unter Luftwegsinfekte   S. 464

INH (Isoniacid), Behandlung mit

Unter Behandlung mit INH sind regelmäßige Kontrollen von *Blutbild* und *Harnstatus* alle 3 Monate erforderlich.

Inselzelladenom

BZ ↓ (nüchtern und pp),
Insulin ↑ (sehr gut bestimmbar mit RIA),
nach *Glukosebelastung* überschießende Insulinbildung.

Iriszittern

(rascher Wechsel der Pupillengröße ohne Lichtreiz)

Iriszittern findet sich bei

Okulomotoriusparese	*(CTG, Augenstatus, neurologischer Status, EEG),*
Tabes, Paralyse	*(TPHA, WAR- u. Nebenreaktionen),*
Epilepsie	*(EEG),*
Encephalomyelitis disseminata	*(Neurologischer Status),*
Chorea minor	*(ASL-Titer ↑, Neurologischer Status).*

Iritis – Iridoklitis

Leitsymptome:
Schmerzen im Bereich des Auges, in den Schläfenbereich ausstrahlender Schmerz, Lichtscheu, Tränenfließen, Sehstörungen, evtl. Ödem des Oberlids.

Erforderliche Laboruntersuchungen:
BKS, CRP, Sabin-Feldman-Test und *KBR auf Toxoplasmose, KBR auf Histoplasmose,* evtl. *Histoplasmose-Hauttest, Latex-Rheumafaktor, Waaler-Rose-Test.*

Seltener findet sich Iritis auch bei:
Meningokokken-Meningitis,
Dengue-Fieber,
Tbc,
Gonorrhoe,
Lues,
Scharlach,
Morbus Behcet (= Iritis + aphthöse Stomatitis + Gelenkschmerzen, evtl. Genitalulzera),
Morbus Boeck,
Colitis ulcerosa.

Ischias-Syndrom
(Ischialgie)

Leitsymptome:
Reißende, ziehende, bohrende Schmerzen mit Bewegungsbehinderung, Intensität, Lokalisation und Schmerzcharakter von Fall zu Fall stark verschieden. Meist von LWS in Rück- und Außenseite eines Oberschenkels, aber auch in den Unterschenkel bis zum Fuß und zur Lendenwirbelsäulengegend ausstrahlend.
Häufig Haut-Hyperästhesie, auch Par-, Hyp- und seltener An-Ästhesie vorkommend, später Paresen und Atrophien.

Anamnese:
Neben der üblichen Anamnese sollten vor allem nach toxischen Ursachen, die ein I. auslösen können, gefragt werden: Cu, Pb, As, Hg, Ba, Tl, Schwefelkohlenstoff, INH, Sulfonamide, (Thalidomid), C_2H_5OH, Penicillin, Narkotika, Triorthokessylphosphat!

Minimaldiagnostik:

A. **Bei Fehlen sonstiger Symptome:**
BKS, *Harnsäure, SGOT, Harn* auf E und Sediment *(Röntgen* LWS-Kreuzbein 2 E, evtl. Beckenübersicht).
Bei positiver FA: *BZ,* evtl. *Glukosebelastung.*

B. Bei Fieber oder BKS ↑:
Ganzes BB, Elektrophorese, Agglutinationsreaktion und *KBR auf Morbus Bang* (v.a. bei hohem Fieber), evtl. *Gruber-Widal* (Spondylitis typhosa).

C. Bei gleichzeitiger Angina:
Nasen- und Rachenabstrich auf Diphtherie untersuchen, *mikroskopisch* (Neisser-Färbung) und *Kultur, Schick-Test,* Untersuchung auf beginnenden Scharlach (s.d.).

D. Bei lanzinierenden Schmerzen oder unklarer Ursache:
TPHA, evtl. *WAR* und *NR*.

E. Bei Tumorverdacht, röntgenologischen Aufhellungen oder Verdichtungen:
Neoplasmatests, Knochenstoffwechsel, v.a. *Fe, Elphor, Alk. Phosphatase, saure* und *Prostata-Phosphatase, Ca, P.*
Primärtumoren suchen, v.a.
1. Prostata,
2. Rektum,
3. Bronchien,
4. Schilddrüse,
5. Mamma,
6. Hypernephrom,
(Evtl. *Ganzkörperszintigramm* mit markiertem 131 J oder Gallium).
Wenn Verdacht auf osteoplastischen Prozeß oder *alkal. Phosphatase* ↑ : *Knochenszintigramm.*

F. Weitere Untersuchungen von Fall zu Fall s.u.

Häufigste Ursachen des Ischiassyndroms:

Diskushernie:
Kein typischer Laborbefund.
Leitsymptome: Meist plötzlicher Beginn nach abnormer WS-Belastung (lange oder stark), ungeschickte Bewegungen usw., Schmerzsteigerung bei Pressen, Husten, Nießen, beim Bücken, beim Hochheben der Beine,
Lasèque positiv. Reflexanomalien, Hypästhesien (segmental), Paresen (evtl. *Myelogramm).*

Spondylose, Spondylarthrose:
Kein typischer *Liquorbefund*, evtl. *BKS* ↗. Beweis: *Röntgen.*

NB: Oft verlaufen Spondylosen symptomlos. Auch ein Patient mit Spondylose kann andere Ischialgie-auslösende Erkrankungen, z. B. Tumor bekommen. Daher ist bei langdauerndem Schmerzverlauf oder akuter Verschlechterung unbedingt eine Ergänzungsdiagnostik angezeigt.

Weitere Veränderungen und Mißbildungen an LWS, Kreuzbein und Becken:
Exotosen,
Spondylolisthesis,
Lumbalisation,
Sakralisation,
Spaltbildung,
Frakturen.

Diagnose primär *röntgenologisch*.

Spondyloarthritis ancylopoetica: (= Morbus Bechterew)
Leitsymptome: Vorwärtsbeugen erschwert, oft gebückte Haltung, Rückendehnung beim Vorwärtsbeugen stark herabgesetzt (Maßband Dornfortsatz -HWK 7 - S1),
Verschiebung < 10 cm verdächtig.
Unspezifische Laborbefunde: $BKS \uparrow\rightarrow\uparrow\uparrow$, *CRP* und *Elphor:* Alb. $\downarrow$, Alpha-Glob. $\uparrow$, Beta-Glob. $\uparrow$-$\uparrow\uparrow$. Häufig gesonderte Bande zwischen Beta- und Gamma-Glob. Anstieg der Alpha-Glob. deutet auf frischen entzündlichen Schub hin. *Latex-Rheumafaktor* (in ca. 15 % positiv).

Fe $\uparrow\rightarrow$ | bei rheumatoider Arthritis
Cu $\downarrow\rightarrow$ | umgekehrt!

Ca $\downarrow\rightarrow$ (v. a. akuter Schub mit Immobilisation!),
Antistaphylosin-Titer sehr häufig positiv.

(**NB:** Manchmal *Kongorot-Probe* positiv, aber ohne diagnostischen Wert).

Röntgen:
Frühsymptom: Veränderungen der Ileosakralgelenke, v.a. Usuren und Sklerosierungen.
Später: Verkalkungen der Längsbänder (Bambusstabbild).

Tumoren:
a) Wirbel
Häufig pathologischer *Röntgenbefund* nachweisbar. Beschwerden des Primärtumors meist im Vordergrund (s.o.).
Labor: *Fe* $\downarrow$, *alkal. Phosphatase* $\uparrow\rightarrow$, *Ca* $\uparrow$-$\downarrow$, bei Prostata-Ca in 90 % *Prostata-Phosphatase* $\uparrow$.

400 Ischias-Syndrom

b) Rückenmark
Neurologischer Befund! Myelogramm.
Liquor: Klar bis xanthochrom, distal vom Tumor eiweißreicher (manchmal spontan gerinnender) Liquor, evtl. leichte Pleozytose, evtl. Erythrozyten im Liquor bei Tumorblutung.

NB: Beidseitiges Ischias-Syndrom ist hochgradig verdächtig auf organ. Prozeß, v.a. Tumoren im Cauda-equina-Bereich!

Tumorarten und tumorvortäuschende Erkrankungen:

Medulloblastom, Meningeom, Arachnoiditis, Ependymom, Wurzelneurinom,	} *fachneurologische Untersuchung,*
Tabes dorsalis	lanzinierende Schmerzen $WAR + NR$ path. schwere Allgemeinsymptomatik im Vordergrund. Labor s. S. 743
Syringomyelie, Multiple Sklerose	I. oft Frühsymptom, Bauchdeckenreflexe $\emptyset$, Neuritis optica, Augenmuskelparesen, Nystagmus, spastisch-ataktischer Gang, Intentionstremor,
Funikuläre Myelose	Blässe, Achylie, $Hb \downarrow$, $Ery \downarrow\downarrow$, $FJ \uparrow$, path. *Schillingtest,*
Plasmozytom	Leitsymptome: a) allgemein: Gewichtsabnahme, Schwäche, Durst, evtl. Knoten an Kopf oder Rippen. b) *Röntgen:* wabenförmige, zirkumskripte Entkalkung. Labor: $BKS \uparrow\uparrow$, *Elphor:* schmale hohe Globulinzacke, $Ca \uparrow_\rightarrow$, $P \uparrow_\rightarrow$, *Bence-Jones Protein im Harn*, $Hb \downarrow$, $Ery \downarrow$, *Sternalpunktion!* s. S. 605
Morbus v. Recklinghausen	Leitsymptome: Durst, Polyurie, Magen-Darm-Symptome, Labor: $Ca \uparrow$, $P \downarrow$,
Morbus Paget	s. S. 520
Scheuermann'sche Krankheit	Mehr diffuse, unbestimmte Schmerzen in Beinen und Kreuzbeingegend,

Ischias-Syndrom 401

Osteomalazie	s. S. 569–
Osteoporese	s. S. 572

Diabetes	*BZ* ↑, *Harnzucker* +, evtl. *Aceton* + bei positiver Familienanamnese,
Gicht	*Harnsäurewerte* > 6 mg % sind als verdächtig anzusehen und kontrollbedürftig,
Radikulitis bei Tetanie	*Ca* ↓,
Porphyrie	Gastrointestinale Symptome, dunkler Harn, evtl. Fieber, Paresen oder Hyperreflexie. Evtl. psychotische Reaktion, s. unter Porphyrie S. 615–

Seltene Ursachen:

Morbus Addison	(s. S. 4–5),
Myxödem,	
Gefäßprozesse	Nachweis nur durch *Arteriographie* und *Venographie* möglich,
Arterielle Embolie	Plötzlicher heftiger Schmerz, Blässe lokal
Tiefe Thrombophlebitis,	

Infekte:

Diphtherie	*Bakteriennachweis im Abstrich,*
Scharlach	s. S. 661,
Masern	Typ. Verlauf,
Grippe	Allgemeine Glieder- u. Nervenschmerzen, Epidemie!,
Morbus Bang	Hohes Fieber bei relativ gutem subjetiven Befinden, *Agglut-R- und KBR auf Bang,* s. S. 88,
Morbus Weil	s. S. 520,
Malaria	Typische Fieberschübe, geograph. bzw. Reise-Anamnese. *Dicker Tropfen,* s. auch unter Malaria S. 502,
Typhus	*Gruber-Widal-Reaktion* s. S. 777,
Ruhr	Blutige Stühle, *Erregernachweis im Stuhl*
Fleckfieber	s. S. 277
Trichinose	s. S. 775
Tuberkulose	Suche eines Primärherdes, v. a. Nieren und Lunge,
Lues	*WAR* + *NR* positiv,

Herpes zoster	I.-Schmerz vor und nach Hauteffloreszenzen möglich,
Botulismus	s. S. 118,
Psoasabszeß	BKS ↑, *Leuko* ↑, besonders heftiger Bewegungsschmerz, auch bei gebeugtem Knie,
Gynäkologische Entzündungen	Gynäkolog. Untersuchung,
Rektum-Prozesse	Rektale Untersuchung,
Hernien	Sehr selten tritt ein typisches Ischialgie-Bild auf.

Jackson-Anfälle

s. S. 103

Jatropur
s. unter Diuretika

S. 176

Juckreiz
s. unter Pruritus

S. 623

Kala-Azar

Leitsymptome:
Milzschwellungen, oft sehr stark ausgeprägt, Leberschwellung mit Hepatitiszeichen, Lymphknotenschwellungen.
Dunkle Pigmentierung der Haut, Fieber, auch Verlauf mit Schüttelfrösten.

Laborbefunde:
Leuko ↓,
Diff. BB: Mono ↑, Lympho ↑,
Hb ↓,
Ery ↓,
Hb/E ↓,
GE ↑,
Elphor: γ-Glob. ↑.

Diagnostisch wichtig:
KBR auf Leishmaniose,
Leishmania-Hauttest (positiv),
Erregernachweis im Sternalpunktat, Leberpunktat oder Milzpunktat.

Die Krankheit hat in letzter Zeit eine stärkere Bedeutung erlangt wegen der zunehmenden Reisetätigkeit in die afrikanischen, südamerikanischen und asiatischen Länder, aber auch, weil in Italien v.a. in den Provinzen Sizilien und Sardinien und in der Gegend von Bologna derartige Fälle festgestellt wurden (Übertragung durch saugende Insekten, v.a. Flebotomen von Mensch zu Mensch oder von Hund zu Mensch).

Kälteagglutinin-Krankheit

Leitsymptom:
Blaulivide oder leichenblasse Verfärbung der Finger, Zehen, Lippen, Nasen, Ohren und Wangen. Taubheits- oder Kältegefühl an den Extremitäten, kaum Schmerzen, evtl. leichter Ikterus.

Labor:
Hb ↘,
Ery ↘,
Hb/E →,
Diff. BB: Lympho ↗,
Retikulozyten ↗,

> *Bilirubin* ⬈,
> *Fe* ⬈
> *Ubg* +/+,
> *Hb im Harn* nachweisbar bei einem stärkeren hämolytischen Schub, dann evtl. auch Hämoglobinzylinder.
>
> Mit *51 Cr-Markierung der Erythrozyten* zeigt sich eine Verkürzung der Lebenszeit.
>
> *BKS* ↑-↑↑. Wenn man die Blutsenkung in vorgewärmten Instrumenten abnimmt und in vorgewärmte Blutsenkungsröhrchen auffüllt, sowie im Brutschrank bei 37°C mißt, so ist die vorher beschleunigte BKS normal. Ein Hinweis auf die Erkrankung findet sich häufig auch beim Blutausstrich, der in Kälte eine schon makroskopisch erkennbare Autoagglutination aufweist, so daß die Präparate nicht verwertbar sind.

Kalte Füße

s. unter Durchblutungsstörungen   S. 180 u. S. 181

Kalte Hände

s. unter Durchblutungsstörungen, arterielle   S. 181

Kalzium

s. Band I, Diagnostische Bewertung von Laborbefunden
s. unter Calcium   S. 86–97

Kanamycin

Vor Behandlungsbeginn mit diesem Tuberkulostatikum sind folgende Untersuchungen erforderlich:

Harnstatus,
Harnstoff,
oder *Kreatinin.*

Ergänzungsdiagnostik:
Vestibularisprüfung,
Audiometrie.

Nach Behandlungsbeginn: Alle 3–4 Wochen Untersuchungen wie vor Behandlungsbeginn, zusätzlich *Blutbild* alle 3 Monate.

Kardialbedingte Bewußtseinsverluste

s. unter Differentialdiagnostik von Bewußtseinsstörungen   S. 101

Karpaltunnel-Syndrom

Leitsymptome:
Ameisengefühl und/oder Schmerzen in der radialen Hälfte der Hand, evtl. mit Ausstrahlung bis zum Ellenbogen oder Schulterbereich. Nachlassen der Beschwerden bei Händereiben oder Schütteln der Hände, Zunahme der Schmerzen bei Nacht, dann tritt das Gefühl eines toten, starren oder fremden Fingers auf, vorwiegend Daumen und Zeigefinger betroffen. Auch Entwicklung von zunehmender Schwäche, Hypalgesie und Hypästhesie im Bereich des N. medianus.

Laborprogramm:
BKS,
Leukozyten,
Latex-Rheumafaktor,
evtl. *Waaler-Rose-Test,*
Harnsäurebestimmung,
Elektrophorese,
T4-RIA,
TSH-Test,
evtl. *großer Gerinnungsstatus.*

Wertvolle Ergänzungsdiagnostik:
Elektromyogramm.

Weitere Ergänzungsdiagnostik:
Rheogramm,
Oszillogramm,
evtl. *Rektumbiopsie auf Amyloidose,*
CTG der Karpaltunnel-Region.

Differentialdiagnostik des Karpaltunnel-Syndroms:

Infektiöse Tendosynovialitiden: *BKS* ↑, evtl. Eiternachweis, auch im Gefolge von Infektionskrankheiten, z.B. Scharlach.

Rheumatische Erkrankungen: evtl. positiver *Rheumafaktor* und *Waaler-Rose-Test.*

Gicht: *Hsr* ↑.

Myxödem: *T4-RIA* ↓, *TSH*, s. auch S. 664 unter Hypothyreose

Akromegalie: Labordiagnostik s. S. 383 (Hypophysenadenom) u. a. *Harnsäure* ↓

Retikulose und Amyloidose: Typische *Elektrophorese, Rektumbiopsie!*

Hämophilie und Blutung nach Antikoagulantien-Therapie: Typischer *Gerinnungsstatus.*

Intraneurale Blutung: Infolge Ruptur eines arteriosklerotisch veränderten Vasum nervorum.

Raynaud-Syndrom: Kälteüberempfindlichkeit, plötzliches und schmerzhaftes Blaßwerden der Finger.

Schwangerschaft: Bedingt durch die vermehrte Flüssigkeitsretention in der Schwangerschaft.

Klimakterium: Bedingt durch die vermehrte Flüssigkeitsretention.

Tumoren: Diagnose klinisch, Labordiagnostik nur evtl. verändert bei malignen Tumoren (s. S. 128).

Akute Kompression: Nach akuten traumatischen Hämatomen als Komplikation im Gefolge von Handoperationen.

Chronische Kompression: Nach Traumen mit Frakturen im Bereich von Radius und Handwurzelknochen, nach übermäßiger Kallusbildung.

Karzinoid:

Leitsymptome:
Flush (anfallsartige Hautrötungen), oft durch Alkohol oder nach Mahlzeiten ausgelöst, häufig Durchfall, nicht selten Bauchschmerz. Gelegentlich Auftreten von Herzgeräuschen im Sinne einer Pulmonalstenose oder Trikuspidalinsuffizienz.

Laborbefunde:
Bestimmung der 24-Std.-Ausscheidung an *5-Hydroxy-Indolessigsäure*. Werte über 50 mg/Tag sind beweisend (normal unter 10 mg/Tag).

Begleitbefunde:
Thrombozyten nach dem Anfall ansteigend, (optimale Entnahmezeit 30 Min. nach Anfall). Gleichzeitig verkürzt sich dann die *Blutungszeit.*

Karzinome der Harnwege und Nieren
s. Carcinome u. a. Malignome S. 128–

Katzenkratzkrankheit
s. auch unter Lymphknotenschwellungen

Leitsymptome:
An der Katzenkratzstelle (manchmal auch durch andere Infekte) Entstehung eines Ulkus oder einer papulo-pustulösen Effloreszenz, wenige Tage nach der Verletzung auftretend.
Regionale Lymphknotenschwellungen ohne äußerlich sonst erkennbare Zeichen einer Lymphangitis. 1–3 Wochen nach der Verletzung Auftreten von Fieber und Kopfschmerzen.

Labor:
BKS ↑,
Leuko →.
Bakteriologische Untersuchung des Eiters: Kein Keimwachstum, da Viruskrankheit.

Keto-azidotisches Koma
s. unter Differentialdiagnostik der Bewußtseinsstörungen S. 96

Keuchhusten
s. unter Pertussis S. 596

Kindsmißhandlungen
s. unter Pflegeschaden S. 597

Klimakterische Beschwerden
Klimakterisches Syndrom
Leitsymptome:

Hitzewallungen	(90–95%),
Nervosität	(90%),
Ermüdbarkeit	(80%),

Klimakterisches Syndrom

Reizbarkeit	(75–80%),
Herzklopfen	(75%),
Obstipation	(75%),
Schwindel	(75%),
Blutdruckkrisen	(75%),
Depressionen	(65%),
Schlafstörungen	(60–65%),
Vergeßlichkeit	(55–60%),
Kopfschmerzen	(50–55%),
Gewichtszunahme	(50–55%),
Nachtschweiß	(30%),
Ohrensausen	(25–30%),
Durchblutungsstörungen	(25%).

Laborprogramm:

A. **Bei noch vorhandener Menstruationsblutung:**
   LH im Serum,
   Progesteron (Plasma).

   Bewertung: *Progesteron* →, = nichtklimaterische Ursache
   LH →,

   Herdsuche s. S. 348–
   Abklärung einer „vegetativen Dystonie",
   Psychosomatische Abklärung.

   LH →,   = Gestageninsuffizienz bei
   Progesteron ↓   ovarieller Involution.

   LH ↑,
   Progesteron → = Ergänzungsdiagnostik mit
                     Oestradiolbestimmung oder
                     Gesamtoestrogenbestimmung.

   Bewertung: s. unter B.

B. **Bei nicht mehr vorhandener Menstruationsblutung:**
   Oestradiol oder *Gesamtoestrogenbestimmung:*
   Oestradiol ↓   = klimakterische Ovarialinsuffizienz
                      (Oestrogensubstitution sinnvoll),

   Oestriol (Gesamtoestrogene) ↑,
                    = Verdacht auf Tumor der Ovarien
                      (Oestrogensubstitution gefährlich),
                    oder Verdacht auf Nebennierentumor.

Klinefelter-Syndrom

Leitsymptome im Kindesalter:
Evtl. Adipositas,
Hodenhochstand (Leistenhoden).

im Erwachsenen Alter:
Gynäkomastie,
Bindegewebsschwäche,
 Chronisch venöse Insuffizienz,
Osteoporose,
Duodenalulzera.

Labor: *17-KS* ↓,
Testosteron ↓,
FSH ↑,
LH ↑.

Diagnostisch entscheidend:
Chromosomen-Analyse (Wangenschleimhaut-Smear),
Nachweis von XXY Chromosomen oder XXXY.

Ergänzungsdiagnostik: *Hodenbiopsie.*

Klinger-Wegener'sche nekrotisierende Granulomatose

s. unter PAN S. 581

Laktazidose unter Biguaniden

Leitsymptome:
Inappetenz, Nausea, Erbrechen, in fortgeschrittenen Fällen Muskelschwäche, Hypothermie, zunehmende Hyper- und Tachypnoe, Lethargie, Bewußtseinsstörungen, schließlich Koma.

Labor:
Blut-pH ↓ (meist unter 7,0)
Serumlaktat > 70 mg% (8mmol/l)
Laktat/Pyrovat-Quotient > 20
Base-Exzess stark in den negativen Bereich verschoben (bis > 30mval/l)
Leuko ↑
Blutzucker uncharakteristisch
Harn-Azeton ∅ − (+).

Knochenmarkskrise
(Owren-Syndrom)

Leuko ↓,
Ery ↓,
Thrombo ↓,
Fe ↑,
Ubg –/–,
Sternalmarkbefund!

Akuter Beginn mit schwerem Krankheitsgefühl und Fieber.

Knochenmetastasen

Leitsymptom:
Der Verdacht ist am ehesten gegeben bei spontanem Klopf- und Stauchungsschmerz des befallenen Knochens oder bei Spontanfrakturen ungeklärter Ätiologie.
Weiterhin besteht der Verdacht bei umschriebenen Verdichtungs- und Aufhellungszonen im Bereich der Knochen ungeklärter Ätiologie. (Als geklärt kann eine Röntgenveränderung nicht bezeichnet werden, wenn sie allein aufgrund der Röntgendiagnostik einer Ursache diagnostisch zugeordnet wurde).
Der röntgenologische Hinweis auf eine Knochenmetastase ist gegeben, wenn die Mindestgröße der Herde 1,5 cm im Durchmesser beträgt.
Osteoplastische Metastasen werden eher erkannt als osteolytische.
Die Laborwerte sind im Durchschnitt 2–6 Monate vor Auftreten röntgenologischer Symptome positiv.

Labordiagnostik:
Alkalische Phosphatase ↑, in etwa 60–70% der Fälle positiv. Dies ist der Fall, wenn im Bereich der Metastasen eine erhöhte Osteoblastenaktivität vorliegt. Falsch positive Erhöhungen können u. a. vorgetäuscht werden bei Lebermetastasen. Falsch negative Werte finden sich, wenn die knochenbedingte Erhöhung der alkalischen Phosphatase den physiologischen Schwankungsfaktor der Leber unterschreitet.

Hydroxyprolinausscheidung im 24-Std.-Harn ↑, in etwa 90–98% der Fälle mit Knochenmetastasen sind erhöhte Hydroxyprolinwerte zu erwarten. Wegen der stark unterschiedlichen Untersuchungsmethoden sollte man zur Vermeidung von Irrtum sich im besonderen Maße bei jeder Untersuchung die Normalwerte mitliefern lassen.

Calcium (↑), nur in etwa 6% der Knochenmetastasen finden sich erhöhte Werte. Es handelt sich dann im allgemeinen um ausgedehnte Metastasierungen. Die Bedeutung der Calciumbestimmung liegt weniger im diagnostischen als im prognostischen Bereich, da lebensbedrohliche hypercalciämische Zustandsbilder vorkommen können. Die rechtzeitige Einleitung entsprechender therapeutischer Maßnahmen ist daher in den gegebenen Fällen besonders wichtig.

Ergänzungsdiagnostik:
Knochenszintigramm.
In etwa 90% der Fälle positiver Nachweis. Der Nachweis ist bei osteoplastischen Herden viel häufiger positiv als bei osteolytischen, die nur als Aussparungen bei sehr großen osteolytischen Metastasen nachgewiesen werden können.
In den meisten kombiniert osteoplastisch-osteolytischen Metastasen läßt sich eine szintigraphisch vermehrte Aktivität infolge des osteoplastischen Faktors nachweisen.
CTG,
von Knochenmetastasen:
Röntgendiagnostik: In etwa 50% der Fälle positiv.
Knochenbiopsie:
Gewinnung von Knochenmaterial mittels Knochenstanze. Der positive Nachweis von Tumorzellen ist beweisend für eine Metastase, das negative Ergebnis schließt Knochenmetastasen nicht aus.
Allgemeindiagnostik bei Neoplasmen s. unter Carcinoma   S. 128

Knochensarkom und Knochenmetastasen
Carcinome u.a. Malignome   S. 128–

Knochenstoffwechsel

Elektrophorese,
(BKS) geeignet zur billigeren Verlaufskontrolle im Intervall,
Ca ⊕,
P ⊕,
Alkalische Phosphatase.
⊕ wenn pathologisch:
Ca – Harn,
P – Harn.

Ergänzungsdiagnostik:

Knochenszintigraphie.

Die Knochenszintigraphie ist ideal geeignet, deutliche Veränderungen des Knochenstoffwechsels festzustellen und damit noch vor Feststellung mit anderen Methoden eine Diagnose zu stellen. Die Domäne der Ganzkörperknochenszintigraphie ist die **Metastasensuche** im Skelett. Dies gilt vor allem für **Mamma- u. Prostata-Karzinome, für Hypernephrome, Bronchial-Karzinome, Schilddrüsen-Karzinome,** die bevorzugt in das Skelett-Syndrom metastasieren. Bei diesen Erkrankungen die Knochenszintigraphie zu unterlassen, ist als Kunstfehler anzusehen.

Auch vor Operationen von Mamma- und Prostata-Karzinomen sollte ein Knochenszintigramm durchgeführt werden. Multiple Aktivitätsanreicherungen in Knochen sind pathognomonisch für Metastasierung. Solitäre Anreicherungen können auch durch traumatische, entzündliche oder degenerative Prozesse anderer Art bedingt sein. Diese zeigen jedoch meistens einen Rückgang im Laufe von Monaten, während bei Metastasierung die Anreicherung zunimmt.

Eine exzessive Aktivitätsspeicherung in den Knochen findet sich bei Ostitis deformans.

Auch bei allen entzündlichen Veränderungen der Knochen zeigen sich positive Szintigrammbefunde, schon lange bevor im Röntgenbefund eine Veränderung festgestellt werden kann. Im allgemeinen läßt sich sagen, daß der Grad der Aktivitätsanreicherung weitgehend mit der Florität des entzündlichen Prozesses parallel geht.

Die diesbezüglichen Indikationen sind:
  Osteomyelitis,
  entzündliche Aktivierung einer Arthrose,
  rheumatoide Arthritis,
  Spondylitis ancylopoetica. Hier kann der Röntgenbefund dem szintigraphischen Befund um viele Monate nachhinken.

Knochenprozesse, die nicht vermehrt Aktivität anreichern im Knochenszintigramm sind:
  Fibrome,
  Zysten,
  Osteochondrome,
  Plaśmozytome.

Knochentumor, metastasierend
(osteoplastische Knochenmetastasen)

Alkalische Phos. ↑,
Ca ↕,
P →,
Ca (Harn) ↑.

wichtig: *Knochenszintigramm,*
Röntgen Knochen,
Knochenbiopsie.

Knollenblätterpilzvergiftung

NB: Die K. ist die gefährlichste und bedeutungsvollste der Pilzvergiftungen. Die Symptome der wesentlichsten Pilzvergiftungen verlaufen in derselben Richtung. In 30 g Pilz findet man die 2–3fache letale Dosis.

Leitsymptome:
Schwere, bis zur Exsikkose führende Durchfälle sowie Erbrechen. Die Symptome treten nach einer charakteristischen Latenzzeit von 8–16 Std. auf.

Hinweis:
Anamnese

Labor:

> **Hinweis:** *Bili* ↑,
> *SGPT* ↑ ⎫ (Maximum am 5.–6. Tag, nach
> *SGOT* ↑ ⎬ 12–16 Tagen Normalisierung (unter
> ⎭ Behandlung wieder verschwindend) *
> *GE* ↓,
> *Eiweiß im Harn* (in 30% der Fälle, am 10.–12. Tag unter Behandlung wieder verschwindend), *
> *Quick* ↓,
> Matabolische Azidose!
>
> **Beweis:** Identifizierung des Pilzes aus Speiseresten, evtl. auch nach Magenspülung.

(* Therapie: Glukokortikoidbehandlung und 500 mg Thioctsäure i.v. [Homburg]).

Kohlenmonoxydvergiftung (chronische)

Leitsymptome:
(in der Reihenfolge der Häufigkeit)
Müdigkeit,
Kopfschmerzen,
Schwindel
Schlafstörungen,
Herzbeschwerden,
Stimmungsschwankungen und Depression,
Apathie,
Übelkeit,
Erbrechen,
Abmagerung,
Gedächtnisstörungen,
Harndrang,
Alkoholunverträglichkeit,
Libidoverlust,
Anorexie.

Beweisende Tests:
Bestimmung des *Kohlenmonoxyd-Hämoglobins*. Ein Kohlenmonoxydgehalt von mehr als 20% ist beweisend.
(Konzentration $<20\%$: Keine Symptome,
 $20-50\%$: Symptome s. o.,
 $50-70\%$: Bewußtlosigkeit,
 $>80\%$: rascher Eintritt des Todes).

NB: Einatmung von Luft mit einem Kohlenmonoxydgehalt von 0,1% während 1 Stunde führt zu einem Kohlenmonoxydgehalt des Blutes von 50%.
1% Kohlenmonoxyd in der Luft ist spätestens innerhalb 10 Minuten tödlich.

Körperliche Belastung

Nach starker körperlicher Belastung kommt es zu einem Anstieg der *CPK*, auch die *Transaminasen* werden leicht angehoben. Weiterhin findet sich eine Verschiebung bei der *Blutgasanalyse* in Richtung metabolischer Azidose.

Bei starkem Trainingsmangel findet sich eine starke Verschiebung zur metabolischen Azidose, Abnahme des Bikarbonat bzw. Rückgang des Base-Excess.

Bei stärkerer körperlicher Belastung, die länger andauert, kommt es zu einem Anstieg der *neutrophilen Leukozyten* sowie zu einem Anstieg der *fibrinolytischen Aktivität*.

Bei sehr langem Laufen, insbesondere auf hartem Boden, kann es zu einer *Hämoglobinurie* (Marsch-Hämoglobinurie) und zu einer leichten Proteinurie kommen.

Kollagenosen (Differentialdiagnostik s. S. 709–)

Kolon-Karzinom

Leitsymptome:
Blutige, evtl. auch dunkle bis schwarze Stühle, Durchfälle, Obstipation. Häufig fehlen Symptome, evtl. nur diffuse Bauchbeschwerden und Gewichtsabnahme.

Labor:
 Stuhl auf okkultes Blut häufig +,
 Allgemeine Karzinomzeichen, s. unter Carcinoma.   S. 128

Hinweisend: *Rö-Kolon-Kontrasteinlauf.*

Beweisend: *Koloskopie, Biopsie.*

Koma
s. unter Bewußtlosigkeit   S. 92–

Koma ist die tiefste Form der Bewußtlosigkeit.

Kommotio
s. unter Commotio cerebri   S. 151

Kontaktekzem   (S. 31–) v. a. S. 34

Kopfschmerzen

I. **Akute, heftige und bedrohliche Kopfschmerzen – Untersuchungsprogramm** (s. u.)

II. **Chronische Kopfschmerzen – Untersuchungsprogramm** S. 424–

III. **Kopfschmerzen mit Fieber** S. 429

IV. **Besondere Kopfschmerzen** S. 430

I. Untersuchungsprogramm

Orientierender *neurologischer Status*, *Augenuntersuchung:*

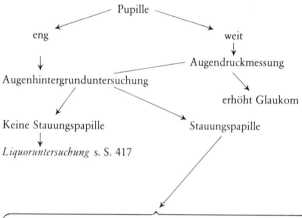

Liquoruntersuchung kontraindiziert wegen Gefahr einer Einklemmung bei intrakranieller Drucksteigerung.
EEG,
Echo-EG,
Hirnszintigramm,
CTG,
Angiographie,
evtl. *Ventrikulographie* (nur noch bei besonderen Fragestellungen, da das CTG viel früher durch das Ventrikulogramm gelöste Fragen besser beantwortet.
Tumor,
Intrazerebrale Blutung.

Kopfschmerzen 417

Liquor-Untersuchungsergebnis:

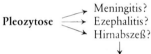

allgemeine *Entzündungs-Tests*,
insbesondere *Leukozyten*,
Computertomogramm
Hirnszintigramm

Xanthochomer Liquor

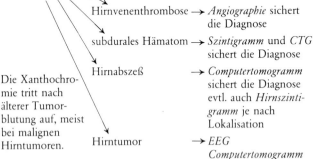

Die Xanthochromie tritt nach älterer Tumorblutung auf, meist bei malignen Hirntumoren.

Hirnvenenthrombose → *Angiographie* sichert die Diagnose

subdurales Hämatom → *Szintigramm* und *CTG* sichert die Diagnose

Hirnabszeß → *Computertomogramm* sichert die Diagnose evtl. auch *Hirnszintigramm* je nach Lokalisation

Hirntumor → *EEG* *Computertomogramm* *Hirnszintigramm*

Kopfschmerzen mit akutem Beginn
Meningitiden verschiedener Ursachen,
Hepatitis, Enzephalopathie,
alle Spätstadien nach Blutungen in den Liquorraum.

Blutiger Liquor:

Subarachnoidalblutung (massenhaft Erythrozyten)	Diagnose *angiographisch* gesichert, weniger sicher mit dem *Hirnszintigramm*, bei größerem Blutungsbezirk evtl. *CTG*.
Ventrikeldurchbruchsblutung (massenhaft Erythrozyten)	
Aneurysmablutung	*Angiographie* sichert die Diagnose. Im Liquor können auch Granulozyten und Monozyten gefunden werden.

Intrazerebrale Blutung
Contusio cerebri
Hirntumor bei Tumorblutung *Hirnszintigramm, Echo-EG, EEG, CTG*.

Kopfschmerzen mit akutem Beginn, Kopfschmerzen mit heftigen akuten Schmerzanfällen

Diagnose	Schmerzlokalisation Geschlechtsbevorzugung	Art des Schmerzes Dauer des Schmerzes	Allgemeine diagnostische Hinweiszeichen u. Maßnahmen	Labor- u. Ergänzungsdiagnostik
I/1. **Migräne** (= Hemikranie)	Halbseitig, meist fronto-temporal, supraorbital. Seltener parietoakzipital. Wechsel der Seitenlokalisation möglich (dies spricht besonders stark für Migräne), auch Doppelseitigkeit kommt vor. ♀ > ♂.	Hämmernd, bohrend, pochend, pulsierend. Schmerzdauer 1/2 bis mehrere Stunden. Unter Status hemicranicus versteht man Migränedauerschmerz (= Status migraenosus).	Im Beginn oft psychische Auffälligkeit, evtl. euphorische Stimmungsveränderungen. Auf dem Höhepunkt Niedergeschlagenheit, Gesichtsblässe, oft stark pulsierende Temporalarterien, Übelkeit, Erbrechen, vegetative Symptomatik mit Schwitzen, Tachykardie und Durchfall. Oft familiäre Veranlagung.	Bei der *Blutgasanalyse* (am Kopf) ist die arterio-venöse O_2-Differenz herabgesetzt. Typisches *Schädelrheogramm* im Anfall. Im *EEG* evtl. paroxysmal einfallende, generalisierte Spitzenentladungen.
I/2. **Bing-Horton-Syndrom** (= Horton-Syndrom = Erythroprosopalgie = Cluster headache = Rote Migräne = Migrainous neuralgia = Histamin-Kopfschmerz)	Einseitig; v. a. Orbita-Bereich mit Austrahlung zur Schläfe. ♂ > ♀.	Plötzliches Auftreten des heftigen, rasenden Schmerzes, Dauer 10 Min. bis 2 Std. Ebenso plötzliches Sistieren des Schmerzes wie er begonnen hat. Verstärkung des Schmerzes im Liegen.	Hitzegefühl und Rötung der betroffenen Gesichtshälfte, Engstellung der Pupille (Horner Syndrom) der betroffenen Seite, Augentränen, Schleimhautschwellung der Nase und starke Nasensekretion, konjunktivale Hyperämie. Auftreten v. a. nachts oder im Liegen.	∅ Anfallauslösung durch Alkohol und Histamin evtl. möglich.

Kopfschmerzen

Diagnose	Schmerzlokalisation Geschlechtsbevorzugung	Art des Schmerzes Dauer des Schmerzes	Allgemeine diagnostische Hinweiszeichen u. Maßnahmen	Labor- u. Ergänzungsdiagnostik
I/3. **Trigeminusneuralgie** (= Tic douloureux = idiopathische Trigeminusneuralgie)	Meist Oberkieferbereich (= 2. Trigeminusast) oder Unterkieferbereich (= 3. Trigeminusast). ♀ > ♂.	Brutaler, plötzlich blitzartig einschießender, wie Messerstich oder elektr. Stromstoß empfundener Schmerz, oft Anfallsserien, die mit Fortschreiten der Erkrankung immer heftiger und langdauernder werden können mit Möglichkeit einer pausenlosen, tagelangen Qual. Anfangs manchmal auch nur schmerzhaftes Kribbeln (wie elektrischer Strom) vorkommend.	Neurologischer Status o. B. Keine objektiven Untersuchungsmöglichkeiten. Anfallauslösung evtl. möglich durch leichte Berührung der vom erkrankten Nervenast innervierten Gebiete (Triggerzonen) sowie durch Kauen, Schlucken, Sprechen, Waschen. Durch Nahrungsmittelenthaltung manchmal Zunehmen des allgemeinen Kräfteverfalls.	∅
I/4. **Symptomatische Trigeminusneuralgie** (= sekundäre Trigeminusneuralgie) z. B. ausgelöst durch Trigeminusneurinom, Schädelbasisprozesse, Nasennebenhöhlen- u. Kiefererkrankungen, Lues)	I. A. wie I/3 Der Verdacht ergibt sich eher, wenn mehrere oder alle 3 Trigeminusäste betroffen sind.	s. o. manchmal nicht so akut beginnend, sonst wie I/3	Sensible Reiz- oder Ausfallserscheinungen und/oder Beteiligung des motorischen Trigeminusastes verstärkt den Verdacht erheblich, insbesondere auch in Richtung maligner Genese.	evtl. *Entzündungstests* (s. S. 17) oder/und *Neoplasmatests* (s. S. 128 positiv. *TPHA* und weitere *Luestests*, *CTG*.

Diagnose	Schmerzlokalisation Geschlechtsbevorzugung	Art des Schmerzes Dauer des Schmerzes	Allgemeine diagnostische Hinweiszeichen u. Maßnahmen	Labor- u. Ergänzungsdiagnostik
I/6. **Phäochromozytom mit akuter Blutdruckkrise**	Diffuser Kopfschmerz, Schläfenschmerz.	Die Heftigkeit des Schmerzes steht nicht so im Vordergrund wie das akute Einsetzen des Schmerzes.	Evtl. Blässe, rascher Blutdruckanstieg, Tachykardie. Hoher Blutdruck bei Kopfschmerz und früher normale Blutdruckwerte verstärken den Verdacht. Bei vorher schon hohem Blutdruck s. S. 375.	*Katecholamine* und *Vanillinmandelsäure im Harn* nach den Anfällen vermehrt, *Noradrenalin im Serum* während des Anfalls vermehrt, s. auch S. 600.
I/6. **Akuter Glaukomanfall**	Augenregion, der Schmerz kann sich jedoch über die ganze Kopfhälfte ausbreiten.	Plötzlich einsetzender, rasender Kopfschmerz.	Pat. klagt über verschwommenes Sehen, Farbensehen um Lichtquellen, Abnahme der Sehkraft (mit Erblindungsgefahr!), (einseitige) Mydriaris mit starrer Pupille, verwaschene Irisstruktur, harter, derber Augapfel, gemischte Bindehautinjektion. Verwechslungsmöglichkeit mit Migräne bei gleichzeitiger Nausea und Erbrechen.	(Diagnostisch beweisend ist der *Augenstatus*, insbesondere Tonometrie).
I/7a) **Subarachnoidalblutung**	Diffus oder verschieden lokalisiert.	Heftig und akut, schlagartig auftretender Schmerz, meist vorhanden, selten finden sich einmal prodromal Tage bis Wochen vor dem akuten Ereignis auftretende Kopfschmerzen, die die Diagnose verschleiern können.	Meningismus mit Nackensteifigkeit und evtl. positivem Kernig-Zeichen, Schwere Blutung führt zu neurologischen Ausfällen und Bewußtlosigkeit.	*Liquoruntersuchung* (blutiger Liquor)

Kopfschmerzen

Diagnose	Schmerzlokalisation Geschlechtsbevorzugung	Art des Schmerzes Dauer des Schmerzes	Allgemeine diagnostische Hinweiszeichen u. Maßnahmen	Labor- u. Ergänzungsdiagnostik
I/7b) **Aneurysma** mit Aneurysmablutung	Meist keine bestimmte Schmerzlokalisation oder Seitenbetonung. Liegt eine solche vor, so entspricht die Seitenbetonung der Lokalisation des Aneurysmas. Bei Frontal- oder Okzipitalschmerz besteht keine Korrelation zur Lokalisation.	Akut einsetzende heftigste Kopfschmerzen. In manchen Fällen wird der akute Beginn verschleiert durch Tage bis Wochen bestehenden pordromalen Schmerz (Vergrößerung des Aneurysmas?)	s. I/7a. Häufig finden sich bei Aneurysmen auch epileptische Anfälle.	*Angiographischer Aneurysmanachweis. Blutiger Liquor*
I/8. **Intermittierende Verschlüsse der Liquorräume** z.B. Ventrikelzysten, Plexuspapillom, florierender Hirntumor im Ventrikelsystem, Kolloidzysten, Zystizukus	Meist Schmerz des gesamten Kopfes, aber Stirnschmerz und Nackenschmerz hervorstechend.	Perakut einsetzende Kopfschmerzen von äußerster Heftigkeit.	Der neurologische Gesamtstatus steht im Vordergrund. Bei akutem anhaltenden Verschluß rasch Bewußtlosigkeit. Bei subakutem Verschluß Hirndruck-Symptomatik mit Bradykardie, Erbrechen und Stauungspupille.	*NB:* Bei Verschlußsyndrom und Tumoren im basisnahen Bereich sind Lumbalpunktionen kontraindiziert.

Diagnose	Schmerzlokalisation Geschlechtsbevorzugung	Art des Schmerzes Dauer des Schmerzes	Allgemeine diagnostische Hinweiszeichen u. Maßnahmen	Labor- u. Ergänzungsdiagnostik
I/9. **Hirntumoren** s. auch S. 776	Je nach Tumor. Zwischen Lokalisation des Tumors und des Schmerzes besteht häufig keine Übereinstimmung. Nur beim rasch wachsenden Medulloblastom des Kleinhirns bestehen okzipital projizierte Schmerzen.	Akut eintretender heftiger Schmerz nur bei basisnahen Tumoren mit Abflußbehinderung des Liquors. Auslösung manchmal bei Kopftieflage. Es gibt keinen für Tumor typischen Kopfschmerz.	s. I/8.	*EEG, Hirnszintigramm,* evtl. *Schädelrheogramm,* evtl. *Schädelangiographie CTG.*
I/10. **Arteriitis temporalis**	Schläfenschmerz	Manche Fälle akut heftigst einsetzend, manche mit mehr subakut einsetzenden heftigen Schmerzen. Bei Einseitigkeit oft Verwechslungsgefahr mit Migräne.	Temporalarterien (aber auch andere oberflächliche Arterien) einseitig oder beidseitig druckschmerzhaft, vorspringend und strangartig verdickt. **NB:** Wegen Erblindungsgefahr ist eine rasche Diagnostik und Therapie erforderlich.	*BKS* ↑↑, *α-2-Glob.* ↑, *Leuko* ↑, (LE-Zellen), (Linksverschiebung), (Eosinophile ↑), *Biopsiebefund* aus der Arterie: Riesenzellennachweis.

Kopfschmerzen

Diagnose	Schmerzlokalisation Geschlechtsbevorzugung	Art des Schmerzes Dauer des Schmerzes	Allgemeine diagnostische Hinweszeichen u. Maßnahmen	Labor- u. Ergänzungsdiagnostik
I/11. **Thrombophlebitis der großen Hirnvenen und der Sinusräume, Sinus cavernosus-Thrombose.**	verschieden, meist diffus oder in den Stirnschläfenbereich projiziert.		Fieber, evtl. Stauungspapille, Bewußtseinstrübung, aber auch Lähmungen und fokale Anfälle kommen vor. V. a. in der Schwangerschaft, im Puerperium und bei/nach Otitiden sowie bei/nach Entzündungen im periorbitalen Bereich daran zu denken.	*BKS* ↑, *Leuko* ↑.
I/12. **Akute Kontrastmittelunverträglichkeit**	Meist diffus	Heftiger akuter Kopfschmerz	Unmittelbar nach der Kontrastmittelinjektion ist der Kopfschmerz oft erstes Zeichen der Unverträglichkeit.	
I/13. **Bakterielle Meningitis**		Intensiver Kopfschmerz. Die akute bakterielle Meningitis kann mit akuten heftigen Kopfschmerzen einhergehen.	Opisthotonus, Kernig-Zeichen positiv, Brudzinsky-Zeichen positiv, Fieber, Bewußtseinstrübung rasch einsetzend.	*Leuko* ↑, *BKS* ↑. Im *Liquor* starke Leukozytenvermehrung.

Chronische Kopfschmerzen, langsam zunehmende Kopfschmerzen

Krankheiten/Diagnosen	Allgemeines	Labor und Ergänzungsdiagnostik
II/1. **Vasomotorischer Kopfschmerz** (=Cephalea vasomotorica = idiopathischer Kopfschmerz = habitueller Kopfschmerz = Common migraine)	Häufigste Kopfschmerzform. Sehr wahrscheinlich beruhen jedoch die meisten hierzu gerechneten Kopfschmerzformen unerkannterweise auf organischen Leiden (s. folgende Diagnosen), weshalb die Diagnose nur per exclusionem gestellt werden sollte. Oft bestehen auch Überlagerungen und Verstärkungen durch organische und psychische Ursachen. Schmerzlokalisation wechselnd, wandernd und diffus. Schmerzcharakter dumpf, drückend, pulsierend. Spannungsgefühl, Reifengefühl und Benommenheit kommen ebenfalls vor. Auslösung oft durch Nikotin, Alkohol, körperliche und psychische Überlastung, Schlafmangel.	Labor ∅. *EEG* zeigt zuweilen ähnliche, jedoch schwächere Veränderungen als bei Migräne.
II/2. **Kopfschmerz bei Hypotonie**	Oft junge Mädchen und Frauen betroffen	RR ↓. Bei normalem Blutdruck evtl. *Schellong-Test* oder Entspannungs-Blutdruckmessung (s. S. 384).
II/3. **Hypertonie**	Schmerzmaximum oft morgens. Kopfschmerz häufig bei hypertonen Krisen, auch bei nephrogenem oder malignem Hypertonus (s. auch S. 375.)	RR meist über 200. Diagnose nur per exclusionem erlaubt
II/4. **Arteriosklerose**	Häufig Begleitsymptome Schwindel, Ohrensausen, Vergeßlichkeit, Kopfschmerz nicht immer vorhanden!	Typischer *Schädelrheogrammbefund*
II/5. **Herzinsuffizienz**	Tachykardie und/oder Arrhythmie, periphere Stauungszeichen, gestaute Halsvenen	Im *Sequenz-Szintigramm* evtl. allgemeine Verzögerung

Kopfschmerzen

Krankheiten/Diagnosen	Allgemeines	Labor und Ergänzungsdiagnostik
II/6. **Anämie**	Wahrscheinlich Kombination mit II/1	$Ery \downarrow$, $Hb \downarrow$.
II/7. **Polyglobulie und Polyzythämie**	Stase und dadurch leicht erhöhter Hirndruck?	$Hb \uparrow$, $Ery \uparrow$ (bei Polyzythämie auch $Leuko \uparrow$ u. evtl. *Harnsäure* $\uparrow$)
II/8. **Hypoxydosen**, v. a. Lungenkrankheiten	Typischer Allgemeinbefund, Dyspnoe, Lungenanamnese	$CO_2 \uparrow$, respiratorische Azidose
II/9a) **Nierenkrankheiten verschiedener Genese**	Kopfschmerz ist oft das einzige Symptom, weswegen der Patient (häufiger die Patientin) in die Praxis kommt	Minimaldiagnostik: *Sediment, Eiweiß im Harn, Isotopennephrogramm* (mit *Clearancebestimmung*) u. *Harnstoff*
II/9b) **Phenacetin-Niere(n)**	Anamnestischer Hinweis auf Schmerzmittelabusus	Im *Sediment* oft Mikrohämaturie, spektralanalytischer Nachweis der Umwandlung von Hämoglobin in Verdoglobin im Blut
II/10. **Langsam zunehmender intrakranieller raumfordernder Prozeß**	Schmerz meist diffus, selten lokalisiert, Dauerkopfschmerz, evtl. Erbrechen, evtl. Herdsymptome	*Augenstatus:* Stauungspapillen? *EEG, Echo-EG, Hirnszintigramm, CTG*
II/11. **Hirnabszeß**	Sehr unterschiedliche Kopfschmerzen, leicht bis heftig, häufig Hinweis auf Sinusitis, Ohrenerkrankung, Bronchiektasen, Lungenabszeß, Herzklappenfehler, Fieber fehlt häufig, evtl. Bradykardie	Allgemeine *Entzündungs-Tests* positiv, jedoch nicht obligat. Evtl. *Blutzuckerveränderungen*, höchste Trefferquote mit dem *CTG*, bei nicht-basalen Prozessen auch mit dem *Hirnszintigramm* und *Echo-Enzephalogramm* sowie *EEG*

Krankheiten/Diagnosen	Allgemeines	Labor und Ergänzungsdiagnostik
II/12a) **Zervikal-Syndrom**	Allgemeine Hinweiszeichen sind Nackenschmerzen, Okzipitalschmerzen, die evtl. halbseitig nach vorne ausstrahlen und Stunden bis Tage anhalten können. Evtl. Brachialgien sind vorhanden. Nackenmyogelosen. Auslösfaktoren sind einseitige Kopfhaltung, Lesen, häufig auch am Morgen (kyphosierte HWS durch Kissen!)	Oft typischer Druckschmerz am okzipitalen Ansatz der Rückenstrecker sowie im Bereich der Nacken-Schultermuskulatur. *Rö HWS*: Oft Nachweis einer Spondylose oder einer kyphotischen Fehlhaltung
12b) **Schleudertrauma der HWS**	Typisch ist das Unfallereignis mit anschließend meist völlig beschwerdefreien Intervallen. Erst nach einigen Tagen, meistens 14 Tagen, selten auch nach einigen Stunden treten Nackenschmerzen, Kopfschmerzen, entsprechend dem HWS-Syndrom auf, zusätzlich jedoch auch Schweißausbrüche, Übelkeit, Schwindel, evtl. Brachialgie. Diese Kopfschmerzen verschwinden in der Regel nach einigen Monaten wieder, jedoch nicht immer.	*Rö HWS* ohne path. Befund
II/13. **Arteriitis temporalis** (subchron. Verlaufsform)	Schläfenschmerz	*BKS* ↑ s. S. 204 und S. 422 (I/10).
II/14. **Meningitis** (vor allem chron. Meningitisformen)	Vor allem die basalen Meningitiden, insbesondere chron. Meningialtuberkulosen, Lues, Pilzinfektionen und chron. lymphozytär aseptische Meningitis verlaufen oft sehr langsam und nur mit geringem Kopfschmerz. Erste Erscheinungen oft Doppelbilder, Ptose, Paresen der mimischen Gesichtsmuskulatur, Hörstörungen, Herdsymptome der Hirnbasis	*Liquoruntersuchung:* Pleozytose

Kopfschmerzen 427

Krankheiten/Diagnosen	Allgemeines	Labor und Ergänzungsdiagnostik
II/15. **Langsam wachsende, vor allem benigne Hirntumoren und Altersgliome**	Leichte bis heftige Kopfschmerzen, lokalisiert oder generalisiert, persistierend oder intermittierend, evtl. einseitige Muskelschwäche, evtl. epileptische Anfälle, Sehstörungen, Erbrechen oder psychische Veränderungen.	*Augenärztliche Untersuchung* auf Stauungspapille, Gesichtsfeldveränderungen, *Rö Schädel* in 2 Ebenen, *EEG*, *Echo-EG*, *CTG*, *Hirnszintigramm*. Bei besonderer Fragestellung (klinisch) *Pneumenzephalogramm* und *Arteriographie*.
II/16. **Chron. subdurales Hämatom**	Evtl. weit zurückliegende Schädelkontusionsanamnese	Diagnose am raschesten mit *Echo-EG*, *Hirnszintigramm* und *CTG*
II/17. **Thrombangiitis obliterans**	Raucheranamnese, oft periphere Durchblutungsstörungen ebenfalls vorhanden	*PAT* verkürzt, evtl. path. *Schädelrheogramm*, evtl. *Hb* ↑, *Ery* ↑, *Hkt* ↑
II/18. **Kopfschmerzen bei hypoglykämischen Zuständen, vor allem Diabetes**	Der Kopfschmerz kann auch über die Hypoglykämie hinaus anhalten	*BZ* ↓
II/19. **Kopfschmerz bei allergischen Erkrankungen**		*Diff. BB*: Eo ↑, IgE ↑
II/20. **Liquorunterdruck-Syndrom**	Stunden dauernder diffuser Kopfschmerz, der sich beim Stehen, weniger beim Sitzen steigert und beim Hinlegen bessert. Evtl. Erbrechen.	Druck auf Jugularvene bringt Besserung. Eiweiß im Liquor erhöht. Liquordruckmessung. Evtl. Liquorgewinnung durch Aspiration erforderlich.

Krankheiten/Diagnosen	Allgemeines	Labor und Ergänzungsdiagnostik
II/21. **Chemische Substanzen** (Intoxikationen): Blei, Brom, Chinidin, Kohlenoxyd, Ovulationshemmer, Anilin, Arsen, Askaridol, Benzin, Benzol, Blausäure, Dinitrophenol, Kresol, Glykol, Nikotin, Alkohol, Phenacetin, Insektizide, Salvarsan, Serumkrankheit, Sulfonylharnstoffe, Trichloräthylen.		

II. Untersuchungsgang bei chron. Kopfschmerzen

1. *Allgemeinuntersuchung,*
2. *Neurologische Untersuchung,*
3. *Augenärztliche Untersuchung*
4. *HNO-ärztliche Untersuchung*
5. Technische Untersuchung:
   EEG,
   Echo-EG,
   Hirnszintigramm,
   Röntgen Schädel in 2 Ebenen, evtl. Spezialaufnahmen,
   CTG,
   Schädelrheogramm (vor allem bei Verdacht auf Gefäßprozesse und Durchblutungsstörungen, Migräne etc.),
   Funktionszintigramm mit differenzierter Unterscheidung der Durchblutung verschiedener Hirnregionen, insbesondere, wenn das Rheogramm pathologisch war.
6. **Labordiagnostik:**
   Blutbild, Leuko, SGOT, Harnstatus, insbesondere Harnsediment und Eiweiß, gesamte Hypertoniedifferentialdiagnostik, wenn der Blutdruck erhöht ist (s. S. 375–)
   Entzündungs-Tests (s. S. 17), wenn Fieber besteht oder subfebrile Temperaturen vorliegen, dann ggf. auch *Immunglobuline* und *serologische Untersuchungen* je nach Verdacht.

III. Kopfschmerzen mit Fieber

Akuter allergischer Status (selten Fieber),
Bakterienruhr,
Bornholmer Krankheit,
Bronchopneumonie,
Cholera,
Coxsackie,
Meningitis,
Enzephalitis,
Gehirnabszeß (selten besteht erkennbares oder stärkeres Fieber),
Gelbfieber,
Grippe und verwandte Erkältungskrankheiten mit meningealer Reizung,
Herpangina,
Hitzschlag,
Fleckfieber,
Leptospirosen,

Malaria,
Milzbrand,
Sepsis,
Infektiöse Mononukleose (im allgemeinen nur geringes Fieber),
Tropische Viruskrankheiten,
Morbus Weil,
Akute Pyelonephritis,
Brucellose,
Coloradofieber,
Zeckenfieber,
Denguefieber,
Katzenkratzkrankheit,
Milbenfleckfieber,
Pest,
Tularämie,
Typhus abdominalis.

IV. Besondere Kopfschmerzformen

Posttraumatischer Kopfschmerz

Bei posttraumatischem Kopfschmerz sind *Röntgenaufnahmen* des Schädels in 2 Ebenen, evtl. Spezialaufnahmen, evtl. CTG und Röntgenaufnahmen der HWS angezeigt. Weiterhin sollte eine Verlaufsbeobachtung von Pulsfrequenz (bei Druckzeichen Auftreten von Bradykardie), Pupillenform und -Größe (Anisokorie) und Reaktionsfähigkeit der Pupillen laufend beobachtet werden, ebenso sind gelegentliche Kontrollen des Augenhintergrundes vor allem bei Auftreten von Bradykardie angezeigt. Bei Bedarf Differentialdiagnostik, wie zu Beginn des Kopfschmerzkapitels aufgeführt.

Psychischer Kopfschmerz

Die Diagnose psychischer Kopfschmerz dürfte in etwa 70–80 % der Fälle eine Fehldiagnose sein, weil organische Erkrankungen ebenfalls eine psychogene Beeinträchtigung verursachen. Ein psychischer Kopfschmerz ohne weitere Differentialdiagnostik darf nur angenommen werden, wenn der Kopfschmerz die ständige psychische Antwort auf die selbe psychische Noxe ist. Der Schmerz verschwindet wieder bei Abklingen der psychischen Noxe. Besteht kein diesbezüglicher Hinweis, muß die Diagnose per exclusionem gestellt werden. Keinesfalls darf die Diagnose psychischer Kopfschmerz bei Hinweiszeichen auf gefährlichen Kopfschmerz (s. S. 416–) gestellt werden.

Gesichtsbetonter Kopfschmerz
Chron. Gesichtskopfschmerz

Dentogener Kopfschmerz	*Zahnärztlicher Status,* insbesondere *Röntgenstatus der Zähne.* Oft auslösend durch Kauen, Kalt- oder Warmeinwirkung auf die Zähne. Der Schmerz kann in die Schläfengegend ausstrahlen, ebenso in die Jugulargegend.
Schmerzen bei Augenerkrankungen	Frontotemporaler Schmerz, der stundenlang und tagelang bestehen kann, vor allem beim Lesen, im Dunkeln (große) Pupille), Untersuchungen von Augenhintergrund, Augendruck und Refraktion sind angezeigt.
Sinusitis	Bei Sinusitis maxillaris entspricht die Lokalisation des Schmerzes nicht immer der Lokalisation der Entzündung, es kann auch die gegenüberliegende Seite schmerzen oder die Stirn.

Wiederholte anfallsartige Gesichtsschmerzen finden sich bei

Trigeminusneuralgie	immer gleiche Seite, 2. u. 3. Trigeminusast betroffen, oft auch ausgelöst durch Berühren, Kauen, Sprechen. Als Begleiterscheinung findet sich ein Verziehen des Gesichtes.
Aurikulotemporalisneuralgie	Minuten dauernder präaurikulärer Schmerz, der durch Kauen ausgelöst wird und durch lokales Schwitzen und durch Hautrötung gekennzeichnet ist. Evtl. Erhöhung der *Alpha-Amylase* nach Parotiserkrankung.
Nasoziliarisneuralgie	Minuten bis Stunden dauernder Schmerz im Bereich des inneren Augenwinkels, der mit Konjunktivitis und Tränen einhergeht und durch lokalen Druck oder Kauen ausgelöst werden kann.
Sluder-Neuralgie	Minuten dauernder Schmerz im Bereich des inneren Augenwinkels, der mit Niesreiz einhergeht. Evtl. ist eine Sinusitis vorhanden.

Glossopharyngikus- Sekunden dauernder Schmerz im Bereich
neuralgie von Zungengrund- und Tonsillarnische,
beim Schlucken auftretend.

Andere, oben nicht aufgeführte Kopfschmerzursachen
Kopfschmerzen im Ohrenbereich,
Nicht erkannter Herpes zoster oticus oder Zustand nach Herpes zoster,
Neuralgische Störungen im Bereich des N. glossopharyngicus,
Neuralgische Störungen im Bereich des N. vagus,
Neuralgische Störungen im Bereich des Ganglion geniculi (Hund'sche
   Neuralgie),
Neuralgie der oberen Zervikalnerven mit ausstrahlendem Schmerz im
   HWS-Bereich,
Otitis media acuta und subacuta,
Otitis externa,
Mastoiditis, vom Ohr induzierte Sinusthrombose,
Thyreoiditis (eine Thyreoiditis strahlt oft in den Ohrbereich aus),
Schilddrüsenzysten (nach Punktion der Zystenflüssigkeit verschwin-
   den oft sehr rasch die Kopfschmerzen, die nicht selten auch
   diffuser Natur sind).

Koronarrisiko

Das Koronarrisiko läßt sich sowohl auf Grund von anamnestischen
Faktoren, als auch von Laborbefunden grob-prognostisch abschätzen.
Das Risiko kann mit folgenden Untersuchungsmethoden erfaßt
werden:

Anamnese:
Familienanamnese (bestanden Gefäßerkrankungen oder Herzinfarkt
in der Familie?).
Streß-Anamnese (psychischer Streß, unangenehmer Chef, Leistungs-
druck, Konkurrenzsituation, familiäre Belastungen, Freundin neben
der Ehefrau?).
Bewegungsmangel (Regelmäßiger Sport? Besonders negativ ist starker
Bewegungsmangel oder Bewegungsmangel mit intermittierend star-
ken Leistungen.).
Zigarettenrauchen?

Allgemeinbefund:
RR ↑?, Übergewicht?.

Laborbefunde:
Cholesterin ↑?, *Triglyzeride* ↑?, *Harnsäure* ↑? *Blutzucker* ↑ (Diabetes?), *Erythrozyten* ↑?

Ergänzungsdiagnostik:
Spirographie (verminderte Vitalkapazität stellt einen Risikofaktor dar). *EKG:* Linksventrikuläre Erregungsrückbildungsstörungen, insbesondere T-Abflachungen und ST-Senkungen stellen einen Risikofaktor dar.

NB: Einen zusätzlichen, besonders aktuellen Risikofaktor scheint eine erhöhte *Thrombozytenaggregation* (PAT III) darzustellen. Eine erhöhte Aggregation läßt bei zusätzlichen anderen Risikofaktoren eine erhöhte Gefahr darstellen.

Auch der erhöhte *Erythrozytenaggregationsindex* (EAI) soll das Risiko für den Herzinfarkt erheblich erhöhen. Unter EAI versteht man den Verklebungsgrad der Erythrozyten in Erythrozytenaufschwemmungen. Er wird aus dem Quotienten aus der Summe der Erythrozytenaggregate und der Gesamtsumme der Erythrozyten angegeben. Der Aggregationswert beträgt normal 0–10%.

Kortikoidbehandlung

Laborprogramm zur Verlaufsbeobachtung bei Kortisonbehandlung s. unter Glukokortikoidbehandlung.

Koryza

s. unter Luftwegsinfekte S. 465

Koterbrechen

S. 230

Krämpfe

s. auch unter Anfälle S. 55

1. Lokalisierte Krämpfe

Laborprogramm:
K,
Na,
Ca,
Mg,
Cl,
Blutgasanalyse.

Differentialdiagnostik der Ursachen:
Alkalose: *Blut-pH* ↑, *pCO$_2$* ↙.
Metabolische Alkalose: *pCO$_2$* →.
Respiratorische Alkalose (Kombinationstyp): *Blut-pH* ↑, *pCO$_2$* ↓.
Tetanie: *Ca* ↓.
    lat. Tetanie < als 4,5 mval/l
    manifeste Tetanie < als 4,0 mval/l
    (Differentialdiagnostik s. auch unter Tetanie   S. 748
Magnesium-Mangel-Syndrom.
Chloroprive Tetanie: *(Cl ↓, Na ↓, K ↓, pH ↑).*
Hypokaliämische Krämpfe.
Hyperkaliämische Krämpfe.
Hyperventilationstetanie (Hyperventilations-Syndrom):
    Blut-pH ↑ (Respiratorische Alkalose, häufig kombiniert mit Ca-mangel).

2. Betont umschriebene Krämpfe

Krämpfe bei sportlicher Überlastung.
Krämpfe bei arterieller Durchblutungsstörung.
Krämpfe bei Neuritis und Enzephalomyelitis.
Vaginismus: (psychogen, manchmal überlagert mit tetaniformen Zuständen, Ca-Mangel etc.).
Sphinkterspasmen: Krämpfe im Bereich des Sphincter ani, ausgelöst durch Irritation im Bereich des lumbalen Vagusplexus, meistens nachts oder nach Kohabitation auftretend, bei aufrechter Körperhaltung und im Stehen meist rasch wieder verschwindend. Oft auslösbar durch Calcium- oder Magnesiummangel.

Jackson-Epilepsie: Tonisch-klonische Krämpfe im Bereich umschriebener Muskelpartien
nach Hirntraumen Narbenembolie, Blutung oder Tumor im zerebralen Bereich, s. auch unter Jackson-Anfälle S. 103

Torticollis spasticus:
Psychopathische Torticollis,
Organische Torticollis
(Enzephalitis, Kleinhirnprozesse),
Torticollis bei Rheumatismus,
Torticollis bei HWS-Veränderungen,
Torticollis bei schmerzhaften entzündlichen Gehörgangsprozessen.

Gesichtsspasmen:
Trigeminusneuralgie.

Blepharospasmus bei Konjunktivitis und Keratitis.

Chorea.

Gesichtsspasmen bei Zahnerkrankungen.

Wadenkrämpfe, nächtliche, bei:
Elektrolytstörungen, s. o.,
arteriellen Durchblutungsstörungen,
segmental-neuraler Irritation infolge Wirbelsäulenerkrankung,
venöser Stauung.

3. Mehr generalisiert auftretende Krämpfe

Tetanus: Verletzungsanamnese, tonisch-klonische Krampfanfälle, Kieferklemme. *Leuko* ↑, Versuch eines *kulturellen oder tierexperimentellen Erregernachweises* im Eiter oder aus Wundmaterial. *Toxinnachweis* im Serum durch Tierexperiment.

Krämpfe nach Intoxikationen: (Liste s. S. 809–811).

Strychninvergiftung: Ähnlich wie Tetanus, jedoch kürzere Dauer, vorwiegend Extremitäten betroffen.

Krämpfe bei Stoffwechselkrankheiten:

Ahorn-Sirup-Krankheit.	Labor: *Leuzin* ↑, *Isoleuzin* ↑, *Valin* ↑. Typischer Ahorn-Sirup-Geruch des Urins.
Pyridoxinmangel	
Hyperglycinämie	*Glycin* ↑.
Carnosinämie	Bei fleischfreier Diät *Carnosin* ↑.
Hyperprolinämie	*Prolin* ↑.
Generalisierte Krämpfe bei Hitzschlag.	

Lyssa: Krämpfe im Finalstadium, vorher Schlundkrämpfe, vor allem beim Anblick von Wasser. Salivation.

Krämpfe mit Bewußtseinsstörungen: s. S. 96–
  Diabetisches Koma,
  Hepatisches Koma,
  Hypoglykämisches Koma,
  Urämisches Koma,
  Addison-Koma,
  Adams-Stockes Anfall.

Kreislaufbedingte Bewußtseinsverluste

s. unter Differentialdiagnostik von Bewußtseinsstörungen   S. 94–

Kreislaufregulationsstörungen

Differentialdiagnostik s. unter Hypotonie   S. 348

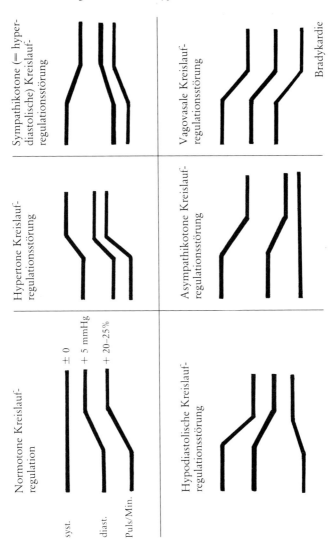

Laktation

Physiologische Veränderungen während der Laktation:

Laktose Harn +, (v. a. nachmittags. Reduktionsproben +, Glukosenachweis gleichzeitig ∅!),
Blutzucker ↓,
Ca ↓ (erhöhter Calciumbedarf),
Chol. ⊿,
Alb. → (im allgemeinen 1 g% unter dem Normaldurchschnitt),
Östrogenausscheidung 5–10 γ/die bis zur Menstruation,
GU ↑.

Laktation, abnorme

Labordiagnostik:

Prolaktionbestimmung (RIA), insbesondere, wenn Zeichen einer Lutealinsuffizienz vorliegen, unregelmäßige Blutungen oder Amenorrhoe bestehen. Bestehen erhöhte Prolaktinwerte, so sollten Untersuchungen durchgeführt werden, wie unter Hypophysentumor aufgeführt, ergänzt durch Untersuchung, wie bei Sterilität aufgeführt. Evtl. *Gesamtgonadotropine* ↑.

Differentialdiagnostik der physiologischen und pathologischen Milchsekretion.

Physiologisch: Post partum

Abnorm: Bei Hypophysentumoren,
bei allgemeinen hormonellen Störungen mit Zyklusstörungen (verkürzte Lutealphase und wiederholte Metrorrhagien),
bei verschiedenen endokrinen Erkrankungen, Cushing-Syndrom,
Hypothyreose,
nach Infektionskrankheiten:
   Herpes zoster,
   Enzephalitis,
nach Thoraxtrauma,
nach Durchtrennung des Hypophysenstiels,
bei Tumoren mit ektopischer Prolaktinsekretion (Tumordiagn. s. S. 128–),

durch Medikamente bedingt (Prolaktinsteigerung):
Phenotiazine,
Dogmatil,
Paspertin,
Haloperidol,
Alpha-Methyl-Dopa,
Reserpin (Serpasil),
Tofranil,
Östrogene (Ovulationshemmer),
bei idiopathischem Galaktorrhoe-Syndrom (Argonz ahumada, del Castillo): Diagnose per exclusionem.

Larvierte Depression

s. unter Depression S. 161–

Bei larvierten Depressionen handelt es sich nur um nicht typisch verlaufende Depressionen, wobei häufig monosymptomatische oder oligosymptomatische Beschwerden im Vordergrund stehen, z. B. nur Kopfschmerzen und Globussyndrom oder Atemnot.

Lasix

s. unter Diuretika S. 176

Lassa-Fieber

(Dieses Kapitel gehört eigentlich vom Häufigkeitsgrad und vom Wahrscheinlichkeitsgrad nicht in dieses Buch. Wegen der Gefährlichkeit der Krankheit und weil sie in anderen Büchern praktisch nicht behandelt wird, wurde die Krankheit hier aufgeführt).

Epidemiologie:

Wenig erforscht, sehr hohe Infektionsgefahr, primäre Übertragung wahrscheinlich von Tieren oder deren Ausscheidungen. Die Übertragung von Mensch zu Mensch erfolgt wahrscheinlich durch Inhalation und Mikroinokulation. Die Viruserkrankung ist primär in Afrika beheimatet. Inkubationszeit 6–16 Tage.

Lassa-Fieber

Leitsymptome:
Langsamer Beginn mit Schluck-, Glieder- und Muskelschmerzen sowie allgemeinem Krankheitsgefühl. Häufig ausgeprägte Pharyngitis, Ulzerationen an Mundschleimhaut und Rachenschleimhaut. Später Diarrhoe, Schluckschmerzen und dysurische Beschwerden. Petechiale Blutungen am Stamm können vorkommen.

Im weiteren Krankheitsverlauf zunehmende Verschlechterung des Allgemeinzustandes, gerötetes und geschwollenes Gesicht, Zunahme von kutanen und intestinalen Blutungen, Auftreten von Krämpfen, Sehstörungen, Oligurie. Auch Pleuraergüsse sind möglich. Die Pulsfrequenz, die anfänglich bezogen auf das Fieber nicht erhöht war, kann steigen und es können Herzrhythmusstörungen auftreten. In etwa 45% der Fälle kann wegen plötzlichem Herz-Kreislauf-Versagen der Tod eintreten.

Bei leichten Verlaufsformen findet sich eine erheblich verzögerte Rekonvaleszenzzeit mit Haarausfall.

Labor:

Leukozyten ↘ zu Beginn,
  ↑↑ im späteren Verlauf möglich,
BKS ↑-↑↑,
GOT ↑↑,
GPT ↑↑,
CPK ↑↑,
LDH ↑↑,
Bilirubin →,
alk. Phos. →,
Thrombozyten ↘.

Lateralsklerose, myatrophische

s. myatrophische Lateralsklerose   S. 529

Leitsymptome:
Muskelatrophien, meist distale Extremitäten, Spastik, Muskelfibrillieren.

Untersuchung:
Liquor meist ohne Veränderungen,
EMG!
Liquor-Immunelektrophorese.

Latrodektismus-Syndrom

Biß von Latrodectus tredecim (Spinne im Mittelmeerraum)

Leitsymptome:
Regionaler Lymphknotenschmerz, heftigste allgemeine Muskelschmerzen, Tränenfluß, Gesichtsrötung, Lidödeme, Hypersalivation.

Laborbefunde:
Leuko ↑,
Lympho ↓,
Blutzucker ↑,
K ↑,
Harnstoff ↑,
Na ↓,
Cl ↓,
Eiweiß Harn +.

Laxantienabusus, chronischer

Immer das Serum-Kalium kontrollieren!
K ↓ , (Nieren- und Herzschädigung infolge K-Mangel, renalem K-Verlust, hypokaliämischer Darmlähmung. Dies kann bis zur Tetraplegie und zum Herzversagen führen).

Leberausfallkoma s. S. 98

Leberdiagnostik

Anlaß zur Leberdiagnostik geben eine Reihe unspezifischer Symptome wie Übelkeit, Völlegefühl, Blähungen, Appetitlosigkeit, leichte Oberbauchschmerzen, aber auch Schlaflosigkeit, rheumatische Beschwerden.

I. Minimaldiagnostik

1. *SGPT*
2. γ*GT.*
3. *Alkalische Phosphatase* (weist auf Cholostase und Cholangitis hin).
4. *BKS* (erhöht bei entzündlichen Veränderungen und Dysproteinämien).

442 Leberdiagnostik

(Fortsetzung der Diagnostik je nach Erhöhung von 1, 2 und 3 s. u. Wo eine *Serumelektrophorese* sofort möglich ist im eigenen Labor, gehört sie bei eintsprechendem Verdacht oder Dringlichkeit ebenfalls zur Minimaldiagnostik).

1a) *SGPT* leicht erhöht.
   Folgende Tests anschließen:
   SGOT,
   evtl. *LDH.*
   Bei vielen, auch leichten toxischen Leberschäden zeigen *SGOT* und *LDH* einen relativ stärkeren Anstieg als die *SGPT.*

1b) *SGPT* stark erhöht.
   Folgende Tests anschließen:
   Elektrophorese (zur Verlaufsbeobachtung und bei Verdacht auf chronische und progressive Hepatitis),

   Cholinesterase (wichtig für Beurteilung der Prognose und evtl. Notwendigkeit stationärer Behandlung (s. Band I).

   Bei Ikterus auch Bilirubin direkt (= konjugiert) und indirekt (= unkonjugiert).
   Australia-Antigen.

2. *Alkalische Phosphatase* erhöht.
   Folgende Tests anschließen:
   a) *LAP* (Leucinaminopeptidase).
      Sie dient zur Unterscheidung von osteoplastisch bedingten Erhöhungen der *Alkal. Phosphatase,* bei der die *LAP* nicht anspricht. Sie ist jedoch bei sämtlichen sonstigen Ursachen enteraler Erhöhungen der *Alkal. Phosphatase* mitbetroffen (s. Band I, S. 22). Zusätzlich zeigt sie erhöhte Werte bei Gabe von Ovulationshemmern, bei Östrogenerhöhungen und in der Schwangerschaft.
   b) Bei normaler *LAP* oder sonst normalen Lebertests:
      Ca,
      P,
      Ca-Harn (Sulkowitsch-Probe).
   c) Bei Ikterus:
      Bilirubin direkt und indirekt.
   d) Bei relativ stärkerer Erhöhung der *Alkal. Phosphatase* und der *LAP* als *Transaminasen* sowie Nachhinken des *Bilirubins:*
      Neoplasmatests (s. d.) wegen Verdacht auf Metastasen,
      seltener primäre Lebertumoren,
      vor allem *Fe,*
      Cholinesterase.

3 a) *BKS* beschleunigt:
   Elektrophorese,
   Cholinesterase (vor allem bei starken alpha-2- oder gamma-Glob.-Vermehrungen),
   Fe (vor allem bei starker BKS-Beschleunigung).
 b) Wenn das Serum bei der *BKS* gelb oder grün-braun ist, muß *Bilirubin* angeschloßen werden.
 c) Bei Trübung des überstehenden Serums:
   Cholesterin,
   Triglyceride oder (und) *Gesamtlipide.*

II. Großer Leberstatus

Indiziert bei einzelnen pathologischen Leberwerten ohne klare Diagnose oder, wenn aufgrund der Allgemeinsymptomatik ein stärkerer Leberschaden vermutet wird.
SGPT,
(SGOT)
 (wichtig für $\frac{SGOT+SGPT}{GLDH}$ Quotient und Beurteilung der Zellschädigung),
(LDH),
Alkal. Phosphatase,
(Fe),
Elektrophorese,
(Cholinesterase),
(GLDH),
Bilirubin,
evtl. *Leberfunktionsproben* anschließen (s. u.).

III. Leberfunktionsproben

Indiziert vor allem bei Verdacht auf Fettleber oder bei ungeklärten Hepatomegalien.

1. *Bromthalein-Test* (s. Band I), } veraltet, gefährliche Reaktionen möglich. Wenn, dann nur
2. *Zweifarbstoff-Test* (s. Band I), } radioaktiv markierten Farbstoff verwenden (geringe Menge!)
3. *Galaktosebelastungsprobe.*

Der normale Ausfall bei sonst leicht pathologischen Lebertests spricht für Fettleber, der pathologische Ausfall für andere Leberschäden.

IV. Verdacht auf Fettleber

s. unter Fettleber.   S. 261

V. Ergänzende leberdiagnostische Methoden

1. *Röntgen:* Cholangiographie und Cholezystographie, vor allem bei Verdacht auf Tumor oder steinbedingte extrahepatische Gallenabflußstörung).
2. Sonogramm der Leber.
3. *Leberszintigraphie* mit Bengalrosa-^{131}J oder Gold, indiziert vor allem bei Verdacht auf Lebertumoren oder Metastasen sowie ungeklärten Hepatomegalien.
4. *Leberblindpunktion:* Muß immer stationär durchgeführt werden (1 bis 2 Tage genügen). Erweitert die Diagnose in den histologischen Bereich und ist in schwierigen Fällen auch gut für die Verlaufsbeobachtung. An der Therapie ändert sich im allgemeinen nichts durch die Blindpunktion wegen der beschränkten Möglichkeiten.

   Wesentliche Kontraindikationen:
   Blutungsübel, Cholestase, Aszites, schwere Leberzirrhose,
   Minimal-Labor vor Leberblindpunktion:
   Hb, Ery, Leuko, SGPT, Alkal. Phosphatase, Bilirubin, Elektrophorese, Blutungszeit, Gerinnungszeit oder *Rekalzifizierungszeit, Quickwert,* evtl. *partielle Thromboplastinzeit.*
5. *Laparoskopie* evtl. mit gezielter Punktion der Leber. Ebenfalls nur stationär erlaubt, nicht ambulant. Wird durchgeführt bei diagnostisch unklaren Fällen.

VI. Eingehende Organfunktionsprüfung der Leber sogenannter „Leberstatus"

(z.B. Takata, Weltmann, Thymol, Bilirubin oder dergleichen). Ziffer 845 der GOÄ (1965) bzw. 787 der E-Adgo (1970) ist **hochgradig veraltet** und damit unwirtschaftlich. Sie besitzt keinerlei Leberspezifität. (Genauere Bewertung s. Band I unter Serumlabilitätsproben). Das Bilirubin ist nur bei etwa 50% der schweren Leberschäden und bei 5–10% der leichten Leberschäden erhöht. Ein normaler Ausfall des noch verhältnismäßig akzeptablen Thymol-Trübungs-Tests kann ebenfalls nicht als beweisend gegen einen Leberschaden angesehen werden. Die Relation von Arbeits- und Kostenaufwand und Aussagekraft machen „Takata" und „Weltmann" für die ambulante Praxis total unbrauchbar und unwirtschaftlich.

Leberdiagnostik

Lebererkrankungen	Bili	GPT	GOT	GPT/GOT	γ-GT	alk. Phos.	Elphor	GLDH	Bemerkungen	
Akute Hepatitis	↑	↑↑	↑↑	> 1	↑	↗	α-2 Glob. ↑	↑	IgA ↘, IgM ↑, IgG ↘.	s. auch S. 341
Anikterische Hepatitis	↑	↑	↑	> 1	↑	↗	α-2 Glob. ↑	↗		
Akute nekrotisierende Hepatitis	↑-↑↑	↑↑	↑↑		↑	↑		↑↑		
Chronisch-persistierende Hepatitis	↑	↑	↑	≈ 1	↑	↑	γ-Glob.	↗	Histologie! IgA ↘, IgM ↑, IgG ↘.	s. auch S. 342
Chronisch aggressive Hepatitis	↗	↑	↑	≈ 1	↑	↗	γ-Glob. ↑	↑	Histologie! IgA ↗, IgM ↑, IgG ↑↑.	s. auch S. 342
Lupoide Hepatitis	↑	↑	↑	≈ 1	↑	↗	γ-Glob. ↑↑	↑	LE-Test +, evtl. RF +.	s. auch S. 343
Fettleber	↗	↗	↗	≈ 1	↑↗	↑	manchmal β Glob. ↑	↑	Che ↑ bei akuter, reversibler alkoholischer Fettleber, IgA →, IgM →, IgG →.	s. auch S. 261 und S. 30

Leberdiagnostik

Leber-erkrankungen	Bili	GPT	GOT	GPT/GOT	γ-GT	alk. Phos.	Elphor	GLDH	Bemerkungen
Cholangio-hepatitis	↙↗	↙↗	↙↗		←	←	α-2 Glob.	↗	IgA ↑, IgM ↑, IgG ↑.
Verschluß-ikterus	←	*↖-↑←	*↖-↑←			↖-↑←	α-2 Glob. ←	↙↗	* sekundär. Ubg +/+.
Leberzirrhose	*↖-↑	↙↗	↙↗		↙↗	⊛ ↖↑	γ-Glob. ←	↙↗	* nur bei Dekompensation. CHE ↓. ⊛ bei Cholestase oder bei Läppchenneubildungen ↑, IgA ↑, IgM ↑, IgG ↑↑. Postnekrotische Zirrhose: IgA ↗, IgM ↑, IgG ↗. Alkoholische Zirrhose: IgA ↑, IgG ↗. Biliäre Zirrhose: IgA ↑, IgG ↗.
Meulengracht-Syndrom	↙↗	↑	↑	≈ 1	↙↗	↑	o. B.	↑	
Hämochroma-tose	↙↗	←	←		←	↙↗			Fe ↑↑, Desferal-Test +, Pigmentreaktionen der Haut.
Stauungsleber	↙↗	↙↗	↙↗			↙↗			
Metastasen-leber	↙↗	↙↗	↙↗		←	↖-↑←	α2-Glob. ←	↙↗	α-Fetoprotein, evtl. ↑, v. a. bei primärem Leberkarzinom. Fe ↓.

Leberegel
s. unter Fasciola hepatica S. 254

Leber-, Stauung s. Stauungsleber
s. Tabelle S. 716

Leberzerfallskoma
s. unter Differentialdiagnostik von Bewußtseinsstörungen S. 98

Leberzysten

Bei leichten Stauungen: *Alkal. Phosph.* ↑
evtl. *Gamma-GT* ↑ nur bei erheblicher Abflußbehinderung im Choledochusbereich.

Diagnose:
Szintigramm,
CTG,
Sonogramm.

Leberabszeß

Unspezifische Laborbefunde:
Alk. Phos.,
LAP,
manchmal Leuzin-Kristalle im *Sediment.*
Allgemeine akute Entzündungszeichen s. d.

Diagnostisch hinweisend:
Leberszintigramm (wenn Abszeß größer als 2,5 cm im Durchmesser),
Sonogramm (Ultraschallecholot).

Beweisend:
1. Abszeßnachweis bei *Laparoskopie,*
2. *Erregernachweis* im Aszites, Blut oder Stuhl (Amöbiasis!) bei szintigraphisch nachweisbarem Leberdefekt.

Leberatrophie, akute

Leitsymptome:
Zunehmender Ikterus, psychisch agitiert, später Somnolenz, Flapping-Tremor, Foetor hepaticus, evtl. Hämaturie.

448 Leberatrophie, akute; Leber-Intoxikation

Laborbefunde:
$SGOT \uparrow > SGPT \uparrow$,
$GLDH \uparrow$,
$Bili \quad \uparrow$,
$Chol \quad \downarrow\downarrow$,
Phosphatide ↘,
Cholesterinestersturz bis 20%,
beta-Lipoproteide $\downarrow$,
Gesamt-Lipide ↘,
Triglyzeride →,
Quickwert $\downarrow$,
Verminderung der *Faktoren II, V, VII, X*.

Im *Harnsediment* Tyrosin- und Leuzinkristalle nachweisbar, evtl. *Harn Eiweiß* +.

Tabelle mit Medikamenten, die akute Leberatrophie auslösen können, s. Band I.

Leberdystrophie

s. Leberatrophie, akute s. S. 447/448

Leberechinokokkus

s. auch unter Echinokokkus S. 211

Zusätzliche Befunde:
Alk. Phos. $\uparrow$,
evtl. *Leberszintigramm* +,
evtl. Nachweis bei *Laparoskopie*.

Leber-Intoxikation

$SGOT \uparrow$, $SGPT \uparrow$, $LDH \uparrow$,

$\dfrac{SGOT + SGPT}{GLDH}$ *Quotient* < 50,

$LDH > OT > PT > GLDH$,

$Fe \quad \uparrow$,
$BZ \quad \downarrow$,
$Ubg \uparrow$,
$Bili \uparrow$ (nach 1 bis 3 Tagen),
Aldolase $\uparrow$,
evtl. *Leuzinkristalle im Harn*.

Medikamente, die die Leber schädigen s. Band I S. 364–366.

Schwere Leber-Intoxikation

s. unter Leberatrophie S. 447/448

Leberkoma
s. auch S. 98

SGOT ↑, *SGPT* ↑,
GLDH ↑↑, besonders präfinal Anstieg auf Werte um 100 mU,
HBDH ↑, terminales Coma hepaticum mit Diabetes),
LDH ↑,

Komazylinder im Sediment,
Leuzinkristalle im Sediment,

Ammoniak (Serum) steigt an bei Leberausfallskoma und Präkoma,
Ammoniak sinkt bei Leberzerfallskoma,

Evtl. *Rest-N* ↓ (bei hepatorenalem Syndrom ↑).

Leberkoma, falsches
K ↓↓ (16 mg % infolge Hypokaliämie).

Lebermetastasen und primäre Lebertumoren

Labor:
Am frühesten *alkal. Phosph.* ↑ und *LAP* ↑,
erst später *Bili* ↑, *SGOT* ↑, *LDH* ↑, *ChE* ↓,
BZ ↓ bei verminderten Glykogenreserven,
Alpha-Fetoprotein ↑ (v. a. bei primären Lebertumoren),
Der *Latex-Rheumafaktor* kann unspezifisch + sein.

Oft findet sich auch eine deutliche *Bilirubinausscheidung im Harn* bei normalem Serumbilirubin.

Leberszintigramm: Matastasen unter 2 cm Durchmesser lassen sich dabei nicht nachweisen.
CTG,
Lebersonogramm.
Allgemeine Neoplasmazeichen s. unter Carcinoma S. 128

Lebernekrose

s. unter Leberatrophie, akute S. 447

Leberschwellung
s. unter Hepatomegalie S. 344–347

Lebervergrößerung
s. unter Hepatomegalie S. 344–347

Lederer-Brill-Syndrom
Hochfieberhafte akute hämolytische Anämie unbekannter Genese.
Chol ↑,
Ery ↓, (normo- oder hyperchrom),
Fe ↑,
K ↑,
oft *Kälteagglutinine,*
Leuko ↑.

Leishmaniose
s. unter Kala-Azar S. 403

Lepra
Leitsymptome:

1. **Lepromatöse Form:** Knotige, rotbräunliche makuläre Hautherde, evtl. wulstige Gesichtsveränderungen, evtl. Parästhesien.
2. **Tuberkuloide Form:** Verstreute tuberkuloide, mikro- oder makropapuloide Herde.

> **Labor:**
> **Beweisender Befund:**
> *Erregernachweis* (Mycobacterium leprae. Ähnlich wie Tuberkelbakterien, aber zarter und kleiner) im Nasenschleim, Hautläsionen, Gewebspunktaten einschließlich Leberpunktat.
> Im Biopsiematerial liegen die Keime wenig dicht, typische Veränderungen an den Hautnerven ergeben den Beweis.
> Positive *KBR* und *Agglutinationsreaktion* (nicht 100%ig).

Unspezifische Befunde:
Diff. BB: Eosinophilie,
Kongorotprobe + bei chronischen Formen mit Amyloidbildung (heute nicht mehr üblich! Gefährlich!)
WAR u. Nebenreaktionen können positiv sein.

Ergänzungsdiagnostik:
Lepromin-Test: Intrakutane Injektion von 0,1 ml Lepraantigen ergibt nach 1 bis 4 Wochen entzündliche Papel.

Leprechonnismus-Syndrom
(Dysendokrinismus).

Fast nur ♀, kongenitale Gynäkomastie, Klitorishypertrophie, Leber- und Milzvergrößerung.

Labor:
Ca ↑,
17-KS im Harn ↗,
manchmal *Aminoazidurie.*

Leptospirosen

Leitsymptome:
Fieber, Kopfschmerzen, Meningitiszeichen, häufig bei Landarbeitern auftretend, v. a. in feuchtem Milieu, Schüttelfrost, oft Ikterus.

Laborbefunde:
Bilirubin ↑→,
BKS ↑,
alpha-Glob. ↑,
Chol. ↓,
Leuko ↑→ , *Lympho* ↓,
Harnstoff ↑ bei glomerulärer Beteiligung,
Harn: Oft granulierte Zylinder, Leukozyten und Erytherozyten im Sediment,
Liquor: Leichte Trübung, Eiweiß ↑, Pleozytose 50–500/3 Zellen,
Quick spontan ↓ (Faktor II, VII, X).

Diagnostisch wichtig:
Agglutinations-Reaktion (positiv ab ca. 10. Tag bei einem Titer > 1:400) und *KBR auf Leptospirose* (+> 1:10),
Erregernachweis in Liquor, Blut (1. Woche) und Urin (ab 2. Woche).

Zu den Leptospirosen gehören
Morbus Weil,
Feld- oder Erntefieber (Überträger Mäuse),
Reisfeldfieber (Übertrager Zwergmäuse),
Canicola-Fieber (Überträger Hunde),
Schweinehüterkrankheit (Überträger Schweine).

Leukämien

Leitsymptome:
Leukämien fallen meist durch sekundäre Folgen der Krankheit auf wie Anämie, Blutungen z.b. Epistaxis, Blässe, Schwäche, Fieber, Splenomegalie.

Untersuchungsprogramm:
Hb,
Ery,
Hämatokrit,
Leuko,
Diff-BB,
Thrombo,
BKS,
Elektrophorese,
Bili direkt und indirekt,
Harnsäure,
Kreatinin,
Eisen,
LDH,
GOT,
Alkal. Phosph.

Ergänzungsdiagnostik:
Röntgen Thorax,
Milzszintigramm,
Sternalmarkpunktion,
Evtl. *Beckenkammstanze,*
Alkal. Leukozytenphosphatase,
Chromosomenanalyse.

Weiterhin, wenn nicht bekannt: *Blutgruppenbestimmung,*
Rachenabstrich,
Harnkultur,
Augenärztliche Untersuchung,
Zahnärztliche Untersuchung.

Leukämien

	Lymph-knoten-schwellung	Milzver-größerung	Ery	Leuko	Thrombo	Diff. BB.	Knochenmark	Bemerkungen
Akute Myelosen	(+)	⌀ (+) Leber: ⌀ (+)	↓↓↓ in > 90% der Fälle	←	↑↓	Hiatus Leu-kaemicus: Nur reife und un-reife Formen d. Leukozyten, Myeloblasten, Promyeloblasten u. Myelo-zyten. Keine Zwischenformen	Zahlreiche Nukleolen, amitotische Kern-teilungen, Myeloblasten, Promyeloblasten.	Blutungen, Hämatome, *Thrombo ↓, Hb ↓, Ery ↓, BKS ↑↑, Fe ↑ (40%), Fe ↓ (20%), alkal. Leukozyten-phosph. ↑*
Chron. Myelosen	(+)	+++ Leber +	↗	↑↑↑ 100–300 T/cmm	↓↑	Eosinophilie, Basophilie. Kein Hiatus leukaemicus	Qualitative Störung des Zytoplasmas und der Kerne der Granu-lozytopoese, die über-wiegt. Myeloblasten im Mark < im peri-pheren Blut	*Alkal. Leukozytenphos-ph. ↓, Philadelphia-Chromosom, Thrombo ↓, Hb ↓, Ery ↓ in forge-schrittenen Stadien, BKS ↑, Harnsäure ↑*

454 Leukämien

	Lymph-knoten-schwellung	Milzver-größerung	Ery	Leuko	Thrombo	Diff. BB.	Knochenmark	Bemerkungen
Akute Lymph-adenosen	(+)	(+)	↓↓ in >90% der Fälle	← (75%) ↗ (25%)		Lymphoblasten, unreife Lymphozyten, Gumprecht'sche Schollen reichlich vorhanden	Lymphknotenpunktat!	Meist Kinder, Lymphknotenschwellungen. *Knochen- und Lymphknotenpunktion* zur histol. bzw. zytologischen Untersuchung
Chron. Lymph-adenosen	+	+-++	↗	← ≈30–120 T/cmm in 75% d. Fälle	↳	Lymphozytose ++ 70–98%	Zurückdrängung der Granulo- u. Erythropoese, reichlich Lymphozyten.	Lymphknotenschwellungen, *Elphor*: Evtl. Gamma-Glob. ↳ *BKS* ↑. Weiteres s. S. 474

Leukopenie

Diff. Diagnostik s. Band I, S. 291

Ergänzende Untersuchungen entsprechend Grundkrankheit.

Leukozytose

Diff. Diagnostik s. Band I, S. 289

Ergänzende Untersuchungen entsprechend Grundkrankheit.

Lidödeme

Untersuchungsprogramm:
Leuko, Diff.BB,
Harnstoff,
Na,
Cl,
Chol,
Thyroxin, TSH- + *TRH-Stimulation* (bei Struma *Szintigramm),*
Elektrophorese (v. a. bei generalisierten Ödemen und marantischen Erkrankungen),
IGE.

Differentialdiagnose:

I. Entzündliches lokales Ödem

Leitsymptom:
Meist Schmerz und/oder Rötung, meist einseitig.

Erysipel: (Lokale, zackig begrenzte Rötung, Fieber).
Leuko ↑, *Diff.BB* Linksverschiebung.

Lidabszeß: *Leuko* ↑, *Diff.BB.* Linksverschiebung (Lidspalte verengt, starke Berührungsempfindlichkeit). Evtl. *Antibiogramm* ansetzen.

Hordeolum externum: (Infektion der Talgdrüsen des Lidrandes).

Hordeolum internum: (Infektion der Meibomschen Drüse). Seltener *Leuko* ↑,
Diagnose klinisch: umschriebene Stelle, stark berührungsempfindlich.

Chalazion (Hagelkorn): Kugelige, umschriebene Verdickung, Lidödem meist umschrieben oder fehlend, Labor o. B.

Vakzine-Infektion: Übertragung von Impfstelle durch Kratzen und anschließendes Reiben am Auge. Anamnese! Labor ohne typischen Hinweis. Evtl. typische Pustel am Lidrand, an Hornhaut komplizierter Verlauf!

II. Begleitödem bei anderen infektiösen Grundkrankheiten
(Labor s. dort!)
1. Starke **Rhinitis** mit Lidbeteiligung.
2. **Masern:** (häufig; typischer Exanthemverlauf).
3. **Windpocken:** (seltener; verschiedene Stadien der Pusteln).
4. **Scharlach:** Fieber, *BKS* ↑, *ASL* ↑, typisches Exanthem mit weißem Munddreieck, heute selten.
5. **Pocken:** (gleichförmige Stadien der Pusteln).
6. **Herpes zoster:** (segmentaler Verlauf von Bläschen).
7. **Herpes simplex:** (meist geringe oder mehr konjunktivale Erscheinungen.
8. **Trichinose:** (Leitsymptome: Fieber, starke Muskelschmerzen, evtl. Bauchschmerzen, Übelkeit und Erbrechen).
   Labor: *Diff.BB.* Eosinophilie ↑↑, *KBR auf Trichinose* +, *Diazo* +, *alpha-2- und gamma-Glob.* ↑, *SGOT* ↑.
9. **Nach Spinnenbiß** (Latrodektismus-Syndrom).
   Labor: *Leuko* ↑, *Lympho* ↓, *Na* ↓, *Cl* ↓, *Harnstoff* ↑, *(Bz* ↑, *K* ↑*)*.
10. **Keuchhusten:** (Labor s. dort).
11. **Fleckfieber:** (Labor s. dort).
12. **Febris recurrens.**
13. **Insektenstich:** (einseitig).
14. **Trachom:** (nach Reisen in afrikanische Länder).
15. **Sinusitis.**

NB: Bei unklarem Lidödem auch an die Möglichkeit einer Sinusthrombose denken!

III. Ekzem und allergisches Lidödem
Leitsymptome:
Juckreiz, evtl. Brennen, oft typische Anamnese durch lokales Auftragen von Salben, Puder, Farben, Schminke usw. Oft beidseitig. Bei chronischem Ekzem oft schuppig, Urtikaria.

Labor:
> *Diff.BB.:* Eosinophile ↑. (Im akuten allergischen, evtl. anaphylaktischen Zustand kann im peripheren Blutbild auch eine Aneosinophilie vorkommen!). *IGE* ↑.

Quincke-Ödem
Sehr akutes, aber meist flüchtiges Ödem oft erheblichen Ausmaßes.
Labor: Im allgemeinen keine hinweisenden Symptome.

IV. Myxödem
Permanentes Lidödem mit engem Lidspalt ohne Tagesrhythmik.

Labor:
> *PBI* ↓, *Thyroxin* ↓, *Chol* ↑, *TRH* ↑↑, *TSH* ↑.

Ergänzungsuntersuchung:
T3-Test ↓ (Thyreoglobulin im Serum ist weniger besetzt), flache Radiojodkurve im *Radiojodtest*.

V. Eiweißmangelödeme
Leitsymptome:
Ödeme auch an anderen Körperstellen, v. a. an den Beinen. Typische Hunger- und Eiweißmangelanamnese (z. B. Kwashiorkor).

Labor:
> *GE* ↓, *Alb.* ↓.

VI. Renale Ödeme
Labor:
> *Na* ↑→, *Cl* ↑→, *Nierenstatus* s. S. 549
> Beim nephrotischen Syndrom *GE* ↓, *Alb.* ↓, *Alpha-Glob.* ↑↑,
> Orientierend: *ING*.

VII. Angeborene hereditäre chronische Ödeme
(V. a. bei Kindern; gutartige Anomalien von Venen- und Lymphgefäßen?).
Diagnose darf nur gestellt werden, wenn andere Möglichkeiten diagnostisch ausgeschlossen sind.

Lightwood-Albright-Syndrom

Cl ↑,
K ↓,
Ca →,
P ↙,
Alkalireserve ↓,
Harn: K ↑, Ca ↑, Na ↑,
(Idiopath. renale hyperchlorämische Azidose),
Harn alkalisch.

Lipoidnephrose

s. auch unter Nephrose S. 547
Chol. ↑,
Elektrophorese: Alb. ↓↓↓, Alpha-Glob. ↑↑↑, β-Glob. ↑, γ-Glob. ↗,
GE ↓↓ (3 g% u. niedriger).
Proteinurie bis 50 g/die.
Sediment: Epithelien mit lipoider Degeneration (Cholesterinester).
Filtrationsfrakt. →,
Inulin-Clearance ↙,
PAH ↙.

Listeriose

Leitsymptome:

Ähnliches Bild wie Mononucleosis infectiosa, evtl. mit regionalen Lymphknotenschwellungen, evtl. hämorrhagische Diathese, besondere Disposition zur Erkrankung besteht in der Gravidität (über 30 % aller klinisch diagnostizierten Listeriosen sind Schwangerschaftslisteriosen). Oft Meningitiszeichen, Nackensteifigkeit, Kopfschmerzen.

Laborbefunde:

Agglutinationsreaktion gilt von 1:320 an als positiv, *KBR* 1:10,
oft *Bilirubin* ↑,
im *Blutbild* oft Lymphomonozyten,
Paul-Bunnell-Reaktion ∅.

Bei Listeriose-Meningitis *Liquor* klar über leicht getrübt bis zu starker eitriger Trübung; jede Veränderung möglich. Etwa 300–1003/3 Zellen und mehr möglich, überwiegend Lymphozyten. Liquorzucker nicht erniedrigt.

WAR oft unspezifisch +,
TPHA ∅.

Löffler-Syndrom

Allergische Lungeninfiltration mit Eosinophilie durch Taenia saginata, Distomum hepaticum, Askaridenlarven, bakterielle, pflanzliche und medikamentöse Allergene ausgelöst.
Eo ↑,
Leuko ↑,
im *Sputum* Eo ↑.

Lues

Klinisches:

Der Primäraffekt beginnt normalerweise 3-4 Wochen nach Infektion, er kann jedoch auch seltener 6-8 Wochen nach Infektion gefunden werden. Er beginnt mit einer kleinen Erosion und vergrößert sich schnell zu einem rosafarbenen schmerzlosen oberflächlichen Geschwür. Dieses kann jedoch auch fehlen oder übersehen werden an unsichtbaren Stellen wegen der Schmerzlosigkeit. Schließlich kann eine primäre Syphilis mit Primäraffekt überhaupt nicht auftreten infolge direkten Eindringens des Erregers in die Blutbahn, insbesondere auch bei Infektionen durch frisches Blut. Das typische Zeichen des Primäraffektes ist ein verhärtetes oberflächliches Geschwür von 1-2 cm Durchmesser. Das Sekundärstadium der Lues ist durch die typischen Hauterscheinungen gekennzeichnet (siehe Tabelle). Weiterhin kann sich in diesem Stadium ein Befall der Meningen, der Leber, der Niere, der Knochen und Gelenke einstellen, auch Alopezie, Iritis und Iridozyklitis. Weiterhin kann eine Myokarditis auftreten.

Bei der latenten Syphilis handelt es sich um eine klinisch ruhende Phase im Intervall zwischen Lues II und Lues III. In diesem Stadium sind die Seroreaktionen alleiniges Zeichen, wobei die Lipoidantigene, also WAR und Nebenreaktionen, positiv sein können, aber nicht müssen, während die spezifischeren Reaktionen v. a. TPHA und TPI mit Sicherheit positiv sind.

Bei der Tertiär-Syphilis (Lues III) kommen vielfältige Veränderungen vor: Im Bereich der Haut knotig-ulzerative Veränderungen sowie tiefe entzündliche Gewebsverdichtungen; Geschwüre mit scharfen, wie ausgestanzt aussehenden Rändern, kugelartige oberflächlich gelegene harte Knoten, an den Schleimhäuten knotige Gummen, aber auch Leukoplakien. Im Bereich der Augen findet sich eine Iritis oder Chorioretinitis, auch eine Optikusatrophie und Augenmuskellähmung kann auftreten. An den Knochen können Destruktionen auftreten sowie periostitiscdhe Veränderungen, die entweder röntgenolo-

460 Lues

	Treponema-Antigene			Lipoid-Antigene
	TPHA	FTA	TPI	WAR Cardiolipin USR MKR II Kahn-Reaktion Citochol-Reaktion
Lues I — Woche 1. / 5. / 9.				
Lues II				
Lues latens				
Lues III				
Neuro-Lues				
Lues unter antibiotischer Behandlung				je nach Stadium
Geheilte Lues				Deutlicher Titerabfall

Ergänzungsdiagnostik und Bemerkungen	Allgemein-Klinisches
Erregernachweis im Dunkelfeld	3 Wochen nach Infektion Entwicklung des Primäraffektes, nicht schmerzhaft! Kleine Erosion bis linsen- oder pfenniggroßes „Geschwür". Benachbarte Lymphknoten geschwollen.
(*Erregernachweis* im Dunkelfeld)	Hautausschlag, fleckig, schuppend, auch nässend, pustulös, papulös, krustös, seltener ulzerös oder kallös. Evtl. Pigmentveränderungen und Haarausfall. Exanthem diffus, monomorph, beschwerdefrei. Rückfälle mehr polymorph und umschrieben
Gelegentliche *Liquorkontrollen* einschließlich *WAR und NR* erforderlich	
Aortenaneurysma? *Rö*! *Histologie:* Plasmazellenreiche Granulome	Syphylide, Gummen, Gefäßveränderungen
WAR im Liquor + möglich, bei *WAR* Ø *im Serum*	4 Normen der Neurolues, siehe oben
	Die beim TPI-(=Nelson-) Test benötigten Treponemen.

NB: Die Dicke der Säulen entspricht der Stärke der Reaktion bzw. dem Titer, die Unterbrechungen deuten die Möglichkeit der falschen negativen Reaktionen an.

gisch oder auch szintigraphisch nachweisbar sind. Im Bereich der Weichteile imponieren starke Myalgien und eine Myositis. Bei Befall der Atmungsorgane finden sich röntgenologisch umschriebene Lungenfiltrate, bei Befall der Luftwege im Bereich von Larynx oder Trachea können entsprechende Beschwerden auftreten.

Bei der Neuro-Lues kann man 4 Formen unterscheiden.

1. Asymptomatische Neurolues, die v. a. durch positive Luesreaktionen im Liquor gekennzeichnet ist, wobei WAR im Blut negativ sein kann, jedoch niemals TPHA oder TPI. Weiterhin finden sich im Liquor dann erhöhte Zellzahlen und evtl. ein erhöhter Eiweißgehalt. Neurologische Symptome sind in diesem Stadium nicht vorhanden.

2. Bei der meningovaskulären Lues sind v. a. Gefäße des Gehirnbereiches betroffen, wobei sich Symptome einer leichten Meningitis mit Kopfschmerzen einstellen können. Bei Basilarmeningitis finden sich auch Gehirnnervenlähmungen, Reflexdifferenzen, schwache Pupillenreaktionen auf Licht und Konvergenz. Bei Befall großer Gefäße kann auch eine Apoplexie auftreten oder zumindest flüchtige zerebrale Insulte.

3. Progressive Paralyse. Beim Befall der Hirnrinde findet sich eine zunehmende Störung der Gehirnfunktion mit starkem Gedächtnisschwund, Konzentrationsschwäche, Sprachstörungen, Tremor der Finger und Lippen, Kopfschmerzen, Reizbarkeit, typische Persönlichkeitsveränderungen mit Verwirrtheitszustand oder Teilnahmslosigkeit, psychotischen Veränderungen. Bei Befall des kardiovasculären Systems findet sich als häufigstes Symptom eine Schwächung der Aortenwand mit Aneurysmabildung, bei Befall der Koronargefäße kann eine Angina pectoris oder ein Herzinfarkt auftreten.

4. Bei Tabes dorsalis, die auch mit Paralyse kombiniert auftreten kann, handelt es sich um eine fortschreitende Degeneration im Bereich der Hinterstränge des Rückenmarks, wobei sensorische Ganglien und Nervenwurzeln betroffen sind. Deswegen kann es zu heftigen Schmerzen kommen im Abdominalbereich (gastrische Krisen), auch zu Übelkeit und Erbrechen, weiterhin zu krampfhaftem Husten, Atemnot, Urethral- und Blasenspasmen, auch Rektal- und Analkrisen. Auch eine Harninkontinenz kann auftreten. Weiterhin finden sich Zeichen einer gestörten Tiefensensibilität mit Ataxie, eine Muskelhypotonie und Hyporeflexie, evtl. breitbeiniger Gang und Unfähigkeit, im Dunkeln zu gehen. Auch Analgesie und Parästhesie in verschiedensten Regionen kann auftreten.

Laborprogramm:
Bei Verdacht auf Lues und unbekanntem Stadium ist als erstes der *TPHA* indiziert, weil er in sämtlichen Stadien positiv ist. Der TPHA zeigt seine größte Schwäche bei der Verlaufsbeobachtung und Beurteilung einer Lues. Ähnliches gilt für *FTA* und *TPI*.
Bei falsch negativem Ergebnis des FTA handelt es sich meist um unspezifische falsch-negative Reaktionen. Der FTA wird etwa 1–2 Wochen später positiv bei Lues I als der TPHA. Der TPI wird noch später positiv als TPHA und FTA, zeigt jedoch dann ein konstant positives Ergebnis mit Ausnahme antibiotikabehandelter Patienten. Der TPI ist jedoch nur noch bei besonderen Fragestellungen angezeigt wegen seiner Kosten und Kompliziertheit.
Die Stärke der *Lipoidantigene* (WAR, Cardiolipin, USR, MKR II Kahnreaktion und Citocholreaktion) zeigt sich v. a. bei der Differenzierung bei Neurolues, insgesamt auch bei der Differenzierung anderer Formen. Bei Lues III und Lues latens sind die Lipoidantigene im Vergleich zum TPHA oder FTA wertvoll. Ihre größte Stärke zeigen sich im Rahmen einer wesentlich rascheren Reaktion und rascherem Negativwerden unter Behandlung.
Der deutliche Titerabfall ist beweisend für die Heilung, wobei jedoch nach Heilung mindestens 2–3 Jahre in 2- (später 4–5-) monatigen Abständen kontrolliert werden sollte.

Testergebnis	Beurteilung	Bemerkungen
TPHA ∅	sicher keine Lues (außer 1. Woche)	0 % falsch ∅
FTA-Test ∅	sehr wahrscheinlich keine Lues	1 % falsch ∅
Cardiolipin-Flockungstest ∅	sehr wahrscheinlich keine Lues	5 % falsch ∅
USR-Test ∅	sehr wahrscheinlich keine Lues	2 % falsch ∅
WAR (auch NR) ∅	wahrscheinlich keine Lues	15 % falsch ∅
TPHA +	Alle Stadien der Lues I bis Lues III I ab 2. Woche positiv	Sicherster Lues-Test. Früher positiv als Nelson-Test und wesentlich billiger bei gleicher Spezifität.
FTA-Test +	Lues I ab 3. Woche + alle Stadien	Wertigkeit fast so hoch wie TPHA

Testergebnis	Beurteilung	Bemerkungen
TPHA + (und/oder FTA +) bei negativem oder zweifelhaften Cardiolipin-Flockungstest	Lues 2. Woche Lues 3.–5. Woche (wenn auch FTA +) Lues latens Lues III	
WAR + *Nebenreaktionen*	Lues + oder Frambösie oder Febris recurrens, Pinta, Schlafkrankheit, Chagas-Krankheit, Malaria akutes Stadium, Lepra, Lymphogranuloma venereum, Erythematodes, andere Kollagenkrankheiten, seltener auch bei Tuberkulose, Leukämie, Mycosis fungoides, eosinophiles Lungeninfiltrat, Mononucleosis infectiosa, allgemein bei hochfieberhaften Erkrankungen, nach Impfungen, insbesondere Pocken, Diphtherie u. bei Verwendung von Tuberkuloseantigenen. Seltener bei Bronchopneumonie, Bronchitis u. bei Blutentnahmen während mancher Narkosen	Die Hauptdomäne des WAR und der NR, bei denen es sich sämtlich um unspezifische Reaktionen auf Lipoidantigene handelt, liegt heute nur noch in der Verlaufsbeobachtung, da die Titerschwankungen wesentlich stärker ausfallen und besser beobachtet werden können als bei den spespezifischen Tuberkulosereaktionen, bei denen es sich um spezifische, gegen treponema pallidum gerichtete Antigene handelt.
FTA-IGM-Test	Positiv: Behandlungsbedürftige Lues bis 3 Wochen nach Behandlung Negativ: Keine behandlungsbedürftige Lues	

Mögliche begleitende unspezifische Veränderungen:
Bili ↑,
CPK ↗ gelegentlich,
Elphor: In Frühfällen Alpha-Glob. ↑, später γ-Glob. ↑, Alb. ↓.
Im *Liquor:* β-Glob. ↑, γ-Glob. ↑,
Eryresistenz ↓,
Galaktosebelastung path. im aktiven Stadium,
Harnstoff ↑,
Latex RF +,
Diff. BB: Lympho ↑, Mono ↑, v. a. Spätsyphilis,
Thymol-Probe + (L II u. III),
Kongorot-Probe path.
E-Harn +.

Lues cerebrospinalis

Liquorbefunde:
Liquor immer klar, farblos, bei der meningitischen Form kann eine leichte Trübung vorkommen.

50–300/3 Zellen bei Fehlen einer Liquorzuckererniedrigung oder Erhöhung.

Monozyten im Liquor (meningitische Form).

Evtl. WAR und NR im Liquor + bei negativem Serumbefund.

Luftwegsinfekte

Die Laboratoriumsdiagnostik ergibt sich je nach Schwere des Erkrankungsverlaufs. Bei Rhinitis und leichten Bronchitiden wird man im allgemeinen keine Laboruntersuchungen durchführen, ebensowenig bei Grippeepidemien mit Krankheitsfällen in typischer Verlaufsform, weil dazu oft nicht einmal die Zeit zur Durchführung von Laboruntersuchungen in der Praxis ausreicht. Als **Basisdiagnostik** ist jedoch empfehlenswert:

Leukozyten,
evtl. *Diff. BB,*
BKS.

Diese Untersuchungen werden unabdingbar zur Differenzierung bei längerem oder schwererem Krankheitsverlauf. Bei bakterieller Überlagerung kommt es zu einem stärkeren Leukozytenanstieg. Serologische Methoden kommen im allgemeinen für die Diagnostik zu spät. Dies gilt besonders auch für Viruskulturen. Die Diagnose muß primär klinisch gestellt werden. Bei jedem unklaren Fieberzustand, insbe-

sondere mit bronchopulmonaler Symptomatik, muß nach Persistieren eine Röntgenaufnahme nach 8 Tagen durchgeführt werden. Bei Verdacht auf allergische Ursachen einer fieberhaften Atemwegserkrankung ist neben dem
   Diff. BB. auch
   IgE angezeigt.

Erreger	Symptomatik/Diagnose	Bemerkungen
Viren		
Myxoviren Influenzavirus Typ A, A$_1$, A$_2$, B, C, D	Grippe, Bronchitis, Gliederschmerzen	
Parainfluenzaviren	Rhinitis, Koryza, bei Kindern Krupp	
Mumpsvirus	Parotitis, Pankreatitis, Orchitis	untersuchen auf Hodenschwellung, *Alpha-Amylase* ↑
Rhinoviren (90 Typen)	Rhinitis, Koryza,	
REO-Viren Typ 1, 2	Rhinitis, Bronchitis. Enteritis	
Typ 3 = Respiratory-Syncytial-Virus	Rhinorrhoe, bei Kleinkundern und Säuglingen Bronchitis	lebensbedrohliche Bronchiolitiden möglich
Adenoviren	Akute fieberhafte Atemwegserkrankungen	
APC-Virus	Konjunktivitis, Pharyngitis, Lymphadenitis	
ARD-Virus	Akute fieberhafte Tracheobronchitis	
RI-Virus (30 Typen)	Tracheobronchitis	
Coxsackieviren (30 Typen)	Sommergrippe	
Typ A u. B	Herpangina, Bornholmer Krankheit (epidemische Pleurodynie)	Brustkorbschmerzen, v. a. in Sommermonaten

Erreger	Symptomatik/Diagnose	Bemerkungen
Echoviren	Sommergrippe, Atemwegsinfekt, auch Diarrhoe, Obstipation, Bauchschmerzen möglich	
Poliomyelitisviren	Nicht-paralytische Form mit anginösen Halsbeschwerden, Kopfschmerzen und Fieber einhergehend	
Ornithosevirus (Bedsonien)	Fieber, Pneumonie	2% aller Atemwegsinfekte (?). Anamnest.: Hinweis auf Umgang mit Vögeln
Masern-Virus	Im Initialstadium Rhinitis und Konjunktivitis	
Rickettsia burneti	Atemwegsinfekt mit Pneumonie (selten)	Erreger des Q-Fiebers, *KBR auf Q-Fieber* zeigt ansteigenden Titer, *Erregernachweis* im Auswurf und Rachenspülwasser

Bakterien

Haemophilus influenzae	Laryngitis, Epiglottitis, Bronchopneumonie	Häufig Sekundärinfektion nach Influenza
Diplococcus pneumoniae	Pneumonie	
Streptococcus pyogenes	Angina, Bronchopneumonie	
Staphylococcus aureus	Bronchopneumonie	Bei Resistenzminderung
Klebsielle pneumoniae	Bronchopneumonie	Häufig bei Alkoholikern
Pseudomonas aeruginosa	Bronchopneumonie	Bei Resistenzminderung
Mykoplasma pneumoniae	Bronchitis, Rhinitis, Gliederschmerzen	

Lungenembolie

Leitsymptome:
Je nach Schweregrad der Lungenembolie geringgradige Beschwerdeveränderungen. Am häufigsten finden sich Dyspnoe, Tachypnoe, Tachykardie, Hyperventilation, Blutdruckabfall, allgemeine Kollapsneigung bis zur Bewußtlosigkeit, Herzrhythmusstörungen, Zyanose, Brustkorbschmerzen, evtl. Hämoptoe. Oft Zufallsbefund beim Röntgen: umschriebene Pneumonie (Infarktpneumonie) feststellbar. Schwere, große Embolien führen zu Herzflimmern und Tod akut.

Laborbefunde:
LDH ↑,
Bili ↗ (manchmal bei Leberstauung),
GOT → später evtl. ↗,
Leuko ↑ (nach Eintreten einer Infarktpneumonie),
CRP evtl. + (bei größeren Infarkten),
CPK ↙.
Das Labor ist von geringer Wertigkeit.
pO_2 ↓, nach Sauerstoffgabe →,
pCO_2 →.
EKG: Hinweiszeichen sind
tiefes S_1 und Q_3, ST-Hebung in III, evtl. in II, T-Inversion in II und III, AVF und in V_1–V_4 (Diskordanz zur ST-Hebung). Typenwechsel eines vorher anders bekannten EKG's, vor allem mit Zeichen der Rechtsbelastung ist immer hochgradig verdächtig auf Lungenembolie. Ebenso Zeichen eines Hinterwandinfarktes in den Extremitätenableitungen kombiniert mit Zeichen des Vorderwandinfarktes in den Brustwandableitungen. Ein positiver EKG-Befund spricht für eine Lungenembolie, ein negativer Befund ist nicht beweisend gegen eine Lungenembolie.
Rö-Thorax: Im amerikanischen Schrifttum wird röntgenologischer Emboliediagnostik eine größere Bedeutung eingeräumt als bei uns. Eine Thoraxdurchleuchtung ist völlig unergiebig, die Thoraxaufnahme sollte in mindestens 2 Ebenen, evtl. sogar im 1. und 2. schrägen Durchmesser zusätzlich durchgeführt werden.

Stark hinweisend
ist ein positives *Lungenszintigramm*, evtl. ergänzt durch ein Ventilationsszintigramm.

Beweisend
ist allein die *selektive Pulmonalisangiographie*, die v.a. bei größeren Lungenembolien als Vorbereitung zur operativen Behandlung prinzipiell durchgeführt werden sollte. Gelegentlich wird eine *Rechtsherzsondierung* zur Druckmessung im Rahmen der Diagnostik herangezogen.

Differentialdiagnostik bei Lungenerkrankungen

Gruppendiagnose (Vorgang)	Vorkommen bei	Totalkapazität	Vitalkapazität	Tiffenau-Sekunden-Kapazität	Residual-Volumen	Atemminutenvolumen	Atemgrenzwert	arteriell PO₂	arteriell PCO₂	arteriell pH	Bemerkungen Ergänzungsuntersuchungen
1. Alveolarfüllungs-Syndrom (Exsudation oder Exfoliation ins Alveolarlumen, funktionelle intrapulmonale Rechts-Links-Shunts)	1. Akutes Lungenödem, 2. Akute Alveolitis: akute miliare Viruspneumonien, Inhalationsgifte, hyperergische Alveolitis, Vogelzüchterlunge, Farmerlunge, 3. Alveoläre Proteinose, 4. Alveolarzellkarzinom	→	→	⤨	←	←	→	→ mit reiner Sauerstoffbeatmung nicht zu beseitigen	↑	↑	Symptome: Dyspnoe, Reizhusten, Lippenzyanose, evtl. Fieber. *Rö.: Diskrete, diffuse Strukturvermehrung* *Ig E (↑?), Diff. BB: Eo (↑), Elektroph., BKS.* *Evtl. Agglutinationsreaktion auf Viren*
2. Alveolarwand-Syndrom (Zelluläre Infiltration und Fibroplastenvermehrung in der Alveolarwand, die zu einer	1. Fortschreiten des Alveolarfüllungs-Syndroms: Fibrosierende Alveolitis (progressive interstitielle Lungenfibrose),										

Lungenerkrankungen

Gruppendiagnose (Vorgang)	Vorkommen bei	Totalkapazität	Vitalkapazität	Tiffenau-Sekunden-Kapazität	Residual-Volumen	Atemminutenvolumen	Atemgrenzwert	arteriell PO₂	PCO₂	pH	Bemerkungen Ergänzungsuntersuchungen
Verdickung der Alveolarwand führt). (Alveo-Kapillarer Block).	Hypergische fibrosierende Alveolitis: Vogelzüchterlunge, Farmerlunge, Chron. interstitielle Pneumonie.	→	→	↑	↑						
	Kollagenkrankheiten: Erythematodes, Sklerodermie, Dermatomyositis, Rheumatismus (systematischer), Retikulosen, Speicherkrankheiten, Asbestose, Gefäßerkrankungen der Lunge, Lymphangiosis carcinomatosa.					←	↙	↘	↙	↗	Dynamische Compliance leicht reduziert (nieder normal). *Röntgen:* Diffuse Strukturvermehrung
	nach leichter körperlicher Belastung							↘↘	↙	↑	
3. Lungengranulomatosen (Granulombildung an umschriebenen Lungenbezirken, die Gebiete dazwi-	Sarkoidose (Stad. II), Streuungstuberkulose, Disseminierte Karzinommetastasen, Exogene Granulomatosen:	↑	↑	↑	↕	↑	↑	↑	↑	↑	Dynamische Compliance ↕ *Röntgen:* Diffuse Strukturvermehrung
	nach Belastung							↑	↑	↑	

Lungenerkrankungen

Gruppendiagnose (Vorgang)	Vorkommen bei	Totalkapazität	Vitalkapazität	Tiffenau-Sekunden-Kapazität	Residual-Volumen	Atemminutenvolumen	Atemgrenzwert	arteriell PO_2	PCO_2	pH	Bemerkungen Ergänzungsuntersuchungen
...schen sind frei, daher in der Lungenfunktionsanalyse lange weitgehend normale Funktion)	Haarspraylunge, Silikose, Beryllose										evtl. vergrößerte Hiluslymphknoten
4. Diffuse interstitielle Lungenfibrose (Narbiges Endstadium einer Lungenparenchymerkrankung z.B. nach Alveolitis oder Lungengranulomatose)	Endstadium von Erkrankungen, wie unter 2. und 3. aufgeführt	→	→	↑	↑	↙	→	↑	↑ nach Belastung ↙	↗	Fibrosezeichen und Symptome des alveokapillären Blocks. Compliance: ↓. *Rö. Thorax:* Diffuse Strukturvermehrung
5. Fibrozystische Narbenlunge (Erweiterte Alveolarräume durch kompensatorische Dehnung in der Umgebung von Narbengewebe. Sek. Narbenemphysem).		→	→	↳	←		→	→ ← (nach Sauerstoffgabe ↑↑)	←	→	Compliance ↓↓. *Rö. Thorax:* Diffuse Strukturvermehrung + kleinzystische Aufhellungsfiguren

Anamneseschema bei chronisch-obstruktiven Lungenerkrankungen (nach Nolte)

Leitsymptome:

1. Husten und Auswurf
   Fragen: Seit wann? Wieviele Monate im Jahr?
   Morgens/ganztags/nachts?
   Sputummenge? Sputumbeschaffenheit?

2. Dyspnoe
   Fragen: Anfallsweise? Nachts/tags?, Pollensaison?
   Heizperiode? Arbeitsplatz?
   Belastungsdyspnoe (Treppensteigen, Gehen, Ankleiden?)

Zusätzliche Symptome:

1. Hinweis auf chron. Sinusitis
   Fragen: Kopfschmerzen? Verstopfte Nase? Schleimstraße?

2. Atopie-Äquivalente
   Fragen: Heuschnupfen? Milchschorf? Urtikaria?
   Neurodermitis? Familiäre Disposition?

3. Rechtsherzinsuffizienz
   Fragen: Abendliche Ödeme? Nykturie?, Hustensynkopen?

Anamnestische Daten

1. Frühere Lungenerkrankungen: Pneumonien? Tuberkulose? Pleuritis? Thoraxoperationen?

2. Kardiovaskuläre Erkrankungen: Hypertonie? Infarkt?. Vitium?

3. Rauchgewohnheiten: Wieviel? Wie lange?

4. Berufliche Exposition.

Fieberhafte Lungenerkrankungen, Differentialdiagnostik ausgehend vom Röntgenbild.

I. Diffuse noduläre Verdichtungen

Es ist zu denken an

Miliar-Tbc	1. *Nachweis säurefester Stäbchen,* 2. *Tuberkulin-Test,* 3. Diagnose per exclusionem.
Sarkoidose	*Kveim-Reaktion,* *Histologische Untersuchung* s. S. 116
Mykoplasmapneumonie	*KBR,* *Erregernachweis.*

Lungenerkrankungen 473

Viruspneumonie	*KBR*, *Erregernachweis* elektronenmikroskopisch, *Kultur* auf Hühnerembryonen.
Alveolitis	Typische Anamnese (s. auch S. 468) *Präzipitationsreaktion*, *Histologie*.

II. Diffuse retikuläre Lungenprozesse
Es ist zu denken an

Sarkoidose	(s. o., Fieber möglich, jedoch nicht obligat).
Lymphogranulomatose	Typischer Fieberverlauf, zur Diagnostik s. S. 489–
Kollagenosen	Diagnostik des Grundleidens, *Histologie*, *5-Hydroxyprolin*, Fieber nicht obligat, jedoch häufig vorhanden.
Leukämie	*Blutbild*, *BKS*, *Eisen*.

Alveolitis (s. o.).

Viruspneumonie (s. o.).

Mykoplasmapneumonie (s. o.).

III. Diffuser grobfleckiger Lungenprozeß
Es ist zu denken an

Lymphogranulomatose (s. o.).

Kollagenosen (s. o.).

Leukämie (s. o.).

Pilzpneumonie	Wiederholte *kulturelle Untersuchungen* und *mikroskopische Untersuchungen* des Bronchialsekrets, *Histologie*, häufig allgemeine Schwäche durch andere Grundleiden.

Lungeninfarkt
s. unter Lungenembolie S. 467

Lungenödem
s. unter Dyspnoe S. 208 und S. 468 (1./1.)

(Lupus) erythematodes acutus
s. bei Gelenkschmerzen S. 296

Lymphadenose, chronische

Leitsymptome:
Schlappheit, Müdigkeit, Lymphknotenschwellungen, Gewichtsabnahme, Splenomegalie, Nachtschweiße oder allgemein Hyperhidrosis, Pruritus, Anorexie, evtl. auch Temperaturerhöhung.

Laborbefunde:
Hb	→	(Prognose günstig),
	↓	(Prognose ungünstig),
Ery	→	(Prognose günstig),
	↓	(Prognose ungünstig),
Hb/E	→	(Prognose günstig),
	↓	(Prognose ungünstig),
Leuko	↑	(typisch, es kommen jedoch prognostisch günstige Fälle mit normalen Werten vor),
Lympho ↑		(normalerweise 60–99% typisch),
Granulozyten ↓		(relative Granulozytopenie typisch, absolute Granulozytopenie ungünstig),
BKS	↳	(rasche Zunahme immer Hinweis auf eine infektiöse Komplikation),
Fe	→,	
	↓	(Prognose ungünstig),
	↑	(bei hämolytischer Phase. In diesem Falle ist die Überlebenszeit der roten Blutkörperchen stark verkürzt, während sie sonst normal ist. Der *Antiglobulin-Coombs-Test* ist in diesem Falle deutlich positiv),

Lymphadenose, chronische; Lymphknotenschwellungen

Cu	↑	(schon relativ frühzeitig, Werte über 150 γ %, Werte über 200 γ % deuten auf ein fortgeschrittenes Stadium hin),
GE	↘,	
γ-*Glob.*	→	(Prognose günstig),
γ-*Glob.*	↓	(typisch für die chronische Lymphadenose),
γ-*Glob.*	↓↓	Antikörpermangelsyndrom, von besonders ungünstiger Prognose, s. auch S. 66/67

Histologie:
Bei der Histologie der Lymphknotenpunktate finden sich fast ausschließlich Lymphozyten mit ähnlichem morphologischen und zytochemischen Charakter wie im peripheren Blut.

Sternalmarkpunktat:
Im Höhepunkt der Erkrankung finden sich reichlich gleichartige Lymphozyten wie im peripheren Blut, wobei ihr Anteil auf 40–90 % aller Leukozyten vermehrt ist. Bei Remissionen ist die Diagnose aus dem Knochenmarksbefund jedoch nicht zu stellen.

Ergänzungsdiagnostik:
Rö-Thorax: Häufig hiläre oder mediastinale Lymphknotenvergrößerungen feststellbar.

Lymphatische Leukämie, chronische
s. unter Lymphadenose, chronische S. 474

Lymphknotenschwellungen

Erstdiagnostik:
Nach der Anamnese über Zeitdauer der Entstehung, lokale Schmerzhaftigkeit, erfolgt lokale Palpation aller Lymphknotenregionen, zusätzlich Leber und Milz.
Eine Ergänzungsdiagnostik spezieller Art ist erforderlich bei Auftreten lokalisierten Lymphknotenschwellungen zur Feststellung einer evtl. lokalen Infektion.

Lymphknotenschwellungen

Labor-Minimaldiagnostik:

BKS,
Hb,
Ery,
Leuko,
Diff. BB.,
GOT,
GPT,
alkalische Phosphatase,
Sabin-Feldman-Test,
KBR auf Toxoplasmose,
Paul-Bunnell-Reaktion,
Mononukleose-Latex-Test,
TPHA.

Wertvolle Ergänzungsdiagnostik:

Röntgen-Thorax (Hiluslymphknoten?),
evtl. *Leber- und Milzszintigramm,* vor allem bei unklaren Vergrößerungen oder schlechter Palpierbarkeit bei Adipösen,
evtl. Weichteilaufnahmen zum Ausschluß von Verkalkungen im Lymphknotenbereich,
evtl. *Tomographie* bei positiven Rö-Thoraxbefunden,
evtl. abdominelle *Lymphographie,* v. a. bei Morbus Hodgkin,
evtl. *Knochenszintigraphie* und (oder) *Ganzkörperszintigraphie* (Gallium).

Differentialdiagnostik der Lymphknotenschwellungen

Krankheit	Art der Lymphknotenschwellungen	Laborbefunde	Bemerkungen
Lymphadenitis, akute, unspezifische	schmerzhafte Drüsenschwellung, ein oder wenige Lymphknotengruppen aus dem Einzugsgebiet betroffen, weich, schmerzhaft, evtl. zentrale Einschmelzung	*BKS* ↑, *Leuko* ↑, Linksverschiebung, evtl. toxische Granulation, *α-2-Glob.* ↑	meist bei lokalen Herden, Infektionen, Entzündungen auftretend.
Lymphadenitis, chronische, unspezifisch	prall-elastisch bis derb, nur gering schmerzhaft	*BKS* ↑ - →, Leukozytose meist normalisiert, jedoch Monozytose oder Lymphozytose, evtl. auch Eosinophilie, *α-2-Glob.* zurückgegangen, dafür Zunahme der *γ-Glob.*-Fraktion über den normalen Bereich hinaus.	
Aktinomykose	einschmelzende, meist fistelnde Lymphome	*BKS* ↑-↑↑, *Elektrophorese:* meist *γ-Glob.* ↑, *Leuko* ↑, *Diff. BB.:* Linksverschiebung, auch Lymphozytenvermehrung, *KBR auf Aktinomykose, Intrakutantest.*	s. auch S. 16

Lymphknotenschwellungen

Krankheit	Art der Lymphknotenschwellungen	Laborbefunde	Bemerkungen
Listeriose	weiche Lymphknoten (besonders bei der septischen Form) auch mäßig derb, entweder im Kopf-Halsgebiet oder generalisiert vorkommend.	*Agglutinationsreaktion* (unspezifische Mit-Agglutinationen kommen vor, *KBR auf Listeriose, Leukozyten* ↱.	Gefahr eines Fruchttodes bei Schwangeren, Näheres s. auch S. 458
Tularämie	weich bis mäßig derbe Lymphknotenschwellungen, deutliche Druckschmerzhaftigkeit. Lymphknotenschwellungen persistieren lange, es besteht auch eine Neigung zur Fistelbildung und Sekundärinfektion.	*Leuko* ↑, *Lympho* ↑, *Agglutinationsreaktion, Hauttest,* evtl. *Tierversuch.*	
Toxoplasmose	nicht immer Lymphknotenschwellungen nachweisbar, manchmal mittelgradig derbe, schmerzhafte Lymphknoten, dann meist im Kopf-Hals-Gebiet nachweisbar.	*BKS* →↗.	oft sehr unterschiedliche Krankheitsbilder, z. T. nur vegetative Symptomatik, Leistungsminderung oder auch psychotische Krankheitsbilder.

Lymphknotenschwellungen

Krankheit	Art der Lymphknotenschwellungen	Laborbefunde	Bemerkungen
Infektiöse Mononukleose	vorwiegend Lymphknoten im Kopf-Nacken-Hals-Bereich betroffen, prall-elastisch, nur gering schmerzhaft.	*Paul-Bunnell-Reaktion* ab 7. Tag +, wichtig ist dabei die Beobachtung des Titeranstiegs. *Mononukleose-Schnelltest*, *Leukozytose*, manchmal so ausgeprägt, daß ein Leukämieverdacht aufkommen kann. Im *Diff. BB.* meist ausgeprägte Lympho-Monozytose mit bis zu 90% mononukleären Zellen.	häufig Hepatomegalie, evtl. auch Milzschwellung, gelegentlich leichte Transaminasenerhöhung, Angina, flüchtiges, makulöses Erythem kann vorkommen.
Lymphocytosis infectiosa	mäßige, generalisierte Lymphknotenschwellungen	*Leukozytose* bis 100.000 kann vorkommen, auch eine *Vermehrung der Lymphozyten* bis auf 90% zusätzlich *Vermehrung der Eosinophilen*. *Mononukleosetest und Paul-Bunnell-Reaktion* negativ.	Konjunktivitis, Pharyngitis.

Krankheit	Art der Lymphknotenschwellungen	Laborbefunde	Bemerkungen
Katzen-Kratz-krankheit	regionale Lymphknotenschwellungen entsprechend Lokalisation des „Primäraffekts". Neigung zu Abszedierung mit Eiterbildung. Selten können auch generalisierte Lymphknotenschwellungen vorkommen.	*KBR auf Katzen-Kratzkrankheit* unzuverlässig, meist erst ab 2. Monat +. Positiver *Intrakutantest* mit verdünntem Lymphknoteneiter. *Leuko* ↓ (Beginn), später Leuko ↑.	Anamnese!
Lymphknoten-tuberkulose	derbe, verbackene, manchmal auch fistelnde Lymphknoten, v.a. Kopf-Hals-Bereich, Hilusbereich und Mesenterialwurzeln betroffen.	*BKS* ↑, *Elphor*: vorwiegend γ-Globuline ↑, sonst Laborbefunde wie bei chron. Entzündung (s. S. 144)	
Morbus Boeck	derbe, nicht druckschmerzhafte Lymphknoten.	s. S. 116 unter Boeck'sches Sarkoid.	*Rö-Thorax!*
Lues	Lymphknotenschwellung regionär bei Primär-Affekt (Stadium I) nicht verbacken, hart, indolent. Im Stadium II generalisierte, ebenfalls nicht schmerzhafte Lymphknotenschwellungen.	*TPHA* + ab 2.–3. Woche nach Infektion, *USR* +, *WAR und NR* im späteren Verlauf +, *Leuko* ↑, s. auch unter Lues S. 459–	

Lymphknotenschwellungen

Krankheit	Art der Lymphknotenschwellungen	Laborbefunde	Bemerkungen
Lymphogranu-lomainguinale	sehr große Lymphome, man hat den Eindruck, daß die Lymphknoten ineinander verschmelzen, evtl. fistelnde Lymphome. Die Lymphknotenschwellung im Inguinalbereich findet sich meistens beidseitig, ist derb und schmerzhaft. Einschmelzung in etwa 50% der Fälle. In der Umgebung der Lymphknoten findet sich im späteren Stadium eine gerötete bis blauviolette verfärbte Haut.	allgemeine *Entzündungszeichen*, evtl. unspezifisch-positiver *WAR*.	*Frei'scher Intrakutantest* +, wenn 48 Std. nach Injektion von sterilen Bubonen-Eiter aus den Lymphknoten eine Rötung der Haut auftritt. In der 1. Woche findet sich am Genitale gewöhnlich eine herpetiforme Primärläsion.
Pest (Beulenpest)	Vorwiegend axillär und inguinal vorkommende hochgradige Lymphknotenschwellungen, später Schwellungen sämtlicher Lymphknoten und teigige Schwellung der umgebenden Hautbezirke, blaulivide Verfärbung der Lymphknotenregion.	schweres akutes Entzündungsbild (s. S. 17), *bakteriologischer Nachweis, von Pasteurella pestis* aus Lymphknotenpunktat, Eiter und Auswurf bei septischen Formen auch aus dem Blut.	sehr hoher Fieberanstieg, Kopfschmerzen, Schwindelneigung, blasses Gesicht, stark gerötete Konjunktiven.

Krankheit	Art der Lymphknotenschwellungen	Laborbefunde	Bemerkungen
Röteln (Rubeolae)	Lymphknotenschwellungen schmerzhaft, vorwiegend im Nacken-Hals-Bereich und über den Warzenfortsätzen feststellbar.	*BKS ∠, Leuko ↑↓*; evtl. Plasmazellen im freien Blut nachweisbar, Vermehrung der jugendlichen Lymphozyten. Laborbefunde sind nicht beweisend (s. auch unter Röteln S. 651).	masernähnliches Exanthem, jedoch wesentlich geringere katarrhalische Erscheinungen, geringes oder völlig fehlendes Fieber, manchmal leichte Lymphknotenschwellungen.
Masern	nur geringe Lymphknotenschwellungen, kurzfristig im Hals- und Nackenbereich.	keine beweisenden Befunde, *BKS ∠, Leuko ↓*, trotzdem Linksverschiebung.	typisches Masernexanthem, beginnend am Kopf- und im Mundbereich (Koplicksche Flecken) zu den Extremitäten wandernd, typisches katarrhalisches Bild mit Lichtscheu und Konjunktivitis.
Felty-Syndrom	derb bis prall-elastisch, meist generalisiert.	*BKS ↑, Rheumafaktor ++*.	s. auch S. 259
Still-Syndrom	mäßig große, wenig schmerzhafte, generalisierte, prall-elastische bis derbe Lymphknoten.	*Rheumafaktor ∅, BKS ↑, alpha-2-Glob. ↑*.	

Lymphknotenschwellungen 483

Krankheit	Art der Lymphknotenschwellungen	Laborbefunde	Bemerkungen
Erythematodes	in etwa 50–60% der Fälle meist geringgradige, weich bis mäßig derbe Lymphknoten.	LE-Zell-Phänomen, *LE-Test* +, Nachweis antinukleärer Antikörper, *Leuko* ↑.	s. S. 234
Lymphogranulomatose (Morbus Hodgkin)	derbe, relativ indolente Lymphknoten, überwiegend kraniokaudale Ausbreitung.	*BKS* ↑, *Alpha-2-Glob.* ↑.	näheres s. S. 489–
Lymphogranulomatose X	generalisierte Lymphknotenschwellung, nicht selten schmerzhaft, Hepatomegalie, Splenomegalie.	*BKS* ↱.	Leistungsschwund, Abgeschlagenheit, Gewichtsverlust, Hodgkin-ähnliches Bild s. auch S. 493
Lymphosarkomatose	derbe Lymphknoten bis Faustgröße, indolent.	*BKS* ↑, *Hb* ↓, *Ery* ↓, *Hb/E* ↱, *Leuko* ↑, *Lympho* ↓, *Thrombo* →, später ↓. *Lymphknotenhistologie:* atypische, große polymorphkernige Zellen mit multiplen Nukleolen, Aufhebung der normalen Struktur und Kapseldurchbruch.	

Krankheit	Art der Lymphknotenschwellungen	Laborbefunde	Bemerkungen
Retikulosarkom (Retothelsarkom)	lokalisierte, oder aber auch generalisierte ausgedehnte Lymphknotenvergrößerungen mit großen Schwellungspaketen. Großer derber Milztumor mit glatter oder unregelmäßiger Oberfläche möglich.	*BKS* ↑-↑↑, *Leuko* ↑, *Lympho* ↓, *Retikulumzellen* im peripheren Blut nachweisbar, *Hb* ↓, *γ-Glob.* ↑. Beweisend: *Lymphknotenpunktat*: Große, polymorphkernige, helle, atypische Zellen mit großen Nukleolen.	
Großfollikuläres Lymphoblastom (Brill-Symmers-Syndrom)	langsam zunehmende Lymphknotenschwellungen, anfänglich regionär, später generalisiert, schmerzfrei. Sie sind über lange Zeit meist das einzige Symptom. Vorwiegend Halslymphknoten befallen, wenig seltener die inguinalen, axillären und submaxillären Lymphknoten. Milzvergrößerung in etwa 30–60% der Fälle, v.a. in späteren Stadien.	*Hb* ↓, *Ery* ↓, *Hb/E* ↓, *Leuko* ↙, *Diff. BB.*: Lympho ↑↘, Mono ↑↘, Eo ↙, BKS zu Beginn →, später ↑-↑↑.	siehe auch unter Lymphoblastom S. 488

Lymphknotenschwellungen

Krankheit	Art der Lymphknotenschwellungen	Laborbefunde	Bemerkungen
Chronische Lymphadenose	meist multiple oder generalisierte Lymphknotenschwellungen, nur in etwa 17% lokalisierte Lymphknotenschwellung, meist von Kirschgröße bis maximal Kleinapfelgröße. Gut abgegrenzt, indolent.	*Leuko* ↑, *Lympho* ↑, *γ-Glob.* ↓.	weitere Befunde und näheres s. unter Lymphadenose, chronische S. 474
Akute Leukämie	generalisiert, derb und schmerzlos.	je nach Art der akuten Leukämie typisches *Differentialblutbild*.	*Knochenmarksbiopsie!*
Karzinom-Metastasen	bei Lymphknotenbeteiligung einzelne Lymphknoten oder kleinere Gruppen betroffen, hart, indolent.	je nach Grundkrankheit, beweisend *Histologie/Zytologie*.	siehe auch unter den entsprechenden Kapiteln der einzelnen Karzinome.
Franklin-Krankheit (Heavychain disease)	generalisierte Lymphknotenschwellungen, nicht schmerzhaft. Vorübergehender Rückgang der Lymphknotenschwellung ist möglich.	Hb ↓, Ery ↓, *Leuko* ↓↑, *Thrombo* ↓↑. *Diff. BB.*: Neutrophile ↓, Lympho ↑ (relativ), Eo ↑-↑↑. *Elktrophorese*: Eiweißzacke im Bereich der langsam wandernden Beta-Glob. oder der schnell wandernden γ-Glob. Normales γ-Glob. ↓↓.	s. unter Franklin-Krankheit (Franklin-Syndrom) S. 284

Lymphknotenschwellungen in Kombination mit Fieber
finden sich bei:
Akuter unspezifische Lymphadenitis
 (v. a. bei Streptokokken- und Staphylokokkeninfektionen),
Virusinfektionen, vor allem
infektiöser Mononukleose,
Lymphocytosis infectiosa,
Typhus,
Paratyphus,
Brucellose,
Toxoplasmose,
Pest,
Lymphogranulomatose,
akuter Leukämie,
Franklin-Krankheit,
Still-Syndrom,
Libman-Sacks-Syndrom (Endocarditis bei Erythematodes),
Endocarditis lenta,
Aetiocholanolon-Fieber
 (♀!! *Aetiocholanolon-Nachweis* im Serum und Harn).

Lymphknotenschwellungen und Zuordnung zu einzelnen Laborbefunden
(nach Begemann)

Art der Veränderung	Krankheiten, die in Frage kommen
Leuko ↑	bakterielle Lymphadenitis, chronische Lymphadenose, Lymphocytosis infectiosa acuta, Lymphogranulomatose, Endocarditis parietalis.
Leuko ↓	Kollagenosen, Morbus Boeck, Lymphogranulomatose, Franklin-Krankheit.
Linksverschiebung	bakterielle Lymphadenitis, Lymphogranulomatose,

Lympho ↑	chronische Lymphadenose, Morbus Boeck, Kollagenosen, lymphatische Konstitution, Virusinfekte, v. a. infektiöse Mononukleose.
Lympho ↓	Lymphogranulomatose, Lymphosarkom.
Mono ↑	Lymphogranulomatose, Retikulose, infektiöse Mononukleose.
Eosinophile ↑	Lymphocytosis infectiosa acuta, Lymphogranulomatose, Felty-Syndrom, Endocarditis parietalis fibroplastica.
Gesamteiweiß ↑	Plasmozytom, Morbus Waldenström.
Gesamteiweiß ↓	exsudative Enteropathie bei malignen Lymphomen
Alpha-2-Glob. ↑	entzündliche Lymphadenitis, Lymphogranulomatose, Lympho-Retikulo-Sarkom, maligne Metastasen, Kollagenosen, seltene Paraproteinosen.
γ-Globuline ↑	chronisch-entzündliche Lymphadenitis, Lymphogranulomatose, Kollagenosen, Retikulose, Plasmozytom, Morbus Waldenström, Franklin-Krankheit.
γ-Globuline ↓	chronische Lymphadenose, Morbus Waldenström, Retikulose, Lymphosarkomatose, Franklin-Krankheit (Wanderung des atypischen Proteins zwischen Beta- und γ-Glob.-Zacke).

Lymphknotentuberkulose

s. unter Lymphknotenschwellungen S. 475

Lymphoblastom, großfollikuläres
(Brill-Symmers-Syndrom)

Leitsymptome:
Schleichender, sehr langsamer Beginn mit uni- oder multilokulären, schmerzfreien Lymphknotenschwellungen und nur sehr langsamer Größenzunahme.
Je nach Lokalisation der Lymphknoten können sich atypische Beschwerden entwickeln, wie Husten, Atemnot, Druckgefühl im Leib, Obstipation, Durchfallneigung, Beinödeme oder auch Aszites bei abdominellen Lymphknotenvergrößerungen.
Auch Ischialgien und Parotisschwellungen wurden beobachtet.
Im weiteren Verlauf Schwäche, rasche Ermüdbarkeit, Gewichtsabnahme und Anorexie. In knapp der Hälfte der Fälle entwickeln sich Milzschwellungen, noch seltener Zeichen einer Leberbeteiligung.
Verhältnismäßig häufig Transsudate in seröse Höhlen des Körpers.
In fortgeschrittenen Stadien geht die Krankheit in das Bild eines akuten Lymphosarkoms oder einer chron. lymphatischen Leukämie über.

Laborbefunde:
$BKS \rightarrow$, später $\uparrow$-$\uparrow\uparrow$,
$Alpha\text{-}Glob.$ $\uparrow_{\rightarrow}$,
$\gamma\text{-}Glob.$ $\uparrow_{\rightarrow}$,
$Albumine$ $\downarrow^{\nearrow}$, ($\downarrow$ Hinweis auf Nierenkomplikation oder exsudative Enteropathie),
Hb $\downarrow^{\nearrow}$,
Ery $\downarrow^{\nearrow}$ (in etwa 25% der Fälle),
Hb/E $\downarrow^{\nearrow}$,
$Leuko$ $\lessdot$,
$Diff.\ BB:$ Lympho $\uparrow_{\rightarrow}$, Mono $\uparrow_{\rightarrow}$, Eo $\lessdot$,
$Thrombo$ $\rightarrow$.

Beweisend:
Histologischer oder zytologischer Befund: Typisches Zeichen ist eine Vermehrung und Vergrößerung der Follikel, meistens rund oder oval, auch bohnen- oder kleeblattförmig. Man unterscheidet einen großzelligen und einen kleinzelligen Typ. Die Prognose ist beim kleinzelligen Typ günstiger.
Sternalpunktat: Lymphatische Infiltrierung.
Differentialdiagnostik s. S. 477–485

Lymphocytosis infectiosa acuta

Leuko ↑↑-↑↑↑,
Lympho ↑↑ (bis 95%),
Eo ↑.

s. auch unter Lymphknotenschwellungen S. 486 u. S. 487

Lymphogranulomatose

(Morbus Hodgkin)

Leitsymptome:
Unklare Lymphknotenschwellungen, unklarer Juckreiz, Nachtschweiß, ungeklärte Fieberzustände, ungeklärter Gewichtsverlust von mehr als 10% des Körpergewichts innerhalb der letzten 6 Monate. Die Lymphknotenschwellungen sind indolent. Häufig stellt man auch beim Röntgen Hiluslymphknotenpakete als Leitsymptom fest.
In etwa 50% der Fälle Milztumor, in etwa 30% Hepatomegalie.
Die Lymphogranulomatose wird in 6 Stadien eingeteilt (s. Tabelle S. 492).

Laboruntersuchungen:
Großes Blutbild,
BKS,
GOT,
GPT,
alkal. Phos.,
KBR und *Agglutinationsreaktion auf Toxoplasmose,*
Sabin-Feldman-Test oder/und *Latex-Test auf infektiöse Mononukleose*
(vor allem wenn eine Lymphozytose vorliegt bzw. Vermehrung der mononukleären Zellen),
TPHA.
Letztere Untersuchungen sind zur Abklärung der häufigsten Verwechslungsmöglichkeiten.

Bei entsprechendem Verdacht sollte vor allem eine *Thoraxaufnahme* in 2 Ebenen und evtl. bei positivem Befund ergänzt durch eine *Tomographie* durchgeführt werden.

Der **diagnostische Beweis** einer Lymphogranulomatose wird nicht durch Laboruntersuchungen und Röntgenuntersuchungen, die nur den Verdacht untermauern, gestellt, sondern nur *histologisch oder zytologisch* durch Probeexzision oder Lymphknotenpunktion.

Lymphogranulomatose

Ergänzende diagnostische Maßnahmen zur Bestätigung der Diagnose bzw. zur Einleitung einer optimalen Verlaufsbeobachtung:

Serumelektrophorese,
Bestimmung der *Immunglobuline,*
serologische Untersuchungen auf Zytomegalie-Virus,
Mykoplasmen,
Pilze. (Die frühzeitige Bestimmung dieser Titer ist günstig, um bei unklaren Fieberanstiegen einen Titeranstieg verwerten zu können. Diese sonst apathogenen Erreger lösen nicht selten infolge gestörter Immunitätslage bei Hodgkin-Patienten Infektionen aus).

Ergänzungsdiagnostik:

Röntgen-Urogramm zur Abklärung evtl. Hodgkin-bedingter Veränderungen der Nieren und der ableitenden Harnwege, sowie gleichzeitig Bestimmung der Nierenlage wegen evtl. späterer Bestrahlungen.
Rö-Aufnahmen von BWS, LWS, Beckenübersicht der proximalen Extremitäten, auch alle schmerzhaften und druckempfindlichen Knochen müssen geröntgt werden.
Abdominelle *Lymphographie* zur Beurteilung abdomineller Lymphknoten und Lokalisation befallener Lymphknoten.
Gastroskopie wegen der später vorgesehenen Strahlentherapie bzw. zytostatischen oder Glukokortikoid-Therapie.
Bei unklaren Röntgenbefunden sind *Skelettszintigramme* angezeigt.
Zur Größenbestimmung und zur Feststellung evtl. Speicherungsdefekte *Szintigraphie von Leber und Milz.*
Eine *Lymphknotenszintigraphie* kommt dann infrage, wenn eine *Lymphographie* aus anderen Gründen nicht möglich ist. Die Aussagekraft ist der Röntgenlymphographie jedoch weit unterlegen.
In manchen Fällen ist eine explorative *Laparotomie* angezeigt.

Bewertung der Befunde und Prognose:

Die Prognose verschlechtert sich mit Zunahme von Stadium I nach IV (s. Tabelle). Weiterhin ist eine absolute Lymphopenie und eine eingeschränkte Knochenmarksfunktion bzw. splenogene Zytopenie insbesondere auch Abnahme der Retikulozyten, Granulozyten und Thrombozyten von schlechter prognostischer Bedeutung.
Eine Verkürzung der Erythrozytenüberlebenszeit mit 51C-markierten Erythrozyten scheint ebenfalls von schlechter prognostischer Bedeutung zu sein. Der Wertigkeitsgrad einer Granulozytopenie oder Granulozytose (Leuko ↑↓) ist jedoch nur von geringem prognostischen Wert im Vergleich zur Lymphopenie.

Lymphknotenbiopsie oder Histologie	allein beweisend in positivem Falle. Ein negatives Punktionsergebnis beweist noch kein Fehlen eines Morbus Hodgkin, da die Punktate von Lymphomen bei Hodgkin in mindestens 10% der Fälle beim ersten mal negativ sein können.
Alkalische Phosphatase	bei Knochenbefall erhöht, weniger bei Leberbefall, wobei dann auch LAP und γ-GT erhöht sein müßten. Die a.P. kann auch bei Mediastinalbefall mit sekundärer Leberstauung zunehmen.
Hb ↓,	
Ery ↓,	
HbE →,	
Eosinophile ↑	fast regelmäßiger Begleitbefund bei Morbus Hodgkin.
alkalische Leukozytenphosphatase	↳,
BKS ↑	mit Zunahme verschlechtert sich die Prognose,
Eisen ↓	geringe Bedeutung.
Elektrophorese	Alpha-2-Globuline etwa mit der BKS zunehmend parallel. Abnahme der Gamma-Globuline von schlechter prognostischer Bedeutung wegen möglicher Sekundärinfektionen.
GOT, GPT, γ-GT	alle drei erhöht bei Leberbefall.
Immunglobulin M ↓	bei Absinken Verschlechterung der Prognose wegen Resistenzverminderung.

In der Klinik übliche bzw. mögliche Untersuchungen sind die *Hautsensibilisierung mit Dinitrochlorobenzol* (Beurteilung der zellgebundenen Immunität), *Intrakutantests* mit Pilz- und Bakterienantigenen, *Testung der in-vitro-Stimulierbarkeit von Lymphozyten*.

Insbesondere bei Abnahme der Gamma-Globuline und des IgM besteht eine erhöhte Anfälligkeit auf Infektionen mit Pilzen, Mykoplasmen, Zytomegalievirus, Tuberkulose und Herpes zoster, der generalisiert (windpockenähnlich) ablaufen kann.

Lymphogranulomatose, Stadieneinteilung

Stadium   Lokalisation

I	1 oder mehrere benachbarte Lymphome.	oberhalb oder unterhalb des Zwerchfelles.	Befall nur von Lymphknoten, Rachenring und/oder Milz.
II	Lymphome in > 2 nicht benachbarten Regionen.		
II$_E$	Wie II, jedoch nicht Übergreifen auf benachbarte Organregionen.		
III	Ein oder mehrere Lymphome **jeweils.**	oberhalb **und** unterhalb des Zwerchfelles.	
III$_E$	Wie III, jedoch nicht Übergreifen auf benachbarte Organregionen.		
IV	Befall nicht-lymphatischer Organe		

Lymphogranulomatose X

Leitsymptome:
Allgemeiner Leistungsschwund, Abgeschlagenheit, Gewichtsverlust, meist schmerzhafte generalisierte Lymphknotenschwellungen. Intermittierendes Fieber, gelegentlich auch vom Pel-Ebstein-Typ.

Laborbefunde:
Hb ↓,
Ery ↓,
Eosinophile ↑,
BKS ↱,
Gesamt-Eiweiß ↱,
Albumine ↳,
Globuline ↱.

Histologie/Zytologie: Zerstörte Lymphknotenstruktur, bunte Zytologie, vermehrt postkapillare Venolen, gehäuft finden sich Eosinophile und Epitheloid-Zellherde.
Niemals Hodgkin- oder Sternberg-Zellen.

Ätiologie:
Unbekannt. Man nimmt jedoch eine hyperimmunisatorische Reaktion auf Medikamente an, bei der das Immunsystem stark stimuliert wird mit sekundären Lymphknotenveränderungen.
Männer und Frauen sind etwa gleich häufig betroffen, symptomatische Therapie mit Eisen und Antibiotika soll günstig sein, evtl. auch niedrige Dosen von kortikoiden und Immunsuppressiva. Sehr ungünstig soll die Gabe von Zytostatika, hochdosierte Kortikoiden und Bestrahlungen sein. Die 50%ige Mortalität wird v.a. durch sekundäre Infektionen ausgelöst.

Lymphome
s. unter Lymphknotenschwellungen   S. 475

Lymphosarkom//Lymphosarkomatose
s. unter Lymphknotenschwellungen   S. 483

Lyssa (Tollwut)

Anamnese:
Im Vordergrund steht die Diagnostik schon von Verdachtsfällen wegen der extremen Letalitätsgefahr. Der Verdacht ergibt sich prinzipiell in allen Tollwutgebieten und Randgebieten bei Kontakt mit abnorm sich verhaltenden, auch extrem zutraulichen Wildtieren. Die Gefahr ist auch groß bei Kontakt mit infizierten Haustieren. Erst in späteren Stadien werden diese Tiere auffällig aggressiv, bekommen einen starken Speichelfluß, Schlundkrämpfe beim Anblick von Wasser (Hydrophobie), nicht selten einseitiges Lahmen auf Vorder- oder Hinterlauf, auch Unruhe oder Apathie können vorkommen.

Bei Tollwutverdacht von Tieren wird meistens der Fehler gemacht, die Tiere zu töten in einem zu frühen Stadium. Die Untersuchung des Gehirns weist dann z.B. noch keine Negri'schen Körperchen auf. Vorher ist der Antikörpernachweis mit Fluoreszenzfarbtest möglich, der Neutralisationstest ist nicht so zuverlässig. In unklaren Fällen sollte man die Tiere in Räumen, die später gut zu desinfizieren sind, einsperren, evtl. füttern und den weiteren Verlauf abwarten. Dies ist v.a. bei stärker impfgefährdeten Personen, die mit den Tieren in Kontakt kamen, von großer Bedeutung (z.B. Ekzematiker, Epileptiker etc.). Zeigt das Tier das Vollbild einer Tollwut, so besteht noch genügend Zeitraum für Impfung und zur Verhinderung des Lyssa-Erkrankungsfalles.

Das Virus ist hochgradig kältestabil und kann im Freien über Monate und Jahre erhalten bleiben. Es ist jedoch lichtempfindlich, sehr wärmeempfindlich und auch verhältnismäßig. stark empfindlich gegen Salze sowie Seife.

Leitsymptome:
Auffälliges psychisches Verhalten, Unruhe, Weinerlichkeit, Aggressivität, Depression, Erregungszustände, Wutanfälle, leichtes Fieber, Paresen, Schlundkrämpfe.

Labordiagnostik:
Allgemeines Labor unspezifisch,
Versuch des *Antikörpernachweises* durch Fluoreszenzfarbtest.

Magengeschwür, blutend

Stuhl auf Blut ↑,
Harnstoff ↑ (Blutabbau).

Hb ↓,
Ery ↓   } je nach Blutungsausmaß und Zeitdauer.
Hkt ↓.

Magen-Karzinom

Leitsymptome:
Oft Familien-Karzinomanamnese, Appetitlosigkeit, Oberbauchschmerzen, Widerwillen gegen Fleisch und Wurst. Häufig sind keine Magenerkrankungen vorausgegangen. (Ausnahme: Ulcus callosum).

Labordiagnostik:
Stuhl auf okkultes Blut häufig +,
(Teestühle seltener).

(Magensonde: Evtl. Milchsäurebakterien im Magensaft, Anazidität erhöht den Verdacht, ist aber nicht beweisend für oder gegen).

Allgemeine Neoplasmazeichen s. unter Carcinoma   S. 128

Beweisende Untersuchungen:
Rö-Magen
bei nicht sicherem, verdächtigen Befund baldige Wiederholung, auch Doppelkontrastverfahren.
Gastroskopie.

Gelegentlich vorkommende Veränderungen:
Diff-BB: Rechtsverschiebung,
Ery: Makrozytosebildung,
Quick ↓,
Verminderung von Fibrinogen,
Verminderung von Faktor V.
Bei Lebermetastasen Anstieg der *alkal. Phosph.*

Magenresektion (Zustand nach)

Da bei Magenresektion Mangelerscheinungen im Laufe der Zeit auftreten können, sollte in ein- bis zweijährigem Abstand eine Kontrolluntersuchung durchgeführt werden:

Fe (Sideropenie),
Elektrophorese (Eiweißmangel),
Blutbild (symptomatisch Vitamin B12-Mangel),
evtl. *Schilling-Test,*
evtl. einige weitere Untersuchungen wie unter „Hyperchrome Anämien" aufgeführt.

Magenulkus

Diagnostik mittels *Röntgenuntersuchung* (Kontrastuntersuchung) Evtl. auch Nachweis bei *Gastroskopie.*

Mögliche Begleitbefunde:
Stuhl auf Blut positiv,
Alpha-Amylase od. *Lipase* ↑ bei Perforation in den Pankreasbereich,
Harnstoff ↑ (bei Burnett-Syndrom),
Gastrin ↑ (sehr starke Erhöhungen bei Zollinger-Ellison-Syndrom), mäßige Erhöhungen häufig bei Hyperchlorhydrie, insbesondere auch bei Fehldiät.

NB: Antikoagulatienbehandlung kontraindiziert.

Magerkeit

s. auch unter Appetitlosigkeit S. 72–
und Untergewichtigkeit S. 781

Laborbasisprogramm:
BZ, bei normalem Befund auch
Glukosebelastung,
T4-RIA,
TSH und
TSH nach TRH-Stimulation,
K,
Na,
17-KS,
Hb,
Ery,
Leuko,
Elektrophorese,
Stuhl auf unverd. Bestandteile.

Weitere Differentialdiagnostik siehe unter den differentialdiagnostisch im Folgenden aufgeführten Kapiteln.

Differentialdiagnostik der Magerkeit

I. Magerkeit bei gutem Appetit:

Hyperthyreose	S. 373
Malabsorption	S. 500
Malnutrition	S. 503
Nebennniereninsuffizienz,	S. 545

Postpartale Magersucht,
Diabetes mellitus,
Idiopathisch-konstitutionell,
Wurmkrankheiten.

II. Magersucht bei schlechtem Appetit:

Neoplasmen   S. 128–
Nach hormonellen Entgleisungen,
   Simmond'sche Kachexie,
   Nebennniereninsuffizienz,

Bei Psychosen,
Zerebralsklerose,
Hirntumoren,
Intestinale Erkrankungen mit schlechtem Appetit,
   Ulzera,
   Diarrhoe,
   Hyperemesis,
   Wurmkrankheit (auch guter Appetit möglich s. o.),
Chron. Infektionskrankheiten,
   Abszesse,
   Enzephalitis,
   Paralyse,
   Tabes,

Leberkrankheiten, insbesondere Leberzirrhose im fortgeschrittenen Stadium, meist dann schon kombiniert mit Aszites,
Psychische Anorexie,
Avitaminosen, vor allem Vitamin D-Mangel,
Chron. Vergiftungen,
Psychische Fehlhaltungen.

Magersucht

s. Untergewichtigkeit   S. 781

Magnesium-Mangel-Syndrom

Leitsymptome:
Erhöhte neuromuskuläre und psychische Erregbarkeit, Muskelspasmen, vor allem nächtliche Wadenkrämpfe, tetanische Zustände, evtl. Tremor, Herzbeschwerden, Verdauungsbeschwerden, Appetitlosigkeit und Haarausfall. Gewichtsabnahme, bei Kindern Wachstumsstörungen.

Labordiagnostik zur differentialdiagnostischen Primärabklärung:
K,
Na,
Ca,
BZ,
Serumelektrophorese,
Gesamteiweiß,
Alkal. Phosph.,
GPT oder
Gamma-GT,
Stuhl auf unverdaute Bestandteile,
Evtl. *Phosphorbestimmung* bei path. Ca u./od. Alkal. Phosph.

Differentialdiagnostik:
Iatrogen durch Diuretika (Quecksilberpräparate, Thiazide, Spirolactone),
Kationenaustauscher,
Langdauernde Verabfolgung magnesiumfreier Infusionen,
Mg-freie Sondenernährung,
Austauschtransfusion,
Niereninsuffizienz in der polyurischen Phase (polyurische Nephrose)
Na ↓, K ↓,
Diabetische Azidose (erste katabole Phase),
Insulintherapie,
Pankreatitis,
Hungerdystrophie,
Ernährungsschäden,
  Sprue,
  Kwashiorkor,
Proteinmangel,
Chron. Alkoholabusus,
Delirium tremens,

Gastrointestinale Verluste (vorher stellen sich Na- und K-Verlustsymptome ein),
Erbrechen,
Durchfälle,
Colitis ulcerosa,
Darmresektionen,
Primärer Hyperaldosteronismus (Conn-Syndrom) (nicht alle Fälle),
Bartter-Syndrom (nicht immer erniedrigte Werte),
Erythematodes,
Postoperativ,
   v. a. nach Parathyroidektomie,
   bei primärem Hyperthyroidismus,
Hyperparathyreosen,
Hyperthyreosen (ionisiertes Mg),
Schwangerschaft (Leitsymptom: Wadenkrämpfe),
Vitamin D-Überdosierung,
Hyperkalzämie,
Osteolytische Knochenerkrankungen (Rachitis) (manche Fälle),
Neoplasmen, Leukämie präfinal.

Makroglobulinämie Waldenström

Laborbefunde:
BKS ↑,
Elektrophorese: Gamma-Glob. ↑ (schlanke Gamma-Zacke),
IgM ↑↑,
Evtl. *Ca* ↑,
Gerinnungszeit verlängert,
Sia-Probe +.

Im peripheren Blut findet sich eine mäßige Panzytopenie, selten abnorme Lymphozyten, häufig Geldrollenbildung.
Harn auf Eiweiß häufig +,
Bence-Jones-Eiweißkörper in etwa 10% der Fälle vorhanden.

Nicht selten *Blutvolumen* ↑.

Differentialdiagnostik zum Plasmozytom:
1. Ultrazentrifugierung,
2. Immunelektrophorese,
3. Spaltung mit Penicillamin,
4. Rivanolfällung.

Makroglossie

s. unter Zungenvergrößerungen S. 829

Makulo-papulöse Exantheme s. S. 246–

Malabsorptions-Syndrom

Ca ↓, K ↓, Na ↓, Cl →,
P ↓, Albumin ↓,
Alkal. Phos. ↑,
Stuhl auf Fett ↑,
D-Xylose Resoptionstest pathologisch.

Schilling-Test < 5 %. Bei Wiederholung des Schilling-Tests mit Intrinsic-Faktor bleibt der Wert pathologisch.

Mit ^{131}J-markiertes Triolein zeigt verzögerte Resorption, weshalb die Stuhlwerte höher, Serum- und Harnwerte niedriger sind als normal. (Normalwerte: Stuhl der folgenden 48^h < 2 %,
Plasma der folgenden 6^h > 12 %,
Mit ^{131}J-markierte Oleinsäure-Werte ebenfalls pathologisch [Bei Pankreaserkrankungen normal]).

Blutvolumen ↓.
Harnbefunde: Ca ↓, K ↓, Na ↓, pH ↗, Volumen →.

Malabsorptions-Syndrom 501

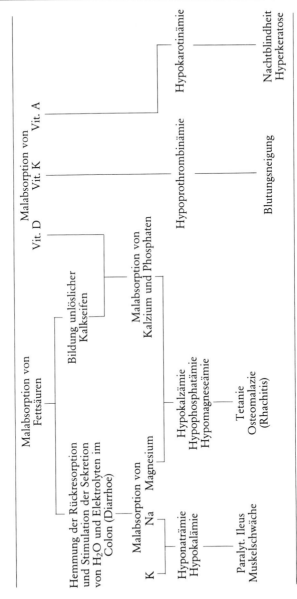

Mangelzustände und Komplikationen bei der Steatorrhoe (nach Fromm, H.)

Malaria

Leitsymptome:
Typische Fieberanfälle und Umgebungsanamnese (Reisen in Malariagebiet).

Beweisende Tests:
Erregernachweis im dicken Tropfen
(1 Tropfen auf Objektträger verlaufen lassen, keine Wärmefixierung, 2 Std. Lufttrocknung, dann Giemsa-Färbung).
Dünner Ausstrich ebenfalls mit Giemsa-Färbung oder Manson-Färbung.
Kultur in Spezialinstituten möglich
(defibrinierte Blut-Glukose-Lösung).
Immunfluoreszenzserologischer Nachweis.

Begleitbefunde:
BKS ↑,
Leuko ↑ *im Fieberanfall,*
Leuko ↓ *im Intervall,*
  Monozyten ↑, *Lymphozyten* ↑ im Intervall,
Ery ↓ (2 Anämieformen:
  1. Hämolytische Anämie durch Infektion,
  2. Folsäuremangelanämie durch die Behandlung möglich (z.B. durch Daraprim-Behandlung).
  Besondere Formen der Anämie s. u. Schwarzwasserfieber).
Makrozytose,
Aldehydprobe verstärkt,
Elphor: Alb ↓, alpha-Glob. ↑, beta-Glob. ↑, gamma-Glob. ↑.
  Chron. Verlauf gamma-Glob. ↑↑.
Eryresistenz herabgesetzt,
Harnstoff ↑,
Harn-Eiweiß + (v. a. bei Malaria quartana),
Bilirubin ↑ (v. a. unkonjugiertes Bilirubin).

Malignom-Tests

s. unter Carcinome u. a. Malignome   S. 128

Mallory-Weiß-Syndrom (Ösophagus-Riß-Blutung)

Anamnestisch Hinweis auf Erbrechen.
Ery ↓,
Stuhl auf okk. Blut +.

Malnutrition

Ca ↙,
P ↓,
Alkal. Phos. ↑,
Ca (Harn) ↓,
BZ (nüchtern) ↓,
BZ (2^h pp) ↳,
Chol. ↓,
Triglyzeride →,
Gesamtlipide ↓,
Azeton (Harn) ↳.

Maltafieber

Ähnliche Befunde wie beim Morbus Bang.

Mamma-Karzinom ♀

Leitsymptom:
Verdächtiger Lokalbefund.

Diagnostische Tests:
1. Labor keine,
2. *Rö Mammographie,*
3. *Thermographie,*
4. *Histologische Schnellschnittuntersuchung* bei Probeexzision, damit evtl. Mamma-Amputation gleich angeschlossen werden kann.

Allgemeine Laborbefunde:
Karzinom-Tests (s. d.) positiv.
Ein negativer Karzinomtest ist nicht beweisend gegen ein Mamma-Karzinom.

Weitere Veränderungen, die vorkommen können:
Ca ↑ bei Stachelzelltumoren,
alkal. Phosph. ↑ ⎱ bei Knochenmetastasen
saure Phosph. ↑ ⎰ des Mamma-Karzinoms.

NB: Mamma-Karzinome können auch beim Mann sehr selten vorkommen.

Mangel-Ernährungs-Syndrom
s. unter Achor-Smith-Syndrom   S. 3 und S. 781

Marsch-Hämoglobinurie
s. unter hämolytische Anämie und körperliche Belastung   S. 327

Martin-Albright-Syndrom (Pseudo-Hypoparathyroidismus)

Leitsymptome:
Minderwuchs, Adipositas, Oligophrenie, Tetanieneigung.

Laborbefunde:
Ca ↓,
Phosphat Serum ↑ (refraktär gegen Parathormon),
Phosphat Harn ↓,
Alkal. Phoph. →.

Masern

Leitsymptome:
Umgebungs- und Altersanamnese. Typisches Exanthem, zweiphasischer Verlauf mit katarrhalischem Vorstadium.

Diagnostische Tests:
1. Labor keine.
2. Positives Aussparphänomen (exanthemfreier Hautbezirk) nach Injektion von Rekonvaleszentenserum.

Begleitende Laborbefunde:
Leuko ↓ (Neutrophilie, *Lympho* ↓ (bis ↑ im frühen Stadium, Eosinophile in der Inkubationsphase vor Auftreten des Exanthems ↑, bei Erkrankung ↓). Selten finden sich auch Plasmazellen im peripheren Blut. *Diazo-Reaktion* + in 2/3 der Fälle. Elphor uncharakteristisch. In der Rekonvaleszenzphase *gamma-Glob.* ↑.
Thymol-Trübungstest +.

Besondere Verlaufsformen:
Septische Masern: Polymorphkernige Leukozytose.
Masern-Enzephalitis: Liquordruck ↑ m, Pleozytose.

Symptomatische hämolytische Anämie: *Ery* ↓.
Masernpneumonie: *Rö-Thorax!*

Komplikationen:
Durch Resistenzminderung häufiger sekundärer Tbc-Befall. Entsprechende Diagnostik rasch einsetzen!

Mastitis
(einschließlich Brustdrüsenabszeß)

Diagnostische Tests:
Nicht erforderlich.

Begleitende Befunde:
Akute Entzündungszeichen (s. d.) *positiv.*
Antistaphylolysin-Titer fast ausnahmslos sehr hoch.

Therapeutisch wichtig:
Erregerkultur mit Antibiogramm von Punktat oder Exzidat zur Einleitung einer gezielten antibiotischen Therapie.

Verlaufskontrolle:
BKS, Leuko evtl. *Diff. BB.*

Schlechter Heilungsverlauf oder Rezidivneigung:
Denken an
1. Diabetes: *Blutzucker,* evtl. *Belastungsproben, Azeton.*
2. Antikörpermangelsyndrom: *Serumelektrophorese.*

Maul- und Klauenseuche
(Stomatitis epidemica)

Leitsymptome:
Kontakt mit infizierten Rindern, Schweinen, Schafen, Ziegen sowie anamnestischer Hinweis auf Kontakt mit infizierter Milch, Harn, Kot; Übertragung von Mensch zu Mensch kommt nicht vor.

Neben der Stomatitis mit Bläschen findet sich starker Speichelfluß, leichtes Fieber, Foetor ex ore. Halslymphknoten geschwollen und druckempfindlich.

Diagnostische Tests:
KBR etwa ab der 2. bis 3. Woche stammspezifisch +.
Mikroskopische Untersuchung im Fluoreszenz-Mikroskop nach Färbung mit Eosin-Methylenblau möglich.

Meerschweinchenversuch (Übertragung von Bläschen-Inhalt auf skarifizierte Haut), schon am 5. Tag +.
Gewebekultur ebenfalls möglich.

Melanom, malignes

Leitsymptome:
Besonders progressiver maligner Verlauf oft nach Manipulation an Melanomen („Naevi"). Manchmal dunkler Urin nach Stehenlassen.

Labor:
Tumorzeichen entwickeln sich besonders rasch (siehe allgemeine Tumorzeichen unter Carcinoma S. 128),
v. a. *Alpha-Glob.* ↑↑, *Alb.* ↓,
Sulfatausscheidung im Harn erhöht (melaninbedingt),
Melaninprobe im Harn (nach Jaksch).

Melkersson-Rosenthal-Syndrom

s. unter Zungenvergrößerungen   S. 831

Ménétrier-Syndrom

(Exsudative, eiweißverlierende Gastroenteropathie)

Laborbefunde:
Gesamteiweiß ↓,
Albumin ↓,
K ↓,
Na ↓,
Ca ↓.

Menière-Syndrom

Leitsymptome:
Schwindelanfälle rezidivierend, auch Ohrensausen rezid. (Tinnitus aureum), meist einseitige Schwerhörigkeit, Nausea, evtl. begleitet von Erbrechen, Kopfschmerzen, Kollapsneigung, anfallsartiger Charakter, Ohrensausen oft im Intervall.

Wenngleich Menière-Syndrom am häufigsten bei Ohrenkrankheiten vorkommt, sollen grundsätzlich andere Ursachen miteinbezogen werden. Neben *Audiogramm* und *Vestibularisprüfung* ist grundsätzlich ein großer *neurologischer Status* einschließlich *EEG* erforderlich (evtl. ergänzt durch Angiographie, CTG, Ventrikulographie). **Bei Meningitisverdacht** *Liquoruntersuchung* (Pleozytose, Eiweiß vermehrt, Erregernachweis).

Multiple Sklerose: *Liquorstatus!*

Bei Tumoren im Okzipitalhirn (Stauungspapille!): *CTG, Arteriogramm.*

Ergänzende Labordiagnostik:
BKS,
CRP,
Elektrophorese,
Leuko (Infektionskrankheiten?),
Differentialblutbild (Eosinophilie?, Hinweis auf allerg. Erkrankungen),
IgE (Hinweis auf allergische Erkrankungen).

Die Diagnose eines idiopathischen Menière-Syndroms sollte per exclusionem gestellt werden.

Differentialdiagnostik s. S. 686– (Schwindel)

Menopausensyndrom

Leitsymptome:
Hitzewallungen,
Müdigkeit,
Leistungsschwäche,
Depressionen.

Labor:
$FSH \uparrow$,
$LH \uparrow$.

Diff.-Diagnostik:
s. unter klimakterische Beschwerden S. 407

Mesenterialthrombose

Leitsymptom:
Bauchschmerzen.

Laborbefunde:
Leuko ↑↑,
Aspartataminotransferase ↑,
Alpha-Amylase ↗,
PAT ↓.

Metabolische Azidose

Laborbasisprogramm zur Differenzierung:
K,
Na,
Ca,
Cl,
P,
Alkal. Phosph.,
Harnstoff,
Harnsäure,
Hb,
BZ,
Harnsediment,
Harn auf Azeton.

Man unterscheidet eine kompensierte und eine dekompensierte metabolische Azidose. Die dekompensierte Azidose kommt in einem Blut-pH zur Darstellung, der in den pathologisch sauren Bereich verschoben ist und durch den CO_2-Partialdruck nicht mehr kompensiert werden kann. Eine kompensierte metabolische Azidose kommt durch einen, zwar in den sauren Bereich verschobenen Base-Excess zur Darstellung, der jedoch durch niederen pCO_2 ausgeglichen wird.

Ursachen der metabolischen Azidose
(nach Oswald Müller-Platke)

A. Additionsazidose

1. *Ketoazidose*
   Diabetes mellitus
   Hunger

   Thyreotoxikose, Fieber
   Ahornsirupkrankheit
   Isovalerianazidämie

Ursachen der metabolischen Azidose
(nach Oswald Müller-Plakate)

2. *Laktatazidose*
Allgemeine und lokale
Hypoxie
(kardiogene, hämorrhagische
u. a. Schockformen, Herzinsuffizienz, Methämoglobin, CO- und Zyanidvergiftung, periphere Durchblutungsstörungen, Verbrennung, Declamping in
Gefäßchirurgie, Erstickung,
schwere körperliche Belastung)
Hypothermie
Extrakorporale Zirkulation
Massentransfusionen (?)
Diabetes mellitus
Phenyläthylbiguanidbehandlung
Äthylalkoholintoxikation
Leberzirrhose (Finalstadium)
Toxische Hepatopathie
Leukämie
Bakterielle Toxine
 (gramnegative Keime)
Glykogenspeicherkrankheit
Typ 1
Methylmalonazidämie
Chronische kongenitale
Laktatazidose

3. *Ammoniumchloridazidose*
NH_4Cl-Medikation
Ureteroenterostomie

4. *Sonstige Additionsazidosen*
Formiatazidose durch
Methanol
Diverse Säurevergiftungen
Schwere Salizylatvergiftung

B. Subtraktionsazidose
Galle- oder Pankreasfistel
Diarrhö
Ileus

C. Verteilungsazidose
1. *Dilutionsazidose*
Physiologische NaCl-Lösung
Andere isotone und hypertone Lösungen

2. *Hyperkaliämische Azidose*
KCl-Zufuhr

D. Retentionsazidose
1. *Tubulär-renale Azidose
im weiteren Sinn*
Carboanhydrasehemmer
„Renal-tubuläre Azidose
 primär
 sekundär (chronische
 Pyelonephritis,
 Fanconi-Syndrom,
 Myelom, Hyperparathyroidismus, Schilddrüsenerkrankungen,
 Fruktoseintoleranz,
 Wilsonsche Krankheit,
 renaler Diabetes insipidus,
 Intoxikation mit Cd, Hg,
 Pb, Vitamin D, Paraldehyd)
Morbus Addison

2. *Global-renale Azidose*
Chronische Glomerulo- und
Pyelonephritis
Schrumpfniere
Hydronephrose
Zystenniere
Akutes Nierenversagen

Meteorismus

s. S. 852 (Anhang)

Migräne

S. 418

Differentialdiagnostik:
s. wie unter Kopfschmerzen aufgeführt

Bei erstmalig auftretenden migräneartigen Beschwerden Untersuchungen, vor allem zur Tumorausschlußdiagnostik.

Bei schon länger bestehender, aber noch nicht sicher diagnostizierter Migräne, Untersuchung im Migräneanfall; vor allem
Augenhintergrund,
evtl. *EEG,*
Schädelrheogramm (im Anfall vermehrtes Durchblutungsvolumen im Bereich der arteriovenösen Kurzschlüsse),
evtl. auch *sequenzszintigraphischer Nachweis* einer vermehrten Durchblutung in diesem Gefäßbereich.

Miktionsbeschwerden

s. unter dysurische Beschwerden S. 209

Milchsekretion, abnorme

s. unter Laktation, abnorme S. 438

Milchtrinker-Syndrom

(Burnett-Syndrom, Milch-Alkali-Syndrom)

Laborbefunde:
Alkali-Reserve (Base-Excess) ↑,
Ca ↑,
Phosphat ↑,
Ca-Harn ↑.

Miliartuberkulose

Laborbefunde:
BKS ↑. Bei Miliartuberkulose kann die BKS initial verlangsamt sein, nach 24 Std. ist sie stark erhöht.
Leuko ↓ Wenn bei Infektionskrankheiten, die sonst mit einer Leukozytose einhergehen, eine Leukopenie eintritt, so deutet dies auf eine schlechte Prognose hin.

Lympho ↑.

Sputum u. Auswurf auf Tbc.
Mikroskopie (Ziel-Neelsen),
Kultur.

Typischer *Röntgenbefund*. s. S. 472

Milzaplasie, kongenitale

Howell-Jolly-Körperchen ++.
Milzszintigramm!

Milzbrand

Leitsymptome:
In der Anamnese Kontakt mit Tieren, tierischen Produkten, wie Haare, Felle, Fleisch, Milch usw., Kontakt mit Gerbereiabwässern, Gerber, Bürstenmacher, Hafenarbeiter.
Rote Papel(n), schmerzlos mit hartem schwarzen Zentrum, später Übergang in blutig-seröses Bläschen.
Lymphangitis und Lymphadenitis, Milzbrandödem.
Schwere Formen mit Karbunkel, Milztumor, Fieber, Kopf- und Gliederschmerzen einhergehend.
Inkubationszeit 6 Std. bis 3 Tage.

Labor:
Diagnostisch beweisend: *Erregernachweis* in Eiter, Blut, Stuhl, Auswurf usw. Es handelt sich um 3–10 µ lange, 1–13 µ breite, meist in Ketten angeordnete, rechteckige, plumpe grampositive Stäbchen mit abgerundeten Enden.
Kultur auf Gelatineplatte, *Blutkultur* in Glukosebouillon oder Glukoseagar.

Stark hinweisend:
Positive KBR,
Indirekter Fluoreszenzantikörpernachweis,
Präzipitationstest positiv.

Stuhl auf Blut positiv bei Darm-Milzbrand,
Sputum bluthaltig bei Lungen-Milzbrand. Hier ist der Röntgenbefund typisch.

Milztuberkulose

Ery ↑. Kann mit primärer Polyzythämie verwechselt werden. Hier jedoch meist subfebrile Temperaturen, Leuko ↓, Thrombo →. *Milzszintigramm!*

Milzvenenthrombose

PAT (Blutplättchenaggregations-Test) sehr stark verkürzt. Starker *Anstieg der Thrombozytenzahl* nach dem 5. Tag.

Milzvergrößerung/Milzschwellung/Milztumor

I. Verdacht auf Milzvergrößerung

Durchführung eines *Milzszintigramms* mit ^{99m}Tc-S-Kolloid. Mit dieser Methode ist die Strahlenbelastung am geringsten und eine fragliche Milzvergrößerung kann nachgewiesen werden. Auch bei geübten Untersuchern finden sich oft Täuschungen in über 50% der Fälle bezüglich der wahren Milzgröße. Nur bei extremen Splenomegalien kann die Milz sicher getastet werden, insbesondere, wenn dünne Bauchdecken bestehen.

II. Splenomegalie-Differentialdiagnostik

Labordiagnostik:
Als Basisprogramm sollten in jeder Praxis bei Milzvergrößerung eine Reihe von Laboruntersuchungen durchgeführt werden:
Hb,
Ery,
Retikulozyten,
Leuko,
Diff-BB,
Thrombozyten,
Bilirubin direkt,
        indirekt und gesamt,

GPT,	Bei path. Ausfall ergänzt durch das
Alkal. Phosph.,	gesamte Leberspektrum,
Serumelektrophorese,	
BKS,	
Blutungszeit,	Wegen der hämorrhagischen Diathese bei
Gerinnungszeit,	manchen Erkrankungen mit Splenomegalie
Quick,	einerseits und zur Vorbereitung für Punktionen
PTT,	anderseits,

Rheumafaktor,
Waaler Rose-Test,
Evtl. *Untersuchung auf antinukleäre Faktoren.*
Serologische Spezialuntersuchungen bei Verdacht auf Infektionskrankheiten (siehe unter den entsprechenden Kapiteln z. B. Gruber-Widal-Reaktion, Agglutinations-Titer auf Morbus Bang, Weil-Felix-Reaktion, Antikörpernachweis auf Leptospirosen, Sabin-Feldman-Test und KBR auf Toxoplasmose, Mononukleose-Test, ebenfalls Untersuchung des dicken Tropfens bei Malariaverdacht, TPHA, ergänzt durch FTA).

Ergänzungsdiagnostik:

Neben dem Allgemeinstatus ist hier, auch wenn kein Verdacht auf erhöhte Temperatur besteht oder normale Werte gemessen werden, das Anlegen einer Fieberkurve mit mindestens 2xtäglicher Messung der Körpertemperatur sinnvoll.

Milzszintigraphie, wobei gleichzeitig eine *Leberszintigraphie* mitgeschrieben werden sollte, da sich z. B. mit ^{99m}Tc-S-Kolloid auch die Leber darstellt.

Ergänzend kann mit *Röntgenzielaufnahmen* untersucht werden, insbesondere zur Feststellung von evtl. Verkalkungen.

Der Grad des Erythrozytenabbaus in der Milz kann durch Markierung mit ^{51}Cr bzw. der Granulozyten mit ^{32}DFP (Diisopropylfluorophosphat) festgestellt werden. Eine extrameduläre Blutbildung in der Milz wird registriert durch Markierung mit ^{59}Fe. Die Speicherfähigkeit des RES in Leber und Milz läßt sich mit Applizierung von kolloidalem ^{198}Au feststellen.

Neuerdings besteht die Möglichkeit einer optimalen Beurteilung von Lage und Umgebungsbereich der Milz mit der *CTG.,* auch Sonogramm.
Weiterhin zur Differentialdiagnostik sinnvoll ist die Durchführung *histologischer- bzw. zytologischer Untersuchungen von Punktaten:*
1. Sternalmarkpunktat,
2. Leberpunktat,
3. Milzpunktat,
4. Lymphknotenpunktat oder Exzidat.
   Kontraindikationen beachten!

Weitere spezielle Untersuchungsverfahren sind:
Laparoskopie,
Punktion der Milz mit Anfertigung eines *Splenogramms* bzw.
Arteriographie und
Splenoportographie.

514 Milzvergrößerung/Milzschwellung/Milztumor

Differentialdiagnostik der wichtigsten Erkrankungen mit Splenomegalie:

Splenomegalie bei Erkrankungen des hämatopoetischen Systems:
Chron. Myelose,
Chron. Lymphadenose,
akute Leukose,
Erythroblastose,
Osteomyelosklerose,
Polycythaemia vera,
Marmorknochenkrankheit,
hämolytische Anämien,
Thalassämie,
Morbus Werlhof.

Splenomegalie bei Erkrankungen des lymphoretikulohistiozytären Systems:
Morbus Hodgkin,
Lymphosarkom,
Retikulosarkom,
Retikulose,
Morbus Brill-Symmers,
Morbus Waldenström,
Lipoidgranulomatose.

Splenomegalie bei hepatolienalen Erkrankungen:
Cholangitis,
Virushepatitis,
toxischer Leberzellschaden,
Leberzirrhose (Banit-Syndrom).

Mechanisch bedingte Splenomegalien:
Portale Hypertension (prähepatischer, intrahepatischer und posthepatischer Block),
Stauungsmilz.

Splenomegalie bei Kollagenosen und rheumatischen Erkrankungen:
Felty-Syndrom,
Still-Chauffard'sche Krankheit,
Reiter-Syndrom,
Lupus erythematodes visceralis,
Endocarditis parietalis fibroplastica

Splenomegalie bei Speicherkrankheiten:
Lipoidosen,
Glykogenosen,
Hämochromatose,
Wilson'sche Krankheit,
Amyloidose.

Splenomegalie bei akuten Infektionskrankheiten:
Typhus,
Paratyphus,
Morbus Bang,
Leptospirosen,
Virushepatitis,
infektiöse Mononukleose,
Röteln,
Viruspneumonie,
Rickettsiosen,
Toxoplasmose,
Kala Azar,
Bilharziose,
Histoplasmose,
Malaria.

Splenomegalie bei chron. Infektionskrankheiten:
Endocarditis lenta,
Morbus Boeck,
Miliartuberkulose,
Malaria,
Lues II.

Isolierte Splenomegalie:
Milzgeschwülste (Sarkom, Lymphangiokavernom),
Milzzysten,
Echinokokkus,
Milzabszeß.

Mitralinsuffizienz
s. unter Herzvitien   S. 355

Mitralstenose
Rot bis rotlivide Verfärbung der Wangen kommt häufig vor.

Mitralvitium
s. unter Herzvitien S. 355

Möller-Barlow'sche Krankheit (Skorbut)
Diagnose klinisch.

Labor: *Blutungszeit verlängert.*

Mononukleose infektiöse

Leitsymptome:
Angina, Unwohlsein, Schwäche, Fieber, Lymphknotenschwellungen, Splenomegalie, leichtes makulöses Exanthem (wird oft übersehen), meist besteht eine deutliche Leberbeteiligung.

Laborbefunde:
In frühen Stadien Leuko ↓, später Leuko ↑, Differentialblutbild: Rasch sich entwickelnde Vermehrung der mononukleären Zellen, wobei Lymphozyten bis zu 80–90% betragen können.
Mononukleose-Schnell-Test (Latex-Test) +.
Paul-Bunnell-Reaktion (Agglutinationsreaktion auf dem Boden heterophiler Antikörper, die mit Hammelblutkörperchen agglutinieren. Ein Titer über 1:200 gilt als beweisend. Auch Pferde- und andere Tiererythrozyten eignen sich zu diesem Test).
IgM ↑,
IgG ↗,
SGPT ↑,
SGOT ↑,
Bilirubin ↗.
Leberbeteiligungen sind sehr häufig, meist Erhöhungen auf Werte um 50 U/l.

Weitere Komplikationsmöglichkeiten sind
Myokarditis: *EKG*

Enzephalitis/Meningitis: Nackensteife, Kopfschmerzen.

Milzruptur: *Ery ↓, Hb ↓,* Schockzeichen. Cave: Zu starke Milzpalpation.

Hämolytische Anämie durch Hypersplenismus: *Hb ↓, Ery ↓, Fe ↑, Bili ↗.*

Monozytose

Laborprogramm zur ersten Differenzierung:
Mononukleose-Test,
TPHA,
Fe,
BKS,
Elphor,
Hämatokrit,
Ergänzende *Neoplasma-Tests,*
Diff-BB.
Bei persistierender Monozytose ungeklärter Ätiologie auf chron. Arsenvergiftung untersuchen (Spektralanalyse).

Monozytose kombiniert mit Fieber findet sich bei vielen Viruserkrankungen, vor allem
    Masern,
    infektiöse Mononukleose,
    Windpocken,
    Parotitis epidemica,
    Hepatitis,
    Typhus,
    Fleckfieber.

Morbus Ayerza
(Pulmonale Hypertonie, Sklerose der Pulmonalarterie)

Laborbefunde:
Alkali-Reserve (Base-Excess) ↑,
pCO_2 ↑,
Ery ↑.

Wesentliche Ergänzungsdiagnostik:
Röntgen Thorax (Herz),
Einschwemmherzkatheter.

Morbus Bang
s. unter Bang'sche Krankheit   S. 88

Morbus Bechterew
s. unter Spondylarthritis ankylopoetica (Ischias-Syndrom)   S. 714

Morbus Boeck
s. unter Boeck'sches Sarkoid S. 116

Morbus Brill-Symmers
s. unter Lymphoblastom S. 488

Morbus Crohn
s. unter Ileitis regionalis S. 394

Morbus Cushing
s. unter Cushing-Syndrom S. 155

Morbus Duhring
s. unter Pruritus S. 623

Morbus Gaucher (Lipidspeicherkrankheit)

Leitsymptome:
Hepatomegalie, Splenomegalie, evtl. Lymphadenopathie, evtl. Knochenschmerzen oder Gelenkschwellungen, evtl. braune Hautpigmentierungen. Bei der zerebralen Form findet sich Nackensteifigkeit bis hin zum ausgeprägten Opisthotonus.

Laborbefunde:

Serumlipide: Keine typischen Veränderungen.

Saure Phosph. ↑ (In der Milz steigt die Aktivität der sauren Phosph. auf das 10fache der Werte gegenüber einer normalen Milz. Die Gaucher-Phosph. läßt sich mit Aktivatoren und Inhibitoren von der Erythrozytenphosph., der Thrombozytenphosph. und der Prostataphosph. unterscheiden).

Thrombo ↓,
Evtl. *Blutungszeit verlängert.*

Knochenmarks- (Charakteristisch retikuloendotheliale Zellen mit An-
biopsie häufung abnormer Zerebroside, feststellbar bei Punktion von Knochenmark, Milz oder Leber).

Hb ↓,
Ery ↓,   Wenn auch diese Werte stärker erniedrigt sind, ist
Leuko ↓. eine Splenektomie indiziert.

Morbus Gierke (Glykogenspeicherkrankheit)

Leitsymptom:
Hepatomegalie.

Laborbefunde:
BZ ↓-↓↓,
Ges. Lipide ↗,
Triglyzeride ↗,
Ges-Cholesterin ↗,
Phosphatide ↗,
Serum trüb.

Morbus haemolyticus neonatorum

Diagnostik mittels Verlaufsbeobachtung des Serumbilirubins.

Laborbefunde:
Bili ↑, *-indir.* ↑,
Coombs-Test in 96% der Fälle + bei Rh-Inkompatibilität s. u.,
Ery ↓ (erworbene, immunhämolyt. Anämien durch Isoantikörper),
Erythrozytenphagozytose findet sich beim M.h.n.

ABO-Unverträglichkeit:
Serologischer Nachweis schwierig, falsch negative Ergebnisse kommen vor. Der Coombs-Test ist meist negativ oder verzögert positiv. Besser Objektträger-Test mit Nabelschnurblut (austropfen lassen, nicht ausstreichen).
Austauschindikation: s. Tab. S. 52, 3a, Band I.

Morbus Hand-Schüller-Christian

Bei dieser Lipidspeicherkrankheit finden sich keine typisch veränderten Blutfettwerte.

Morbus Hodgkin

s. unter Lymphogranulomatose   S. 489

Ergänzungsdiagnostik:
Im *Röntgenbild* zeigen sich verbreiterte Enden der langen Knochen und verdünnter Kortex.

Morbus Osler

Keine pathologischen Laborbefunde, *evtl.*
Hb ↘,
Ery ↘.

Morbus Paget

Laborbefunde:
Alkal. Phosph. ↑ (nur gelegentlich ↑↑),
Anorg. Phosphor →,
Ca → (nur gelegentlich ↑),
Ca-Harn ↓,
Saure Phosph. ↑.
Röntgen!

Morbus Pfaundler-Hurler

Bei dieser Lipidspeicherkrankheit finden sich keine typisch veränderten Blutfettwerte.

Morbus Raynaud:

s. unter Durchblutungsstörungen, periphere S. 205

Morbus von Recklinghausen

s. unter Ischialgie S. 400

Morbus Wegener

s. unter Wegener-Krankheit S. 583 u. S. 378

Morbus Weil

Laborbefunde:
Bili ↑,
Harnstoff ↑ (intrainfektiöse Glomerulonephritis, hämorrhagische Diathese, Kopfschmerzen),
tiefer Spontan-Quickwert bei
Verminderung der Faktoren II, VII und X durch Leberschaden.
Weitere Laborbefunde wie S. 451 aufgeführt unter Leptospirosen.

Morbus Werlhoff

Laborbefunde:
Thrombozyten ↓↓,
Blutungszeit verlängert, hereditär
Rekalzifizierungszeit verlängert (nur leicht).

Moschcowitz-Syndrom (Thrombot. thrombopen. Purpura)

Multiple Thrombosen kleiner Arterien, thrombopen. Purpura und haemolytische Anämie kombiniert.

Labor:
> *Thrombozyten ↓*
> *PAT* evtl. pathologisch (?).

Müdigkeit

Laboruntersuchungen zur Erfassung der häufigsten Ursachen von starker Müdigkeit:
1. Allgemeinuntersuchung,
2. Schellong-Test,
3. **Laborbefunde:**
    Hb,
    Ery,
    Leuko,
    Fe,
    BKS,
    BZ,
    Harnzucker,
    Azeton,
    Harnstoff,
    Elektrophorese,
    K,
    Na,
    T4-RIA,
    TSH mit TRH-Belastung.

Bei niederem Blutdruck auch Untersuchungen, wie unter Addison-Syndrom aufgeführt.

Mukoviszidose

Leitsymptom:
Chron. Bronchitis, Oberbauchbeschwerden.
Bili ↘, *alkal. Phosph.* ↑, *Alpha-Amylase oft* ↑.
Später allgemeine Zeichen einer Leberzellschädigung.
Nachweis der vermehrten Chloridsekretion im Schweiß (Handabklatsch auf Nitritagarplatten).

Multiple Sklerose (Dr. N. Schneemann)

Leitsymptom:
Meist multiple, zeitlich gestaffelte Schübe mit Remissionen, multiple topische Lokalisation der Krankheitsherde im ZNS, dadurch unterschiedlichste Symptomenkoppelungen.
Häufiger Beginn mit **Sehstörungen** (retrobulbäre Neuritis, temporale Abblassung der Papille), **Augenmuskelparesen, Nystagmus, Schwindel, spastische** (nicht schlaffe) **Paresen, Sensibilitätsstörungen** (evtl. Tiefensensibilität), **Miktionsstörungen.**

Wichtige Symptome:
Zerebrale Ausfälle wie **skandierende Sprache, Intentionstremor,** Adiadochokinese, fehlende Bauchdeckenreflexe, Dysmetrie bei Zeigeversuchen, psychisch oft Euphorie.

Laborprogramm:
Liquoruntersuchung.
1/3 der Fälle erhöhtes Gesamteiweiß, meist nicht über 70 mg%.
Linkssenkung der Kolloidkurve („Paralysezacke") infolge Vermehrung der Gammaglobuline in der Elektrophorese des Liquors (2/3 der Fälle etwa). Pleozytosen sind geringgradig, meist unter 100/3 Zellen, durchschnittlich 10/3–40/3 Zelen zu 10–30% der Fälle, aber auch völlig intakte Liquores.
Immun-Liquor-Elektrophorese (typische Kurve).
Im *Serum* im akuten Schub evtl. *Gammaglobulinvermehrungen* (Schrader).
Im *EEG* in höchstens 30% leicht unspezifische Allgemeinveränderungen, wie sie bei vielen anderen Hirnerkrankungen vorkommen.

Differentialdiagnostik entsprechend der Vielfalt der Erscheinungsformen auch vielfältig.

Verdacht auf Hirntumoren bei Hirnnervenausfällen z. B. macht u. U. entsprechende diagnostische Eingriffe erforderlich (s. Hirntumoren).

Bei hemiplegischen Verlaufsformen (meist Jugendliche! ist eine Karotisthrombose hirnarteriographisch auszuschließen.

Paraspatische Formen erfordern u. U. eine Myelographie zum Ausschluß eines Rückenmarkstumors, einer schweren Spondylose, meist im Halsbereich, oder einer Mißbildung im kraniozervikalen Übergang.

Bei Verdacht auf Vaskulopathien (Periarteriitis nodosa s. d.): Allgemeine Entzündungstests, Probeexzision und histologische Untersuchung.

Mumps

Leitsymptome:

Einseitige Schwellung in der Parotisgegend ohne Rötung. Andere Seite nicht oder evtl. später beteiligt. Evtl. abstehendes Ohr, Kieferklemme, evtl. Lymphknotenschwellungen, v. a. regionale Lymphknoten können geschwollen sein, Ohrenschmerzen, Temperatur ↗ (38° C). Inkubationszeit 14–25 Tage.

Labor im allgemeinen nicht erforderlich infolge typischer Symptomatik und Umgebungsanamnese. Bei Unklarheit und Komplikationen (Meningitis, Enzephalitis, Pankreatitis und Orchitis) jedoch evtl. nötig.

Beweisend:

Ansteigender KBR-Titer,
Hämagglutinations-Test,
Agglutinationshemmtest (Grenztiter 1:32 bis 1:64),
Positiver Intrakutan-Test.

Begleitende Befunde:

Leuko anfangs ↓, später ↑, Eo ↑, Lympho ↑, Mono ↑, alpha-Amylase in Serum und Harn ↑, vor allem bei Pankreasbeteiligung. Leichte Erhöhungen können aber allein von der Parotis stammen.

Mundgeruch

s. unter Foetor ex ore S. 279

Muskeldegeneration, hypokalämische

I. Achor-Smith-Syndrom

Chron. Unterernährung mit sekundärer hypokaliämischer Muskeldegeneration.

Labor:
$K \downarrow$,
Albumine $\downarrow$,
$Cl \downarrow$,
$Ca \downarrow$,
Gesamteiweiß $\downarrow$,
Alkalose.

EKG: QT-Verlängerung, ST-Senkung.

II. Albright-Hadorn-Syndrom

Labor:
$K \downarrow$,
Gesamteiweiß $\downarrow$,
$Ca \uparrow$,
$P \downarrow$,
Alkalireserve $\downarrow$,
$Na \uparrow$,
Alkalose.

EKG: QT-Verlängerung.

Muskeldystrophie, progressive

Labor:

Aldolase ↑, die höchsten Werte finden sich im Beginn einer Erkrankung.

HBDH ↑, in praktisch 100% der Fälle im Beginn und Höhepunkt der Krankheit, $\frac{HBDH}{LDH}$ Quot. 0,81.

Kreatin-Harn ↑,
Kreatinin-Harn ↓,
LDH ↑, vor allem in frühen Stadien.
CPK ↑. Ebenso wie die Aldolase ist die CPK hier nur bei kurzem Krankheitsverlauf von Interesse. Hier sprechen hohe Werte für myogene Muskeldystrophie, niedere Werte für eine neurale Muskelerkrankung. In späteren Stadien werden auch bei primär myogenen Erkrankungen die Enzymaktivitäten normal.

NB: Gelegentlich können auch bei Konduktorinnen erhöhte CPK-Werte gefunden werden.

s. auch S. 526 (Tabelle!)

Muskeldystrophie, pseudohypertrophische

Labor:

Koproporphyrin I →,
Koproporphyrin III ↗.

Muskelentzündungen

Labor:

CPK ↑→,
Aldolase ↑→,
LDH ↑→,
BKS ↑,
CRP +.

Serumenzyme bei Muskelkrankheiten (in Anlehnung an H. G. Mertens und W.-Ch. Globig)

	Glutamat-Pyruvat-Trans-aminase (SGPT)	Glutamat-Oxalazetat-Trans-aminase (SGOT)	Kreatin-Phospho-kinase (CPK)	Laktat-Dehydro-genase (LDH)	Diphospho-fruktose-Aldolase	Malat-Dehydro-genase	Glyzer-aldehyd-phosphat-Dehydro-genase	α-Glyzero-phosphat-Dehydro-genase
a) Muskeldystrophien								
1. Duchenne-Typ (rezessiv-X-chronosomal)	↑↑	↑	↑↑↑	↑	↑↑	↑	(↑)	(↑)
2. Gutartige Beckengürtelform (rezessiv-X-chromosomal)	↑	↑	↑↑	↑	↑	↑	(↑)	(↑)
3. Gliedmaßengürtelform (rezessiv-autosomal)	↑	↑	↑↑	↑	↑	↑	↑	↑
4. Fazio-skapulo-humeraler Typ (dominant)	(↑)	(↑)	↑↑	↑	(↑)	↑	↑	↑
5. Okuläre Muskeldystrophie (unregelmäßig dominant)	↑	(↑)	↑	(↑)	↑	(↑)	↑	↑
6. Myotone Dystrophie (regelmäßig dominant)	↑	↑	↑	(↑)	(↑)	(↑)	↑	↑
b) Myotonia congenita (rezessiv und dominant)	↑	(↑)	(↑)	↑	↑	↑	↑	↑
	(↑)	(↑)	(↑)	↑	(↑)	↑	↑	↑
d) Chronisch diffuse Polymyositis	↑	↑	↑↑	↑	↑	↑	↑↑	↑↑
c) Myasthenie	↑	↑	↑	↑	↑	↑	(↑)	↑
e) Myatrophe Lateralsklerose	(↑)	↑	(↑)	↑	(↑)	↑	(↑)	(↑)

Muskelerkrankungen, diverse

(N. Schneemann und G. Weiß)

I. Myotonia congenita

Leitsymptom:
Über viele Sekunden andauernde Muskelkontraktion nach willkürlicher Muskelanspannung.

Untersuchungsprogramm:
Konventionelle E-Untersuchung mit galvanischen oder faradischen Strömen, (myotone Reaktion),
EMG.

II. Myasthenia gravis pseudoparalytica

Leitsymptom:
Abnorm rasche Ermüdbarkeit einzelner Muskeln, auch bei geringer Dauerbelastung mit abnorm langsamer Erholung nach Beendigung der Belastung.

Untersuchungsprogramm:
Konventionelle E-Untersuchung mit galvanischen oder faradischen Strömen: Myasthenische Reaktion = rasches Nachlassen der Zukkungsamplitude.
EMG (Abnahme der Potentialamplitude).
Tensilon-Test oder Prostigmin-Test
0,2 ml Tensilon i.v., Wirkung sollte nach 1 Min. sichtbar sein. Evtl. 0,2 ml nachspritzen bei ausbleibender Wirkung. Als Antidot Atropinsulfat (1 mg i.v.) bereithalten. (Kinder bis zu 35 kg 0,1 ml, darüber 0,2 ml. Wirkung nur wenige Minuten, evtl. Nebenwirkung auch).
Beim Prostigmin-Test 1,5–2,5 mg Prostigmin, sowie 0,5 mg Atropinsulfat **intramuskulär.**
Wirkung setzt nach 10 Min. ein und hält Stunden vor. (Evtl. Nebenwirkungen auch, daher nur stationär durchführen).
Röntgen Thorax, auch im seitlichen Strahlengang Thymushyperplasie. Häufig anhaltende Besserung nach Thymusexstirpation.

Labor:
Leuko ↳,
Lympho ↑,
GPT ∠,

GOT ↗,
CPK ↑,
LDH →,
Diphosphofruktose-Aldolase ↗,
Malatdehydrogenase →,
Glyzeraldehydphosphat-Dehydrogenase →,
α-Glycerophosphat-Dehydrogenase →,
Serumkomplement ↓,
Autoantikörper gegen Skelettmuskulatur, Thymus, Schilddrüse, Magenschleimhaut, Zellkerne.

Muskelerkrankungen, ungeklärte:

Untersuchungsprogramm:

I. Obligat: *Muskelenzyme* SGOT,   *Entzündungstests:* BKS,
CPK,   CRP,
LDH,   Elektro-
HBDH.   phorese.

II. Ergänzungsdiagnostik:
Harn: Aldehydprobe,
Harn chemisch auf Blut (Hämoglobinurie? Myoglobinurie?).

Sediment: Ein positiver chemischer Befund auf Blut ist bei Fehlen einer (Mikro-) Hämaturie verdächtig auf Hämoglobinurie/Myoglobinurie.

III. Wenn pathologische Erhöhungen der Muskelenzyme vorkommen, v. a. CPK und SGOT-Erhöhungen, können noch folgende Enzyme ergänzenden Aufschluß ergeben:
SGPT, Diphosphofruktose-Aldolase, Malatdehydrogenase, Glyzeraldehydphosphat-Dehydrogenase, Alpha-Glyzerophosphat-Dehydrogenase.

IV. *EMG*, konventionelle elektrische Erregbarkeitsprüfung.
V. *Muskelbiopsie.*

Differentialdiagnostik: s. S. 526

Myasthenia gravis

Leitsymptom:
Muskelschwäche, bei Belastung zunehmend.

Untersuchungen
Leuko ↑→,
Diff.-BB. (Evtl. Lympho ↑),
GOT ↑→,
GPT ↑→,
CPK ↑→,
LDH →,
Diphoosphofruktose-Aldolase ↑→,
Malatdehydrogenase →,
Glyzeraldehydphosphat-Dehydrogenase →,
Alpha-Glyzeraldehydphosphat-Dehydrogenase →,
Serumkomplement ↓↑,
Autoantikörper gegen
Skelettmuskulatur,
Thymus,
Schilddrüse,
Magenschleimhaut,
Zellkerne.

EMG: Abnahme der Potential-Amplitude,
Konventionelle elektrische Untersuchung mit galvanischen bzw. faradischen Strömen: Myasthenische Reaktion.

Weitere Untersuchungen s. auch S. 526 unter Muskeldystrophie.

(Besserung auf Prostigmin-Probe!),
(Besserung auf Mestinon!),
(Besserung auf Tensilon, i. v. innerhalb 30 sec).

NB: Atropinsulfat bereithalten zur Behandlung bei evtl. Vaguskrisen.

Wichtig:
Rö-Thorax zum Ausschluß einer Thymushyperplasie (Thymom).

Myatrophische Lateralsklerose

Leitsymptome:
Meist distal beginnende Atrophien, Muskelfibrillieren, spastische Zeichen.

530 Myatrophische Lateralsklerose, Myelosklerose

Unspezifische Begleitbefunde:
GPT ↱,
GOT ↑,
CPK ↱,
LDH →,
Diphosphofruktose-Aldolase ⊿,
Malatdehydrogenase →,
Glyzderaldehydphosphat-Dehydrogenase ⊿,
Alpha-Glyzerophosphat-Dehydrogenase ⊿,
Liquor: Klar, farblos, keine typischen Veränderungen.

Wichtig: *EMG.*

Symptomatische Formen:
1. paraneoplastisch   *(Fe* ↓, *Alpha-2-Glob.* ↑, *BKS* ↑, *PHI* ↑).
2. bei Diabetes mellitus *(BZ* ↑?, *Harnzucker* +?).
3. nach Traumen   (Anamnese!).
4. nach Magenresektion   (s. S. 495).
5. Quecksilbervergiftung.

Differentialdiagnostik   s. S. 526

Myelofibrose

Ery ↓,
Leuko ↓ (Knochenmarkobliteration bei primärer Erkrankung des Knochenmarks),
Thrombo ↓.

s. auch unter Osteomyelosklerose   S. 572

Myelom, multiples

s. unter Plasmozytom   S. 605

Myelose, funikuläre

Grundumsatz ↑ (bei perniziöser Anämie mit gleichzeitiger funikulärer Myelose),
Schilling-Test evtl. pathologisch,
LDH ↱.
Zur Diagnostik s. S. 47 unter perniziöse A.

Myelosklerose

s. unter Osteomyelosklerose   S. 572

Mykosen

In der Praxis ergibt sich als Möglichkeit der **Labordiagnostik** der *Pilznachweis im Nativpräparat*. Dazu wird Schuppenmaterial mit sterilem scharfen Löffel entnommen und auf dem Objektträger mit einer geringen Menge 15%iger Kalilauge versetzt. Nach 15 Min. mikroskopiert man das Nativpräparat. Dabei finden sich septierte Pilzfäden. Weiterhin besteht die Möglichkeit einer Pilzkultur, wobei die Diagnose bei Hefen etwa nach 3—4 Tagen bei Dermatophyten nach 7-12 Tagen gestellt werden kann. Pilzkulturen werden normalerweise nur in mykologischen Speziallabors durchgeführt.

Myoglobinurie

Nachweis von Myoglobin im Harn während der myoglobinurischen Attacke. In schweren Fällen und nach größeren Muskelzerstörungen kann es zu einer Anurie und *Anstieg von Harnstoff und Kreatinin* kommen. Nach Muskelschäden kommt es zu einem starken *CPK-Anstieg* parallel der Myoglobinurie. Auch bei Myokardinfarkten ist in etwa 25% der Fälle eine Myoglobinurie vorübergehend nachweisbar.

Mit den üblichen Teststäbchen zum Nachweis von Blut im Harn ist die Myoglobinurie nachzuweisen.

Differentialdiagnostischer Ausschluß einer anderen Ursache (Hämaturie) durch gleichzeitige *Sedimentbestimmung,* wobei dann im Sediment keine Erythrozyten nachweisbar sind.

Differentialdiagnostik:
Paroxysmale familiäre Myoglobinurie,
Myoglobinurie nach Crush-Syndrom,
Myoglobinurie nach Herzinfarkt.

Myokardinfarkt

s. unter Herzinfarkt S. 358

Myotonia congenita (Thomsen)

Leitsymptom:
Über viele Sekunden andauernde Kontraktion.

Labor:
Keine pathologischen Werte.

Myxödem

Leitsymptom:
Teigige trockene Haut, Verlangsamung aller Reaktionen, schuppige Haut, nicht wegdrückbare Ödeme, Gewichtszunahme.

Laborbefunde:
PBI ↓,
T3-RIA ↓,
T4-RIA ↓,
TSH ↳,
TSH II (nach TRH-Stimulation) ↑↑,
Chol. ↑ (β-Lipoprotein ↑):
Radiojod-Test: Abgeflachte Kurve.
17-KS ↓,
Ery ↓ (makrozytäre Anämie).

Mögliche Begleitbefunde:
BZ ↓,
P ↓,
Cu ↓,
Phosphatide ↑↑,
Diff.-BB: Eosinophile ↑.

Nachtschweiß

Laborprogramm:
BKS,
CRP,
Leuko,
Diff.-BB,
evtl. *ASL-Titer,*
Rheumafaktor,
Elphor,
T3-RIA,
T4-RIA,
Harnsediment, Harnkultur, einschließlich Tbc, bei Bronchitis stattdessen
Sputumkultur mit Testung.

Ergänzungsdiagnostik:
Röntgen-Thorax,
evtl. *röntgenologische Nierendiagnostik,*
Galliumszintigramm, wenn Herdsymptomatik ohne Lokalisationsnachweis vorliegt.

Differentialdiagnostik:
Sowohl Raum- als auch Umgebungstemperatur beachten,
verschiedenste Infektionskrankheiten im Fieberstadium,
Bei subfebrilen Temperaturen besteht vor allem Verdacht auf
  akute Tuberkulose der Lunge,
  Urogenitaltuberkulose,
  Rheumatismus,
  Bronchitis,
  Bronchiektasen,
  verschiedene Herzerkrankungen, vor allem Endomyokarditis,
  Fokalinfekte,
  veget. Dysregulation,
    zu starkes abendliches Trinken.

Nackensteifigkeit

Laborprogramm:
Elphor,
Diff.-BB,
BKS,
CRP,
Leuko,
evtl. *Mononukleose-Test,*
Lumbalpunktion (nur nach vorheriger Augenhintergrundsuntersuchung erlaubt und Ausschluß einer Stauungspapille).

Ergänzungsdiagnostik:
CTG,
Echo-EG,
Hirnszintigramm,
Augenhintergrunduntersuchung,
Lumbalpunktion mit entsprechenden Folgeuntersuchungen.

Differentialdiagnostik:
HWS-Fehlhaltung
    nach Kontusion,
    nach HWS-Frakturen,
    nach stärkerer Zuglufteinwirkung,
Rheumat. Starrhaltung
    vor allem bei akuter Polyarthritis,
Spondylarthritis,
Spondylitis tuberculosa,
Meningitis: meist Seitenlage, angezogene Beine,
    lymphozytäre Choriomeningitis,
    Hirnabszeß,
    nach Kopfverletzungen,
    Meningitis tuberculosa (seltener),
    Subarachnoidalblutung,
Poliomyelitis,
Tetanus: Opisthotonus, starr gestreckte Beine,
Infektiöse Mononukleose,
Trichinose,
bei schweren Anginen,
nach Tonsillektomie.

NB: Bei Auftreten von Opisthotonus im Kindesalter auch an Morbus Gaucher denken   s. S. 518

Nagelbettblutungen

s. unter Nagelveränderungen weiter unten und S. 540

Nagelschmerzen

Differentialdiagnostik:
1. Paronychie: Rötung, typischer Lokalbefund, Entzündungstests bei atypischem Verlauf.
2. Dermatomyositis: s. S. 166
3. Gicht: Ausstrahlender Schmerz. s. S. 300
4. Glomustumor: Kein typischer Laborbefund, Diagnose per exclusionem.

Nagelveränderungen

Vorbemerkungen:
Nagelveränderungen können sehr häufig durch Allgemeinerkrankungen, insbesondere aus dem Bereich der inneren Medizin, bedingt sein, so daß sie Anlaß gezielter Laboruntersuchungen sind. Voraussetzung dazu ist jedoch eine gezielte Anamnese, die sich am besten auf die Differentialdiagnostik aufbaut. Da in den einzelnen Unterkapiteln einem Laborprogrammvorschlag die Differentialdiagnostik folgt, empfiehlt es sich zunächst, sich an dieser Differentialdiagnostik für die Anamneseerstellung zu orientieren.

Abgeflachte Nägel (Platonychie)
(Im stärksten Fall schlüsselförmige Einziehung des Nagels im Zentrum Koilonychie. Nicht alle Nägel sind gleichmäßig befallen).

Laborprogramm:
Hb,
Ery,
Leuko,
Diff.-BB.,
BKS,
Elphor,
K
Na,
T3-RIA,
T4-RIA,
Cortisol,

*Adrenalin,
17-KS,
Stuhl auf unverdaute Bestandteile,
Stuhl auf path. Keime,
Toxikologische Untersuchungen auf chron. Intoxikation.*

Differentialdiagnostik:
Anämie,
Plasmozytom,
Salmonellosen/Dysenterien,
Sprue,
Pellagra,
Morbus Addison,
Hyperthyreose,
Cushing-Syndrom,
Ernährungsstörungen im Kindesalter,
Vitamin B_2-Mangel,
Intoxikationen,
Rheumat. Veränderungen,
Dauerkontakt mit
 Wasser,
 Chemikalien,
 (Wäscherinnen, Molkereiarbeiter, Druckereiarbeiter).

Brüchige Fingernägel

I. Schichtweise Abblättern oder Aufsplittern des Nagels
vom freien Rand her findet sich vor allem bei lokalen Einwirkungen:
Chron. Traumen,
Nagellackeinwirkung (Auslangen oder Austrocknen des Nagels),
Kalilauge,
Amylbutylazetat,
Xylol,
Toluol,
Laugen,
Waschmittel,
Pilzbefall, vor allem mit Fadenpilzen,
seltener bei
Psoriasis,
Morbus Reiter,
Acrodermatitis continua,
Eisenmangel.

II. Längsaufspaltung bzw. Ausplitterung des Nagels in longitudinaler Richtung

Laborprogramm:
T3-RIA,
TSH mit TRH-Belastung,
Harnsäure,
Hb,
Ery,
Fe,
Leuko,
Diff.-BB,
IgE.

Differentialdiagnostik:
Myxödem/Hypothyreose,
andere endokrine Erkrankungen,
Harnsäurediathese,
Vitamin B-Mangel,
Anämie,
Hitzeschäden,
Alkalischäden,
Spätveränderungen nach Röntgenstrahlen,
Ekzeme (vor allem Berufsekzeme bei Maurern und Friseuren).

Farbveränderungen des Nagels

1. Weißverfärbungen (Leukonychie)

Laborprogramm:
Hb,
Ery,
Leuko,
GPT,
GOT,
Elphor,
evtl. *Untersuchung auf Methämoglobin,*
lokale *Untersuchungen auf Pilze,* vor allem Fadenpilze.
Weiße Fluoreszenz findet sich nach Atebrin.

Nagelveränderungen (Farbveränderungen)

Differentialdiagnostik:
schwere Herzfehler,
Leberzellschäden,
milchglasweiße Verfärbung bei Leberzirrhose,
Lokalschäden durch Salpeterlösung,
Nitritlösung,
Fadenpilzerkrankung (Leukopathia mycotica),
Argyrose (grauweiße Verfärbung).

Eine bandförmige Weißverfärbung (Mees'sches Band) findet sich
bei Thalliumvergiftung,
bei sehr starkem Albuminmangel.

Kleine weiße Flecken werden auf traumatische, hormonelle oder toxische Einflüße zurückgeführt, wobei oft ein sicherer Nachweis nicht geführt werden kann.

2. Gelbliche Verfärbung

Differentialdiagnostik
Psoriasis (umschriebene subunguale Verfärbung des Nagelbetts),
Ikterus,
Nach Einnahme von Chloroquin (Resochin),
Folgeerscheinung und Nachwirkung von Nagellacken.

3. Braunverfärbung

Nach exogener Einwirkung von
Pyrogaleol,
Rivanol,
Sublimat,
Silbernitrat,
Quecksilbersulfit,
Pikrinsäure,
Resorcin (Lösungen und Salze),
Haarfärbemittel (Friseure),
verschiedene Färbestoffe,
Ochronose,
Siderophilie,
Leberzirrhose,
nach Bluttransfusionen,
bei Frauen im Gefolge hormoneller Störungen (Pubertät, Klimakterium, nach Unterleibsoperationen),
Hämochromatose.

Länglich bräunliche Streifenbildung (Pigmentstreifen) findet sich bei Nävuszellnävus in der Nagelmatrix.

4. Schwärzliche Verfärbung
Thrombosen d. A. brachialis,
Infektionen mit Pseudomonas aeruginosa,
Aspergillusinfektion.
Blau-schwärzliche Verfärbung nach Chloroquin (Resochin).

5. Rotverfärbung
Dunkelrote Verfärbung bei Polyzythämie,
Blaß-rosa Verfärbung bei Anämie,
Rot-Fluoreszenz nach Dimethylchlortetraacylin,
Rötliche Verfärbungen nach Anwendung von Nagellacken (Farbeindringung in den Nagel).

6. Dunkelblau Nagelbettverfärbung im Bereich der Lunula nach Phenolphthaleineinwirkung.

7. Grau-grüne Verfärbung am Nagelrand
bei Candidainfektion.

8. Gelb-grünliche Fluoreszenz
nach Atebrin

Nagelabhebungen vom Nagelbett (Onycholysis)

Laborprogramm:
BKS,
Leuko,
Diff.-BB,
Elphor,
IgE,
Fe,
Blutzucker,
Objektträgeruntersuchung von Geschabsel des Nagels *auf Pilze* (in 10–15%iger Kalilauge).

Differentialdiagnostik:
Diabetes mellitus,
starke entzündliche lokale Reaktionen,
starke Paronychien,
nach Traumen und Abhebung durch ein subunguales Hämatom,
Pilzinfektionen,
Tumoren,

Arzneimittelreaktionen,
trophische Störungen,
übertriebenes Maniküren.

Nagelbettblutungen (subunguale Hämatome)
Traumatisch,
Leukämie,
Hämorrhagische Diathese,
Sepsis,
Scharlach,
Bromvergiftungen,
Phosphorvergiftungen.

Feine fleckförmige Blutungen (Splitterblutungen):
Endocarditis lenta,
Sepsis,
Vitamin K-Mangel (Resorptionsstörung),
Trichinose,
Erythematodes,
Psoriasis,
Ekzem,
Nagelmykose.

Nagelverdickungen

Laborprogramm:
BKS,
Leuko,
Diff.-BB,
IgE,
Fe,

Differentialdiagnostik:
Chron. Ekzem,
Chron. Nagelentzündungen,
Psoriasis,
Nagelmykose,
Neurodermitis,
Subunguale Tumoren.

Pterygium-Bildung des Nagels (Das Eponychium wächst distalwärts über die Nagelplatte vor und teilt sich in 2 Hälften, manchmal ist der gesamte Nagel zugedeckt).

Nagelveränderungen 541

Laborprogramm:
BKS,
Elphor,
IgE,
Hb,
Ery,
Leuko,
Diff.-BB,
Fe.

Ergänzungsdiagnostik:
Rheographie der Finger,
evtl. Oszillographie,
Thermographie.

Differentialdiagnostik:
Veränderungen am Nagelendglied
  Tumoren,
  Keloide,
  Fibrome,
  Angiome,
  Zysten,
  Glomustumoren,
  Karzinome,
  Sarkome,
  Metastasen,
  Maligne Melanome,
  Arzneimittelunverträglichkeit (Arzneiexanthem),
  Periphere Zirkulationsstörungen,
  Lichen ruber planus,
  Pemphigus.

Querrinnen- und Querfurchenbildungen der Nägel

Laborprogramm:
GPT,
GOT,
Elphor,
ASL-Titer,
Harnsäure,
Stuhl auf path. Keime,
Toxikologische Untersuchungen.

Querrinnenbildungen können bei allen konsumierenden Krankheiten auftreten, die mit einer vorübergehenden Störung der Hornproduktion einhergehen.

Differentialdiagnostik:
Myokarditis,
Pneumonie,
schwere anhaltende Tonsillitis,
schwere Verlaufsform einer Appendizitis,
Masern,
Grippe,
Scharlach,
Hepatitis,
Sepsis,
Typhus und andere Durchfallerkrankungen,
schwere Magenerkrankungen,
Gicht,
Pellagra,
Intoxikationen (vor allem Thallium und Arsen),
Arzneiexanthem,
nach Entfettungskuren,
bei Psychosen,
Spira-Syndrom (s. S. 713),
lokalen Ekzemen,
lokalen Mykosen,
Paronychien,
Panaritien,
Morbus Reiter,
Erythrodermie.

Tüpfelnagelbildung

Mit weißen, stecknadelkopfgroßen Tüpfelungen versehene Nägel, häufig ohne erkennbare Krankheitsursache bei gesunden Menschen vorkommend. Es findet sich jedoch auch bei Neurodermitis und Psoriasis besonders feine Tüpfelung in Kombination mit Alopecia areata.

Besonders feine grübchenförmige Vertiefungen finden sich im Gefolge von rheumatischem Fieber.

ASL-Titer ansteigend bzw. erhöht.

Größere weiße Flecken s. auch unter Weißverfärbung des Nagels.

Nagelveränderungen 543

Uhrglasnägel (Trommelschlägelfinger)

Laborprogramm:
*BKS,
GPT – GOT,
Alkal. Phosph.,
Alpha-Fetoprotein,
Cholinesterase,
Elektrophorese,
Hb,
Ery,
Leuko,
T4-RIA,
TSH mit TRH-Belastung,
Harnsäure,
ASL-Titer,
Blutgasanalyse,
Stuhlstatus,* vor allem Stuhl auf Blut, Schleim und Charcot-Leyden'sche Kristalle.

Ergänzungsdiagnostik:
*Röntgen-Thorax, Herzaufnahme,
EKG.*

Differentialdiagnostik:
Herzfehler (erworbene und angeborene Klappenfehler),
Endocarditis lenta,
Pulmonalarteriensklerose,
Ayerza-Syndrom,

Pulmonalerkrankungen:
    Lungenemphysem,
    Bronchiektasen,
    Lungen-Tbc,
    Lungenfibrose,
    Lungentumoren,
    Mediastinal-Tumoren,

Leberkrankheiten:
    Leberzirrhose,
    Leberzellkarzinom,
Polyzythämie,
Myxödem,
Colitis ulcerosa.

Sonderformen:
Einseitige Bildung von Uhrglasnägeln oder Trommelschlägelfingern:
Aortenaneurysma im Bereich des Arcus aortae,
Aneurysma der A. subclavia.

Zugehörige Ergänzungsdiagnostik:
TPHA,
FTA,
Rheographie,
Oszillographie,
Gefäßschreibung.

Nasenbluten
s. unter Epistaxis　　　　　　　　　　　　　　　　　　S. 224

Nasennebenhöhleninfektionen

Laborbefunde:
BKS ↗,
Leuko ↑,
Nasenabstrich mit Kultur und Empfindlichkeits-Testung der Erreger.

Nebennieren-Karzinom
s. unter Hirsutismus　　　　　　　　　　　　　　　　　S. 364

Nebenniereninsuffizienz

s. auch unter Morbus Addison s. S. 4–5

Differentialdiagnostik zwischen primärer und sekundärer NN-Insuffizienz

Tests	Primäre NN-Insuffizienz (Morbus Addison)	Sekundäre Insuffizienz (hypophysär)
ACTH	↑	↓
Aldosteron	↓	→
ACTH-Infusionstest Reaktion	∅	+
K	↗	↳
Na	↘	↱
Cortisol	↓	↓
17-KS	↓ (♀)	↓ (♀)
Bemerkungen	Meist dunkle pigmentierte Hand	Meist Blässe

Neoplasma

s. unter Carcinoma S. 128
s. auch unter den einzelnen Tumoren im folgenden nach S. 128

Nephritis

s. unter Nierenkrankheiten S. 548–

Nephritis, chronische

Folgeschäden: $Ca \downarrow$,
$P \uparrow$,
$Ca \downarrow$ *(Harn)*,
Alkal. Phos. ↑.

Röntgen:
Zeichen einer Osteoporose,
Osteomalazie oder Ostitis fibrosa.

Nephrosklerose, maligne

Leitsymptome:
Meist seit längerem Hochdruck bekannt, stark erhöhter diastolischer Blutdruck, meist über 130 mm Hg. Parallel angehobener systolischer Blutdruck.

Laborbefunde (mit wahrscheinlich path. Ergebnis):
Harnstoff (↑),
Kreatinin (↑),
Rest-N (↑),
Hb (↓),
Hkt (↓),
Leuko (↑).

Blutgasanalyse:
    Alkalireserve (Base Exzeß) (↓),
    Arterieller pH (↓),

Na ↰,
K ↰,

24-Stunden-Harnmenge (↓),
Harneiweiß (+ —++),
Sediment (Mikrohämaturie).

Ergänzungsdiagnostik:
Renin (↑),
Aldosteron (↑),
Isotopennephrogramm pathologisch,
Nierenszintigramm,
Infusionspyelogramm,
Katecholamine,
Cortisol,
BZ,
Harn auf Azeton,
Harnkultur,
EKG,
Röntgen-Thorax (Herz),
Probeexzision aus Hautgewebe und periarteriellem Gewebe (Panarteriitis?, Sklerodermie?).
Weitere spezielle Nierendiagnostik s. S. 550

Differentialdiagnostik der malignen Nephrosklerose
(n. Heintz):

I. **Maligne essentielle Hypertonie:**
   Etwa 15-20% maligne Nephrosklerose, sonst meist mit Arterio-Arteriolosklerose der Nieren.

II. **Maligne renale Hypertonie:**
   Chron. Glomerulonephritis,
   Chron. Pyelonephritis (ein- und doppelseitig),
   Stenose der A. renalis (ein- und doppelseitig),
   Thrombangitis obliterans der Nieren,
   Panarteriitis nodosa der Nieren,
   Interkapilläre diabetische Glomerulosklerose,
   Lupus erythematodes disseminatus acutus,
   Nephropathie bei Sklerodermie,
   Zytenniere,
   Hydronephrose (ein- und doppelseitig),
   Hypertonie bei Schwangerschaftseklampsie (renale Ätiologie fraglich).

III. **Maligne endokrine Hypertonie:**
   Phäochromozytom,
   Cushing-Syndrom,
   Conn-Syndrom (primärer Aldosteronismus),
   Adreno-genitales Syndrom (selten).

IV. **Maligne neurogene Hypertonie** (selten, in der Anamnese Ezephalitis, andere Hirn- oder Schädelerkrankungen, Kontusionen etc.).

Nephrotisches Syndrom (Nephrose)

Leitsymptom:
Ödeme,
E *(Harn)* + (1–10,0 g und mehr),
Elphor: Albumin ↓,
    α_2-Glob. ↑-↑↑,
Ca ↓,
(P, alkal. Phos und Ca (Harn) →),
Chol, Triglyzeride und Gesamtlipide ↑,
Azeton (Harn) →,
Lipidurie.

Neugeborenen-Untersuchung

Neben der üblichen Neugeborenen-Vorsorge-Untersuchung sollten zur Vermeidung unnötiger Risiken unbedingt routinemäßig folgende Untersuchungen durchgeführt werden:

Nabelschnurblatt: Immunglobuline (pränataler Infekt?), Bilirubin.
Harn: Phenistix (Oligophrenia phenylpyruvica) oder Fölling-Probe mit Eisenchlorid.
Mekonium: BM-Test Meconium Mukoviszidose-Verdacht 1 : 2000. Frühzeitige Behandlung verbessert die Prognose.

Niemann-Pick-Syndrom

Phosphatidspeicherkrankheit.

Leberpunktat:
Große granulierte, vakuolisierte Schaumzellen.

Nierenembolie

PAT verkürzt.

Im *Sediment* Mikrohämaturie, path. Ausfall der Kurve auf der kranken Seite im *Isotopennephrogramm,* Lokalisation im *Nierenszintigramm,* besser noch im *Sequenzszintigramm,* Darstellungsmöglichkeit im *Renovasogramm.*

Nierenerkrankung, Verdacht auf

Die Ziffern des entsprechenden Untersuchungsprogramms sind in Klammern nachgesetzt.

Leitsymptome:

Unklare Schmerzen im Bereich der Nierenlager
(1, 2, 3, 15, 16, 17, evtl. 18, 19)
Oligurie
(1, 2, 3, 5, 6, 13, 19)
Polyurie
(1, 2, 3, 6, 7, 8, 9, 10, 13, 19, va. nach Dursten)

Kopfschmerzen ungeklärter Ätiologie
(1, 2, 3, 15, 16, 17, 20)

Diastolische Hypertonie (v. a. auch juvenile)
(1, 2, 3, 9, 20, (21), 24)

Nierenkoliken und Harnleiterkoliken
(1, 2, 3, 4, 10, 11, 12, 20, 21, evtl. 22)

Steinabgang
(1, 2, 3, 4, 10, 11, 12, 20, 21, evtl. 22)

Fieber und Schmerzen im Bereich der Harnblase
(1, 2, 15, 16, 17)

Fieber und Schmerzen im Bereich der Harnleiter oder Nieren
(1, 2, 3, 8, 9, 10, 15, 16, 17, 20)

„Vegetative Dystonie" ohne ursächliche Erklärung, v. a.
bei zurückliegender Nieren- oder Blasenanamnese

Proteinurie
(1, 2, 3, 5, 15, 16, 17, 18)

Urämischer Geruch oder sonstiger Verdacht auf Niereninsuffizienz
(1, 2, 3, 4)

Verdacht auf Tumoren im Nierenbereich aufgrund indirekter Hinweise
(2, 20, 21, 23, 24, evtl. 25)

Laborprogramm:
1. *Harn-Eiweiß*, auch quantitativ,
2. *Harn-Sediment*,
3. *Harnstoff*,
4. *Harnsäure*,
5. *Kreatinin*,
6. *Spezifisches Gewicht*,
7. *Konzentrationsversuch*,
8. *K* (evtl. auch Tagesausscheidung im Harn),
9. *Na* (evtl. auch Tagesausscheidung im Harn),
10. *Ca* (evtl. auch Tagesausscheidung im Harn oder grobquantitativ Sulkowitsch-Probe),
11. *P*,
12. *Alkalische Phosphatase*,
13. *Cl*,

14. *Clearance-Untersuchungen,*
15. *Leuko,* evtl. *Differentialblutbild,*
16. *BKS,*
17. *CRP,*
18. *Serum-Elektrophorese,*
19. *Hämatokrit oder Blutvolumen,*
20. *Isotopennephrogramm* (wegen der geringen Strahlenbelastung dem i. v. Urogramm vorzuziehen),
21. *Röntgen i. v. Urogramm* (Infusionsurogramm),
22. *Retrogrades Urogramm* (nach unklarem i. v. Urogramm),
23. *Nierenszintigramm* (v. a. bei Ausfällen von Nierenparenchym und Verdacht auf Tumoren),
24. *Nieren-Arteriographie.*
25. *Perirenale Luftfüllung mit Tomographie* evtl. CTG alleine),
26. *Nierenbiopsie.*

Niereninfarkt

Leitsymptome:
Stechender Bauchschmerz, stechender Schmerz im Nierenlager, unklare Hämaturie, plötzliche akute Hypertonie.

Leberdiagnostik:
Im *Harnsediment* meistens Erythrozyten im Sinne einer Mikrohämaturie nachweisbar,
Renin ↑ (bei Goldblatt-Phänomen),
Harnstoff ↑→.
Im *Isotopennephrogramm* deutliche Seitendifferenz mit Beeinträchtigung der Kurve auf der krankhaften Seite bis zum Nephrektomietyp.

Diagnostisch hochgradig hinweisend:
Nierenszintigramm.

Diagnostisch sehr wertvoll:
Renovasogramm.

Niereninsuffizienz

I. **Niereninsuffizienz, akute**

II. **Niereninsuffizienz, chronische**

I. Niereninsuffizienz, akute:

Leitsymptome:
Plötzliches Einsetzen einer Oligurie oder Anurie (s. auch S. 63). Harnmenge unter 200 ml/die. Weitere Leitsymptome sind Übelkeit, Erbrechen, Anorexie, Schläfrigkeit, Blutdruckanstieg, evtl. Harnstoffgeruch.

Laborbefunde:
Harnstoff ↑ (rascher Anstieg),
Kreatinin ↑ (rascher Anstieg),
K ↑,
P ↑,
SO_4 ↑,
Na ↓,
Ca ↓,
CO_2 ↓.

II. Niereninsuffizienz, chronische

In der frühen Phase der Niereninsuffizienz kann bereits eine Ausscheidungsverminderung bestehen, ohne daß ein typischer Anstieg von Harnstoff oder Kreatinin feststellbar wäre. Als früheste Zeichen finden sich Einschränkungen der Clearance-Werte, verminderte Ausscheidungsleistung im Isotopennephrogramm und path. Konzentrationsversuch. Im weiteren Verlauf finden sich dann folgende Befunde:

Harnstoff ↑,
Kreatinin ↑,
Na →,
K ↘,
Ca ↓ (↑),
P ↑,
SO_4 ↑,
Cl ↑,

bei der *Blutgasanalyse* Entwicklung einer metabolischen Azidose,
Hb ↓,
Ery ↓,
RR ↑.

Nierenkarzinom

s. unter Harnwegskarzinom S. 132
s. auch unter Carcinoma S. 128

Nierenkoliken

Zur Differenzierung fraglicher Nierenkoliken bietet sich das *Harnsediment* an. Eine Mikrohämaturie, oder sogar Makrohämaturie ergibt den Verdacht auf massive Harnwegsinfekte, Steine, aber auch Tumoren.

Im *Isotopennephrogramm* erkennt man frühzeitig eine Abflußbehinderung.

Das *i. v. Pyelogramm*, besser *Infusionspyelogramm* und gegebenenfalls das *retrograde Pyelogramm* ist bei der Lokalisations- und Artdiagnostik einer evtl. Hämaturie erforderlich.

Bei Tumoren oder Verdacht auf größere Defekte im Nierenparenchym bietet sich das *Nierenszintigramm* an, weiterhin die *Nierenangiographie*. Neuerdings besteht die Möglichkeit, mit dem *CTG* die Lage und vor allem die Umgebung des Nierengewebes zu beurteilen.

Nierensteine

s. unter Harnsteine S. 337

Nuklearmedizinische Untersuchungen und ihre wichtigsten allgemeinen Indikationen

Untersuchung: Indikation:

Schilddrüsenszintigramm Halsvergrößerungen,
(mit Technetium) Knoten am Hals,
Dyspnoe, Stridor,
heisere Stimme.

Radiojodtest Nur noch vereinzelt erforderlich bei besonderen
(mit Jod) Fragestellungen des Schilddrüsenstoffwechsels, bei Verdacht auf Jodfehlverwertung etc.

T3-RIA, Thyroxin Meist ausreichend zur Beurteilung der Schilddrüsenfunktion.

Untersuchung:	Indikation:
TSH	Vor allem bei Verdacht auf Hypothyreose und autonomes Adenom angezeigt.
TRH-Test	Verbessert die Aussagefähigkeit des TSH.
Hirnszintigramm	V. a. bei starken Kopfschmerzen, auffällig zunehmenden Kopfschmerzen, neurologischer Symptomatik, v. a. Halbseitensymptomatik und bei psychischer Veränderung angezeigt. Subdurale Hämatome lassen sich sehr schön mit dem Hirnszintigramm nachweisen.
Isotopennephrogramm (ING)	Alle Formen von Nierenerkrankungen und Erkrankungen der ableitenden Harnwege. Das ING läßt v. a. Durchblutung, tubuläre Sekretion und Abflußverhältnisse beurteilen. Der Vorteil des Isotopennephrogrammes am Funktionsmeßplatz liegt in seinem geringeren Kosten und wesentlich niedriger Strahlenbelastung im Vergleich zur Funktionsuntersuchung mit Gammakamera (1/10 der Belastung im Vergleich zur Gammakamera).
Restharn	Alle Formen der Prostatahypertrophie, Dysurie und Inkontinenz. Vorteil der Methode: Im Vergleich zum Katheter genauer, ohne Schmerz und Infektionsgefahr. Die Strahlenbelastung entspricht 1 Tag Skifahren auf dem Zugspitzplat.
Nierenszintigramm	V. a. bei allen Formen von Hämaturie und bei pathologischem ING oder pathologischem Pyelogramm.
Leberszintigramm	Unklare Laborbefunde, besonders bei erhöhter alkalischer Phosphatase und bei Leberschmerz.
Milzszintigramm	Bei Verdacht auf Milzerkrankung, Splenomegalie, unklarem Schmerz im linken Oberbauch, hämolytischen- und hämatopoetischen Erkrankungen.

554 Nuklearmedizinische Untersuchungen

Untersuchung:	Indikation:
Pankreasszintigramm	Durchweg kontraindiziert bei allen Personen im fortpflanzungsfähigen Alter wegen extrem hoher Strahlenbelastung bei gleichzeitig geringer diagnostischer Ausbeute. Besser ist hier *Pankreassonogramm* oder *CTG*.
Knochenszintigramm	Alle unklaren Knochenprozesse, Knochenschmerzen bei normalem Röntgenbild, unklare Erhöhung der alkalischen Phosphatase.
Lungenszintigramm	Unklare Dyspnoefälle. Häufig sieht man Lungenembolien im Szintigramm, ohne daß in der Thoraxaufnahme ein pathologischer Befund feststellbar ist. Hilusnahe Bronchialkarzinome zeigen im Szintigramm oft früher einen sicheren Befund als bei der Röntgenuntersuchung des Thorax.
Schilling-Test (Durchführung mit ^{60}CO markiertem Vitamin B_{12}). (Patholog. Werte werden erkannt durch Feststellung einer Harnausscheidung $< 5\%$, bedingt durch gestörte Resorption)	Bei Verdacht auf Perniziosa, Sprue oder Malabsorptionssyndrom. Hyperchrome Anämien, erhöhter FI bzw. Hb/E, Hinweiszeichen auf funikuläre Myelose, fettige Stühle und unklarere Gewichtsabnahme geben Anlaß zum Schilling-Test.
Schilling-Test mit Intrinsic-Faktor	Indiziert nach pathologischem Schilling-Test. Bei Perniziosa normalisiert sich der Wert, während bei Malabsorption die Werte niedrig bleiben.

Oberarmschmerzen
s. Durchblutungsstörungen S. 181

Obstipation

I. Laborprogramm bei chronischer Obstipation
K (↓),
Harnindikan (+),
Aldehyd-Probe (Sterkobilinogen +).

Bei gleichzeitigem Bestehen von Schmerzen:
BKS,
Blutbild,
evtl. ergänzt durch *Röntgenuntersuchung des Magen-Darm-Kanals.*

Sinnvolle Ergänzungsdiagnostik:
Evtl. Blutzucker,
Harnstatus,
Kreatinin,
alle Elektrolyte im Serum,
evtl. auch *EKG* zum Nachweis einer Hypokaliämie.

II.
Bei **Schmerzen,** aber auch bei akut eintretender längerer Obstipation, sollten die serologischen Neoplasma-Tests durchgeführt werden (s. S. 128). Ergänzende röntgenologische Untersuchung z.B. mit Kolon-Kontrast-Einlauf, weiterhin Rektoskopie, Fiberkoloskopie oder Sigmoidoskopie.

III.
Eine **psychogene (eingebildete) Obstipation** kann man mittels Bestimmung auf okkultes Blut beurteilen (Durchgangszeit). Nach frischer Blutwurstkost z.B. beobachtet man die Zeit bis zum Negativwerden des Befundes. Bei Negativwerden gibt man wiederum eine frische Blutwurstkost. und wartet bis zum Wiederpositivwerden des Tests.

Differentialdiagnostik der Obstipation
Bewegungsmangel,
Fehlernährung (schlackenarme Kost),
Milieu- und Kostwechsel,
Zustand nach Abführmittelabusus,
Depression,
Hypothyreose,

Neurologische Krankheiten:
  Multiple Sklerose,
  Parkinson-Syndrom,
  Meningitis,
  zerebraler Insult,
  Querschnitts-Syndrom,
  Tabes dorsalis,
  Polyneuropathie (besonders bei Diabetes),
  Pankreasfibrose,
  Enterale Ulzera, vor allem unter Therapie,
  Herzinsuffizienz,
  Aszites,
  Hypokaliämie,
  Exsikkose,

  exogene Ursachen:
    Antazida,
    Anticholinergika,
    Sedativa,
    Spasmolytika,
    Opiate,
    Intoxikationen mit Schwermetall, besonders Blei,
  Nierenerkrankungen, vor allem Niereninsuffizienz und Nierensteinkoliken,
  Porphyrie,
  Reizkolon, Schmerzen verschiedenster Art, vor allem auch bei der Defäkation,
  Paralytischer Ileus,
  Megakolon,
  Karzinome im Bereich von Kolon, Sigma und Rektum, Kompression des Darms von außen durch benigne Tumoren,
  Divertikulitis,
  Tuberkulose,
  Darmstrikturen,
  Koprolithiasis.

Ödeme

Anamnestisch ausschließen:
Die Einnahme ödembildender Medikamente (häufig jedoch Kombination dieser Medikamente zusammen mit anderen Erkrankungen, z. B. hepatogenen oder renalen Ödemen).

Fragen nach Einnahme von:
Phenylbutazon (Butazolidin, Demoplas u. a.),
Pyrazolonderivate,
Mineralokortikoide (Cortison und Abkömmlinge),
Östrogene,
Androgene,
Blutdruckmittel (Reserpin),
Sucus liquiritiae (Glyzerin, Glyzyrrhetinsäure).

Untersuchungsprogramm:
(BKS)
GE,
Elphor,
K,
Na,
Chol,
ASL-Titer (wenn RR ↑ oder Angina oder Pharyngitis bestanden. Verlaufskontrolle 10–14-tägig),
Harnstoff,
(und/oder *Kreatinin*),
Harn auf Eiweiß qualitativ,
 wenn +, quantitativ,
Harnsediment,
Evtl. *Renin* (wenn RR diast. ↑ oder ↓↓, evtl. auch bei starkem K-Mangel oder Na-Mangel),
Evtl. *Aldosteron*, v. a. wenn K ↓.

Die vollständige Durchführung des Untersuchungsprogramms ist vor allem deswegen wichtig, weil häufig die Kombination mehrerer Ödemformen vorkommt, so daß z. B. das gleichzeitige Vorliegen einer Tachykardie nicht erlaubt, sich mit der alleinigen Diagnose Herzinsuffizienz zufrieden zu geben.

Differentialdiagnostik Ödeme – Pseudoödeme

Symptom-Diagnose	Ödem	Pseudoödem
Typische Kennzeichen Daumendruck (3–10 sec)	hinterläßt typische „Delle". (Bei uns hat es sich eingebürgert, zur Abschätzung des Ödems neben der Lokalisation auch die Tiefe in mm anzugeben.	Daumendruck hinterläßt keine „Delle" (Vertiefung im Gewebe)
Gabe eines Diuretikums	Starker Gewichtsverlust durch Ausschwemmung von Flüssigkeit aus dem Gewebe und starker Diurese. Gewichtsverlust > 1 kg. **NB:** Bei Niereninsuffizienz kann evtl. eine starke Diurese auch ausausbleiben (Kontraindikation beachten!)	Geringer Gewichtsverlust (ca. 0,5 kg) **NB:** Bei bereits diuretisch behandelten Patienten mit Ödemen kann die Gabe des falschen Diuretikums ebenfalls zu geringem Gewichtsverlust und Diureseeffekt führen.
Nach Absetzen des Diuretikums	Starker Gewichtsanstieg (bis 3 kg (evtl. bis 5 kg). Gewichtszunahme möglich, ohne daß Dellenbildung nachweisbar ist durch großes Fassungsvermögen des Interstitiums).	Nur geringer Anstieg des Gewichts

Symptom-Diagnose	Ödem	Pseudoödem

Krankheitsbeispiele	Herzinsuffizienz
	Nephrotische Ödeme
	Exsudative Enteropathie usw.
	Differentialdiagnostik s. S. 560.
		Myxoedem
		  T 3 ↑
		  T 4 ↓
		  Chol. ↑
		Sklerodermie (Indurative Haut infolge überschießender Kollagenbildung). Biopsie diagnostisch entscheidend.
		Zonale Adipositas (Fettverteilungsstörung, konstitutionell).
		Pseudoödem durch flächige Geschwülste.

Ödeme – generalisierte – Differentialdiagnostik

Diagnose	Genese	Hauptlokalisation nach Art des Ödems	Leit-symptom	Aldosteron	Eiweiß Harn	K	Na	Ergänzende Laborbefunde	Bemerkungen
Kardiale Ödeme bei Rechtsherz-insuffizienz	Erhöhter Venendruck, später zunehmende allgemeine Na-Retention	Untere Körperpartien, also Fußrücken, prätibialer Bereich, Knöchelgegend. Bei Bettlägerigen Rücken-Sakralbereich, evtl. Pleuraerguß. Weiche, kalte Ödeme	Belastungs-dyspnoe, Nykturie, evtl. Hepatomegalie	↑ ↑ bei starker Leberstauung	∅ -(+)	↑ ↓ bei forcierter diuretischer Vorbehandlung	↓↑	$GE \downarrow\uparrow$ $Alb. \downarrow\uparrow$	Venendruck ↑ (V. brachialis) *Rö-Thorax:* Herzvergrößerung ↑ Puls ↑
Pericarditis constrictiva		V. a. Aszites, weniger periphere Ödeme	Evtl. herzrhythmische Einziehung der Brustwand						*Rö-Thorax:* Keine Herzvergrößerung feststellbar, evtl. perikardiale Verkalkungen feststellbar. Venendruck ↑↑ *EKG:* Geknotete P-Zacken.

			Proteinurie	+–++ meist 3 g/die	?	?	$GE \downarrow$, $Alb \downarrow-\downarrow\downarrow$, $Alpha$-2-$Glob. \uparrow$, $Chol \uparrow$, Im $Sediment$ evtl. sog. Malteserkreuze	Venendruck ↑ (V. brachialis)
Nephrotisches Ödem z.B. Chron. Glomerulonephritis, diabetische Glomerulosklerose, Plasmozytom, Amyloidose, Schwangerschaftstoxikose, Erythematodes, Schwermetallvergiftungen, z.B. Quecksilber, Gold	Eiweißverlust durch glomeruläre Veränderungen, dadurch verminderter plasmaonkotischer Druck	Neben unteren Extremitäten v. a. Gesicht. Typisch sind morgendliche Gesichts- und Lidödeme	↑↑		?	?		
Akute Glomerulonephritis	Vermindertes Glomerulusfiltrat mit Retention von NaCl u. H$_2$O. Wahrscheinlich zusätzlich hyperergisch bedingte Erhöhung der Kapillarpermeabilität	Gesicht, Handrücken, Finger, untere Extremitäten	RR ↑, evtl. vorangegangene Angina od. Pharyngitis ↳	+	?	↳	Sed: Ery ASL-Titer ↑	

562 Ödeme

Diagnose	Genese	Hauptlokalisation nach Art des Ödems	Leitsymptom	Aldosteron	Eiweiß Harn	K	Na	Ergänzende Laborbefunde	Bemerkungen
Exsudative Enteropathie z.B. durch: chron. Gastritis, Colitis ulcerosa, Intestinale Lymphangiektasien, Polyposis, intestinale Tumoren	Verminderter intravaskulärer onkotischer Druck	Ähnlich wie bei nephrotischem Syndrom	Intestinale Beschwerden. Diarrhoe manchmal mit Eiweißmangel	←	∅	↱	↑	$GE \downarrow$, $Alb \downarrow$	Gordon-Test diagnostisch beweisend: Werden > 1% des injizierten, radioaktiv markierten PVP (Polyvinylpyrrolidon = Periston) ausgeschieden, handelt es sich um eine E.E.
Kalium-Mangel-Ödeme (ätiologisch noch nicht ausreichend abgeklärte Gruppe von Ödemursachen u.a. Laxantienabusus, Bartter-Syndrom etc.		untere Extremitäten Gesichtsödeme mehrtägiger Natur	? Obstipation, Durchfälle, Müdigkeit, Adynamie	↱	∅	→	?	*Reninbestimmung!*	Im EKG evtl. typische Hypokaliämiezeichen, Evtl. flüchtige Lähmungen

Ödeme

	Ursache	Lokalisation	Beschreibung					Labor	Bemerkungen
Hepatische Ödeme	Abfall der Plasmaproteine und erhöhte Kapillarpermeabilität	Bei Leberzirrhose vor allem Aszites, aber auch untere Extremitäten	Diffuse Oberbauchbeschwerden, Hepatomegalie, Spidernävi, Palmarerythem, evtl. Caput medusae	↳	∅	↳	↳	Bili ↳, meist ↗, Na ↳, GE ↳, v. a. bei Zirrhose Gamma-Glob. ↑↑ ChE ↓	Brachialer Venendruck →, Pfortaderdruck, v. a. bei Zirrhose ↑
Vitamin B₁-Mangel-Ödem z.B. Alkoholiker Beri-Beri	Mangel an Co-Carboxylase, gestörte Kontraktionsleistung des Myokards	Periphere, harte, warme Ödeme (gesteigerte periphere Durchblutung)		↑	∅-(+)	↑	↑		Puls ↑, Blutdruckamplitude ↑, RR diastolisch ↓
Idiopathisches Ödem	wahrscheinlich Kombination hormoneller Ursachen mit latenter Herzinsuffizienz			↳	∅	↑	*←		* Vor allem nach kohlehydratreicher Kost kommt es zur Retention, zusammen mit Wasser. Retention am Tag 2 kg, (normal ~0,5 kg)

Ösophagus-Karzinom

Leitsymptom:
Evtl. Dysphagie.

Labor:
Karzinom relativ spät.
(Allgemeine Neoplasmazeichen s. S. 128 unter Carcinoma).

Diagnostisch beweisend:
Rö-Ösophagus,
Ösophagoskopie.

Östrogentherapie

Wegen der möglichen Nebenwirkung bei Östrogentherapie sollten eine Reihe Untersuchungen durchgeführt werden zur Vermeidung von Komplikationen bzw. Verschlechterung von bestehenden Krankheitsbildern.

Laborprogramm:
Alkal. Phoph.,
Gamma-GT,
GPT,
Bilirubin,
Porphobilinogen,
Hb,
Ery,
Leuko,
PAT (Thrombozytenaggregation-Test),
Bz,
Harnstoff,
Harnsediment,
Eiweiß, Zucker und Azeton im Harn.

Ergänzungsdiagnostik:
Wünschenswert wäre mindestens eine *gynäkologische Untersuchung*, insbesondere Ausschluß eines Mamma- und Korpus-Karzinoms.
Augenhintergrundsuntersuchung.

Absolute Kontraindikationen:
Schwere Leberkrankheiten mit stärkerer Erhöhung der Leberfermente,
leichtere Formen cholostatischer Leberkrankheiten,
alle Lebererkrankungen mit Hyperbilirubinämie ($>$ 1 mg % Bili),
Porphyrie,
Thrombose,
Zustand nach Embolie,
Sichelzellanämie,
schwere Hypertonie,
Zustand nach Schlaganfall,
zerebrale Gefäßleiden,
retinale Gefäßleiden,
Schwangerschaftshepatose,
Pruritus in der Schwangerschaft.

Relative Kontraindikationen:
Wachsende Myome,
Endometriose,
Mastopathia fibrosa cystica,
Mamma-Karzinom,
Korpus-Karzinom,
Schwerer Diabetes mit Gefäßschäden,
schwere Ödeme,
    kardial,
    nephrogen,
schwere Epilepsie,
schwere Migräne.

Ohnmacht

s. unter Bewußtlosigkeit   S. 91–

Ergänzungsdiagnostik:
Schellong-Test zur Beurteilung der Kreislaufsituation,
neurologischer Status,
EEG.

Ohnmacht bei Magen-Operierten läßt eine *Blutzuckerverlaufsbeobachtung nach Probemahlzeit* angezeigt erscheinen.

Beurteilung des Schellong-Testes s. S. 437 unter Kreislaufregulationsstörungen.

Ohrenschmerzen
(ohne path. HNO-Befund)

Labor:
*BKS,
Leuko,
Fe,
Schilddrüsenantikörper,
α Amylase und Lipase* (bei lokalem Parotisdruckschmerz oder bei Parotisschwellung).

Ergänzungsdiagnostik:
*Zahnärztliche Untersuchung,
Rö Zahnstatus.*

Differentialdiagnostik:
Thyroiditis,
Schilddrüsen-Karzinom,
Pulpitis im Unterkieferbereich,
Akute Parotitis.

Oligurie

Ursachen und Untersuchungen s. unter Anurie   S. 63

Zwischen Anurie und Oligurie bestehen nur graduelle Unterschiede.

Onchozerkose

Leitsymptome:
Starker Juckreiz, subkutane und kutane Knotenbildungen, Sehstörungen. Der Verdacht ergibt sich nur bei Tropen-Reisenden, die (auch Monate oder Jahre zurückliegend) aus afrikanischen oder mittelamerikanischen Ländern kommen.

Beweisende diagnostische Maßnahmen:
Nachweis von Mikrofilarien aus Hautexzidaten. (Anstechen und Anheben der verhornten Epidermis mit einer Nadel. Darunter schneidet

man mit einem Skalpell 1–2 mm² große Hautstücke ab, möglichst ohne Blutung zu verursachen. Man sollte mindestens 4 Hautproben aus verschiedenen Stellen entnehmen. Die Proben werden für etwa 30 Min. in wenigen Tropfen physiologischer Kochsalzlösung gelagert. Unter lebhaften Bewegungen wandern die Mikrofilarien aus und können bei 50–100facher mikroskopischer Vergrößerung gut gesehen werden).

Der fehlende Mikrofilariennachweis ist nicht beweisend gegen die Diagnose.

Weiterhin beweisend ist der Nachweis von Filarien bei Exstirpation von subkutanen Knoten.

Labordiagnostik:
Indirekte Hämagglutination oder Doppeldiffusion mit Antigenen aus Filarien. Diese Tests sind jedoch in etwa 30% der Fälle falsch negativ (Durchführung in Tropeninstituten).

Ergänzungsdiagnostik:
Augenärztliche Untersuchung. Nicht selten werden Mikrofilarien in der Augenvorderkammerflüssigkeit nachgewiesen.

Bei Erkrankung oder Verdacht auf Erkrankung sollten augenärztliche Kontrollen in mindestens jährlichem Abstand für weitere 5–10 Jahre durchgeführt werden.

Onycholysis
s. unter Nagelveränderungen　　　　　　　　　　　　　　　　S. 539

Operationsvorbereitung
s. unter Präoperative Diagnostik　　　　　　　　　　　　　　S. 619

Opisthotonus
s. unter Nackensteifigkeit　　　　　　　　　　　　　　　　　S. 534

Orient-Beule

Leitsymptom:
Zustand nach Reisen nach Afrika, Indien, China, Naher Osten, aber auch Mittelmeergebiet, (Süd- und Mittelamerika?). Solitäre oder multiple, geschwülstartige oder granulomatöse Hautaffektionen. Die Geschwüre erscheinen scharf begrenzt. Meist Sekundärinfektion zusätzlich vorhanden.

Labor:
Abstrich oder auch *Anlegen einer Kultur* vom Ulkusgrund. Untersuchungen wie bei Kala-Azar anstellen!

Ornithose

Leitsymptome:
Fieber, Schüttelfrost, erhebliches Krankheitsgefühl mit allgemeiner Schwäche, Tussis, Epistaxis, evtl. Splenomegalie und rote Makulae.

Laborbefunde:
Leuko ↙,
BKS ↑-↑↑,

KBR auf Psittakose erst nach der 2. Woche positiv werdend (unter antibiotischer Behandlung auch später).

Evtl. *Gruber-Widal-Reaktion* bei differentialdiagnostischer Schwierigkeit zur Unterscheidung vom Typhus (Kombination von Makulae, Fieber, Leukpenie und Splenomegalie).

Differentialblutbild: Linksverschiebung, Lympho ↙, Eo ↙.

Eiweiß Harn evtl. +, evtl. *Diazoprobe* +.

Erreger können auch im Mäuseversuch isoliert werden.

Evtl. unspezifisch positiver WAR und NR, TPHA ∅.

Röntgen-Thorax: Zentrale Pneumonie.

Verlaufskontrolle:
Bei zunehmender Tachykardie oder Kardialinsuffizienzzeichen *EKG* (Myokarditis?), Verlaufskontrolle der Leukozyten (Verdacht auf sekundäre bakterielle Überlagerung, die mit einem Leukozytenanstieg meist einhergeht).

Ostitis deformans
s. unter Morbus Paget S. 520

Ostitis fibrosa cystica
s. unter Osteomalazie

Osteogenes Sarkom

Leitsymptome:
Die Leitsymptome treten unterschiedlich auf, meist Auftreten einer allgemeinen Symptomatik mit Gewichtsabnahme und Blässe. Evtl. leichte, später stärker werdende Schmerzen in der Umgebung des Tumors, evtl. auch Schwellungen und Ödeme, evtl. lokale Hyperämie und venöse Abflußbehinderung, lokaler Druckschmerz.

Labor:
Hb ↓,
Ery ↓,
Fe ↓,
alkal. Phosph. ↑,
LDH ↑,
IgE ↑.

diese Laborbefunde sind nicht immer obligat vorhanden.

Ergänzungsdiagnostik:
Röntgenuntersuchung, evtl. auch mit *Xeroradiographie, Knochenszintigraphie*.

Osteomalazie

Leitsymptome:
Lokaler Knochendruckschmerz, Verbiegung der Knochen, Muskelschwäche, Entkalkung ähnlich der Osteoporose, wobei sich hier jedoch typisch chronische Mikrofrakturen mit kräftiger Kallusbildung an Spannungsspitzen im Skelett finden, vor allem im Bereich von Becken/Schambeinästen (Kartenherzbecken), Rippen, Femur, Tibia, Fibula und Mittelfußknochen.

570 Osteomalazie

Labordiagnostik:

Laboruntersuchungen wie bei Osteoporose. Es empfiehlt sich jedoch frühzeitig die Blutgasanalyse mit Bestimmung von Alkalireserve (Base-Exzess) und Blut-pH. Weiterhin evtl. im Harn die Untersuchung auf Aminosäureausscheidung (Chromatogramm).

Differentialdiagnostik:

Laxantienabusus	
Aminosäurediabetes (Fanconi-Syndrom)	(Aminoazidurie) Polydipsie und Polyurie, vermehrte *Aminosäureausscheidung* sowie *Glukosurie, Blut-pH ↓, Base-Exzess ↓*
Lightwood-Butler-Albright-Syndrom	Zwergwuchs, Rachitis, Nierensteine, *K ↓, Ca ↓, pH ↓, Base-Exzess ↓, Cl ↑, Harnstoff ↑, Kreatinin ↑.*
Hypophosphatasie	alkal. Phosph. ↓↓, *Phosphor Harn ↓, Phosphor-Serum ↓, Serum-Ca ↑.*
Idiopathische Hyperkalzurie	*Ca-Harn ↑, (Sulkowitsch-Probe ++), Serum-Phosphor ↓, Ca ↑.*
Paroxysmale hypokaliämische Muskellähmung	*K ↓, Na ↑, Chlorid ↑.*
Phosphatdiabetes	*Phosphat-Serum ↓, Phosphat-Harn ↓.*
Schwangerschaftsosteomalazie	Schwangerschafts-Symptomatik,
Spätrachitis	
Neurofibromatosis Recklinghausen	klinische Diagnostik, neurologische Symptomatik.
Renale tubuläre Azidose	*PCO$_2$ ↓, K ↓, Harn-pH ↑, pH ↓, Base-Exzess ↓.*

Osteomalazie

Differentialdiagnostik der Osteomalazie mit Hilfe der wichtigsten Laborbefunde bei metabolisch und nicht-metabolischen Knochenerkrankungen

Erkrankung	Serum-Ca	Serum-P	alkal. Ph.	Ca-Harn	wichtigste Ergänzungsdiagnostik
NORMALWERTE mg% mmol/l	9–11 2,25–2,75	3–4,5 0,8–1,3	60–170 U/l	3,25–8,25 mmol/24 h	
metabolische Knochenerkrankungen					
Osteomalazie	↓↑	↓	↑	bei Resorptionsstörungen ↓, bei Tubulusschaden der Niere ↑	Rö
Osteoporose	↓↑	↑	↑	↓↑	Rö
Ostitis fibrosa cystica	←	↓	↓	←	Rö
primärer Hyperparathyroidismus	←	↓	↓↑		
sekundärer, renaler Hyperparathyroidismus	↓↑	←	↑	↓↑	Sed., Harnstoff, IgE etc.
nicht-metabolische Knochenerkrankungen					
Morbus Paget	↓↑	↑	↑	↓↑	Rö
Plasmozytom	↓↑	↓↑	↓↑	↓↑	Rö Elphor, Sternalmark
Metastatische Malignome	↓↑	↓↑	↓↑	↓↑	Rö, Knochenszintigramm
Fibröse Dysplasie, Neurofibromatose, Xanthomatose	←	←	←	←	

NB: Beachte Normalwerte für Kinder und Jugendliche, s. Band I, S.

Osteomyelitis

Laborbefunde:
Lassen oft im Stich, trotz erheblicher lokaler Schmerzen können unter Umständen Entzündungszeichen fehlen.
Beim Vollbild finden sich jedoch:
  Leuko ↑,
  BKS ↑,
  Alpha-2-Glob. ↑,
  Gamma-Glob. ↑,
  Fe ↓.

Ergänzungsdiagnostik:
Röntgendiagnostik, günstig ist hier bei den Extremitäten vor allem die *Xeroradiographie*.

Am sichersten ist die *Knochenszintigraphie*, die im Umgebungsbereich im Gegensatz zu nekrotisch-degenerativen Veränderungen eine deutliche Vermehrung der lokalen Speicherung zeigt. In manchen Fällen ist das pathologische Knochenszintigramm das einzige Symptom einer Osteomyelitis.

Osteomyelosklerose

Leitsymptome:
Splenomegalie,
Verschobenes Blutbild.

Unspezifisches Labor:
  Leuko ↓-↑-↑↑,
  Oft extreme Linksverschiebung,
  Ery ↓-→, *kernhaltige rote Vorstufen im peripheren Blut,*
  Thrombo ↑, *später* ↓,
  BKS ↑, *evtl. Fe* ↑,
  evtl. Erythrozytenresistenz ↓.

Diagnostisch beweisend:
Granulo- und erythropoetische Zellen im *Leber- oder Milzpunktat*, Zellarmes Knochenmark bei Knochenmarkspunktion.

Osteoporose

Leitsymptome:
Knochenschmerzen, vor allem Rückenschmerzen, bedingt durch Zug

am Periost bei statischer Insuffizienz, Neigung zu Spontanfrakturen und Zusammenbruch von Wirbelkörpern (Rückgang der Körpergröße).

Röntgendiagnostik der Osteoporose:
Leicht bei Begleiterscheinungen, wie Spontanfrakturen sowie Deformationen z. B. Fischwirbel- oder Keilwirbelbildung, weiterhin Frakturen nach inadäquatem Trauma. Die alleinige Beurteilung auf Grund der Knochendichte ist schwierig und fehlerbehaftet.

Differentialdiagnostik zur Osteomalazie:
Loosersche Umbauzonen feststellbar:
Kräftige Kallusbildung nach Mikrofrakturen an Spannungsspitzen im Skelett (Kartenherzbecken, Schambeinäste, Rippen, Femur, Tibia, Fibula, Mittelfußknochen). Subjektiv oft Muskelschwäche sowie Druckschmerzhaftigkeit und Verbiegung der Knochen.

Osteodystrophie:
Subperiostale Resorption, Aufblätterung der Kortikalis, unscharfe Begrenzung der Endphalangen.

Diagnostisch entscheidend ist eine *Beckenkammbiopsie*, bei der qualitative Veränderungen der Knochensubstanz aufgedeckt werden können.

Laboruntersuchungen:

A zur Differentialdiagnostik der Osteoprose

Test	Osteoporose	Osteomalazie (Rachitis)	Osteodystrophie (Hyperparathyroidismus)	Skelett-Karzinomatose
Serum-Ca	→	↘	↑	↗
Ca-Harn	↘ (die meisten Osteoporoseformen) ↗ (bei Inaktivitätsosteoporose)	↘ (↑)	↑	↗
Alkal. Phosphatase	→	↗	↑	↗
Serum-Phosphor	→	↓	↓	↗

574 Osteoporose

Test	Osteoporose	Osteomalazie (Rachitis)	Osteodystrophie (Hyperparathyroidismus)	Skelett-Karzinomatose
Röntgendiagnostik	sichere Röntgendiagnostik nur in Spätstadien möglich. Die akzentuierte vertikale Trabekelzeichung entspricht dem Befund einer hypertrophischen Atrophie (Kompensationszustand nach Ausbau einzelner Trägerelemente)	Loosersche Umbauzonen: Mikrofraktur mit kräftiger Kallusbildung an typischer Lokalisation vor allem Becken/Schambeinäste (Kartenherzbecken), Rippen, Femur, Tibia, Fibula, Mittelfußknochen	Veränderungen der Knochenkontur mit subperiostaler Resorption, Aufblätterung der Kortikalis, unscharfe Begrenzung der Endphalangen	umschriebene, evtl. unscharf begrenzte Verdichtungen oder Aufhellungen, manchmal noch fehlender Röntgenbefund bei bereits positivem Knochenszintigrammbefund.

B Labordiagnostik zur Abklärung kausaler Ursachen der Osteoporose

Serumelektrophorese mit Gesamteiweiß,
Cholinesterase,
GPT,
Cholesterin,
T3-RIA, T4,
Blutzucker,
Harnzucker,
Azeton,
Hb,
Ery,
Leuko,
Diff.-BB.

Ergänzungsdiagnostik:

Stuhlstatus auf Ausnutzung, wenn Verdacht auf Malabsorptions-Syndrom bzw. exsudative Gastroenteropathie besteht.

Weitere Ergänzungswerte:

Blutgasanalyse, insbesondere Alkalireserve (Base-Exzess), Blut-pH,
Kalium,
Natrium,
Chlorid,

Harnstoff,
Kreatinin,
Gonadotropinbestimmung — bei Osteoporose mit Hypogonadismus, evtl. auch bei Osteoporose im Klimakterium.

17-KS-Bestimmung, 17-OHCS-Bestimmung im 24 Std. Harn, evtl. Na/K-Quotient im 24-Std. Harn. — bei Verdacht auf Nebennierenüberfunktion.

Differentialdiagnostik:
Osteoporose im Klimakterium,
Altersosteoporose,
Präsenile Osteoporose,
Idiopathische Osteoporose,
Steroidosteoporose,
    nach Steroidtherapie,
    Morbus Cushing,
Akromegalie,
Osteoporose bei Eunuchoidismus (Fröhlich-Typ),
Osteoporose bei Eiweißmangelzuständen (Hypoproteinämie),
    Mangelernährung/Hungersyndrome,
    Nephrotisches Syndrom (s. S. 547),
    Leberzirrhose   (s. S. 446),
    Malabsorptions-Syndrom u. exsudative Gastroenteropathie,
    Diabetes mellitus (vor allem bei häufig sich wiederholender Ketonämie),
Hämochromatose,
Hyperthyreose,
Mastozytose,
Dermatomyositis,
Plasmozytom (Myelom),
Makroglobulinämie Waldenström. *Untersuchung auf Bence-Jones-Eiweißkörper im Harn.*
Typische Immunelektrophorese.
Evtl. vorherige Immunglobulinbestimmung.

Lokalisierte Osteoporosen
Inaktivitätsosteoporose,
Entzündliche Osteoporose *(Knochenszintigramm!),*
Scheuermann-Syndrom (lokale Hypostose),
Poliomyelitis (lokale Hypostose),

Systemische Hypostosen (ungenügende Knochenbildung während der Knochenbildung)
Osteogenisis imperfecta,
Fischwirbelkrankheit (juvenile Osteoporose),
Hypostose bei Hypogonadismus,
Hypostose bei schweren Allgemeinkrankheiten.

Ostitis deformans (Morbus Paget)

Leitsymptome:
Evtl. Kopfschmerzen oder rheumatoide Knochenbeschwerden, Größenzunahme des Schädels.

Labor:
Alkal. Phosph. ↑,
Serum-Ca →,
Serum-Phosphat →.

Diagnostisch wichtig:
Röntgenuntersuchung von LWS, Schädel, Femur und Tibia.

Osyrol
s. unter Diuretika S. 175

Ovarialtumor

Laborprogramm:
BKS,
Hb,
Erythrozyten,
Leukozyten,
Eisenbestimmung (fällt bei malignen Tumoren oft früher ab als das rote Blutbild),
17-Ketosteroide,
Testosteron (wenn 17-Ketosteroide erhöht waren),
Choriongonadotropin (HCG).

Eine *Laparoskopie* ist vor allem dann angezeigt, wenn eine derbe Konsistenz des Ovarialtumors, eine kleinhöckrige Oberfläche, eine Fixation des Tumors oder eine starke Druckdolenz des Tumors vorliegt.

Ovulationshemmer

Laborprogramm:
Vor Beginn der Behandlung mit Ovulationshemmern sollte eine Laboruntersuchung durchgeführt werden. Unabhängig vom Zweck der Behandlung mit der Pille, sei es zur Kontrazeption oder zur hormonellen Therapie, sollten folgende vorsorglichen Laboruntersuchungen durchgeführt werden:
GPT,
Gamma-GT,
Alkal. Phosph.,
Elphor,
PAT.

Bei geringfügig verkürzter PAT-Zeit oder nur geringfügig erhöhten Werten von GPT oder Gamma-GT kann zunächst die Behandlung begonnen werden. Nach 2-3 Wochen ab Einnahmebeginn sollte jedoch dringend eine Kontrolle der Werte durchgeführt werden. Besteht weiterhin eine schwach verkürzte PAT-Zeit, so sollte zu einer schwachen, mehr Gestagen-dominanten Pille geraten werden. Bei weiterer Verkürzung des PAT oder primär starker Verkürzung des PAT sowie bei stärkerer Erhöhung der Transaminasen bzw. der alkal. Phosph. ist die Behandlung mit der Pille streng kontraindiziert. Die Hauptgefahren der Pille sind eine cholostatische Hepatose und die in letzter Zeit bedrohlich zunehmenden thromboembolischen Komplikationen, die von der Retinalgefäßthrombose mit Erblindung, bis zu lebensbedrohlichen Lungenembolien und Schlaganfällen, sogar bei ganz jungen Frauen, mit hochgradiger Dyspnoe, Pneumonie und Lähmungen reichen.

Bei geringen Verkürzungen des PAT kann bei dringlicher Indikation der Behandlung mit Ovulationshemmern auch eine gleichzeitige Behandlung mit Thrombozytenaggregationshemmern versucht werden.

Die meisten Nebenwirkungen der Pille lassen sich durch Umstellen auf ein anderes Präparat regulieren – siehe folgende Tabelle:

Ovulationshemmerverordnung nach Konstitution und Nebenwirkungen:

Östrogene Konstitution	Gestagene Konstitution
Typisch weibliche Figur	Eher kräftige Figur
Weiblicher Behaarungstyp	Neigung zu Hirsutismus
Trockene Haut und Haare	Fettiges Haar und fettige Haut
Keine Akne	Akne
Polymenorrhoe	Oligomenorrhoe
Hypermenorrhoe	Hypomenorrhoe
Mammae eher groß	Mammae eher klein
Prämenstruelle Spannung der Beckenorgane	Prämenstruelle Brustspannung
Oft Dysmenorrhoe	Selten Dysmenorrhoe
Selten frigid	Neigung zu Frigidität
Gewichtszunahme durch Wasserretention	Gewichtszunahme durch anabolen Effekt
Übelkeit, Erbrechen	Müdigkeit, Depressionen
Brustschmerzen	Kohabitationsschmerzen
Mammahypertrophie	Mammahypoplasie
Gereiztheit, Nervosität	Libidoverlust
Haut: Pigmentierung, Chloasma	Haut: Akne, fettige Haut und Haare, Haarausfall, Hirsutismus (bei Neigung zu Hirsutismus ist von den nachstehend aufgeführten Beispielen praktisch nur Menoquens geeignet).
Kopfschmerzen während der Tabletteneinnahme	Kopfschmerzen im Intervall
Venenschmerzen	Wadenkrämpfe
Hypermenorrhoe	Hypomenorrhoe, Amenorrhoe
Vaginale Mukorrhoe	Trockene Vagina
Geeignet zur Behandlung sind Präparate mit Gestagen-Dominanz	**Geeignet zur Behandlung sind Präparate mit Östrogen-Dominanz**

Ovulationshemmer

Östrogen-Dominant
(niedriger Index unter 60)

Menoquens (Sequens)	3
Ortho-Novum 1/80	15
Ortho-Novum 1/50	30
Anacyclin 101	30
Ortho-Novum 2 mg	55
Orlest	55

Gestagen-Dominant
(hoher Index über 60)

Ovanon (Sequens)	60
Yeromil	80
Noracyclin 22	100
Micorgynon 50	110
Planovin	170
Delpregnin	200
Micronon 30	230

$$\text{Dominanzindex} = \frac{\text{Gestagene Wirkungseinheit}}{\text{Östrogene Wirkungseinheit}}$$

Wirkungsaktivität einiger oraler-Kontrazeptiva

(nach Kless-Och, M.): 1 Wirkungseinheit = Wirkstoffdosis pro Zyklus in mg mal Wirkungsfaktor):

	Östr.	Gest.		Östr.	Gest.
Microgynon (mini)	–	10	Micronovum (mini)	–	10
Ortho-Novum 1/50	1,0	30	Menoquens Novo (Sequens)	3,6	10
Microgynon 30	1,1	250	Ortho-Novum 1/50	1,0	30
Yeromil	1,5	120	Ortho-Novum 1/80	1,7	30
Ortho-Novum 1/80	1,7	30	Ortho-Novum 2 mg	2,1	50
Ovanon (Sequens)	1,7	100	Anacyclin 101	2,2	60
Noracyclin 22	1,7	150	Ovanon	1,7	100
Planovin	1,8	170	Yeromil	1,5	120
Microgynon 50	1,8	200	Noracyclin	1,6	150

Sicherheit der hormonalen Kontrazeptiva im Vergleich zu anderen kontrazeptiven Methoden:

	Pearl-Index
Konventionelle Pille	0,5
Sequentialpille	2
Minipille	3
Intrauterinpessar (IUD)	5
Diaphragma	5 bis 15
Kondom	5 bis 15
Scheidentabletten, -creme, -schaum	5 bis 30
Zeitwahl	10 bis 40
Coitus interruptus	10 bis 40

Owren-Syndrom

s. unter Knochenmarkskrise S. 410

Oxyuriasis

Beweisend:
Einachweis im Tesafilmabklatsch auf Objektträger vom perianalen Bereich am Morgen.
Direkter Wurmnachweis oft zufällig oder bei starkem Befall.

Begleitbefund:
Leuko manchmal ↗,
Eosinophile ↙.

Paget'sche Krankheit
s. unter Morbus Paget S. 520

Palmarerythem

Labor:
*Elektrophorese,
GPT,
Cholinesterase,
evtl. Immunglobuline,
BKS,
CRP,
Rheumafaktor,
Waaler-Rose-Test,
ASL-Titer,
Ganzes Blutbild.*

Differentialdiagnostik:
Idiopathisch anlagemäßig (Diagnostik per exclusionem),
Zustand nach Erfrierungen,
bei manchen Infektionskrankheiten mit Fieber im Beginn
  (z.B. Scharlach),
Leberzirrhose, *Gamma-Glob.* ↑↑, *Cholinesterase* ↓,
Rheumatische Krankheiten.

Panarteriitis nodosa (PAN)

Leitsymptome:
Fieber, Gewichtsverlust, Arthralgien oder Arthritis, Exanthemneigung, Petechien, Noduli, Ulzeration, Livedo reticularis, Pruritus, Raynaud-Syndrom.

Polyneuritis und zerebrovaskuläre Störungen, Bronchitis, Pneumonie, asthmatische Störungen und Pleuritis, seltener Hämoptoe, Mylagien, seltener Geschwüre im Mund, Magen und Duodenum mit Hämatemesis und Meläna, Abdominalschmerzen. Gelegentlich kardiale Symptomatik mit Herzinsuffizienz, Tachykardie, Angina pectoris, Perikarditis oder Infarkt. Gelegentlich renale Beteiligung mit Hämaturie, seltener Phlebitis, Arterienverschluß und Lymphangitis, sehr selten Epididymitis und Orchitis.

Panarteriitis nodosa (PAN)

In der Anamnese nach Infekten und Einnahme von Medikamenten forschen. Als auslösende Substanz kommen in Frage: Sulfonamide, Penicillin, Chloramphenicol, Chlortetracyclin, Phenylbutazon, Propylthiouracil, Busulfan (Myleran), Itroniacid, Kaliumjodid, Methamphetamin, LSD, Heroin, Vakzine und Pyrogene.

Laborbefunde:
BKS ↑,
Leuko ↑,
Hb ↘,
Ery ↘,
Diff-BB.: Eosinophile ↑,
Harnstoff ↑↗,
Harn: Eiweiß +,
Sediment: Ery +, Leuko +, Zylinder +.

Gelegentlich sind antinukleäre Faktoren nachweisbar oder der WAR unspezifisch +, in diesem Fall ist der TPHA jedoch negativ.

Diagnostisch beweisend: *Probeexzision* aus Muskel oder Haut, evtl. Nieren- und Leberpunktion (Cave: Blutungsgefahr).
Nachweis von herdförmigen Nekrosen der Media mit Zerstörung der Lamina elastica interna und Infiltration der Adventitia, Rundzellinfiltration, evtl. Aneurysmenbildung.

NB: Typische pulmonale Röntgenbefunde gibt es nicht.

Man unterscheidet 4 Stadien, die nebeneinander ablaufen können:

1. Fibrinoide Degeneration,
2. Akute Entzündung,
3. Granulationsstadium,
4. Narbenstadium.

Ergänzungsdiagnostik:
Neben Biopsie kommt noch eine *Angiographie,* vor allem von Nierenarterien und Karotisangiographie differential-diagnostisch in Frage. Weiterhin eine *Szintigraphie* der betroffenen Organe.

Sonderformen der Panarteriitis nodosa:

Diagnose	Symptomatik	Rö-Befund der Lunge	Histologie
Churg-Strauß'-sche granulomatöse Angiitis	Lungenabszesse, Eosinophilie und Kavernenpneumonie vom Löffler-Typ. Asthmatische Erscheinungen	Knotige Verschattungen, Stoppelfeldlunge	In Lunge, Herz u. Leber finden sich extravasale eosinophile Granulome mit Riesenzellen
Goodpasture-Syndrom	Hämorrhagische Pneumonie, Glomerulonephritis, meist junge Männer betroffen	Diffuse Verschattungen	Panarteriitis-Symptomatik in Lungen und Nieren nachweisbar
Cogan-Syndrom	Gleichgewichtsstörungen, Schwerhörigkeit, Interstitielle Keratitis, Aortenbefall	ø	Wie bei PAN
Klinger-Wegener'sche nekrotisierende Granulomatose	Rhinitis, Otitis, Bronchitis, Polyarthritis mit Nierenbeteiligung, *Harnstoff* ↑↑	Kleine pneumonische Herde	Granulome und Nekrosen nachweisbar in Luftwegen, Lunge und Nieren
Rackemann-Greene-Syndrom	Asthmatische Erscheinungen, Eosinophilie, Pleura- und Perikardergüsse mit eosinophilen Zellen	Zeichen des Pleuraergusses evtl. Herzvergrößerung	Typischer PAN-Befund, Lunge nicht befallen
Zeek'sche Hypersensitivitätsangiitis	Sehr akut progressiver Verlauf einer PAN nach Medikamenten oder Serumgabe. Gleiches Stadium der Krankheitserscheinungen	Herdförmige pneumonische Infiltrationen	Gleiches Stadium der Erkrankung, entweder mit Granulomen oder Nekrosen, vor allem Befall von Nieren, Herz, Milz und Lunge

Pankreas-Tumoren

Leitsymptome:
Meist uncharakteristische Oberbauchbeschwerden. Meist frühzeitig kachektische Erscheinungen und rasche Gewichtsabnahme.

Labor:
Allgemeine Tumortests (s. unter Carcinoma S. 128) schon relativ frühzeitig positiv, auch bei noch kleineren Pankreas-Tumoren, besonders *Fe* ↓, *BKS* ↑,
Alkal. Phosph. ↑ und *LAP* ↑, besonders bei Pankreaskopf-Karzinom,
ebenso *Bili* ↑, v.a. bei Pankreaskopfkarzinom in den ersten Wochen,
Antithrombinzeit verlängert,
Stuhluntersuchung auf Trypsin und Chymotrypsin: Vermindert Aktivität,
Sekretin-Test: Sekretmenge ↓, Bikarbonat ↓,
Stärkebelastungs-Test: Pathologisch, geringer diagnostischer Wert,
Stuhl auf okkultes Blut kann positiv sein,
Blutzucker meist ↓, selten ↑,
ChE ↓, v.a. in Kombination mit Verschlußikterus bei Pankreaskopfkarzinom,
GE ↓,
17 KS ↑ nur bei durch das Pankreaskarzinom ausgelöstem ektopischen ACTH-Syndrom,
Spontan-Quick ↓, v.a. bei langsamen Verlauf,
Fibrinogen ↓,
Faktor V ↓.

Beweisend: *Tumorzellnachweis im Duodenalsaft* (nur in etwa 1/3 der Fälle möglich).

Wichtig:
Röntgen, manchmal verdächtiger Duodenalbefund, Verdrängung,
Sonogramm, ⎫ Höchste
CTG, ⎭ Aussagefähigkeit
Pankreasszintigramm nur bei großem Verdacht und in höherem Alter erlaubt (hohe Strahlenbelastung).
Evtl. *Probelaparotomie!*
Während des Eingriffs evtl. *Cholangiographie,*
Pankreatikographie,
Silvermann-Nadelbiopsie.

Pankreas-Status (Verdacht auf Pankreaserkrankung)

NB: Es gibt keine optimalen Untersuchungsmethoden bei der Pankreasdiagnostik. Die Wahrscheinlichkeit, eine Pankreasfunktionsstörung zu erkennen, wird umso größer, je mehr Tests angewandt werden.

Indirekte Methoden:

I. Stuhluntersuchungen
   1. *Stuhlgewicht* (normal bis 150 g/die) > 300 g/die ist verdächtig, jedoch nur in Europa. Bei afrikanischen Eßgewohnheiten z.B. können 450 g noch normal sein.
   2. *Steatorrhoe-Untersuchungen*
      a) Aussehen,
      b) chemisch, z.B. Sudan-Rot-Probe.
   3. *Mikroskopische Untersuchung des Stuhls* auf Stärke (Lugol'sche Färbung) und Muskelfasern.
   4. *Kaloriemetrie* (nur in Spezialabors, Untersuchung des Restenergiegehalts im Stuhl).
   5. *Untersuchung auf Azetorrhoe.*

II. Ferment-Untersuchungen in Serum und Harn
   alpha-Amylase (= Diastase) (S + H),
   Lipase (S).

III. Antithrombin-Zeit-Bestimmung (s. Band I, S. 38)
   Der *Plasma-Antithrombinspiegel* wird als intravasale Reaktion des bei Pankreaserkrankungen ins Blut übergetretenen Trypsins aufgefaßt.

IV. Blut-Resorptions-Kurven
   1. *Stärke-Toleranz-Test.*
      Die Methode ist umstritten. Das Fehlen einer ständig qualitativ gleichen Stärke schränkt die Möglichkeit reproduzierbarer Werte ein.
   2. *Gelatine-Toleranz-Test.*
   3. *Fett-Toleranz-Test*
      chemisch oder besser mit Isotopen: Resorptions-Test mit ^{131}J-markierten Triolein pathologisch (ebenso wie bei Malabsorption), ^{131}J-markierter Oleinsäure normal (bleibt pathologisch bei Malabsorption).

V. **Beurteilung der Inselzellfunktion**

1. *Blutzuckerbestimmung* (bei normalen Werten 2. oder 3. anschließen).

2. *Glukose-Toleranz-Test* (Glukose-Belastung).

3. *Tolbutamid-Test* (Rastinon-Test).

4. *Insulin-Bestimmung* (RIA).

Direkte Methoden
(am genauesten, aber schwierig. Nur in wenigen Spezialinstituten und großen Kliniken möglich und teuer).

Untersuchung mittels Duodenal-Doppelballon-Sonde und Stimulierung der Pankreas-Sekretion mit Sekretin (Saft-Stimulation), bzw. Cecekin (Ferment-Stimulation).

Ergänzende Methoden
1. *Röntgen* auf Verkalkungen (schräge Ebene rechts und links, je nach Pankreasschwanz- oder -Kopfverkalkungen). Mit Kontrast bei Beurteilung des Duodenal-C (Vergrößerung? Verlagerung?).

2. *Szintigraphische Unterstützung* mittels radioaktiv markiertem Selen-Methionin. (Sehr hohe Strahlenbelastung, lange Halbwertszeit. Strengste Indikationsstellung, möglichst nicht mehr im generationsfähigen Alter). Besser ist die Szintigraphie mit markiertem Gold und Selen-Methionin bei gleichzeitiger rechnerischer Subtraktion der Leberüberlagerung.

3. *CTG.*

4. *Sonogramm* (Ultraschall).

5. *Pankreatographie*

6. *Angiographie.*

Pankreas-Tumoren
s. S. 584

Pankreatitis, akute

Leitsymptom:
Heftigster, vernichtender Oberbauchschmerz, häufig diffus und ausstrahlend nach rechts, links und in den Rücken, Schockzeichen, mit Blutdruckabfall. Heftiger Palpationsschmerz, im Gegensatz dazu oft geringe Abwehrspannung. Bei ausgedehnten Nekrosen heftige Abwehrspannung.
Später Fieber.

Laborbefunde:

Serum Amylase ↑	Nur kurzzeitig (etwa 36–48 Std. erhöht).
Urin-Amylase ↑	später auftretend, länger anhaltend in 2–6facher Konzentration des Blutes nachweisbar.
Lipase ↑	frühzeitig ansteigend und etwa 3 Tage erhöht bleibend, oftmals genauer als Amylasebestimmung.
Calcium ↓	kein Frühsymptom, nur bei schwerer und langdauernder Pankreatitis mit Nekrosen.
Alkalireserve ↓ Serum: H^+, K^+, Cl^-, ↓, Na^+ ↓, Hkt ↑	nach 3–4 Tagen oder länger, durch Verlust saurer Valenzen und Hypochlorämie über Magensonde, Retentionsalkalose nach Atropingabe.

NB: Fehlender Anstieg der Amylase im Serum und Urin schließt das Vorliegen einer Pankreatitis nicht aus (häufig bei akuten Schüben der chronisch-rezidivierenden Pankreatitis. Evtl. Urinamylaseanstieg im 24-Std.-Sammelurin nachweisbar!

Mögliche Begleitbefunde:

Leuko ↑, *BKS* ↗, *Diff.-BB:* Linksverschiebung,
Bili ↑, *AP* ↑, γ-GT ↑ (Bei Gallenwegsbeteiligung, v. a. Stein vor der Papilla vateri),
Methämoglobin (bei hämorrhagischer Pankreatitis im Blut nachweisbar)
Harnstoff ↑, *Kreatinin* ↑ (Bei Nierenschädigung – Schockniere)

Ergänzungsdiagnostik:

Rö Abdomenleeraufnahme im Stehen,
CTG, evtl. *Sonogramm* des Pankreas.

Untersuchungen nach Abklingen der akuten Pankreatitis:

Rö Galle-Gallenwege (Stein?),

Ca ↑, *P* ↓, *alkal. Phos.* ↑, *Ca-Harn* ↑.	Hinweis auf Hyperparathyroidismus, der eine Pankreatitis auslösen kann.
Chol ↑↑, *Tri* ↑↑.	Hyperlipidämien können eine Pankreatitis auslösen!

590 Pankreatitis, chronische

Ergänzungsdiagnostik:

Röntgenuntersuchung — Entscheidend wichtig ist der Nachweis von Verkalkungen, die sich vor allem bei alkoholischen Pankreatitiden finden (typisch sind kleine, unregelmäßige kalkdichte Flecken, die reihen-, sternförmig- oder als Agglomerate angeordnet sind). Der Pankreaskopf ist häufiger befallen als der Schwanz. (Falsche, auf das Pankreas projizierte kalkdichte Schatten sind Gallensteine, Nierensteine, Lymphknoten).

Computer-Tomogramm (CTG) — Das Computer-Tomogramm findet in der Pankreasdiagnostik zunehmende Bedeutung.

Ultrasonogramm — Diese Methode eignet sich nur zum Nachweis von Tumoren und Pseudozysten sowie bei größeren Pankreasschwellungen. Die Untersuchung ist sehr zeitraubend und schwierig und zeigt gelegentlich falschnegative oder auch falsch positive Resultate.

Pankreasszintigramm — Diese Untersuchung sollte nur in seltenen Ausnahmefällen und nur bei älteren Patienten durchgeführt werden, da hier einer extrem hohen Strahlenbelastung eine verhältnismäßig geringe diagnostische Treffsicherheit gegenübersteht, die zudem sehr große Erfahrung erfordert.
Es finden sich in etwa 10–15% falsch negative und in etwa 15–50% falsch positive Resultate.

Angiographie — Diese Untersuchung ist für den Patienten sehr belastend, technisch aufwendig und teuer. Nur ausnahmsweise mit besonderer Begründung gerechtfertigt.

Laparoskopie — Diese Untersuchung ist in seltenen Fällen speziellen Fragestellungen vorbehalten.

Paranephritischer Abszeß

Leitsymptome:
Klopf- und Druckschmerz im Nierenlager, manchmal Resistenz in der Flanke, oft Fieber, manchmal auch nur Allgemeinsymptome wie Übelkeit, Schwindel, Erbrechen, Müdigkeit, Schwächegefühl, Inappetenz, Gewichtsverlust.

Labor:
> $BKS \uparrow\uparrow$,
> Harn
>   Eiweiß (+)
>   evtl. Leukozyturie,
> Hb, Ery $\downarrow$,
> Leuko $\uparrow$ (etwa in 70% der Fälle).

Ergänzungsdiagnostik:
Röntgen:
Die Nierenkontur wird durch die Infiltration des perirenalen Fettgewebes verwischt je nach Ausdehnung des Prozesses. Evtl. unscharf begrenzter pararenaler Weichteilschatten nachweisbar. Manchmal auch Verlagerung der Niere oder Rotation der Sagittalachse. LWS oft in Skoliosestellung mit Konvenxität zum Abszeß. Bei gleichzeitig bestehender Harnwegsobstruktion verminderte oder fehlende Kontrastmittelausscheidung. Das Kelchsystem kann durch paranephritische Abszesse verlagert und imprimiert sein. Im Frühurogramm zeigen sich durch stärkere Darstellung des Parenchyms Veränderungen, die von außen hin auf die Niere einwirken, stärker. Eine noch genauere Abgrenzung läßt sich mit der *Nierenangiographie* machen, vor allem in Fällen mit verwischter Nierenkontur. Die Impressionen der Nierenoberfläche oder Parenchymdestruktionen ermöglichen dann eine genauere Lokalisation des raumfordernden Prozesses. Da die Angiographie jedoch einen größeren Eingriff darstellt, wird man mit neueren Methoden zunächst versuchen, weiter zu kommen:

Sonographie:
Bei der Ultraschalluntersuchung können paranephritische Abszesse manchmal sehr gut dargestellt werden, ein negativer Befund ist jedoch kein Beweis gegen einen kleineren paranephritischen Abszeß.

Das *Computer-Tomogramm* (CTG) ist besser als jede andere röntgenologische Methode geeignet, einen paranephritischen Abszeß darzustellen.

Bei der *Thoraxübersichtsaufnahme* zeigt sich manchmal ein Zwerchfellhochstand im Bereich der betroffenen Seite, evtl. auch ein Pleuraexsudat, herabgesetzte Zwerchfellverschieblichkeit.

Beim *Nierenszintigramm* finden sich nur Veränderungen, wenn umschriebene Funktionsstörungen des Parenchyms auftreten.

Paratyphus

Leitsymptome:

Die Diagnostik ist erschwert durch vielseitige und wenig spezifische Symptomatik, die sehr stark variieren kann. Nur im klassischen Fall findet sich ein abgeschwächter typhusähnlicher Verlauf mit Mattigkeit, Kopfschmerzen, treppenförmigem Fieberanstieg. Die Fieberperiode ist kürzer als beim Typhus, sie kann auch durch Schüttelfrost eingeleitet werden. Kombination mit Herpes labialis nicht selten. Es können sich auch Roseolen am ganzen Körper bilden. Relative Bradykardie kommt vor. Die intestinalen Beschwerden können stark schwanken von leichten diffusen Unterleibsbeschwerden bis zur schweren akuten Gastroenteritis mit übel riechendem wasserdünnen Durchfall, Erbrechen, Exsikkose und Kollaps. Auch kurzer, nur weniger als einen Tag dauernder Durchfall kann vorkommen.

Inkubationszeit je nach Typ und Infektionsmodus zwischen 12 Stunden und 12 Tagen schwankend.

Labordiagnostik:

Erregernachweis aus Blut und Stuhl, evtl. auch Roseolenpunktat möglich.

Serologischer Nachweis mit der Gruber-Widal-Agglutination entsprechender Diagnostik.

Diazoprobe gelegentlich +.

Parkinsonismus

(Dr. N. Schneemann)

Leitsymptome:
Rigor, Akinesie, Amimie, statuenhafte Haltung, Pro- und Retropulsionen, kleinschrittiger Gang, Salbengesicht, Antagonisten-Ruhetremor (grobschlägig, Frequenz 3–5/sec), abnormer Speichelfluß.

a) Paralysis agitans (hereditär)

b) Parkinson bei anderen Heredodegenerationen z.B. Friedreich-Ataxie)
c) Postenzephalitischer Parkinson   okulogyre Krisen Anamnese (Encephalitis lethargica)
d) Arteriosklerotischer Parkinson
e) Posttraumatischer Parkinson   (z. B. bei Boxern)
f) Nach CO-Intoxikation
g) Nach Manganintoxikation   (nach mehrjähriger Ex-Exposition; Anamnese!
h) Andere Intoxikationen: Methylalkohol, Schwefelkohlenstoff, Schwefeldioxyd, Thalliumvergiftung   *Nachweis der Stoffe*
i) Elektrotrauma
j) Bei Hirntumoren   s. S. 442
k) Polycythaemia vera   *(Blutbild)*
l) Medikamentös bedingt bei Phenothiazinen, meist ohne starken Tremor
m) Chronisches Subduralhämatom   Anamnese mit Trauma, Alkoholismus, *Hirnarteriographie, (EEG)*.

Parotisschwellung

Laborprogramm:
Durchführen wie S. 523 unter Mumps und S. 816 unter Wangenschwellungen.

Paroxysmale, nächtliche Hämoglobinurie

s. unter hämolytische Anämie   S. 326

PCP:

s. unter Gelenkschwellungen   S. 295

Periarteriitis nodosa

s. unter Durchblutungsstörungen periphere   S. 204
und unter Panarteriitis nodosa   S. 581

Perikarditis

Pericarditis sicca

Leitsymptome:
Krampfartige oder stechende, auch schneidende, meist sehr heftig empfundene Schmerzen in der Gegend des Brustbeins und über dem Herzen. Ausstrahlen des Schmerzes in linke Schulter, linke Halsseite und Nacken sowie Epigastrium möglich. Typisch ist die Lage- und Atemabhängigkeit des Schmerzes, vor allem inspiratorische Verstärkung. Husten und extreme Körperbewegungen verstärken den Schmerz ebenfalls.

NB: In etwa 2/3 der Fälle lassen sich die akuten Beschwerden nicht feststellen und das Durchgangsstadium mit Schmerzen ist nur kurz, manchmal auch nur ein dumpfes Druck- oder Beklemmungsgefühl.

Typisch ist der Auskultationsbefund mit dreiteiligem Geräusch in der Präsystole (= Vorhofkontraktion), Systole (= Kammerkontraktion) und früher Diastole (= frühe Füllungsphase der Kammern). Das Geräusch ist vom 1. und 2. Herzton abgesetzt, Spindelform, hochfrequenter, ohrnaher, manchmal schabender oder kratzender, vereinzelt sogar knarrender Klangcharakter.

Eines der wichtigsten Symptome ist Auftreten von Fieber sowie subjektiv mehr oder weniger starkes Krankheitsgefühl.

Labor:

Leuko ↑,
BKS ↑↑,
Elektrophorese,
  Alpha-2-Glob. ↑,
  später evtl. Gamma-Glob. ↑.

Transaminasen uncharakteristisch, lediglich bei Beteiligung der subepikardialen Myokardschichten leichte GOT-Erhöhung.

Ergänzungsdiagnostik:
EKG:
Im EKG finden sich weit seltener positive Zeichen, die die Diagnose unterstützen, als wenn z.B. das perikarditische Geräusch vorhanden ist. Evtl. umschriebene Veränderungen der Erregungsrückbildung mit infarktähnlichen T-Negativierungen.

Röntgen Thorax/Herz:
Meist uncharakteristischer Befund, in späteren Stadien evtl. Verkalkungen nachweisbar.

Pericarditis exsudativa

Leitsymptome:
In leichten Stadien ähnliche subjektive Beschwerden wie bei der Pericarditis sicca. Mit zunehmendem Erguß entwickelt sich ein präkordiales Enge- und Druckgefühl, Leistungsinsuffizienz, Atemnot mit Erstickungs- und Angstgefühlen. Je größer der Flüssigkeitsmangel ist, umso leiser werdende Herztöne. Weiterhin entwickeln sich bei stärkerem Perikarderguß die Symptome einer Einflußstauung mit erhöhtem Venendruck, vergrößerter Leber, Aszites und Ödemen, auch Lungenstauung und Pleuraerguß. Diese Symptome entwickeln sich jedoch nur bei langsam zunehmendem Perikarderguß. Bei einer Pericarditis exsudativa besteht ebenfalls häufig Fieber.

Labor:
Leuko ↑,
BKS ↑.

Ergänzungsdiagnostik:
EKG,
Röntgen (typische zeltförmige Veränderungen der Herztaille im Vollbild),
Ultraschall-Kardiographie,
Perikardpunktion, unter anderem zur Abklärung der Ätiologie des Ergusses, einschließlich bakteriologischer Untersuchung,
Evtl. *Herzkatheter.*

PS: Indikationskatalog zur Abklärung einer Pericarditis exsudativa
Unklare Atemnot,
Unklare Kreislaufinsuffizienz,
Unklare Einflußstauung,
Ungeklärte Herzvergrößerung,
Pulsus paradoxus,
Pulsus alterans,
Hinweiszeichen auf Pericarditis sicca mit Verdacht auf begleitenden Erguß.

Periostitis

Leitsymptome:
Lokaler Knochenschmerz.

Labor:
Meist fehlende Laborbefunde, bei ausgeprägter Periostitis evtl. Entzündungszeichen:
BKS ↑,
Leuko ↑,
*Diff-BB: Evtl. Linksverschiebung,
Elektrophorese: Alpha-2-Glob.* ↑.

Ergänzungsdiagnostik:
Röntgenuntersuchung läßt meist im Stich, bei ausgeprägter Periostitis mit Übergang in Osteomyelitis evtl. Entkalkungen. Nach Traumen evtl. auch Auftreibungen.

Knochenszintigramm   Frühzeitig schon positiver Befund, meistens path. Knochenszintigrammbefund bei normalem Röntgenbefund. Wichtig ist beim Knochenszintigramm, daß immer die Gegenseite des Körpers (auch bei Extremitäten) zur Beurteilung der Seitendifferenz mitgeschrieben wird.

Pertussis

Leitsymptome:
Typischer Verlauf in 3 Staien:
1. Beginn mit katarrhalischen Erscheinungen, Niesen, Schnupfen, Tränen, Anorexie, zunächst Beginn mit nächtlichem Husten,
2. der später auch tags zunehmend auftritt mit den typischen Hustenstößen. Meistens etwa 10 akute heftige Hustenstöße aufeinander folgend ohne Atemzug, dann tiefe, schnelle, keuchende Inspiration. Beim Husten oft reichlich Entleerung dicken Schleims, auch Erbrechen kommt während des Hustens vor.
3. Im Rekonvaleszenzstadium findet sich ohne sonstige Krankheitserscheinungen noch der typische Hustenstoß, peakartig.

Laborbefunde:
Leuko ↑-↑↑,
Lympho ↑-↑↑,
Erregernachweis aus Hustenschleim oder Nasenabstrich kulturell.

Pest

Leitsymptome:
Plötzlicher Fieberbeginn, schwerstes Krankheitsbild, begleitet von hochgradigen Lymphknotenschwellungen, bläulich-livide Verfärbung der Haut, Kopfschmerzen, Übelkeit, Schwindelneigung, blasses Gesicht, stark gerötete Konjunktiven. Vorwiegend axillär und inguinal vorkommende hochgradige Lymphknotenschwellungen, später Schwellung sämtlicher Lymphknoten und teigige Schwellung der umgebenden Hautbezirke.

Labor:
Erregernachweis im Buboneneiter und Sputum, evtl. Erregernachweis im Blutstuhl und Urin. *Fluoreszenzantikörper* sind möglich. In Zweifelsfällen bei isolierter Erkrankung außerhalb einer Epidemie kann die Übertragung auf ein Meerschweinchen evtl. die Diagnose weiter absichern. Schweres akutes Entzündungsbild.

Pfeiffer'sches Drüsenfieber

s. unter Mononukleose, infektiöse   S. 516

Pflegeschaden, verschleierter

In Deutschland ist mit jährlich mindestens 6 000 Kindsmißhandlungen und 600 Todesfällen zu rechnen. Wesentlichste Aufgabe der ärztlichen Betreuung ist es, vorbeugende Maßnahmen zu ergreifen, die nach Möglichkeit darauf gerichtet sein sollten, daß die Mißhandlungen nicht mehr wieder eintreten und die potentielle Todesgefahr ausgeschaltet wird. Da jedoch eine Reihe von Erkrankungen eine Kindsmißhandlung vortäuschen können, ist der vorurteilsfreiere Begriff des Pflegeschaden vorzuziehen. Im Interesse der vielen mißhandelten Kinder sollte ein systematisches Vorgehen zur raschen Aufklärung beitragen und die differentialdiagnostisch in Frage kommenden Krankheitsbilder rasch möglichst ausgeschlossen werden. Ein entsprechendes Untersuchungsprogramm sollte durchgeführt werden.

Weiterhin wäre es erforderlich, daß in Deutschland, wie in anderen Ländern, gesetzliche Maßnahmen ergriffen werden, beginnend bei der Meldepflicht (Gesundheitsamt), die ihrerseits eine Reihe fürsorgerischer Maßnahmen über Jugendamt, Familienbetreuung etc., Büros für Eheberatung usw. eine Betreuung übernehmen. Es kann nicht Aufgabe der Ärzteschaft sein, Steigbügelhalter für Strafbehörden zu sein. Die Pflicht zum Heilungsversuch psychosozial-krankhafter Familiensituationen und zum Schutz der Kinder sollte jedoch in zunehmenden Maße gesundheitspolitisch aufgewertet werden.

Differentialdiagnostisch sollten frühzeitig abgeklärt und ausgeschlossen werden:
Schaltknochen und atypische Schädelnähte,
Osteogenesis imperfecta,
infantile kortikale Hyperostose,
Knochentumoren,
Exostosen,
Coxa vara congenita,
Lues,
Skorbut,
Rachitis,
Nierenkrankheiten,
Osteomyelitis,
Kupfermangel,
Kinky Hair-Syndrom,
Tbc,
Poliomyelitis,
Meningitis,
Purpura,
Zöliakie,
Hämophilie,
Leukämie.

Anamnese des Pflegeschadens:

Häufigste Angaben sind:
Schlechtes Gedeihen,
Wachstumsstörungen,
Erbrechen,
Schlafstörungen,
Blutungsneigung,
Gangunsicherheit,
Zornausbrüche des Kindes,
Mangelnde Intelligenz,

Sturz von Treppe,
Verletzungen bei verschiedensten Unfällen.

Die Schädiger (Eltern, Pflegeeltern, Geschwister oder andere Pflegebefohlene) zeigen oft wenig Besorgnis, sprechen wenig, und versuchen bei gezielten Fragen auszuweichen.

Leitsymptome:

Hautabschürfungen, multiple Hämatome, oft verschiedenste Stadien, wobei vor allem Hämatome im Bereich von Schultern, Rücken und Gesäß auf Pflegeschaden hinweisen, insbesondere wenn Hämatome verschiedensten Alters von dunkelrot-blau bis grüngelb vorhanden sind. Hämatome an der Streckseite der Unterschenkel sind dagegen häufig von kindlichen Spielunfällen herrührend. Weiterhin sind Verbrennungen, Bewegungseinschränkungen mit Berührungsempfindlichkeit, vorgewölbte Fontanelle, großer Kopf, Augenhintergrundsblutung und Hämaturie starke Verdachtssymptome. Starke Blässe, trockene, faltig abhebbare Haut (Dehydratation).

Labordiagnostik:

Hb u. Ery (in 48% der Fälle),
Harnsediment,
Harn chem. auf Blut (Myoglobinurie?),
Harn auf Eiweiß,
SGOT,
Ubg (vermehrt bei multiplen Hämatomen),
Gerinnungsstatus (s. S. 330–) zum Ausschluß einer Hämaturie anderer Genese,
EEG,
Echo-EG,
evtl. *CTG,*
Fontanellenpunktion,

Röntgenaufnahme je nach Verdacht:
Schädel in 6 üblichen Projektionen (axial, halbaxial, fronto-okzipital, a.-p. und rechts- und linksanliegend lateral). Intrakranielle Blutungen können auch vorkommen nach heftigem Schütteln von Kleinkindern, was zu Brückenveneneinrissen führt, wobei dann keine Frakturzeichen der Schädelkalotte vorhanden sind. Verdachtssymptome sind auch Asymmetrie der Kalotte mit oder ohne Verdünnung der Kalottenknochen. Bei Rippenfrakturen kann die Diagnose erst nach 7–10 Tagen durch Kallusbildung gestellt werden. Paravertebrale Rippenfrakturen sind Hinweis auf umschriebenes direktes Trauma, Serienfrakturen deuten auf grobe und großflächige Gewalteinwirkung hin. Abgeheilte Frakturen geben eine unregelmäßige wellige Kontur, Korti-

kalisverdickung der Rippen (verknöcherte subperiostale Hämatome). Weiter kommen vor laterale Klavikulafrakturen, Sternumfrakturen, Skapulafrakturen. An den Extremitäten finden sich nicht selten Epiphysiolysen des Oberschenkels und des Oberarms, erkennbar an der Achsenknickung und Schaftdislokation.
Als röntgenologisches Allgemeinsymptom kann sich evtl. eine diffuse Osteoporose finden als Hinweis auf einen Ernährungsschaden.

Phäochromozytom

Leitsymptome:
Profuse Schweißausbrüche ohne erkennbare äußere psychische oder körperliche Belastung werden am häufigsten gefunden. Meist sind Kopf und Oberkörper betroffen. Während die Schwitzattacken sehr typisch verlaufen, werden sie, vor allem bei Frauen im periklimakterischen Alter, häufig fehlgedeutet als klimakterisch bedingt. Der Blutdruck zeigt in über der Hälfte der Fälle einen andauernd erhöhten Wert, der allerdings durch aufgepfropfte Krisen zusätzlich weiter ansteigen kann. Die normotonen Fälle mit den häufig beschriebenen typischen hypertonen Krisen kommen seltener vor. Weiterhin ist ein typisches Leitsymptom der paroxysmal auftretende, heftige, pulssynchrone Kopfschmerz, der oft die falsche Verdachtsdiagnose eines akuten hirnorganischen Prozesses aufkommen läßt. Weiter typisch sehr häufig vorkommend sind situationsunabhängige Unruhe, Bewegungsdrang, Fingertremor, Angstgefühle, Herzklopfen und pektanginöse Beschwerden bis hin zum Herzinfarkt. Sehr häufig findet sich anfallsartige Gesichtsblässe, Leistungsknick und Gewichtsverlust (übergewichtige Phäochromozytom-Patienten kommen praktisch nicht vor), orthostatische Regulationsstörungen, neurologische Ausfälle und abdominelle Beschwerden finden sich in etwa der Hälfte der Fälle. Gelegentlich finden sich auch Übelkeit, Erbrechen, Sehstörungen, Atemnot, Hitzegefühl und Hitzeunverträglichkeit.

Laborbefunde:
Diagnostisch bedeutend ist der *Nachweis von Katecholaminen im Harn,* vor allem Adrenalin und Noradrenalin, sowie deren Abbauprodukte Methyladrenalin und Methylnoradrenalin, die insbesondere nach einer Krise stark erhöhte Werte zeigen. Normalerweise muß die Untersuchung aus dem 24-Stunden-Harn durchgeführt werden, wobei der Harn dunkel gelagert werden sollte und eine Ansäuerung mit etwa 30–50 ml n/10 Schwefelsäure oder Salzsäure unabdingbar ist Die Bestimmung der Vanillin-Mandelsäure als alleiniger Test ist zur Diagnosestellung unzureichend.

Begleitbefunde können sein:
Leuko ↑,
BZ ↑,
Harnzucker +,
Harnausscheidung von 5-Hydroxytryptamin ↑,
Harnausscheidung von 5-Hydroxyindolessigsäure ebenfalls in manchen Fällen *erhöht.*

Normalerweise wird man wiederholte Untersuchungen der Katecholamine durchführen müssen. Zum ersten unmittelbar nach einem Anfall, um extrem erhöhte Werte zu erfassen, zum anderen nach Einhalten einer Karenzzeit zur Vermeidung von Interferenzen. In dieser Zeit sollten möglichst alle Medikamente vermieden werden, insbesondere Alpha-Methyldopa und Sedativa sowie Kaffee, Nüsse und Käse.

Ergänzungsdiagnostik:
Häufige *Blutdruckkontrollen* im Liegen, Stehen, nach Lagewechsel, nach Massage der Nierenlager, Selbstkontrolle des Blutdrucks durch den Patienten.
Augenhintergrunduntersuchung.
Verlaufskontrolle des Gewichts.
Kutane Phakomatosezeichen.

Stark diagnostisch hinweisend ist auch die Besserung akuter heftiger Kopfschmerzen und des akuten krisenhaften Blutdruckanstiegs nach Gabe von Regitin. Wegen des folgenden starken krisenhaften Blutdruckabfalls darf Regitin nur sehr langsam fraktioniert verabreicht werden.

Paralleldiagnostik:
Bz,
Chol,
Triglyzeride,
Rö-Untersuchung der Gallenblase wegen häufiger Kombination mit Diabetes, Fettstoffwechselstörungen und Gallenblasensteinen.

Lokalisationsdiagnostik:
Angiographie,
Röntgenuntersuchung in Verbindung mit Pneumoretroperitoneum,
Nebennierenphlebographie,
CTG.

Phlorhizinvergiftung (Phlorhizindiabetes)
s. unter renale Glukosurie S. 636

Pigmentationen, anomale

Laborprogramm:
GPT (GOT),
Fe,
Serumelektrophorese,
Blutzucker,
Blutbild mit Ausstrich,
LDH,
Harnuntersuchung auf
  Zucker,
  Ubg,
  Eiweiß,
  Sediment,

bei nachdunkelndem Urin untersuchen auf Porphyrine, evtl. Alkaptochromreaktion bei schwärzlicher-bräunlicher Verfärbung des Harns.

Differentialdiagnostik

1. Generalisierte Pigmentvermehrungen an Haut- und an Schleimhäuten

konstitutionell/anlagemäßig,	
Morbus Addison,	s. S. 4–5,
Hämochromatose,	*GPT* ↑, *Fe* ↑, *BZ* ↑, *Gamma-Glob.* ↓.
	Beweisend: Typischer *Leberbiopsiebefund.*
	Bei Probeexzision aus der Haut finden sich eisenhaltiges Pigment und Lipofuszin,

2. Generalisierte Hautpigmentierung ohne Schleimhautbeteiligung

Hämochromatose	s. auch oben
chronisch-interstitielle Nephritis	Phenazetinanamnese
	Labor: *Mäßige Mikrohämaturie, Leukozyturie, evtl. Zylindrurie, leichte Anämie, später Anstieg von Harnstoff und Kreatinin, gestörter Konzentrationsversuch, verminderte Ausscheidungsleistung im Isotopennephrogramm*

Hyperthyreose,
Myxödem,
Intoxikationen:
  Arsen,
  ACTH,
  Eisen,
  Insulin,
  Gold,
  Malariamittel,
  Phenazetin (chronisch),
  Silber,
  Steroide, *toxikologische Untersuchungen*
  Wismut.

Alkaptonurie	braun-schwärzlich verfärbter Harn, oft Zeichen von Osteoporose oder Osteochondrose
	Labor: *Nachdunkelnder Urin, positive Alkaptochromreaktion.*
Porphyrie	*Ubg positiv, Porphyrin evtl. positiv im Harn.*
	Bestimmung der Porphyrine s. S. 615–
Sklerodermie	s. S. 205, typische Hautveränderungen.
Morbus Gaucher	Leitsymptom: Splenomegalie u. Lymphome.
	Labor: *Leuko ↓, Thrombo ↓, Ery ↓, Hb ↓, HbE ↓.*
	Beweisend: Nachweis von Gaucher-Zellen im *Sternalpunktat.*
Perniziöse Anämie	*Hb ↓↘, Ery ↓↓, HbE ↑, Ery-Volumen ↑, LDH ↑, path. Schilling-Test, Prince-Jones-Kurve* verbreitert.

3. Lokalisierte Pigmentationen

a) **An belichteten Hautstellen**
vermehrte Sonnenbestrahlung,
Vitaminmangel-Zustände (Vitamin B-Mangel),
im Gefolge von Magen-Darm-Störungen (?).

b) Im Gesicht konstitutionell

Sommersprossen,
Chloasma,
im Gefolge einer Schwangerschaft,
bei Pilleneinnahme,
bei Ovarialinsuffizienz,
bei Kachexie,

Peutz-Jeghers-Syndrom	vor allem im Nasen-Wangenbereich, in Kombination mit intestinaler Polyposis (kongenital).
Alkaptonurie	s. oben, Pigmentlokalisation vor allem über Nase und Ohren.
Interstitielle Nephritis	s. oben, auch hier findet sich die Pigmentierung vorwiegend im Gesicht
Kala-Azar	vor allem an Stirn und Händen aber auch übrigen Körperpartien fortschreitende Dunkelverfärbung der Haut s. S. 403

c) Andere lokalisierte Pigmentierungen

an den Beinen, vor allem nach örtlichen Durchblutungsstörungen bei Varikosis und nach Ulzera cruris.

nach mechanischen, chemischen und thermischen lokalen Einwirkungen

Melanom	Malignom-Test, *Melaninprobe im Harn* (nach Jaksch) evtl. positiv.
Acanthosis nigricans	Lokalisation vor allem an Körperfalten, Beugeflächen, Axilla. Die juvenile Form ist benigne, es gibt auch maligne Formen, die nach Karzinomen, vor allem Bronchial-Mamma- und Abdominal-Karzinomen auftreten. Malignom-Test s. S. 128
Albright-Syndrom	Pubertas praecox, multiple Knochenzysten und Frakturen röntgenologisch nachweisbar.
Polyarthritis rheumatica	Pigmentierungen über Gelenken möglich.

Neurofibromatosis Recklinghausen
Im Verlauf von Nerven nach Nervenkompressionen z.B. durch Tumoren.

4. Umschriebene Hautdepigmentierungen
bei Vitiligo   Labor: *LDH* (↑), *Schilling-Test* (↓).
NB: Vitiligo findet sich häufig kombiniert mit Perniziosa.

„Pille"
s. Ovulationshemmer   S. 577

Bei der Einnahme der sogenannten „Pille" zur Ovulationshemmung sind Laboruntersuchungen sowohl vor Behandlungsbeginn, als auch im Verlauf der Behandlung erforderlich wegen der möglichen Nebenwirkungen und Gefahren.

Plasmozytom

Leitsymptome:
Skelettschmerzen, rheumatoide Beschwerden, BKS ↑↑↑, typische spitze Elektrophoresezacke, Rückenschmerzen, Schwäche, Müdigkeit, Appetitlosigkeit, Gewichtsabnahme, Spontanfraktur ohne äußerlich erkennbaren Anlaß, evtl. Zeichen einer Niereninsuffizienz, typische Röntgenveränderungen (s. u.).

Laborbefunde:

1. **Typische Veränderungen:**

BKS ↑↑-↑↑↑.

Serumelektrophorese: Sehr hohe Gamma-Glob.-Zacken mit schmaler Basis, die auch in den β-Bereich hineinverschoben sein können.

Paraproteinvermehrung nachweisbar neben der Serumelektrophorese auch in der Immunelektrophorese nach Graber und Williams, sowie in der radialen Immundiffusion (Mancini).

IgG-Vermehrung (ca. 74 %),
IgA-Vermehrung (ca. 25 %),
IgD-Vermehrung (ca. 0,5 %),
IgE-Vermehrung (vereinzelte Fälle).
Radioimmunologischer Nachweis von IgE.

606 Plasmozytom

Knochenmarksausstrich (Pappenheim-Färbung): Nachweis anomaler Knochenmarksplasmazellen, die häufig in Verbänden angeordnet sind. Die Plasmazellkerne zeigen verschiedene Größen, Kernanomalien und Abspaltungen. Es finden sich auch Zellen mit mehreren Kernen. Die Nukleolen treten stärker in Erscheinung. Der Plasmasaum kann verschmälert sein. „Geflammte" Formen.

Zytochemisch findet sich ein Fehlen oder nur vereinzeltes Vorkommen der ATP-spaltenden Aktivität (normal in 60–65 % der normalen Zellen vorhanden).

Elektrophoretische Beweglichkeit der Myelomzellen stark erhöht (normal zeigt die Knochenmarksplasmazelle die Beweglichkeit im langsamen elektrophoretischen Bereich).

2. Mögliche Begleitbefunde:
Hb (↓),
Ery (↓),
Leuko (↓),
Thrombo (↓),
Blutungszeit (↑),
Gerinnungszeit (↑),
Ca (↑),
Harnsäure (↑),
Kryoglobulinnachweis (spontan gelierendes Plasma bei Abkühlung unter 37° C).

Bei Plasmozytomniere:
Harn: Eiweiß +—++,
Bence-Jones-Protein.

Röntgenbefunde:
Typische, wie ausgestanzt wirkende Defekte, vor allem im Bereich von Schädel aber auch im Rumpfskelett, Schultergürtel und in den oberen Femurpartien kommen Knochenveränderungen mit multiplen erbsen- bis bohnengroßen Aufhellungen vor. Auch das Bild einer diffusen Osteoporose kann gefunden werden. Weiterhin können Exostosen sowie zystenartig aussehende Knochentumoren vorgefunden werden. Neben Spontanfrakturen finden sich auch zusammengesinterte Wirbelkörper mit Veränderungen, die bis zur Querschnittslähmung führen können.

Sonderformen:

Plasmozytom als isolierter Tumor ohne Paraproteinnachweis.

Extraossäre Lokalisationen:
 Obere Atemwege,
 Lymphknoten,
 Mundhöhle,
 Leber-Milz,
 Magen-Darm-Trakt,

Paramyloidose bei Plasmozytom:
 Hepatomegalie,
 Splenomegalie,
 Gastrointestinale, Störungen.

Platonychie

s. unter Nagelveränderungen (abgeflachte Nägel) S. 535

Pleuraerguß

Leitsymptome:
Brustkorbschmerzen, manchmal auch nur Druckgefühl im Brustkorbbereich. Die Beschwerden können atemabhängig aber auch andauernd sein. Wenn gleichzeitig Atemnot besteht, kann meistens eine Auskultation-Seitendifferenz oder Perkussions-Seitendifferenz festgestellt werden. Entscheidend für die Diagnostik des Pleurergusses ist jedoch die Röntgenuntersuchung des Thorax, zunächst mit Thoraxaufnahme in 2 Ebenen, bei positivem Befund ergänzt durch Durchleuchtung, evtl. mit Lageveränderung.

Laboruntersuchungen:
Blutbild, insbesondere weißes Blutbild,
BKS.

Ergänzungslabor:
Serumelektrophorese,
Blutzucker,
Harnstatus,
Kreatinin.

Ergänzungsdiagnostik:

Pleurapunktion mit Untersuchung des Ergusses, einschließlich makroskopischer Beurteilung, Transsudat-Exsudat-Status, bakteriologische Untersuchung des Ergusses, einschließlich mikroskopischer Beurteilung und zytologischer Untersuchung.

NB: Eine Pleurapunktion sollte vor Thoraxaufnahme unterlassen werden, da wegen der subjektiven Beeinträchtigung des Patienten eine strenge Indikation zur Punktion gestellt werden muß.
EKG.

Gezielte Ergänzungsuntersuchungen:

Bei klarem Erguß *Tbc-Kultur* ansetzen, Ausstrich auf Tbc, bei positiver Kultur Resistenzbestimmung,
Ausstrich auf Tumorzellen,
Untersuchung auf Pilze.

Bei unklarem Befund
Lungenszintigramm (Infarkt),
EKG-Wiederholung (Myokardinfarkt).

IgE-Untersuchung, erhöht bei allergischen Erkrankungen und Parasiten, vor allem Echinokokkus.

Serumeisenbestimmung, bei starker Erniedrigung Untersuchung auf Tumoren, Metastasen und Bronchialkarzinom intensivieren, sofern diese röntgenologisch noch nicht festgestellt worden waren.

Bei starker Senkungsbeschleunigung auch weiter abklären in Richtung rheumatoide Arthritis (PCP), rheumatisches Fieber, Periarteriitis nodosa und Erythematodes.

Bei eitrigem Exsudat bakteriologische Untersuchung einschließlich Tbc (Abszeß, Empyem, Traumafolgen).

Bei blutigem Punktat muß an Tumoren, Tbc, Lungeninfarkt, Spontan-Hämopneumothorax und haemorrhagische Diathese gedacht werden, daher Gerinnungsstatus und Neoplasma-Diagnostik (s. S. 128). Eine traumatische Ursache und eine Blutung infolge der Punktion kann einen blutigen Erguß vortäuschen.

Transsudate finden sich vor allem bei Herzerkrankungen, insbesondere Insuffizienz und Pericarditis constrictiva. Weiterhin bei Eiweißmangel (nephrotisches Syndrom, Leberzirrhose, nach konsumierenden Erkrankungen und langem Hungern).

NB: Transsudate finden sich auch bei tumorösen Stauungen und bei Meigs-Syndrom, das auch ein Exsudat verursachen kann.

Pleurakarzinom

Leitsymptome:
Thoraxschmerzen, allgemeine Neoplasmazeichen.
Nur Diagnostik frühzeitig positiv: *Rö-Thorax*.

Labor:
    Allgemeine Neoplasma-Tests   s. S. 128

Ergänzungslabor:
Pleurapunktat: Erythrozytennachweis im Punktat, evtl. Tumorzellnachweis im Punktat, LDH ↑, LDH-Punktat > LDH-Serum.

Pleuritis   s. S. 126 und S. 607–

Plummer-Vinson-Syndrom

Brennende, schmerzhafte Dysphagie. Die Differentialdiagnostik entspricht im wesentlichen der der Glossitis (s. S. 308).
Das Plummer-Vinson-Syndrom findet sich fast nur bei Frauen.

Pneumonie

Leitsymptome:
Fieber (nicht immer, jedoch meist hohes Fieber mit Schüttelfrost), evtl. Atemnot, Husten, evtl. Auswurf.

Entscheidend für die Diagnostik ist die *Röntgenuntersuchung des Thorax*, zunächst mittels Aufnahme (evtl. in 2 Ebenen). Die Durchleuchtung ist nur zur Lokalisationsdiagnostik und Ergänzungsdiagnostik sinnvoll bei positivem Befund auf der Aufnahme.

Auskultation und Perkussion sind nur Hilfsmittel und können die Röntgenaufnahme nicht ersetzen. Viele Pneumonien gehen mit völlig unauffälligem, d. h. negativem Perkussions- und Auskultationsbefund einher, insbesondere zentrale Pneumonien.

Labor (nur von ergänzender Bedeutung):
BKS ↑,
Alpha-2-Glob. ↑,
Erregernachweis im Auswurf,
evtl. kulturelle Erregerzüchtung und Testung der Empfindlichkeit,
bei bakteriellen Pneumonien
Leuko ↑-↑↑,

bei bakteriellen Pneumonien
Leuko ↑-↑↑,
bei Viruspneumonien nicht selten
Leuko ↓,
Diff-BB:
Linksverschiebung, toxische Granulozyten und Lymphozyto-Eosinopenie.

Pneumothorax

Akute Dyspnoe, evtl. Einflußstauung, seitendifferenter Auskultationsbefund. Diagnose: *Röntgen-Thorax*
Labor: Evtl. pCO_2 ↑, pO_2 ↓.

Pocken

Leitsymptome:

Im Beginn hohes Fieber, Schüttelfrost, Kopfschmerzen, Gliederschmerzen. Zu Beginn der Bläschenentwicklung Temperaturabfall meistens vorhanden, dann erneuter starker Fieberanstieg mit Auftreten der Bläschen, verbunden mit Hautbrennen und Juckreiz. Das Exanthem kann während der ersten Krankheitstage masern- oder scharlachähnlich verlaufen. Ab 4. bis 5. Tag entwickelt sich ein makulo-papulöses Exanthem, das schließlich in das Bläschenstadium übergeht. Dabei entwickeln sich bis zu erbsgroße, meistens in der Mitte eingedellte, mehrkammerige Bläschen. Im Gegensatz zu Windpocken verlaufen die Effloreszenzen mehr gleichförmig, d. h., es finden sich nicht so stark ausgeprägt, nebeneinander die verschiedensten Stadien, wie bei Windpocken.

Labordiagnostik:

Leuko ↑, Monozyten ↑.
Im Bläscheninhalt *Nachweis der Paschen-Elementarkörperchen* im Zytoplasma von Epithelzellen. Ein Immundiffusions-Präzipitationstest in Agargel benötigt nur ettwa 6 Stunden zur Diagnosestellung. Schließlich kann ein *Komplement-Fixationstest* mit Hyperimmun-Kaninchenserum durchgeführt werden, Hämagglutinationstest mit Rekonvaleszentenserum. *Nachweis von Guarneri-Körperchen* nach Verimpfen des Bläscheninhalts auf Kaninchenkornea. Evtl. *elektronenmikroskopischer unmittelbarer Nachweis des Virus.* Sämtliche Untersuchungen können unter Einhaltung entsprechender Vorsichtsmaßnahmen normalerweise nur in Spezialaboratorien durchgeführt werden. Sie sind jedoch erforderlich zur Untermauerung der klinisch gestellten Diagnose.

N.B. Variola haemorrhagica (schwarze Pocken) vorhanden, wenn Blutungen in die Bläschen bestehen.

Polyarthritis rheumatica acuta
s. unter Gelenkschmerzen S. 294

Polyarthritis rheumatica chronica
s. unter Gelenkschwellungen S. 295

Polydipsie
s. unter Durst S. 206

Polyglobulie – Polyzythämie – Differentialdiagnostik

Laborprogramm:

	Polyglobulie	Polyzythämie
* *Hb*	↑	↑
* *Ery*	↑	↑
* *Leuko*	→	↑
* *Diff-BB*	→	Eo u. Baso ↑
* *Thrombo*	→	↑
* *Reti*	→	↳
Gesamtblutmenge	→	↑
Hkt	→	↑
* *Harnsäure*	→	↑ erhöhter Zellabbau)
Hs-Ausscheidung	→	↑
alkal. Leukozyten-phosph. (nur in hämatol. Spezial-labors möglich)	→	↑
Knochenmark	evtl. Vermehrung der roten Blutbildung	Typisch deutliche Ver-mehrung der Mega-karyozyten, Vermeh-rung aller Blutbil-dungselemente.

* = wichtigstes Minimalprogramm der Diff.-Diagn.

612 Polyglobulie - Polyzythämie, Polymyalgia rheumatica

	Polyglobulie	Polyzythämie
Wesentliche Krankheitsgruppen	I. Hypoxämische Syndrome Lungenkrankheiten, zentrale Störungen der Atmungsregulation, Adipositas-Erythrozytose, Erythrozytose bei Kreislaufkrankheiten, Kompensations-Erythrozytose bei Methämoglobinämie durch Medikamente u. chem. Substanzen, Höhen-Erythrozytose.	Eingehende differential-diagnostische Tabelle s. Band I, Diagn. Bewertung von Laborbefunden S. 163–166.
	II. Nicht hypoxämische Syndrome: normal, Nierenerkrankungen, gastrogene Polyglobulie, Erythrozytose bei Leberzirrhose, Erythrozytose bei Splenomegalie verschiedener Ursachen, Primäre Milz-Tbc, Streß-Erythrozytose, Exsikkose, Kohlehydratpolyglobulie.	

Polymyalgia rheumatica

Leitsymptome:

Muskelschmerzen, v. a. Schulter- und Beckengürtel, Muskelschwäche, meist nachts auftretend, morgendliche Steifigkeit.
Aktive Beweglichkeit stärker als passive. Im weiteren Verlauf gestörtes Allgemeinbefinden, Nachtschweiß, Anorexie, Gewichtsverlust, Müdigkeit, Depression, subfebrile Temperaturen.
Alter meist über 50 J. ♀ > ♂.

Polymyalgia rheumatica, Polyneuropathie (Polyneuritis)

Labor:
> BKS ↑↑-↑↑↑ (1 Std. meist > 100),
> Elphor: Alb. ↓, Alpha-2-Glob. ↑,
> CRP +,
> RF ∅, ASL-Titer o. B., Antinukleäre Faktoren ∅,
> Hb ↓
> Ery ↓
> Fe ↓   } nach längerem Verlauf,
> Cu ↑
> Leuko ⇘,
> Diff.-BB. Eosinophile ↰,
> GOT und CPK →.

NB: In etwa 10% der Fälle Kombination mit Hortonscher Riesenzellarteriitis der A. temporalis.

Polyneuropathie (Polyneuritis)

Leitsymptome:
Parästhesien, Druckempfindlichkeit und Schmerzhaftigkeit, am häufigsten distale Extremitätenabschnitte betroffen, Hyp- oder Anästhesie, Hyporeflexie oder Areflexie, fortschreitende Muskelschwäche und Muskelschwund.

Labordiagnostik:
> *Blutzucker,*
> *Harnzucker,*
> *Azeton,*
> *Harnstoff,*
> *Harnsäure,*
> *Gamma-GT,*
> *GPT,*
> *Ganzes Blutbild,*
> *BKS,*
> *Elektrophorese.*
>
> Bei starker Blutsenkung
> *Rheumatests,*
> *LE-Test.*
>
> Bei Bauchschmerzen oder Hautexanthemen zusätzlich
> *Porphyrine.*

TPHA.

Bei BKS ↑ und Fieber gezielte Untersuchungen auf *Infektionskrankheiten*, insbesondere *Mononukleose, Diphtherie, Typhus, Paratyphus, Fleckfieber.*

Übersicht der häufigsten Polyneuropathien

1. **Polyneuropathie bei Stoffwechselstörungen**
   Diabetische P.
   symmetrische, vorwiegend distale Form,
   asymmetrische, vorwiegend proximale Form,
   „Mononeuropathie",
   Amyotrophie oder Myelopathie.
   P. bei Urämie,
   P. bei Porphyrie,
   P. bei Amyloidose (primäre),
   P. bei Leberzirrhose.

2. **Polyneuropathie bei Mangel- und Fehlernährungen.**

3. **Polyneuropathie bei B_{12}-Resorptionsstörungen.**

4. **Polyneuropathie bei Dysproteinämien.**

5. **Polyneuropathie bei Infektionskrankheiten**
   Parotitis,
   Mononukleose,
   Diphtherie,
   Typhus,
   Paratyphus,
   Fleckfieber,
   Botulismus,
   Lepra.

6. **Polyneuropathie bei Kollagenosen**
   Periarteriitis nodosa.

7. **Polyneuropathie bei Sprue und anderen Resorptionsstörungen des Darms.**

8. **Polyneuropathie bei exogen-toxischen Störungen**
   Äthyl,
   Blei,
   Arsen,
   Lösungsmittel (z. B. Schwefelkohlenstoff),
   Triarylphosphat,
   Thallium,

Medikamente:
Isoniazid,
Thalidomid,
Nepresol,
Furantoin.

9. **Andere Polyneuropathien**
serogenetisch,
Neoplasmen,
ischämisch.

Polyurie

Differentialdiagnostik wie bei Durst, mit Ausnahme von Exsikkose, Hyperhidrosis und Blutverlust. s. S. 206

Popliteageräusch

s. unter Durchblutungsstörungen S. 185

Porphyrien

I. **Akute, intermittierende Porphyrie** (akute idiopathische Porphyrie, akute toxische Porphyrie)

Leitsymptom:
Farbloser Harn, der nach Sonnenlichteinwirkung rot oder schwarz wird. Im Vordergrund stehen Bauchkoliken, Symptomatik des akuten Abdomens, ileusartige Symptomatik, Pseudoappendizitis etc. Auch Obstipation, Erbrechen, Verwirrtheitszustände, periphere Neuritis und schlaffe Lähmungen, Krämpfe.

Laborbefunde:
In der Praxis läßt sich die Diagnose am ehesten mit dem Wadson-Schwarz-Test stellen. Dabei wird *Porphobilinogen im Harn* nachgewiesen. Man versetzt den Harn mit Ehrlichs-Reagens, wie zur Aldehyd-Probe. Bei Anwesenheit von Porphyrinen kommt es ebenso wie bei Anwesenheit von Sterkobilinogen oder Urobilinogen zu Rotfärbung . Sodann schüttelt man den Harn mit der gleichen Menge Chloroform. Nach Stehenlassen sinkt das schwere Chloroform zu Boden. Findet sich die Rotfärbung im oberen Teil, also in der wässerigen Phase, so ist die Probe auf Porphobilinogen positiv. Findet sich die

Färbung im unteren Teil, also im Chloroform, so ist die Probe auf Sterkobilinogen oder Urobilinogen positiv,
Zur weiteren Diagnostik eignet sich die *Bestimmung von Koproporphyrin I* und *Uroporphyrin I,* die vermehrt vorhanden sind. Auch *Koproporphyrin III* findet sich manchmal vermehrt. Neben Porphobilinogen kann auch *Uroporphyrin III* nachgewiesen werden.
Deltaaminolävulinsäure wird vermehrt ausgeschieden.

Unspezifische Begleitbefunde:
Leuko ↑,
PBI ↑,
Na ↓,
Mg ↓,
Blutvolumen ↓ (Haematokrit →),
Glukosebelastungsprobe diabetesähnlich verformt,
Osmolalität (Serum und andere Körperflüssigkeiten) ↓,
Hyperosmolalität des Harns gegenüber dem Plasma.

II. Chron. Porphyrie (Porphyria cutanea tarda),

Leitsymptome:
Fotodermatose, bullöse Dermatitis, evtl. Hyperpigmentation und sklerodermieartige Veränderungen, evtl. Hirsutismus, auch kolikartige Bauchschmerzen und neurologische Symptome können vorkommen. Im Gegensatz zur akuten Porphyrie sind hier Männer häufiger als Frauen betroffen. Hepatosplenomegalie, *Hb* ↓, *Ery* ↓.

Laborbefunde:
Nur geringe Mengen von Porphobilinogen nachweisbar (Wadson-Schwarz-Test evtl. negativ), es läuft sich vor allem eine *starke Vermehrung von Uroporphyrin I und Koproporphyrin I* nachweisen. Auch Uroporphyrin III kann vorhanden sein. Normale Ausscheidung von Deltaaminolävulinsäure.

III. Gemischte (kombiniert) akute-chron. Form der Porphyrie

Leitsymptome:
Alternierendes Auftreten von Fotosensibilität und abdominellen Krisen.

Laborbefunde:
Koproporphyrin III-Isomere überwiegen, Koproporphyrin I und Uroporphyrin I weniger stark vorhanden, Wadson-Schwarz-Test positiv, Uroporphyrin III kann ebenfalls gefunden werden.

IV. Porphyria erythropoetica

Leitsymptome:
Roter Harn, rosa Zähne mit Fluoreszenz bei UV-Licht, Fotosensibilität der Haut mit nachfolgenden Vesikeln und Blasen sowie Narben und Pigmentationen der Haut, Hepatosplenomegalie, $Hb \downarrow$, $Ery \downarrow$.

Laborbefunde:
Wadson-Schwarz-Test negativ, erhebliche Mengen von *Koproporphyrin I und Uroporphyrin I* in Harn und Stuhl nachweisbar.

V. Hereditäre Koproporphyrie

Harmlose, rezidivierende vererbliche Anomalie, bei der leicht vermehrte Mengen von Koproporphyrin III ausgeschieden werden. Außerdem Ausscheidungen Uroporphyrin I.

VI. Weitere Ursachen von Porphyrinurie

s. Band I, Diagn. Bewertung von Laborbefunden, ab Seite 345.

Substanzen, die eine Porphyrie verschlechtern können oder einen Anfall auslösen können, sind:

Barbiturate,
Mebrobomate (Miltaun),
Chlordiazepan (Librium, Valium etc.),
Hydantoine (Zentropil),
Pyrazolonderivate (Novalgin, Pyramidon),
Phenylbutazon,
Dimethyltetracyclin,
Griseosulvin,
Sulfonamide,
Chloroform,
Procain,
Dolantin,
Antikoagulantien,
perorale Antidiabetika,
Östrogene,
Progesteron,
Ergotamin,
Alkohol, vor allem Intoxikationen.

Besonders gefährlich sind:
Quecksilber,
Blei,
Zink,
Phosphor,
Arsenverbindungen,
Silber,
Wismut,
Anilin,
Trinitrotoluol,
Kupfer,
Eisen.

Pränatale Diagnostik

(Möglichkeiten der pränatalen Diagnostik)

Die pränatale Diagnostik ist angezeigt bei Verdacht auf schwere angeborene Störungen.

Als Hilfsmethode kann die *Ultraschall-Diagnostik* angesehen werden, bei der sowohl das Alter der Schwangerschaft, als auch die Lage der Plazenta und eine evtl. Zwillingsschwangerschaft festgestellt werden kann.

Unmittelbare Untersuchung mittels *Amniozentese* ist erst von der 14. bis zur 16. Schwangerschaftswoche möglich. Vom sterilen Fruchtwasser werden die nativen Zellen auf fetales Geschlecht untersucht, außerdem werden Enzymbestimmungen durchgeführt. Von der Zellkultur lassen sich eine Chromosomenanalyse, eine biochemische Analyse (Enzymbestimmung und Autoradiographie) sowie histochemische Untersuchungen, gegebenenfalls auch elektronenmikroskopische Untersuchungen durchführen.

Aus dem zellfreien Zentrifugat können ebenfalls biochemische Analysen durchgeführt werden und die Bestimmung des Alpha-Fetoproteins.

Ergänzungsdiagnostik:

In besonderen Fällen kann bereits eine *Fetoskopie* durchgeführt werden (direkte Sichtbarmachung des Feten mittels Feinnadeloptik, jedoch noch nicht in der Routine üblich).

Als Methode zur Beurteilung von Störungen in der Schwangerschaft (auch andere, nicht angeborene) dient während des 1. Trimenons die

HCG-Titer-Bestimmung, ab dem 2. und 3. Trimenon die *Östriol-Bestimmung*, die eine Aussage über den Zustand der Gesamtfrucht zuläßt, während die *HPL-Bestimmung* vor allem Aussagen über den Zustand der Plazenta ermöglicht.

Die durch die Plazenta bedingte Erhöhung der *alkal. Phosph.* gegen Ende der Schwangerschaft kann bei plötzlichem Absinken ebenfalls auf eine Schwangerschaftsstörung hindeuten.

Sphyngomyelin-Bestimmung (Lezithin) aus Fruchtwasser ist in der Lage, Schäden des Foeten anzuzeigen, z.B. bei Übertragung.

Präoperative Diagnostik
(nach Härter G., Klinikum Heidelberg, modif.)

Laborprogramm:
Hb,
Ery,
Haematokrit,
Leuko,
BKS,
Blutgruppe,
TPHA,
K,
Na,
Gesamteiweiß,
Elphor,
BZ,
Kreatinin od.
Harnstoff,
Harnsäure,
Cholesterin,
Alkal. Phosph.,
GOT,
Quick-Test,
Urinstatus mit Sediment.

Ergänzungsdiagnostik:
EKG mit ergometrischer Belastung,
Röntgen: Thorax-Aufnahme.

Mit oben aufgeführtem Programm, durch Qualitätskontrolle gesichert, können bis zu 3 Tage Klinikaufenthalt präoperativ eingespart werden.

Priapismus

Laborprogramm:
BZ,
Harnzucker,
Harnsäure im Serum,
BKS,
Leuko,
Thrombozyten,
PAT,
Gerinnungsstatus,
saure- und Prostataphosph.,
KBR auf Gonorrhoe,
Harnsediment,
BB,
TPHA.

Ergänzungsdiagnostik:
Evtl. *Röntgenuntersuchung* von BWS und LWS,
neurologischer Status (Myelitis?, Hirntumor?, Rückenmarkerkrankungen?),
Myelographie,
evtl. *psychologisch-psychiatrische Abklärung.*

Differentialdiagnostik:
Physiologisch morgendlicher Priapismus: Bettwärme,
 Blasenfüllung.
Psychogener Priapismus,
Aphrodisiaka,
Alkoholabusus,
Infektionen entweder lokal oder im Gefolge von Infektionskrankheiten: diesbezüglich gezielte Tests,
 Entzündungs-Tests, auch Untersuchung auf Tbc,
Diabetes mellitus,
Gicht,
Leukämie,
Urologische Erkrankungen, insbesondere im Blasenbereich,
Prostatakrankheiten,
Neurologische Krankheiten,
Myelitis,
Tumoren im Bereich von Rückenmark und Hirn.

Primär-chronische Polyarthritis
s. Gelenkschwellungen S. 295

Prostata-Karzinom

Leitsymptom:
Palpatorisch harte, knotige Prostata (nicht alle Fälle können damit erfaßt werden).

Labor:
> *Saure Phosph.* ↑,
> *Prostataphosph.* ↑.
> (**NB:** 20% aller Fälle zeigen normale Werte).

Beweisend: *Histologischer Tumorzellnachweis* nach transrektaler Prostatabiopsie (am besten unter zytostatischem Schutz).

NB: Zukünftig wird das *Ultrasonogramm* mit rektaler Spezialsonde von großer Bedeutung sein.

Proteinurie

I. Differentialdiagnostisches Untersuchungsprogramm (Basisprogramm):
Sediment,
Harn chemisch auf Blut,
Elektrophorese (α_2 ↑? Alb ↓?),
BKS,
Isotopennephrogramm.

II. Differentialdiagnostische Betrachtungen:

1. Vorübergehende Proteinurie:

Orthostatische Proteinurie: *Harnuntersuchung*
  a) morgens aus dem Bett,
  b) nach 1/2 Std. Stehen in Hohlkreuzstellung,
  Probe a) Eiweiß ∅,
  Probe b) Eiweiß +,

Sportproteinurie: Bei starken Anstrengungen untrainierter Personen.

Palpationsproteinurie: Bei starkem Druck und starker Palpation in der Nierengegend.

NB: Vorübergehende Proteinurien, insbesondere die orthostatische Proteinurie, sind eine harmlose Anomalie. Sie sollten jedoch in größeren Abständen kontrolliert werden, da in einem verhältnismäßig hohen Prozentsatz der orthostatischen Proteinurie doch eine latente Nierenerkrankung vorliegt.

Febrile Proteinurie: Zustand nach Fieber, evtl. nach Dehydratation, evtl. auch hyaline Zylinder nachweisbar. z. B. nach Koliken, Herzinfarkt

Reaktive Proteinurie: Apoplexie, epileptischen Anfällen, Kälteeinwirkung, nach verschiedensten Streß-Situationen.

2. Dauernde Proteinurie:

Stauungsproteinurie: Übliche Zeichen der Herzinsuffizienz nachweisbar, wie Tachykardie, periphere Stauungszeichen mit Ödemen (Cave: renale Ödeme), evtl. Hepatomegalie, kardiomegalie, evtl. röntgenologisch nachweisbar.

Renale Proteinurie: Nephritis, nephrotisches Syndrom, Nephrosklerose, Glomerulosklerose, Amyloidniere (siehe auch bei Nierenerkrankungen).
Eine Eiweißausscheidung von mehr als 3 g im 24 Std.-Harn ist sehr verdächtig für eine glomeruläre Erkrankung.

Lipoidnephrose:
(Genuine Nephrose)
Massive Ödeme, GE ↓,
α-*Glob.* ↑,
β-*Glob.* ↑,
γ-*Glob.* ↓,
BKS   ↑↑,
Lipide ↑,
RR →.

Infektproteinurie: V. a. bei Diphtherie, Scharlach, Tonsillitis, Endocarditis lenta, Erysipel, Fleckfieber.

Plasmozytom: BKS ↑↑,
GE ↑,
evtl. Nachweis von *Bence-Jones-Eiweißkörpern* mit typischer Trübung nach Erwärmung und Enttrübung nach Wiedererkalten.

Prothionamid (PTH) (Tuberkulostatikum)

Unter Behandlung mit diesem Medikament sind wegen der möglichen Begleitgefahren folgende Verlaufskontrollen strikt angezeigt:

GOT
GPT } in 3–4-wöchentlichen Abständen,
Bilirubin

Blutbild
Harnstatus } in 3-monatigen Abständen.

Pruritus (Juckreiz)

Labordiagnostik:
BZ,
Harnsäure,
ganzes Blutbild,
IgE,
Bilirubin,
Harnstoff,
Kreatinin,
Harnsediment,
Thyroxin,
T3-RIA.

Allgemein-klinisch ausschließen Pruritus durch Parasiten (Skabies, Pediculosis, Wanzen, Flöhe, Mücken, Oxyuren, Askariden).
Hautmykosen,
Dermatitis herpetiformis (Morbus Duhring): Gruppenartig angeordnete Bläschen und derbe Knötchen, gerötete Haut.
  Labor: *Eosinophile Zellen im Ausstrich* ↑,
Pityriasis rosea,
Mycosis fungoides,

Herpes simplex, vor allem im Vorstadium,
Perniones,
Diabetes mellitus,
Gicht,
Ikterus, vor allem Cholostase (dann auch *alkal. Phosph.* ↑),
Niereninsuffizienz,
Leukämie,
Lymphogranulomatose,
Maligne Tumoren (s. S. 128),
Chron. Magen-Darm-Störungen,
Schilddrüsenfunktionsstörungen, vor allem Hyperthyreose,
Urtikaria (s. S. 784),
Allergische Ekzeme (s. S. 244).

Lokalisierte Juckreizformen:

Lokale chemische und toxische Einwirkungen

Pruritus vulvae	Vulvitis, Kolpitis, Kraurosis vulvae im Klimaterium und Präsenium, Leukoplakien, Vaginalsoor, zerfallende Tumoren, Gravidität, psychosexuelle Störungen, Gonadeninsuffizienz, lokale Wäsche- und Antikonzipitientienunverträglichkeit, Diabetes, Leukämie, Lymphogranulomatose, Oxyuriasis, Trichomoniasis.
Pruritus genitalium der Männer	Balanitis, G0, Variokozele, Phimose, Allergie gegen Scheidensekret.
Pruritus ani	Oxyuren, Hämorrhoiden, Fissuren, Proktitis, Fistelbildung, Polypen, Ekzema marginatum (Pilzinfekt), Erythrasma, Prostataerkrankungen, Obstipation, Unverträglichkeit des Toilettenpapiers (chemische Zusätze, Färbemittel, Druckerschwärze bei Verwendung von Zeitungspapier).
Pruritus an den Beinen	Lokale Durchblutungsstörung arterieller oder venöser Natur, Leberzirrhose, Allergie gegen das Material der Strümpfe oder gegen Gummi.
Juckreiz zwischen den Zehen	Mykosen, Antibiotikaallergie.

Psittakose
s. unter Ornithose S. 568

Psychosen (G. Weiß und N. Schneemann)

Einleitung:
Es ist meine feste Überzeugung, daß die Diagnose einer Psychose ohne vorherige totale organische Abklärung als schwerer Kunstfehler betrachtet werden muß, insbesondere, wenn damit der zwangsweise Aufenthalt in einer Nervenklinik verbunden ist. Sofern die Nervenklinik nicht zur entsprechenden Diagnostik fähig ist, muß sie einen Internisten oder eine interne Klinik mit entsprechenden ätiologischen Möglichkeiten zuziehen. Mir selbst sind 2 Fälle bekannt, in denen Patienten tagelang in einer Nervenklinik ohne interne Diagnostik festgehalten wurden. Bei dem einen Fall handelte es sich um ein azetonämisches Koma (noch dazu bei einem Arztkollegen), das sich ständig im Präkomastadium befand. Im zweiten Fall handelte es sich um Fieberdelirium bei großem Bauchdeckenabszeß (G. Weiß).

Zu forderndes Laborprogramm:
BKS,
Hb,
Leuko,
Blutzucker,
Harnzucker,
Azeton,
K,
Na,
Ca,
Blutgasanalyse,
TPHA, falls erforderlich ergänzt durch andere Lues-TTests,
Toxoplasmose-Titer.

Ergänzungsdiagnostik:
Osmolalitätsbestimmung,
evtl. *toxikologische Untersuchungen,* vor allem bei Verdacht auf Intoxikationen mit Amphetamin, LSD etc.,
EEG,
CTG,
Echo-EG,
in speziellen Fragestellungen evtl. *Hirnszintigramm* und *Angiographie.*

Psychosen

	Ätiologie	Symptomatikologie	Diff.-Diagnose	Labor u. techn. Untersuchungen
I. Endogene Psychosen				
1. Schizophrener Formenkreis				
a) Hebephrenie (u. Dementia simplex	unbekannt	Autismus, akustische Halluzinationen, Willens- und Antriebsstörungen, Inadäquatheit der Affekte, effektive Versandung	Chron. psychoorganische Prozesse	*TPHA* zur diffdiagn. Abgrenzung einer Paralyse.
b) Katatonie	unbekannt	Autismus, Negativismus, Erregegungsausbrüche oder Stupor, akustische Halluzinationen, Gesperrtheit, Flexibilitas cerea	Akute exogene Reaktions-Typen	*BZ, HZ, Az* (Präkoma?), *Elektrolyte, Osmolalität, Toxoplasmose-Titer*, LSD-Intoxikation ausschließen.
c) paranoide Schizophrenie	unbekannt	Wahnformen	chron. Intoxikationen	*TPHA, FT-A*
2. Manisch-depressives Kranksein (= zirkuläres Kranksein = Zyklothymie)	unbekannt	Sprunghaftigkeit, überstarke Betriebsamkeit		*Azeton Harn, Blutgasanalyse, Osmolalität, Toxoplasmose-Titer*, Intoxikationen mit Amphetamin, LSD etc. ausschließen

a) Manie	unbekannt	Gehobene Stimmung, Ideenflucht, Kritiklosigkeit, Reizbarkeit		s. 2.
b) Depression	unbekannt	Antriebslosigkeit, Hemmungen, gedrückte Stimmung, Interessenlosigkeit, evtl. Suizidalität, Tagesschwankungen mit Morgentief der Verstimmung, Libidoverlust, Appetitlosigkeit, Trauer und Furcht ohne Anlaß, Verzweiflung	Stoffwechselstörungen	*Azeton Harn, Blutgasanalyse, Osmolalität, Toxoplasmose-Titer*

II. Exogene Psychosen

1. Akuter exogener Reaktionstyp (Leitsymptom: Bewußtseinsstörungen)

a) Intoxikation Delir	Toxine Alkohol Medikamente	Bewußtseinsstörung, -Trübung, Halluzinationen, vorwiegend optisch, Konfabulieren	Katatonie	*Lebertests meist pathologisch*
b) Hirntrauma (Commotio, Contusio, Compressio)	Gewalteinwirkung	Bewußtlosigkeit, Verwirrtheitszustände (bei Hirnödem etc.)		*EEG, CTG, evtl. Angiographie*
c) Stoffwechselentgleisungen und Hormonstörungen Diabetes Nebennieren Schilddrüse Nebenschilddrüse Urämie	endogene Gifte	Bewußtseinsstörungen, Halluzinationen, Wahnvorstellungen, Antriebsstörungen, Depression	Exogene Intoxikationen, Kreislaufstörungen	
d) Epileptische Phänomene	unbekannt	Krampfanfälle mit Bewußtseinsstörungen, Dämmerattacken, Auraphänomene		*EEG*

628 Psychosen

	Ätiologie	Symptomatikologie	Diff.-Diagnose	Labor u. techn. Untersuchungen
e) Infektionen, akute Sepsis Typhus	Mikroorganismen	Bewußtseinsstörungen		
f) Kreislaufstörungen	akuter O₂-Mangel	Synkopale Anfälle		
2. Chron. psychoorganische Erkrankungen				
a) Korsakoff-Syndrom arteriosklerotisch alkoholisch andere Intoxikationen	O₂-Mangel (chron.), chron. Intoxikationen	zeitliche und örtliche Desorientiertheit, Gedächtnislücken, Konfabulationen		*CTG, EEG, Echo-EG,* evtl. *Angiographie*
b) Dementieller Abbau (sensil, arteriosklerotisch)	chron. O₂-Mangel, Altersabbau	Interessenschwund, Antriebsmangel, Affektinkontinenz, Verlangsamung		*CTG, EEG, Echo-EG,* evtl. *Angiographie*
c) Raumverdrängende Prozesse Tumoren Hämatome	unklar Gewalteinwirkung, chron. Äthylabusus	Kopfschmerzen, Benommenheit, evtl. schwankende Bewußtseinslage bei Hämatomen		*CTG, EEG, Echo-EG,* evtl. *Angiographie*
d) Infektion = progressive Paralyse Toxoplasmose = Tabes	Treponema	Euphorie, Kritikschwund, sittlicher Verfall, Demenz, Pupillenstarre, Miosis, aufgehobene PSR		*TPHA, FTA,* evtl. *WAR-Diskrepanz, Serum/Liquor.*

Ptyalismus
s. unter Speichelsekretion S. 712

Pupillenstörungen
s. unter Anisokorie S. 61

Purpura
s. unter Allergietypen S. 34

Purpura Schönlein-Henoch
s. unter Allergietypen S. 34

Pyrazinamid-Behandlung (PZA)
Unter Behandlung mit diesem Tuberkulostatikum sind regelmäßige *Kontrollen von GPT, GOT* und *Bilirubin* aale 2–4 Wochen, von *Blutbild* alle 2 Wochen
und von *Harnstatus* alle 3 Monate angezeigt.

Q-Fieber

Leitsymptom:
Nach einer Inkubationszeit zwischen 8 und 28 Tagen (meist 14 Tage) fast immer akuter Krankheitsbeginn mit Fieber, Schüttelfrost, allgemeinem Unwohlsein, starken Kopfschmerzen, vor allem retroorbital, rotem Gesicht, starkem Husten bei geringem Auskultationsbefund. Bei chronischen oder subakuten Fällen ist das Fieber nicht so hoch wie in den akuten Fällen. Schweißausbrüche und allgemeiner Erschöpfungszustand stehen im Vordergrund.

Labor:
Nachweis von komplementbindenden und agglutinierenden Antikörpern ab 7. Tag. Differentialdiagnostisch sollte immer die Laboruntersuchung auf Psittakose und Brucellose gleichzeitig mit durchgeführt werden (KBR und Agglutinationsreaktion). Weiterhin Differentialdiagnostik eines Streptokokkeninfektes.

Röntgen:
Verstreute Infiltrationsherde, auffällig ist das Fehlen sonstiger Lungensymptome, insbesondere der unauffällige Auskultationsbefund.

Quecksilbervergiftung

A Akute Vergiftung

Symptomatik:
Nach Aufnahme von Quecksilber z.B. Einnahme von Sublimat, Quecksilbercyanid oder Quecksilberjodid (tödliche Dosis zwischen 0,2 und 1 g) treten akut 10–30 Min. nach Giftaufnahme, evtl. durch ätzende Wirkung auch schon sofort, heftigste gastrointestinale Symptome auf, vor allem schweres Erbrechen, evtl. mit Blutbeimengung, Brennen im Mund-Rachenraum und hinter dem Brustbein, starker Speichelfluß. Rasch kommt es zur Kollapserscheinungen. Tritt im akuten Kollaps nicht der Tod ein, so finden sich folgende

Laborbefunde:
Harnausscheidung ↓ (Oligurie bis zur Anurie),
Harnstoff ↑,
Kreatinin ↑, rasch ansteigende Werte
Alkalireserve (Base-Excess) ↓,
Chloride ↓.

Bei protrahiertem Verlauf
Auftreten einer Hyposthenurie mit spez. Gewicht zwischen 1008 u. 1012,
Anstieg der BKS,
Bilirubin ↑,
GOT ↑,
GPT ↑,
Harnbefund: Reichlich Eiweißausscheidung, im Sediment Zylinder.

B Chronische Vergiftung

Hier stehen die Schädigungen des Nervensystems im Vordergrund, Nierenerscheinungen und Stomatitis sind hier von sekundärer Bedeutung. Meist wird über Kopfschmerzen, Schwindel, schlechte Merkfähigkeit geklagt, häufig sind neurotisch-hysterische Reaktionen. Fast immer beginnen die Symptome mit einem feinschlägigen Tremor der Finger, auch Tremor der Augenlider und der Zunge treten später hinzu. Häufig wird über verstärkte Salivation und über Metallgeschmack geklagt sowie über Schlaflosigkeit.

Allgemeindiagnostik:

Augenstatus. Ein wertvoller diagnostischer Hinweis ist eine Veränderung der vorderen Linsenkapsel mit hellgrau-braunem bis dunkelrotbraunem Farbreflex.

Labor:
    BKS ↑,
    Harn
        Eiweiß +,
        evtl. auch *Hyposthenurie,*
    Blutbild
        Hb ↓,
        Ery ↓,
        Polychromasie.

Quincke-Ödem

s. unter Allergietypen   S. 35 u. S. 36

Racheninfekte

Bei Racheninfekten erfolgt die Diagnostik wie unter Angina aufgeführt (s. S. 56).

Labor:

Allgemeine Entzündungs-Tests, insbesondere *Leuko* und *BKS* sowie evtl. *Differentialblutbild* lassen zusammen mit lokalen Beschwerden, lokalen Veränderungen und Schwellungen sowie Temperatur einen Rückschluß auf den Schweregrad des Infektes zu.

Die wesentlichste diagnostische Bedeutung kommt der *Untersuchung des Rachenabstriches* zu. Er wird untersucht
1. mit Direktpräparat,
2. mit Kultur,
3. mit Tierversuch.

Von Bedeutung ist der Rachenabstrich vor allem zum Nachweis von β-hämolysierenden Streptokokken der Gruppe A, wozu ergänzend der Antistreptolysin-Titer aus dem Serum bestimmt werden kann (Wiederholungsuntersuchung zur Bestimmung des Titer-Anstiegs innerhalb 2–3 Wochen).

Weiterhin sind *Kultur* und *Tierversuch* wichtig zum Nachweis von Corynebacterium diphtheriae.

Koagulasebildende Staphylokokken finden sich häufig als sekundäre Krankheitserreger bei Virusinfekten. Ihre Feststellung ist vor allem zur Resistenzbestimmung wichtig.

Bei Angina Plaut-Vincent finden sich vor allem fusiforme Stäbchen und Spirillen, die direkt mikroskopisch nachweisbar sind.

Vor allem unter Antibiotika-Behandlung können Escherichia coli und Klebsiellen nachgewiesen werden.

Bei Candida albicans (Soor) finden sich reichlich Pilzelemente (Fadenformen) im Direktpräparat.

Der *Virusnachweis aus Abstrichen* z. B. bei Adenoviren, Coxsackie-Viren, Echo-Viren und besonders Epstein-Barr-Virus kann auf Verlangen durch Speziallabors durchgeführt werden. Dies ist jedoch für den aktuellen Krankheitsfall weniger von Bedeutung als für die epidemiologische Diagnostik.

Weitere Einzelheiten s. unter Angina   S. 56

Rachitis

Leitsymptome:
Knochenverbiegungen, Knochenschmerzen, Muskelschwäche, Aufhellungen der Knochenstruktur bei Röntgenaufnahmen. Tetanische Erscheinungen.

Laborbefunde:
$Ca \leftrightarrow$,
$P \leftrightarrow$,
Alkal. Phosph. ↑.

Röntgenbefund:
Demineralisierungserscheinungen, Verbiegungen von Röhrenknochen, vor allem im Rippenbereich; in stärkeren Fällen auch im Bereich der Extremitäten. Wirbelsäule und Schädel nur selten betroffen. Mottenfraßähnliche Defekte an den Epiphysen.
s. auch unter Osteomalazie   S. 569–

NB: Durch Gegenregulation der Nebenschilddrüse ist der Serumkalziumspiegel länger normal als der Phosphorspiegel.

Mit der Formel Phosphor · Kalzium (in mg%) muß sich ein Wert von über 40 ergeben. Ein Wert unter 30 spricht für Rachitis (oder auch Osteomalazie).

Rackemann-Greene-Syndrom
s. unter PAN   S. 581–

Rattenbißkrankheit (Sodoku)

Leitsymptome:
Nach einer Inkubationszeit von im allgemeinen mehr als 10 Tagen (sehr variabel) Entzündung an der Bißstelle mit anschließendem Fieber und regionärer Lymphadenitis. Das Exanthem verläuft urtikariell oder roseolenähnlich.

Labor:
> *Leuko* ↑, WAR und Nebenreaktionen können unspezifisch positiv sein, TPHA dagegen negativ. Beweisend ist das *Nachweis von Spirillum minus* bei der mikroskopischen Dunkelfelduntersuchung. Das Material wird durch Aspiration von infizierten Lymphknoten und aus dem Exsudat der Wunden gewonnen. Bei künstlicher Infektion von Meerschweinchen aus Wundexsudat läßt sich bei geringem Erregernachweis die Diagnose sichern.

Rattenbißkrankheit durch Streptobakterien

Leitsymptome:

Inkubationszeit über 10 Tage, dann schwere Schüttelfröste, Fieber, meningale Reizung mit Kopf- und Rückenschmerzen, Erbrechen, Gelenkschmerzen. Das Fieber hat remittierenden Charakter. Am 3. Erkrankungstag findet sich ein masernähnlicher petechialer Hautausschlag.

Labor:
> *Streptobazillus moniliformis* läßt sich auf normalem Nährböden aus Blut, Wundexsudat und Gelenkflüssigkeit züchten. Durch Pferdeserumzugabe und in Kohlendioxydmilieu wachsen die Erreger besser. Gelegentliche *EKG-Kontrollen* sind wegen der Möglichkeit einer Endomyokarditis angezeigt.

Raynaud'sche Krankheit

s. unter Durchblutungsstörungen, periphere   S. 205

Recklinghausen'sche Krankheit

s. unter Ischialgie   S. 400

Reisfeldfieber

s. unter Leptospirosen   S. 451

Reiter-Syndrom

s. unter Gelenkschmerzen   S. 298

Reizmagen

Leitsymptome:
Epigastrische Schmerzen, meist als Dauerschmerzen, Inappetenz, Nausea, gehäuftes Erbrechen, Verstärkung der Beschwerden nach Nahrungsaufnahme, meistens besteht Unabhängigkeit von Tagesrhythmus und Periodizität. Der Reizmagen zeigt eine gesteigerte motorische und sekretorische Aktivität.

Labor-Diagnostik:
Bei der Magensonde findet sich immer saures Nüchternsekret, Nüchternvolumen bis 140 ml, maximale HCl-Konzentration über 130 mval/l. Sekretionsmenge über 100 mval/l beim nichtentzündlichen Reizmagen. Totale HCl-Ausscheidung über 22 mval/l.

Ergänzungsdiagnostik:
Röntgen:
Keine anatomischen Veränderungen nachweisbar, jedoch meist gesteigerte Peristaltik.

Endoskopie:
Typische Veränderungen fehlen.

Rekonvaleszenzbefunde

In der Phase der Rekonvaleszenz, die durch einen Vagotonus gekennzeichnet ist, finden sich nicht selten leichte Veränderungen von Laborbefunden, die nicht pathologisch zu sein brauchen. Sollten derartige, unten aufgeführte Werte gefunden werden, so sind sie bei Fehlen weiterer Symptome nicht einer zusätzlichen Diagnostik zuzuführen. Aus Sicherheitsgründen muß jedoch 2–4 Wochen später eine Kontrolluntersuchung der normabweichenden Werte durchgeführt werden. Folgende Befunde finden sich meistens verändert:

BKS ↗, (Nachhinken der BKS),
Gamma-Glob. ↑,
Blutzucker ↓,
Eosinophile ↑,
Lymphozyten ↑,
Harnstoff ↕,
Kalium ↓,
Natrium ↑.

Relative Bradykardie

s. unter Bradykardie, relative S. 122

Renale Glukosurie

Labor:
Bei Glukosebelastung normale Blutzuckerwerte bei gleichzeitigem *Zuckernachweis im Harn.*
(Azeton +, nur in schweren Fällen, wenn die Kohlenhydratreserven rasch verbraucht werden.

NB: Da eine renale Glukosurie nicht selten später in einen Diabetes übergeht, sollte man alle 2 Jahre etwa eine Glukosebelastung durchführen.

Differentialdiagnostik:

1. Kongenital erniedrigte Nierenschwelle (Anomalie), *BZ* →,
2. Akute Nierenkrankheiten (sehr selten!),
   Harnstatus, Harnstoff, Kreatinin, ING,
3. Phlorhizin-Vergiftung (Phlorhizin-Diabetes).

Renale, hyperchlorämische Azidose
(Lightwood-Albright-Syndrom)

Labor:
Cl ↑,
K ↓,
Ca →,
P ⇘,
Alkalireserve ↓.

Harnbefunde:
K ↑,
Na ↑,
Ca ↑.

Respiratorische Insuffizienz

Die respiratorische Insuffizienz ist gekennzeichnet durch den gestörten Gasaustausch in der Lunge, nicht jedoch immer durch Dyspnoe. Nicht jede respiratorische Insuffizienz ist mit Dyspnoe verbunden, andererseits gibt es auch Dyspnoe (subjektives Gefühl erschwerter Atmung oder gesteigerten Luftbedarfs) ohne respiratorische Insuffizienz. Dies findet sich z. B. beim hyperventilations-Syndrom, bei dem sich in der Regel durch Absinken des pCO_2 eine respiratorische Alkalose ausbildet.

Symptome:
mit vorwiegender Hypoxie (pCO_2 ↓)

Tachykardie,
Hypotonie,
warme Extremitäten,
zentrale Zyanose,
psychomotorische Unruhe,
Verwirrtheit und Delir bis zur Bewußtlosigkeit.

mit vorwiegender Hyperkapnie (pCO_2 ↑)

Kopfschmerzen,
Schwindel,
Schwitzen,
Muskelzuckungen,
Verwirrtheit,
Flapping-Tremor,
Miosis, überfüllte Venen des Augenfundus, Papillenödem,
Bewußtlosigkeit.

Die Diagnose der respiratorischen Insuffizienz kann gestellt werden, wenn der pO_2 60 mmHg unterschreitet (verdächtiger Grenzwert ab 65), bzw. der pCO_2 49 mmHg überschreitet (verdächtiger Grenzwert ab 47).

Labordiagnostik:

Blutgasanalyse mit Bestimmung von pO_2, pCO_2, pH und Standardbikarbonat bzw. Base-Excess.

638 Respiratorische Insuffizienz

Ergänzungsdiagnostik:
Ganzes Blutbild einschließlich Hämatokrit,
BKS,
bei erhöhten Werten im Bereich des roten Blutbildes auch
Elphor,
CRP,
Cholinesterase.

Bei Benommenheit und Bewußtlosigkeit ergänzende Untersuchungen, wie unter Bewußtlosigkeit aufgeführt S. 92–

Weitere Ergänzungsdiagnostik:
Röntgen-Thorax,
EKG,
evtl. Lungenszintigramm.

Bei Verdacht auf Vergiftung vor allem Untersuchung auf
Narkotika,
Hypnotika,
Barbiturate,
Tranquilizer,
Anästhetika,
Sedativa,
CO-Hämoglobin entsprechend Anamnese.

Mechanismen, die zur respiratorischen Insuffizienz führen:

I Alveoläre Hypoventilation (Globalinsuffizienz): $pO_2 \downarrow$, $pCO_2 \uparrow$.
Ungenügende Belüftung einer größeren Zahl durchbluteter Alveolen mit ungenügendem Austausch beider Gase.

II Partialinsuffizienz (venöse Beimischung): $pO_2 \downarrow$, $pCO_2 \rightarrow$.
Verminderte Belüftung einzelner Alveolen mit erhaltener Durchblutung z.B. bei obstruktiven Atemwegserkrankungen mit ungleichen Atemwegswiderständen. Hier wird durch Hyperventilation in gut belüfteten Bereichen der Lunge die verminderte CO_2-Ausscheidung von mangelbelüfteten Bezirken ausgeglichen. Umschriebene Störungen des Ventilations-Perfusions-Verhältnisses z.B. bei Pneumonien und Atelektasen führen hier ebenfalls zur isolierten Hypoxämie.

III Diffusionsstörungen: $pO_2 \downarrow$, $pCO_2 \rightarrow$.
Z.B. bei Lungenfibrosen, Sarkoidose, Pneumokoniose, Kollagenosen etc.

Pathogenetische Mechanismen der respiratorischen Insuffizienz (nach Herzog, Haas und Denkl):

I Alveoläre Hypoventilation

Depression oder Schädigung des Atemzentrums:
Narkotika,
Barbiturate,
Tranquillizer,
Anästhetika,
zerebraler Insult,
Hirntrauma,
unkontrollierte hochdosierte O_2-Applikation.

Neuromuskuläre Störungen:
Poliomyelitis,
Guillain-Barré-Syndrom,
multiple Sklerose,
Myasthenia gravis,
Botulismus,
Tetanus,
Hirn-Rückenmarks-Trauma,
Curare,
Cholinesterasehemmer.

Obstruktive Affektionen des Atmungsapparates:
chron. Bronchitis,
Asthma bronchiale,
Lungenemphysem.

Restriktive Affektionen des Atmungsapparates:
herabgesetzte Lungendehnbarkeit
  interstitielle Fibrose,
  Pleuraerguß und -schwarte
  Pneumothorax.

herabgesetzte Thoraxdehnbarkeit
  Kyphoskoliose,
  Rippenfrakturen,
  Thoraxoperationen,
  Morbus Bechterew.

herabgesetzte Zwerchfellaktion
  Bauchchirurgie,
  Aszites,
  Peritonitis,
  schwere Obesitas.

II Venöse Beimischung
Chron. Bronchitis,
Asthma bronchiale,
Lungenemphysem,
Atelektase,
Pneumonie,
alveoläres Lungenödem,
arteriovenöse Anastomosen.

III Diffusionsstörung
Lungenfibrosen
 Sarkoidose,
 Hamm-Rich-Syndrom,
 Pneumokoniosen,
 Kollagenosen.

Lungenödem

obliterierende Lungengefäßerkrankungen

Verlust von Lungengewebe
 Pneumonektomie,
 Lungentumor.

Ursachen der respiratorischen Insuffizienz
(nach Schuster, Haas und Denkl).

Bronchopulmonale Erkrankungen
chron. obstruktive Bronchitis,
Lungenemphysem,
Asthma bronchiale,
Pneumonien,
Lungenfibrose,
Lungenembolie.

Zentralnervöse Erkrankungen
akuter zerebrovaskulärer Insult,
diffuse hypoxische Hirnschädigung nach Kreislaufstillstand,
Enzephalitis,
Meningitis.

Vergiftungen
Hypnotika,
Sedativa,
Cholinesterasehemmer,
CO.

Erkrankungen der Nerven und Muskeln
Polyneuroradikulitis (Landrysche Paralyse),
Poliomyelitis,
Myasthenia gravis.

Kardiale Erkrankungen
mit akuter Linksherzinsuffizienz.

Primäre alveoläre Hypoventilation, Pickwick-Syndrom

Tetanus

Postoperative Ateminsuffizienz

Posttraumatische Ateminsuffizienz
Schädel-Hirn-Traumen,
Thoraxtraumen,
Polytraumatisierung.

Respiratorische Insuffizienz nach
Schock,
Aspiration,
Flüssigkeitslunge.

Retikulosarkom (Retothelsarkom)

Leitsymptome:
Lokalisierte, oder aber auch generalisierte, ausgedehnte Lymphknotenvergrößerung mit großen Schwellungspaketen.
Großer derber Milztumor mit glatter oder unregelmäßiger Oberfläche möglich.

Afebrile oder hochfebrile Verlaufsformen, Allgemeinbefinden je nach Malignitätsgrad und Ausmaß der Lymphknoten- und Milzschwellung.

Laborbefunde:
BKS ↑-↑↑,
Leuko ↑,
Lympho ↓,
Retikulumzellen im peripheren Blut nachweisbar,
Hb ↓,
γ-Globuline ↑.

Ergänzungsdiagnostik:
Rö-Thorax, evtl. *Tomogramm* zur Beurteilung von Hiluslymphomen.

Retothelsarkom

s. unter Retikulosarkom S. 641

Retrosternalschmerz

s. unter Thoraxschmerz S. 753–

Rhagaden

Rissige Lippen, meist trocken, oft leicht sekundär entzündet.

Laborprogramm:
Ganzes Blutbild,
Blutzucker,
Eisen,
Magnesium,
IgE,
TPHA.

Differentialdiagnostik:
Labormäßig abklärbare Rhagaden bei:
 Diabetes mellitus,
 Hypochromer essentieller Anämie,
 Eisenmangel-Syndrom,
 Magnesiummangel,
 Ekzem,
 Lues connata.

Ausschluß durch andere Ergänzungsuntersuchungen und Anamnese Rhagaden bei:
 Darmerkrankungen,
 Karzinom,
 Vitamin A-Überdosierung,
 Sklerodermie (s. S. 205),
 Syringomyelie,
 antibiotischer Behandlung,

Lebererkrankungen *(GOT ↑, GPT ↑, Gamma-GT ↑)*,
Sjögren-Syndrom (s. S. 708),
Kala-Azar (s. S. 403),
schmerzhafte entzündliche Munderkrankungen mit mangelnder Lippenbewegung und mangelnder Lippenbenetzung, auch bei Aphthen sekundäres Auftreten von Rhagaden.

Nachweis per exclusionem:
Vitamin B-Mangelzustände, vor allem B_2-Mangel,
Ariboflavinose.

Rheumatische Beschwerden
(Rheumatismus-Differentialdiagnostik)

Labormäßige Minimaldiagnostik bei rheumatischen Beschwerden

a) **ohne Gelenkschmerzen oder Schwellungen:**
BKS,
evtl. *CPR,*
SGPT,
Leuko,
evtl. *Diff.-BB.*
Wurde schon eine beschleunigte BKS festgestellt, so sollte sogleich nach b) untersucht werden.

b) **mit Gelenkbeteiligung oder, wenn eine BKS-Beschleunigung besteht:**
BKS,
CRP,
Latex-Rheumafaktor, Waaler-Rose-Test,
Harnsäure,
SGPT,
Leuko,
Diff.-BB.,
ASL-Tropfen-Test,
wenn positiv: ASL-Titer,
Elektrophorese, vor allem bei BKS-Beschleunigung.

	Begründung
BKS	Allgemeine Beurteilung der entzündlichen Aktivität
CRP	Weiterer Hinweis auf entzündliche Rheumaformen, wichtig vor allem bei akutem Beginn (Nachhinken der BKS) und Hemmung der BKS durch andere Ursachen, vor allem Polyglobulie.
Leukozyten	Wichtig vor allem bei manchen bakteriell entzündlichen Rheumatoiden, bei rheumatischem Fieber
SGPT	Besonders wichtig vor Einleitung einer antirheumatischen Behandlung, vor allem mit Phenylbutazonen, da eine beginnende Hepatitis häufig mit erheblichen rheumatischen Beschwerden einhergehen kann, wobei eine Fehlbehandlung prognostisch besonders ungünstig wäre.
Latex-Rheumafaktor Waaler-Rose-Test	Wichtig bei PCP
ASL-O-Titer	Wichtig bei rheumatischem Fieber
Harnsäure	Wichtig bei Gicht
Elektrophorese	Wichtig bei der Differentialdiagnostik der BKS-Beschleunigung
Differentialblutbild	Von Bedeutung bei Rheumatoiden, Leukozytose und Leukopenie, Still'scher Krankheit usw.

Genaueres über Bedeutung und beschränkte Möglichkeiten der einzelnen Tests s. Band I. (Diagnostische Bewertung von Laborbefunden).

Rheumatisches Fieber

s. auch unter Gelenkschwellungen S. 294

Im jugendlichen Alter ist bei polyarthritischen Beschwerden an das rheumatische Fieber zu denken. Häufigkeitsgipfel findet sich beim 9. Lebensjahr; vor dem 4. und nach dem 40. Lebensjahr kommt das rheumatische Fieber fast nicht vor. Schon nach dem 18. Lebensjahr tritt es verhältnismäßig selten auf.

Auch bei atypischen und blandem Krankheitsbild, bei geringer oder fehlender Gelenksymptomatik soll immer an die Möglichkeit eines rheumatischen Fiebers gedacht werden.

Wesentlichste Hinweiszeichen sind Polyarthritis, die fakultativ fieberfrei verlaufen kann, wechselnder Befall vorwiegend großer Gelenke. Weiterhin läßt an ein rheumatisches Fieber denken das Auftreten einer Karditis (Endokarditis, Myokarditis, Perikarditis oder Pankarditis). Seltener findet sich ein Erythema anulare oder das Auftreten subkutaner Knötchen. Wesentlichstes Leitsymptom ist eine stark beschleunigte Blutsenkungsgeschwindigkeit mit einem 1-Stunden-Wert bis zu 100 mm.

Laborbefunde:

BKS ↑↑   Wesentliches Zeichen beim rheumatischen Fieber. Die Senkungsbeschleunigung kann hier jedoch fehlen bei Vorhandensein eines durch das rheumatische Fieber entstandenen Herzfehlers mit Ansteigen des Hämatokrits auf über 50%. Weiterhin finden sich normale BKS-Werte unter Salicylatbehandlung, wenn der Serumsalicylatspiegel über 20 mg% liegt (Oberflächenwirkung an den Erythrozyten!).

Antistreptolysin-O-Titer   Nachweis der Auseinandersetzung des Organismus mit Streptokokken (Antikörpernachweis). Normalwert unter 200 Einheiten. Beim rheumatischen Fieber steigt der Titer auf Werte bis zu 2000 Einheiten an, wobei sich das Maximum 4 Wochen nach Beginn des Streptokokkeninfektes findet. Werte über 450 E werden als mittelstark erhöht angesehen, Werte über 600 E als stark erhöht. Die Höhe des ASL-O-Titers gibt jedoch keinen Hinweis auf den Schweregrad, die Aktivität oder die Prognose des Prozesses. Wichtig ist zur Beurteilung die Beobachtung des Titer-Anstieges (Penicillin oder Kortikosteroide können den Titer-Anstieg hemmen). Ein Titer-Anstieg um wenigstens 2 Stufen bei einem schon erhöhten Titer weist auf eine erneute Streptokokkeninfektion hin. Als Titer-Steigerung oder Titer-Abfall dürfen nur Werte aufgefaßt werden, die sich im Vergleich zum Vorbefund um ± 20% unterscheiden.

ASL-O-Titer-Erhöhungen finden sich natürlich auch bei anderen Streptokokkeninfekten wie Tonsillitis, Glomerulonephritis, Scharlach.

CRP +

Das CRP dürfte im Augenblick noch als der feinste Indikator für die entzündlich-rheumatische Aktivität aufgefaßt werden. Ein fehlender CRP-Befund spricht für einen inaktiven bzw. ruhenden Prozeß. Das CRP geht mit der Aktivität der Gelenkerscheinungen weitgehend parallel, nicht aber mit den klinischen Begleitsymptomen des Rheumatismus. Das Auftreten von Chorea minor, Erythema marginatum und Erythema nodosum ist nicht zwangsläufig mit dem Auftreten des CRP verbunden. Das CRP ist bei rheumatischem Fieber in der Schwangerschaft am besten geeignet, die Aktivität eines rheumatischen Fiebers zu beurteilen, weil in diesem Falle andere Veränderungen, die die Beurteilung einer Aktivität des rheumatischen Fiebers ermöglichen, durch die Schwangerschaft bedingt sind wie BKS-Beschleunigung, erhöhtes Plasmafibrinogen oder erhöhte Plasmaviskosität.

Serumeiweißelektrophorese

α-Alpha-Glob. ↑

Dem Entzündungsgrad parallel verlaufend. Insbesondere Erhöhung der Alpha-2-Glob.

β-Beta-Glob. ↑-↑↑	Bei chron. protrahiertem Verlauf und in der Rekonvaleszenz, dann parallellaufend mit der Gamma-Glob.-Erhöhung.
γ-Gamma-Glob. ↑	Gamma-Glob. erst in den späteren Stadien erhöht. Auf Kortikosteroidbehandlung tritt nur ein geringer Abfall des Gamma-Glob.-Spiegels ein im Gegensatz zur Alpha-2-Glob.-Erhöhung.
Gewebsautoantikörper gegen Endokard und Myokardgewebe	Der Nachweis von Autoantikörpern ist mit dem Anti-Globulin-Konsumptions-Test nach Steffen möglich. Es besteht eine hohe Korrelation zwischen dem Titer und der karditischen Aktivität. Wegen der hohen Aufwendigkeit ist der Test nur in Speziallabors möglich. Nach Seidel und Müller finden sich bei geringer Aktivität in 64%, bei mittlerer Aktivität in 80% und bei hoher Aktivität in 100% der Fälle ein positiver Endomyokard-Autoantikörper-Titer.

Diagnostisch weniger bedeutend und unspezifische Begleitbefunde:

Plasmaviskosität ↑,
Fibrinogen ↑,
Serumzäruloplasmin ↑,
Kupferoxydaseaktivität ↑,
Kupfer ↑,

Fe ↑	Nach längerem Verlauf
Aspartataminotransferase	Verläuft der Schwere des Falles in den frühen Stadien parallel.
Cholesterin ↑	5–10 Tage nach der Erkrankung steigt der Cholesterinspiegel auf das doppelte der Norm an (**NB**: Umgekehrt kann eine Hypercholesterinämie auch eine unspezifische Antistreptolysin-Titer-Erhöhung hervorrufen).
Antistaphylolysin-Titer	in 40% der Fälle von rheumatischem Fieber ↑.

Rheumatoide Arthritis

s. auch unter Gelenkschwellungen S. 294–

Bei der rheumatoiden Arthritis (Chron. Polyarthritis = Primär chron. Polyarthritis = PCP) unterscheidet man mehrere Stadien.

Stadium I:
Gekennzeichnet durch Gelenkschwellungen, Morgensteifigkeit, Pigmentierungen.

> *Bei der Labordiagnostik findet sich eine BKS-Beschleunigung.*

Röntgenbefund unauffällig, evtl. gelenknahe Osteoporose.

Stadium II:
Progredienz des Gelenkbefalls, fakultativ können Rheumaknoten und Tendovaginitiden auftreten. Weiterhin finden sich Muskelatrophien.

> *Bei der Labordiagnostik finden sich zunehmend allgemeine Entzündungszeichen, Rheumafaktor +.*

Röntgen: Gelenknahe Osteoporose, Usuren und Zystenbildungen.

Stadium III:
Allgemein-klinisch können hier Weichteilläsionen außerhalb der Gelenke sowie subkutane Knoten gefunden werden, ebenso zunehmend Tendovaginitiden, ausgeprägte Muskelatrophie, Gelenkdeformierungen, Hyperextensionen, ulnare Deviation der Finger an den Fingergrundgelenken, zunehmende Funktionseinschränkung.

> **Labor:** *Ausgeprägte Entzündungszeichen mit BKS-Beschleunigung und Vermehrung der Glob.-fraktionen in der Elektrophorese, Rheumafaktor in fast allen Fällen +.*

Röntgen: Osteoporose, Knorpel- und Knochendestruktionen, Subluxationen, Achsendeviationen.

Stadium IV:
Klinik und Labor wie in Stadium 3, hier finden sich zusätzlich fibröse und knöcherne Ankylosen, die röntgenologisch nachweisbar sind mit weitgehender Funktionseinschränkung und Funktionsaufhebung der Gelenke.

Als typische Krankheitssymptomatik läßt am ehesten an eine chron. PCP denken, der Befall kleiner Gelenke (Fingergrundgelenke und Mittelgelenke, nicht jedoch Fingerendgelenke) sowie der Zehengelenke. Seltener Befall großer Gelenke (im Beginn besonders selten, später häufiger vorkommend). Sehr selten sind die Sternoklavikulargelenke betroffen, bei den Kiefergelenken remittierender Befund. Lokal findet sich eine weiche Gelenkschwellung mit verstrichenen Konturen, Bewegungsschmerz, Ruheschmerz, Funktionseinschränkung, Morgenschmerz. Deviationen und Subluxationen sind die Zeichen späterer Stadien.

Der Krankheitsverlauf ist sehr unterschiedlich mit schleichendem oder akutem Beginn, monoartikulär, oligoartikulär oder polyartikulär.

Labordiagnostik:

BKS ↑-↑↑, meist in der 1. Std. 40–80 mm, auch Werte über 100 mm sind nicht selten.
 — Unter antiphlogistischer Behandlung, insbesondere auch unter Kortikoidbehandlung geht die BKS zurück.

CRP +
 — Sehr gut geeignet zur Beurteilung der Prozeßaktivität, wobei sich die quantitative Bestimmungsmethode besonders eignet, da sie empfindlicher und schneller als die BKS reagiert.

Elektrophorese:
  Alpha-2-Glob. ↑ — Zeichen eines akuten Schubes
  Beta-Glob. (↑) — Kann beim akuten Schub zusammen mit Alpha-2-Glob. vermehrt sein.
  Gamma-Glob. ↑ — Als Zeichen der chron. Entzündung

Fe ↓ — Vor allem bei längerem Verlauf

Kupfer ↑

Hb ↓

Ery ↓ / Leuko ↑ — Nur im akuten Schub, häufig sind die Neutronenphilen auch normal

HbE ↓↗

Eisenbindungskapazität ↓

Latex-Rheumafaktor + in etwa 75–95% der Fälle (ab Stadium II).

Waaler-Rose-Test — Nachweis path. Titer in etwas höherem Prozentsatz als beim Latex-Rheumafaktor. Ab 1:40 wird der Latex-Rheumafaktor als positiv angesehen.

LE-Test	In etwa 25–30% der Fälle mit PCP finden sich auch antinukleäre Faktoren vor allem der LE-Test, der für Erythematodes disseminatus charakteristisch ist. In diesen Fällen ist die differentialdiagnostische Abgrenzung oft schwierig.
Kollagenantikörper	In etwa 50–80% der PCP-Fälle findet man Antikörper gegen Kollagen. Nachweis sehr aufwendig mit Anti-Globulin-Konsumptions-Test.
Komplement	Im Serum normal, dagegen ist in der Synovia Komplement bei PCP charakteristisch vermindert.
Gelenkpunktat	Gelbes bis grünliches, leicht getrübtes Punktat, schwaches Muzin, verminderte Viskosität, Leukozyten über 3000/cmm mit hohem Anteil von Granulozyten. Saure Phosph. häufig erhöht. LDH ↑, Rheumafaktor +, Komplement ↓, Hyaluronsäure ↓. Die Granulozyten weisen in einem Teil der Fälle im Zytoplasma traubenförmig angeordnete Einschlußkörperchen auf (= sogenannte Rhagozyten).

Rhinitis allergica

Labor: *IGE, Rast*

s. unter Allergie   S. 31

Rickettsiose

s. unter Fieber   S. 272 und S. 277

Riesenzellarteriitis

s. unter Durchblutungsstörungen, periphere (Differentialdiagnostik)   S. 204

Rifampicin, Behandlung mit

Unter Behandlung mit Rifampicin sollen regelmäßige *Kontrollen von GOT und GPT* in 4wöchentlichen Abständen durchgeführt werden, *Blutbildkontrollen* alle 3 Monate.

Röteln

Leitsymptome:

Typisches Exanthem, Lymphknotenschwellungen im Nacken- und Halsbereich sowie im retroaurikulären Bereich, die noch längere Zeit nach der akuten Erkrankungsphase bestehen bleiben können. Temperaturanstieg nur gering, meist geringe Krankheitszeichen. In etwa 50% aller Rötelninfektionen verlaufen die Fälle mit schwachen oder untypischen Erscheinungen oder auch ohne klinische Zeichen.

Labor:

1. **Feststellung der Immunitätslage.**

   Zur Überprüfung der Immunitätslage z.B. im Rahmen der Schwangerschaftsvorsorgeuntersuchung genügt der *Hämagglutinations-Hemm-Test (HAH-Test)*. Die HAH-Antikörper bleiben nach abgelaufener Infektion zeitlebens positiv. Als nicht immun sind Patienten zu bezeichnen, die einen Titer unter 1:8 haben. Immunität besteht dann, wenn der Titer 1:16 oder höher ist.

2. Bei der **Fragestellung einer fraglichen Rötelnerkrankung** sind mehrere Tests erforderlich. Dazu sind mindestens 2 Blutentnahmen nötig, am besten Erstserum 0–4 Tage, Zweitserum 8–20 Tage nach Krankheitsbeginn. Bei gleichbleibendem Titer besteht keine Rötelninfektion, während ein Titer-Anstieg bei *HAH-Test* und *KBR* (mindestens 4-facher Titeranstieg) die frische Rötelninfektion beweisen.

   Ist bei der Erstblutentnahme die Zeit des Antikörperanstiegs bereits verstrichen, so kann bis etwa 4 oder 6 Wochen nach Krankheitsbeginn noch der *Röteln-IgM-Nachweis* den frischen Infekt bestätigen.

   Ein späterer Blutentnahmetermin als 4–6 Wochen nach Krankheitsbeginn läßt den Infektionszeitpunkt unklar. Insgesamt läßt sich sagen, daß die Chancen für eine aussagekräftige Diagnostik dann am günstigsten sind, wenn das Erstserum so früh wie möglich entnommen wird. Zur Einsendung genügen 6–8 ml Nativblut ohne jeden Zusatz (gewöhnlicher Postversand möglich). Bei späterem Versand wäre es günstig das Serum abzuzentrifugieren und bei $-20°$ C einzufrieren.

Rubeola

s. unter Röteln S. 651
und Lymphknotenschwellungen S. 482

Rückenmarkstumor

s. unter Rückenschmerzen S. 652–656
und Ischialgie S. 400

Rückenschmerzen

Bei der Differentialdiagnostik der Rückenschmerzen ist die Anamnese von besonders wichtiger Bedeutung. Tritt der Schmerz bei Bewegung auf, so ist er mit großer Wahrscheinlichkeit auf das Skelettsystem zurückzuführen oder aber es bestehen entzündliche Veränderungen mit Kapselspannung im Nierenbereich oder stärkere entzündliche Veränderungen im gynäkologischen Bereich. Morgenschmerz deutet meist auf wirbelsäulenbedingte Veränderungen hin, Fieber auf entzündliche oder neoplastische Veränderungen, Gewichtsabnahme auf neoplastische Veränderungen und Tuberkulose. Periodenanomalien deuten eher auf eine gynäkologische Ursache hin.

Wichtiges Allgemeinprogramm:

Palpation und Klopfbefund von Wirbelsäule und Nierenlager,
Palpation des Bauches,
Rektale und gynäkologische Untersuchung,
Bewegungsprüfung der Wirbelsäule,
evtl. neurologischer Status.

Labor:

BKS,
Ganzes Blutbild,
Harnsediment,
Harneiweiß,
Kreatinin im Harn,
Harnstoff im Harn,
Harnsäure.

Ergänzungsdiagnostik:
Isotopennephrogramm,
Nierenszintigramm,
evtl. mit Gamma-Kamera und gleichzeitig seitengetrennter Ausscheidungsbestimmung,
Infusionspyelogramm.

Bei path. Harnsediment
Quantitative Leuko- und Eryzählung im Harn,
bakteriologische Untersuchung des Mittelstrahlharns,
bei zweifelhaft path. Befund evtl. ergänzt durch Blasenpunktion (strenge Indikation!).
Die Harnkultur sollte regelmäßig auch auf Tuberkelbakterien untersucht werden.

Röntgenuntersuchung der BWS und LWS in 2 Ebenen ergänzt durch Beckenübersicht.

Bei unklaren Knochenerkrankungen sollte das Labor ergänzt werden durch
alkal. Phosphatase,
saure Phosphatase,
Prostataphosphatase,
Ca,
evtl. *P,*
TPHA,
Serumeiweißelektrophorese.

Weitere technische differentialdiagnostische Möglichkeiten sind:

Bei Wirbelsäulenprozessen
Tomographie,
evtl. auch Computertomographie,
Knochenszintigramm (zeigt oft entzündliche Veränderungen und auch Zustand nach Frakturen schon bevor röntgenologisch ein sicherer Hinweis besteht).

Bei Bandscheiben-Syndrom evtl. auch Myelographie ebenso bei Tumoren im Rückenmarkskanal.

Differentialdiagnostik der Rückenschmerzen

Funktionelle Wirbelsäulen- und Rückenbeschwerden bei
Überlastung,
einseitiger Belastung,
sportlicher Überanstrengung,

nach langem Klavierspielen,
bei langen Autofahrten etc.
sind die häufigsten Ursachen von Rückenschmerzen, insbesondere Muskelkater, Muskelhartspann, Myogelosen, Ermüdungs-Syndrom.
Häufig sind auch psychische Verspannungen der Nacken-Schulter-Muskulatur und der Rückenstrecker, bei Depressionen können Rückenbeschwerden vorkommen.

Häufig finden sich Rückenschmerzen als Begleiterscheinungen bei
Allgemeininfektionen,
insbesondere bei Virusinfekten,
insbesondere Grippe,
aber auch bei Brucellose.

Unmittelbar betroffen ist die **Muskulatur** bei
Trichinose,
Tetanus,
tonussteigernden Substanzen, insbesondere Strychnin.

Schmerzen von der **Wirbelsäule** ausgehend finden sich vor allem im Gefolge degenerativer Veränderungen, als
Bandscheiben-Syndrom,
Osteoarthrose,
Osteochondrose,
Fehlhaltungen,
Fehlverformungen
Skoliosen,
Überstreckungen,
Mehrbelastungen der Wirbelsäule z. B. bei Fettsucht,
Spondylolisthesis,
Osteoporose (nicht selten erst bei Einbrüchen erkannt),
Morbus Scheuermann (juvenile Adoleszentenkyphose).

seltener sind:
Osteomalazie,
Rachitis,
renale Osteopathie,
Morbus Paget,
primärer Hyperparathyreoidismus.

Entzündliche Veränderungen der Wirbelsäule finden sich bei
Osteoarthritis ankylopoetica (Morbus Bechterew).
Frühzeitiges Auftreten von verwaschenen Iliosakralgelenken.

seltener sind:
bakterielle Spondylitiden z. B. nach Morbus Band, Salmonellosen etc.,

luische Spondylitis (TPHA +),
Osteitis condensans,
Wirbelsäulentumoren,
Metastasen. *alkal. Phosph. ↑, bei Prostata-Karzinom auch saure Phosph. ↑.*
Ebenso wie bei Wirbelsäulenentzündungen finden sich bei Metastasen meist frühzeitig Veränderungen im Knochenszintigramm.

Primäre Wirbeltumoren,
    Wirbelhämangiom,
    Plasmozytom, *Knochenmarkspunktion anschließen.*
    Knochenzysten.

Neurologische Rückenschmerzen
    Neuralgien,
    Neuritis,
    Tabes dorsalis,
    Syringomyelie,
    Intra- und extrameduläre Tumoren,
    Meningitis,
    Epiduraler Abszeß,
    Blutungen,
    Subarachnoidalblutungen,
    spinale Blutungen. (Differentialdiagnostik der hämorrhagischen Diathese).

Renale Rückenschmerzen
    Akute und subakute Pyelonephritis,
    Abszeßbildungen, (die Kapselspannung schmerzt)
    (chron. Pyelonephritiden machen normalerweise keine Rückenschmerzen),
    Hydronephrose, (nur bei Stauungserscheinungen)
    Pyonephrose,
    Urolithiasis,
    Niereninfarkt,
    Nierentumoren, (Schmerzen selten, frühzeitig Mikrohämaturie)
    Nierentuberkulose. (Mikrohämaturie, Anreicherungsverfahren auf Tuberkelbakterien angezeigt).

Andere Ursachen:
Rückenschmerzen als Folge von Myelographiekomplikationen,
Ausstrahlende Schmerzen bei Dickdarmkarzinomen,
   insbesondere Rektumkarzinom,
Retrozökale Appendizitis,
Douglasabszeß.

Rückfallfieber

Leitsymptome:
Reisen in die wichtigsten derzeitigen Verbreitungsgebiete, insbesondere Äthiopien und Ostafrika, weniger in tropische und subtropische Gebiete Asiens und Amerikas sowie Europas. Nach einer Inkubationszeit von 3–10 Tagen (meist 8 Tage) Beginn mit plötzlichem Schwindel, Erbrechen, Kopf- und Gliederschmerzen, Schüttelfrost mit hohem Fieber, bronchitische Beschwerden, Epistaxis, Herpes labialis, Subikterus, Ikterus. Evtl. petechiale Blutungen. Nach 4–5 Tagen mit schwerem Fieber folgt krisenhaft der Temperatursturz mit Schweißausbrüchen und Kollapsgefahr. Nach 3–10 Tagen kommt es zu einem akuten Fieberrückfall mit ähnlichen Symptomen. Auslaufen der Erkrankung nach 4–5 Fieberrückfällen. Übertragung durch Läuse oder Zecken.

Labor:
Beweisend ist der Nachweis von Borrelia recurrentis im Blutausstrich (Giemsa-Färbung oder dicker Tropfen). Die Spirochäten liegen außerhalb der Blutkörperchen. Günstig ist auch die Dunkelfeld-Untersuchung. Bei geringem Spirochätenbefall kann auch der Tierversuch die Diagnose klären (intraperitoneale Injektion von Patientenblut bei jungen Ratten oder weißen Mäusen).

Begleitbefunde:
Hb ↓,
Ery ↓,
HbE ↓,
Leuko ↑,
Diff.-BB.: Neutrophilie,
WAR oft +,
TPHA ∅.

Ruhr

1. s. unter Amöbenruhr S. 36
2. s. unter Bakterienruhr S. 86

Ruhr durch Amöbiasis, Differentialdiagnostik der verschiedenen Stadien mit Erregernachweis und anderen Testen.
Tabelle nach W. Mohr

Formen / Tests	Akute Ruhr	Rezidivierende (chronische) Ruhr	Asymptomatische Darmbesiedelung	Extraintestinale Amöbiasis
Stuhl frisch	+	nur Zysten und Minuta-	+	∅ (+ bei gleichzeitiger Ruhr)
Färbung	+	form nachweisbar	+	∅ (+ bei gleichzeitiger Ruhr)
Kultur	+	+	+	∅ (+ bei gleichzeitiger Ruhr)
Komplementbindungsreaktion	+	(+)	∅	+
IHA (Indirekte Haemagglutination)	+	(+)	∅	+
IIF (Indirekter Immunfluoreszenz-Test)	+	(+)	∅	+
Latex	+	(+)	∅	+

Säuglingstoxikose

(Brechdurchfall mit Exsikkose, Coma dyspepticum infantum)

Allgemeine Wassermangelsymptomatik,
Hämatokrit ↑,
BZ ↑,
Harnstoff ↑,
Natrium ↓,
Kalium ↓.

Blutgasanalyse: Metabolische Azidose.

Salizylatfolgeerscheinungen bei der Labordiagnostik

Die Blutsenkung wird leicht reduziert,

Elphor, entzündliche *Dysproteinämie* gehemmt, *CRP*-Bildung jedoch nicht beeinflußt.

Harnsäure sinkt ab, ebenso sinken
PBI ↓,
Spontan-Quick-Wert ↓ (Vitamin K-Antagonismus unter einer Dosis von mindestens 5 g über 5 Tage).

Senkung des therapeutischen Quick-Wertes.

Bei hochdosierter Salizylatgabe können *GOT* und *GPT* ansteigen als Ausdruck eines toxischen Leberschadens.

Die *Thrombozyten* sinken ab, die *Thrombozytenaggregation* wird (therapeutisch) gehemmt.

Stuhl auf Blut kann bei salizylatbedingter Magen-Darm-Blutung positiv werden.

Im *Harn* können Hippursäurekristalle nachgewiesen werden nach Salizylateinnahmen.

Saltloosing-Nephritis (Salzverlust-Niere)

Na ↓, (die tubuläre Rückresorption im Bereich der distalen Tubuli ist gehemmt. Im anurischen oder oligurischen Stadium der Niereninsuffizienz kann Na jedoch auch erhöht sein)
Na Harn ↑,
Ca ↓,
Cl ↓,

Cl Harn ↑,
K (↑).

NB: Eine Saltloosing-Nephritis kombiniert mit Addisonismus nennt man Thorn-Syndrom.

Unterscheide:

Ein gestörtes Natriumkonservationsvermögen im Sinne der Saltloosing-Nephritis kann sich bei chronischer Pyelonephritis, bei Nephrokalzinose und bei Markzystenkrankheit finden. Während diese Gruppe zur eigentlichen Salzverlustniere gehört, findet man viel häufiger Kochsalzmangel und extrazellulären Volumenmangel bei verschiedenen chronischen Nierenerkrankungen auch bei Pyelonephritis und Zystennieren infolge relativ fixierter renaler Kochsalzverluste bei gleichzeitig verminderter Kochsalzzufuhr (salzlose Diät). Da der Volumenmangel bzw. Natriummangel den Angiotensinmechanismus in Gang bringt, empfiehlt sich im Zweifelsfalle die ergänzende Reninbestimmung (RIA).

Die Diagnose der Saltloosing-Nephritis wird gesichert durch die Ausscheidung beträchtlicher Natriummengen im Harn, während gleichzeitig ein ausgeprägter Salzmangel besteht.

Saltucin

s. unter Diuretica S. 175

Salzmangel-Syndrom

(saloprive Exsikkose)

Typische Anamnese.

Labor:

Na ↓,
Chlorid ↓,
Ca ↓,
P ↑,
Harnstoff ↑,
Ery ↘,
Hämatokrit ↑,
Leuko ↘.

Sarkoidose

s. unter Boeck'sches Sarkoid S. 116

Sarkome

Keine typischen beweisenden Tests.

Allgemeine Neoplasmazeichen:
BKS ↑,
Elphor,
 Alpha-2-Glob. ↑,
Fe ↓.

Verhältnismäßig häufig vorkommende Begleitsymptome bei Sarkomen sind:
BZ ↓ (bei Sarkomen der Brust- und Bauchhöhle),
Leuko ↓,
Erythrozytenresistenz erniedrigt,
HBDH ↑.

Bei Myosarkomen evtl.
GOT ↑,
CPK ↑.

Bei osteogenen Sarkomen ist die *alkal. Phosph.* im Serum meistens erhöht. Das Knochenszintigramm zeigt bei Sarkomen frühzeitig einen pathologischen Befund. Bei stärkerer Knochendestruktion findet sich ein erhöhter *Harncalciumgehalt.*

Beim Retikulumzellsarkom können sich abnorme Retikulumzellen bei der Knochenmarkspunktion finden, weiterhin können durch Autoimmunantikörper die Zeichen einer *hämolytischen Anämie* auftreten.

Den eigentlichen Beweis des Sarkoms kann man nur durch den histologischen Beweis erbringen.

Schädelgeräusche

s. unter Tinnitus S. 767

Schädeltrauma

Im Vordergrund der Diagnostik steht der neurologische Status. Frühzeitig durchgeführtes *EEG* wird am ehesten unmittelbar posttraumatische Erscheinungen nachweisen lassen, evtl. ergänzt durch Verlaufskontrolle des EEG. Wertvoll zur Diagnostik sind weiterhin Hirnszintigramm und Computertomogramm des Schädels.

Labor:
Typisch veränderte Laborwerte gibt es nicht, jedoch können bei Schäden, vor allem im Gebiet des kaudalen Hypothalamus, *Blutzuckererhöhungen* vorkommen. Weiterhin finden sich Störungen der *Chloridwerte*, die erhöht oder erniedrigt sein können. Schließlich finden sich bei Hypothalamusschäden auch erhöhte *Natriumwerte* sowohl im Serum, als auch im Harn.

Scharlach

Leitsymptome:
Tonsillitis, Gesichtsrötung mit weißem Periorbitalbereich, Zunge belegt oder hochrot und geschwollen (Himbeerzunge), Fieberbeginn meist plötzlich mit Schüttelfrost, Kopfschmerzen, Exanthem hellrote, stecknadelkopfgroße Maculae, die später konfluieren; mit Glaspatel ist das Exanthem wegdrückbar und fließt nur langsam wieder nach. Nach Exanthem kleieförmige Hautschuppung.

Labor:
BKS ↑↑, *Hb* ↓, *Ery* ↓, *Leuko* ↑, *Lympho* ↓, *Eosinophile* ↑↓, *Bilirubin* ⊿, *Ubg* oft vermehrt, evtl. *Eiweiß im Harn* +, evtl. *Aceton* +, evtl. auch nach Nachweis von Zylindern im Harn, *ASL-Titer* ↑, *Streptokokkenkultur aus Mandelausstrich.*

Ergänzungsdiagnostik:
Auslöschphänomen durch intrakutane Injektion von Rekonvaleszentenserum (Abblassen des Exanthem an der Injektionsstelle).
Dick-Test: Nach intrakutaner Injektion von Scharlachtoxin spricht die positive Reaktion (Exanthem) für Scharlach.

Schilddrüsenkrankheiten

Anamnesefragebogen für Schilddrüsenkrankheiten

Für Schilddrüsenüberfunktion verdächtige Symptome ↓	Kommt bei beiden vor ↓	Für Schilddrüsenunterfunktion verdächtige Symptome ↓
Gewichtsabnahme (trotz guten Appetits)	Müdigkeit	Kälteunverträglichkeit (Bevorzugung warmer Räume)
Unruhe, Nervosität	Kraftlosigkeit	
Erregtheit	Haarausfall	Schläfrigkeit
Schlaflosigkeit	Schwindel	Vergeßlichkeit
rasches Herzklopfen	Verstopfung	Konzentrationsschwäche
Zittern	Appetit normal	
starkes Schwitzen	Bauchkrämpfe	Blähungen
feuchte Haut	Periodenstörung	trockene Haut
Durst	Muskelschmerzen	schuppige Haut
Wärmeunverträglichkeit (Bevorzugung kühler Räume)	Hals wird größer	(Gewichtszunahme)
	Libidoverlust	Zustand nach Schilddrüsenoperation
	Kopfschmerzen	
	Doppelsehen oder Sehschwäche	Appetit schlecht
Atemnot, Erstickungsgefühl		Stimme heiser (oder tiefer geworden)
Fieber	brüchige Fingernägel	Achselhaare gehen (gingen) aus
häufig Durchfall		
Heißhunger		Schamhaare gehen (gingen) aus
		Augenbrauen gehen (gingen) aus
		Augenlider geschwollen
		Beine geschwollen
		oder Ohrensausen, Hörschwäche
		viel Speichelbildung
		Rheumatische Beschwerden
		Gelenkschmerzen

Sind Symptome aus allen 3 Spalten vorhanden, so spricht das für vegetative Störungen anderer Ursache.

Schilddrüsendiagnostik

Spezielle Untersuchungen: Bewertung/Indikation:

T3-RIA und T4-RIA Kombiniert optimal mit geringster Fehlerquote zur Beurteilung der Schilddrüsenhormone

T3-Test (TBK), T4-Test, T7-Index (ETR-Test) (Allein ist ETR am besten in dieser Gruppe) weniger günstig, da fehlerbehaftet (Fremdeinflüsse, Hormone etc.), Orientierung zur Einleitung der Diagnostik ausreichend.

GU, BEI veraltet (ungenau, umständlich) s. Band I
ASR s. S. 406

TSH (mit TRH-Stimulation) vor allem bei latenten Hypothyreosen angezeigt, s. Tabelle S. 665

Szintigramm Zur Beurteilung von Schilddrüsenformgröße und Aktivitätsverteilung

mit ^{99m}Tc Vorteil: Geringe Strahlenbelastung, rasche Wiederholbarkeit durch kurze Halbwertszeit, keine β-Strahlung. Auch nach Jodverseuchung (Kontrastmittel) Diagnostik möglich. Schärfere Zeichnung.

mit ^{131}J Geeigneter als ^{99m}Tc bei
1. Verlaufsmessungen (längere Halbwertszeit)
2. Zur Beurteilung des Schilddrüsengewebs-Quotienten.
3. tiefliegenden Prozessen (Metastasen)
4. Zur Dosisfestlegung für Radiojodtherapie (kombiniert mit RJT)

Nachteil: Hohe Strahlenbelastung, Wiederholungsmessungen längere Zeit nicht möglich. Jodverseuchungen (Kontrastmittel) stören sehr lange. Geringere Szintigrammqualität.

Radiojod-Test (NB: Aussage nur über Jodumsatz, nicht über Hormoninkretion!)	Nur noch üblich bei Langzeitmessungen in Kombination mit dem ^{131}J-Szintigramm (Indikationen s. oben) und bei der Frage einer Jodfehlverwertung. Zur Dosisbestimmung bei Radiojod-Therapie.
TSH-Test Stimulations-Test	Szintigramm nach TSH-Belastung ist angezeigt bei Verdacht auf eutonomes Adenom (v. a. dekompensiertes autonomes Adenom).
Suppressions-Test	Evtl. als Ergänzung bei kompensiertem autonomen Adenom. Zur Beurteilung der Stoffwechselfunktion nicht mehr angezeigt, da zu belastend (T3- und T4-RIA sind besser).
Schilddrüsenantikörper (gegen Schilddrüsenmikrosomen und Thyreoglobulin)	bei Thyreoiditis, evtl. bei Schilddrüsenkarzinom, selten bei Hyperthyreose. Angezeigt bei Schmerzen im Schilddrüsenbereich (oft in Ohren ausstrahlend) und bei Speicherungsdefekten im Schilddrüsenszintigramm.
PBJ	Bei abgeflachter Jodspeicherkurve, bzw. Fragestellung nach Jodverseuchung. Zur Beurteilung der Schilddrüsenfunktion überholt.
Schilddrüsenpunktion	Bei kalten Knoten, fraglichen Neoplasmen, unklarer Thyreoiditis. Die Frage evtl. Metastasenverschleppungen bei der Punktion wurde nicht mehr so ängstlich in der letzten Zeit beurteilt und die Punktionen großzügiger vorgenommen.
Sonographie	Zur Differentialdiagnostik kalter Knoten/Zyste.

Schilddrüsenkrankheiten

	T4 (RIA)	T3-RIA	TSH basal	TSH nach TRH	wertvolle andere Untersuchungen	unspezifische Begleit-befunde
Euthyreose	→ (5–13γ%)	→ (↓) * 0,8–2,0 ng/ml	–10μU/ml meist 3–6	–25	(Achillessehnen-reflexzeit (250–350 msec))	* T3 ↓ bei Euthyreose, wenn erhebliche konsumierende andere Krankheiten bestehen
Hypothyreose, latent subklinisch primär	↑	↑	–10	> 25		Adipositas? Chol. ↕ CPK ↑, LDH ↑
Manifeste primäre Hypothyreose	→	→	> 10	> 25–1000	Radiojodkurve ab-geflacht	Chol. ↑, GU ↓, AP ↑ CPK ↑
Manifeste sekundäre (hypophysäre) Hypo-thyreose	→	→	> 10	↗ kein typischer Anstieg **	Rö Sella, (CTG?), K, Na, FSH, LH 17-KS zur Beurtei-lung der Hypo-physenfunktion	** Bei inkompletter Hypophysenläsion Werte –25 möglich Chol. ↑, GU ↓
Hypothalamische Hypothyreose	→	→	< 10	←		
Latente subklinische Hyperthyreose	↕	↕	< 10	< 10		

	T4 (RIA)	T3-RIA	TSH basal	TSH nach TRH	wertvolle andere Untersuchungen	unspezifische Begleitbefunde
Manifeste Hyperthyreose	↑	↑	<10 meist <3	<10	RJT: Rascher Anstieg in der Jodidphase, Abfall in der Hormonphase. Serumjod 131: Wiederanstieg in der Hormonphase	Chol. ↓, LDH ↑, AP ↑
T3-Hyperthyreose	→ ↑	↑	<10	<10		
Hyperthyreosis factitia	← ↑ *	← ↑ *	↓	↓	RJT: Abgeflachte Kurve	* Je nach angewandtem Präparat, ist das eine, wie das andere mehr oder weniger erhöht
Jodfehlverwertung	↓	↓ ↑	↓ ↑	↓ ↑		
Kalter Knoten	(→ ↑)	(→ ↑)	(→ ↑)	(→ ↑)	Kalter Knoten (Speicherdefekt) im Szintigramm nachweisbar	Siehe Band I, Diagnostische Bewertung von Laborbefunden im Anhang S. 413
Struma	(↔) *	(↔) *	(↕) *	(↕) *	Szintigramm zum Nachweis der Struma und Beurteilung des Gewebsstoffwechsels	* Veränderung je nach Stoffwechselfunktion

Autonomes Adenom	↰	↰	↰*	↳	Szintigramm zeigt das Adenom. Kompensiertes Adenom: Impulsrate paranodulär > 20%. Dekompensiertes Adenom: Impulsrate paranodulär < 10%, Beweis TSH-Test: Paranoduläres Gewebe stimulierbar.	* ↓ bei Dekompensation Siehe Tabelle Seite 6
Thyreoiditis	?	?	?	*?	BKS, Elphor, Schilddrüsenantikörper (gegen Thyreoglobulin und Mikrosomen)	Fe oft ↓ * s. unter Thyreoiditis S. 766
Schilddrüsen-Ca	?	?	?	?	Szintigramm Feinnadelpunktion zur zytologischen Untersuchung Fehlerquote ca. 10%) Calcitonin oft ↑↑ (-100-fache Konzentration und mehr kommen vor	Wichtig in der Anamnese ist rasches Größenwachstum, vor allem von kalten Knoten (seltener auch warmen Knoten). BKS ↳, Alpha-2-Glob. ↑, Fe ↓. Evtl. Schilddrüsenantikörper nachweisbar, vor allem gegen Mikrosomen. Thyreoglobulin im Serum vor allem nachweisbar bei Metastasen.

Schistosomiasis

Diagnose:

Schistosoma mansoni oder Schistosoma japonicum werden bewiesen durch den *Nachweis der Eier in Fäzes* im akuten Stadium. In späteren Stadien können die Eier noch im *Geschabsel von Granulomen in Rektum und Kolon* nachgewiesen werden.

Schistosoma haematobion wird nachgewiesen durch Auffinden der *Eier im Harn* in den akuten Stadien. Später finden sich die Eier nur noch in der Harnblasenwand, wo sie evtl. mit Geschabsel entfernt werden können.

Weniger sichere Hinweis-Tests sind der *Haut-Test* (mit präpariertem Antigen), ebenso besteht die Möglichkeit einer *Komplementbindungs-Reaktion mit Gruppenantigen*.

Bei beiden Typen der Erkrankung findet sich bei der Leberbiopsie eine portale Infiltration mit lokalisierten granulomatösen Reaktionen, evtl. auch mit diffuser Fibrose.

Unspezifische hinweisende Begleitbefunde:

Hb ↓,
Ery ↓,
Fe ↓,
Eosinophile ↑,
BKS ↑,
Sediment; Ery.

Besonders bezüglich Schistosoma haematobium besteht ein erheblicher Verdacht, wenn in Gefolge von Reisen nach Ägypten eine *Hämaturie* auftritt. Auch *Pyurie* und *Chylurie* können vorkommen.

Schizophrenie

Bei Schizophrenie finden sich keine typischen Laborveränderungen. Gelegentlich finden sich jedoch ohne, daß die Ursache bekannt wäre, erhöhte Eisen- und Kupferwerte. Typische Liquorveränderungen kommen nicht vor.

Schlaganfall

s. unter Apoplexie und zerebraler Insult   S. 70 u. S. 825

Schlangenbißfolgen

Nach Schlangenbiß finden sich die Folgen der Schlangengifte am ehesten in folgenden Veränderungen:

Ery ↓ (symptomatische hämolytische Anämie),
Erythrozytenresistenz erniedrigt,
Hämaturie (chem. Blutnachweis im Harn +),
Harnstoff ↑,
Thrombozyten ↓.

Schleimhautveränderungen

1. Blässe

Labor:
Wie unter Anämien aufgeführt.

2. Gelbverfärbung

Labor:
Ikterus-Differentialdiagnostik.

3. Dunkle, bräunliche, evtl. fleckige Veränderungen

Labor:
Differentialdiagnostik wie unter Addison-Syndrom aufgeführt.

4. Dunkle, rote oder bläuliche Flecken

Labor:
Differentialdiagnostik hämorrhagischer Diathesen:
Rumpel-Leede-Test,
Blutungszeit,
Gerinnungszeit,
Rekalzifizierungszeit,
Spontan-Quick-Wert,
Partielle Thromboplastinzeit,
Thrombozyten
dürften als Basis-Diagnostik ausreichen.

5. Weiße Flecken

Die sogenannten Leukoplakien, weißliche Bezirke, teils starr oder plattenartig, scharf begrenzt, häufig im Mundwinkelbereich finden sich bei chronischen Reizzuständen, nach Nikotin, bei Pfeifenrauchern, bei Zahnschäden oder nach Zahnprothesen, im Rahmen chronischer Entzündungen.

Labor:
> Ohne besondere Allgemeinsymptomatik keine Labordiagnostik erforderlich. Bei entsprechendem Verdacht evtl. Neoplasma-Tests.

NB: Eine intensive und häufige Verlaufskontrolle des Lokalbefundes ist erforderlich, da Leukoplakien als Präkanzerosen gelten.

6. Graue oder schwarze Ränder am Zahnfleisch

Es ergibt sich der Verdacht bei entsprechenden Veränderungen auf eine Schwermetallvergiftung.

Labor:
> Ganzes Blutbild, wobei besondere Beachtung dem Ausstrich zu schenken ist. Weiterhin sind angezeigt spektralanalytische Untersuchungen, insbesondere auf Blei, Quecksilber und Wismut je nach Anamnese.
> s. auch unter Bleivergiftung S. 111

7. Veränderungen der Schleimhäute bei Infekten s. unter den einzelnen Kapiteln

Masern,
Röteln,
Scharlach.

Schluckbeschwerden (Dysphagie)

Unter Schluckbeschwerden im Sinne von Dysphagie versteht man alle Schwierigkeiten beim Schlucken, die mit echten Schluckbeschwerden verbunden sind. Dagegen abzugrenzen sind die subjektiven Schluckbeschwerden, wie sie beim Globus-Syndrom auftreten.

Schluckbeschwerden

Physiologie:

Der Schluckvorgang läuft in 3 Stufen ab:

1. Willkürlicher Schluckakt mit Transport der Nahrung vom Mund zum Pharynx.
2. Unwillkürlicher Weitertransport der Nahrung durch Kontraktionswellen des M. constrictor pharyngis, am erschlafften M. constrictor cricopharyngicus vorbei in den oberen Abschnitt des Oesophagus. Es handelt sich hierbei um einen höchst komplizierten ineinandergreifenden Ablauf von Kontraktionsvorgängen.
3. Unwillkürlicher Transport im Ösophagus durch den erschlafften unteren Ösophagussphinkter in die Kardia des Magens über wellenförmige Bewegungen, die am Ösophagus abwärts verlaufen.

Anamnese

Intermittierend auftretende Dysphagie	Zu denken ist an spastische Störungen, funktionelle Störungen,
Remittierende Dysphagie	Eher Hinweis auf organisch bedingte Einengung, Hinweis auf Obstruktion des Ösophagus.
Schwierigkeiten bei der Flüssigkeitsaufnahme	Hinweis auf Störungen im oralpharyngealen Bereich.
Schwierigkeiten beim Schlucken fester Nahrungsbestandteile	Hinweis auf ösophageale Ursache.
Gleichmäßig bestehende Beschwerden sowohl bei Aufnahme flüssiger, als auch fester Nahrung	Hinweis auf vollständigen Verschluß, meist bei Cardiospasmus (Achalasie), vollständig verschließende Neoplasmen, vollständig obturierender Bolus.
Beschwerden bei Aufnahme sehr heißer oder kalter Speisen sowie hochprozentiger Alkoholika	Hinweis auf Ösophagitis, Hinweis auf Motilitätsstörungen des Ösophagus.
Schluckbeschwerden nur beim Schlucken von Tabletten oder Kapseln	Hinweis auf psychogene Schluckbeschwerden ohne organische Veränderung.

Hinweiszeichen auf die Lokalisation der Schluckbeschwerden:

1. Oro-pharyngeale Dysphagie

Husten oder Würgen beim Schlucken,
Herauslaufen von Flüssigkeit oder Nahrung aus der Nase,
Veränderung der Kopfhaltung,
Veränderung der Nackenhaltung,
Ständiger Speichelfluß,
Hinweis auf neuro-muskuläre Erkrankung,
Kopfnervenerkrankungen etc.

2. Obere ösophageale Dysphagie

Schluckbeschwerden beim Schlucken größerer unzerkauter fester Bestandteile, insbesondere Fleischstückchen. Gewichtsverlust, veränderte Eßgewohnheiten. Die Beschwerden werden meist in den oberen Ösophagusbereich und in den Halsbereich projiziert.

3. Mittlere und untere ösophageale Dysphagie

Die Beschwerden treten verhältnismäßig spät auf. Diese Dysphagie verläuft meist intermittierend, zeigt Sodbrennen oder zeitweilig auftretende akute Ösophagusschmerzen oder Ösophagusspasmen. Oft lange Vorgeschichte mit Regurgitationen ohne Beschwerden. Bei progressiver, nicht remittierender Dysphagie ist ein Plattenepithelkarzinom des Ösophagus oder Adenokarzinom der Kardia oder des unteren Ösophagus zu denken insbesondere, wenn anamnestisch der Hinweis auf lange liegende naso-gastrische Sonden, auf Ätzverletzungen oder lang dauernde Refluxe besteht. Rein anamnestisch ist jedoch eine gutartige Striktur vom Karzinom nicht zu unterscheiden.

Schluckbeschwerden 673

Diagnostik:

Nach der Anamnese (s. o.) ergeben sich oft wertvolle Hinweise zum Ausschluß einer Systemerkrankung, die mit der Erkrankung des Ösophagus in Zusammenhang stehen können. Wichtig ist insbesondere auch der neurologische Status, insbesondere im Kopfnervenbereich.

HNO-Status: Laryngoskopie, Pharyngoskopie.

Ösophagoskopie am besten mit dem Fibergastroskop, mit dem sowohl der Hypopharynx, als auch Ösophagus- und Magenbereich ausgezeichnet untersucht werden können und auch zur Biopsie Gewebsentnahmen vorgenommen werden können.

Röntgenuntersuchung des Pharynx und Ösophagus mittels Kontrastbrei evtl. auch im Rahmen einer Kineradiographie, die insbesondere Motilitätsstörungen sehr gut sichtbar macht und zuverlässiger ist bezüglich des gastroösophagealen Refluxes an Stelle einfacher radiographischer Tests.

Messung der Zeit für den Schluckakt,

Tests zur Feststellung des gastro-oesophagialen Refluxes,

Säureperfussions-Test,

Ösophagusmanometrie (besonders wichtig bei Motilitätsstörungen mit Spasmen sowie Atonie, Sklerumdermie, Myasthenia gravis).

pH-Messungen im Ösophagus.

Ergänzende technische Untersuchungen:

Röntgen HWS,

Computertomogramm, insbesondere bei Verdacht auf Erkrankungen im retropharyngealen Bereich und im mediastinalen Bereich.

Aortographie mit Gefäßdarstellungen im Halsbereich bei Verdacht auf Gefäßerkrankungen, Aneurysmen etc.

Schilddrüsenszintigramm.

Labordiagnostik:
BKS,
CRP,
Elphor,
Ganzes Blutbild,
BZ,
GOT,
CPK,
Fe,
Ca,
Mg,
Cholinesterase,
TPHA,
Harnzucker,
Azeton,
((Kongorot-Probe)).

Differentialdiagnostik der Schluckbeschwerden:
1. **Oro-pharyngeale Dysphagie**
   akute Ursachen
   Stomatitis,
   Pharyngitis,
   Fremdkörper,
   Trauma,
   retropharyngealer Abszeß,
   Infektionskrankheiten
   Botulismus,
   Lyssa,
   Tetanus,

   Chron. oder intermittierende Ursachen
   Neuro-muskuläre Erkrankungen, insbesondere im Kopfnervenbereich,
   zerebro-vaskuläre Erkrankungen, senile Demenz,
   Encephalomyelitis disseminata,
   Myotonische Dystrophie,
   Myatrophische Lateralsklerose (s. S. 529),
   Myasthenia gravis (s. S. 529),
   Syringomyelie,
   Oro-pharyngeale Syndrome,
   Oro-pharyngeale Tumoren,
   Laryngeale Tumoren,

Amyloidose,
Diabetes,
  Neuropathie bei Diabetes,
  Xerostomie bei Diabetes,
Xerostomie bei anderen Ursachen,
  Schleimhautatrophie mit Trockenheit der Mundhöhle,
Fieber,
  Atropin- und Anticholinergika,
  Sekretionsneurose,
  Störung der Bakterienflora durch Antibiotika,
Tuberkulose,
Lues,
Erkrankungen im HWS-Bereich, insbesondere Prominenz von Halswirbeln,
Voraufgegangene Operationen,
Posttraumatisch,
Strumen.

2. Ursachen der oberen ösophagealen Dysphagie
Retrosternale Struma,
Neuro-muskuläre Störungen,
Zenker'sches Divertikel,
Plummer-Vinson-Syndrom,
Paterson-Kelly-Syndrom,
Fremdkörper,
Ösophagitis,
Strikturen,
Pemphigoid,
Epidermiolysis bullosa,
Prominenz der unteren Halswirbel,
Druck von außen,
  Tumoren
Gefäßanomalien
  Aneurysmen,
  Dysphagia lusoria,
  doppelter Aortenbogen.

3. Ursachen der mittleren und unteren ösophagealen Dysphagie
Ösophagitis,
Ösophagus-Tumoren,
  Plattenepithelkarzinom des Ösophagus,
  Adenokarzinom des unteren Ösophagus,
  Adenokarzinom der Kardia,

Strikturen,
Kardiospasmus (Achalasie),
Ösophagushernien, paraösophageale Hernien,
unterer ösophagealer Ring (Schatzki),
diffuser Spasmus,
  idiopathischer,
  sekundärer,
Ösophagusulkus,
Baretscher Ösophagus,
Sehr große Fremdkörper, Fleischbrocken, Gräten etc.,
Divertikel des mittleren und unteren Ösophagus,
  epiphrenisch gelegentlich vorkommend,
  im mittleren Bereich sehr selten vorkommend,
Hypertonus des unteren Ösophagussphinkters,
Operationsfolgeerscheinungen,
Sklerodermie,
Chagaskrankheit (Trypanosoma cruzi - Südamerika).

Schock

(von Dr. G. Portzky)

Begriff

Unter Schock versteht man das plötzlich einsetzende, unphysiologische Verhalten von Psyche, Nervensystem, Kreislauf und Atmung auf Grund äußerer oder innerer Noxen, Stoffwechselstörungen oder Streß-Situationen betreffend Mensch und Tier (Selye).
Die Folge sind funktionelle oder morphologische Veränderungen am Körper, die teils reversibel, teils irreversibel sind (Schneider, Gelin, Ahnefeld).

Einteilung

a) Psychischer Schock (Folge: Scheinlähmungen, sensorische Aphasie und Amnesie für die äußeren oder inneren Auslösungsmomente, Syllabismus, Stummheit, Schrei- und Weinkrämpfe, Tobsuchtsanfälle, Hysterie, Psychosen, reaktive Depressionen) mit nachfolgenden hypotonen Kollapszuständen, die jedoch auch fehlen können.

b) Neurogener Schock, im Volksmund auch „Nervenschock" genannt (Folge: Schwere neurovegetative Störungen mit Dauertremor der

Extremitäten, motorischer Aphasie und Ataxie, zentrale Schwindel- und Gleichgewichtsstörungen, sog. „Explosionsphänomen" bei Kriegshandlungen, Störungen der Hypophyse mit Schlaflosigkeit, unkoordinierten Schweißausbrüchen, Tachykardie, Extrasystolie, pektanginösen Beschwerden) und nachfolgenden hypotonen Kollapszuständen, die ebenfalls fehlen können; Durst und Hungerzustände pathologischer Art möglich.

c) Kreislaufschock (Folge: Blutdruckabfall in der Peripherie, Verklumpung der Erythrozyten, sog. „Sludge-Phänomen", Cheyne-Stokes-Atmung, Bewußtlosigkeit bis zum Koma, Organschäden an Gehirn, Herz, Lunge, Leber, Niere bis zum Exitus, bzw. akutem Herz- und Atemstillstand) immer in Verbindung mit einem hypotonen Kollaps (Anstieg der Pulsfrequenz über 100/min, Abfall des systolischen Blutdrucks unter 100 mmHg, keine Beeinflussung der Diastole) oft nahtloser Übergang in einen hypodynamischen Kollaps nach Brendl (Abfall der Pulsfrequenz unter 100/min. sowie der Systole und Diastole, Pupillenreaktion auf L. u. C. träge, Pupillen weit, z. T. Anisokorie) sowie nachfolgend in das Stadium der Gefäßrigidität oder Dezentralisation (Karotispuls, tiefes Koma, Organveränderungen, Oligurie, meist nicht mehr reversibles Schockstadium, unmittelbar nachfolgende Atem-, Kreislauf- und Herzstillstände). Während ein hypotoner Kollaps mit relativ einfachen Maßnahmen kurzfristig zu beheben ist, ein hypodynamischer mit Hilfe von Infusion, Transfusion und Medikamenten längerfristig – ist das „Stadium 3" des Kreislaufschocks mit sämtlichen ärztlichen Maßnahmen meist gezielt nicht mehr zu beeinflussen und führt, nicht zuletzt infolge irreversibler Organschädigungen, fast immer zum Tod.

Diagnostik und Symptome

Vorweg ist zu bemerken, daß Ablauf und klinische Symptomatik fließende Übergänge besitzen und im Stadium der Zentralisation immer reversibel, im Stadium der Dezentralisation oft, im Stadium der Gefäßrigidität und Organschädigung so gut wie nie rückläufig sind. Wichtigste Erkenntnis in der Pathophysiologie des Kreislaufschocks: Die Gefahr droht nicht so sehr von seiten der Vasomotorik, wie von seiten des mangelnden Blutvolumens!

Im allgemeinen ergibt sich im Ablauf eines Kreislaufschocks folgende Symptomatik, deren Kenntnis umso wichtiger ist, da auch jeder Nichtarzt damit jederzeit konfrontiert werden kann, während psycho- und neurogene Schockzustände doch sehr selten sind und meist in fachmedizinische Behandlung gelangen.

a) Der hypotone Kollaps: Die klinischen Zeichen sind Blässe des Gesichts, feuchte Haut, kalter Schweiß bis Schüttelfrost, allgemeine Unruhe, „leerer Blick", schlechte Ansprechbarkeit, aber erhaltenes Bewußtsein (vgl. „Aufwachphase" aus Narkose). Die Pupillenreaktion auf Licht und Konvergenz ist träge, jedoch keine Entrundung, peripherer Puls über 100/min. Systolischer Blutdruck unter 100 min Hg. Diastole unverändert, ohne Abfall. Graublaue Nagelbettverfärbung an den Fingern und Schleimhäuten (Mund).
Laborkontrollen von Blut und Urin beim sonst gesunden Menschen unauffällig. Keine Spezialtests erforderlich.

b) Der hypodynamische Kollaps (Brendl): Dunkelblaue bis schmutziggraue Hautverfärbung, Pupillen weitgestellt, kaum noch Reaktion auf L. und C. Tiefe Bewußtlosigkeit, Cheyne-Stokes-Atmung, Koma-Zustand. Der periphere Puls ist verlangsamt, weich, kaum noch tastbar, Karotispuls noch erhalten. Bei der Blutdruckmessung (wenn überhaupt noch möglich) ist auch zusätzlich ein Abfall der Diastole zu beobachten.

Im Labor zeigen sich Elektrolytstörungen, Oligurie, im Differentialblutbild Verklumpung der Erythrozyten, CO_2-Anstieg in der Gasanalyse, Anstieg von Harnstoff und Harnsäure im Serum, sowie Gesamt-Rest-N-Kurve erhöht. Beginnende EKG-Veränderungen (Elektrolyte!). Unruhiges Kurvenbild im EEG möglich. Bei rechtzeitigem Volumenzusatz (Expander, Elektrolytlösungen) sind alle Störungen kurzfristig reversibel, sonst Übergang in das Stadium der Irreversibilität.

c) Rigidität = Starre der Gefäße, keine medikamentöse Beeinflußung mehr möglich. Atemstillstand, Vorhof und Kammerflimmern, Herzstillstand, Exitus letalis.

Schwerste Veränderungen im EKG und EEG, Anurie, schwerste Elektrolytstörungen. Pupillen zeigen Anisokorie, kein Karotispuls mehr tastbar, kein Blutdruck mehr meßbar. Starke CO_2-Übersäuerung des Blutes bei der Gasanalyse. Beginnende Organnekrose. Im Gesicht, Rumpf und Extremitäten zeigen Flecken- und Ödembildungen Beginn und Aufhebung jeglicher, physiologischer Diffusion und Osmose sowie Gefäßabdichtung (poröse Gefäßwände). Der Patient wirkt auf den Betrachter „verquollen".

Klinische Symptomatik *

Unter-suchung, Symptom	Befund	Bemerkungen
Blutdruck	erniedrigt	initial oft kurzfristig erhöht
Blutdruck-amplitude	niedrig	bei hyperdynam-septischem Schock erhöht
Haut-beschaffen-heit	Blässe, Akrozyanose, kühle Haut kalter Schweiß	bei hyperdynam-septischem Schock heiße, gerötete, trockene Haut
Durst	verstärkt	
Herz-frequenz	beschleunigt	bei kardiogenem Schock gelegentlich Bradykardie, oft Arrhythmien
Atmung	beschleunigt	
Bewußtseins-lage	Unruhe, Apathie oder Euphorie; erst sehr spät Bewußtseinsverlust	
Urinaus-scheidung	Oligurie bis Anurie	
Blutungs-neigung	oft als Ausdruck einer Verbrauchs-koagulopathie, besonders bei infektiös-toxischem Schock	
Hb-Hämatokrit	bei Blutungsschock erniedrigt, bei Dehydratation erhöht	initial oft normaler Hb-HK
Blutgas-analyse	metabolische Azidose	bei septischem Schock, infolge gramnegativer Keime respiratorische Alkalose
Zentraler Venendruck	erniedrigt	bei kardiogenem Schock, Lungenembolie und hyperdynam-febrilem septischen Schock erhöht

* nach G. Junge-Hülsing, Notfallfibel

Schock

Diagnostische Maßnahmen

Untersuchung	sofort	Häufigkeit, Wiederholung	Bemerkungen
Blutdruckmessung	+	ständig	
Messung der Pulsfrequenz	+	ständig, möglichst monitoring	
Hb, HK	+	initial, ½stündlich später 2–4 stündl.	
Blutbild	+	täglich	
Blutgasanalyse	+	4stündl.	
Zentraler Venendruck (ZVD)	+	kontinuierlich	Normal 10–15 cm H_2O
EKG	+	täglich	Bei kardiogenem Schock Monitorüberwachung
Urinausscheidung		stündlich	Blasenkatheter Soll: > 30 ml/Std.
Körpertemperatur	+	stündlich	
Na, K Serumeiweiß	+	2 x täglich	
Harnstoff-N, Kreatinin	+	täglich	Schockniere!
Thrombozyten, Hitzefibrin, PTT, Quickwert,	+	2 x täglich	Bei Verdacht auf Verbrauchskoagulopathie
Reptilase Thrombelastogramm	+		
Blutgruppe	+	–	

Schrumpfniere

Leitsymptome:
Nicht typische unspezifische Beschwerden, Schwächezustände, Kopfschmerzen, Schwindelerscheinungen, Übelkeit, Polyurie.
Weitere Leitsymptome entsprechend Grundkrankheit bzw. auch Laborbefunde verändert entsprechend Grundkrankheit.

Labor:

BKS ↑,

Harnstoff ↑→.   Der Harnstoff steigt an, entsprechend der Zunahme einer Niereninsuffizienz, insbesondere bei beidseitiger Schrumpfniere. Eine einseitige Schrumpfniere ist sehr lange kompensiert.

Kreatinin ↑→,
Xanthoprotein ↑   Im urämischen Stadium, wobei jedoch erhöhte Werte auch schon vor Erhöhung der Harnstoffwerte auftreten können.

Chlorid ↓→   Absinken im polyurischen Stadium.

Harn:
Isothenurie oder
Hyposthenurie,
Eiweiß meist (+)   stärkere Eiweißausscheidungen können jedoch vorkommen.
im *Sediment* evtl.
einige hyaline *Zylinder,*
bei pyelonephritischer
Schrumpfniere außerdem Ausscheidung
von *Leuko* und *Ery*
sowie evtl. *Keimnachweis,* Harnkultur.

Sonderformen:

Bleischrumpfniere   erhöhter Serumbleigehalt, Nachweis der Deltaaminolävulinsäure, Koproporphyrinausscheidung über 100 mg.

Bei **tuberkulöser pyelonephritischer Schrumpfniere**
Nachweis von Tuberkelbakterien auch in Kultur und Tierversuch.

Bei **Amyloidschrumpfniere**:
Elektrophorese: Nephrosekonstellation, wobei jedoch auch der Gamma-Glob.-Anstieg auf eine Amyloidschrumpfniere hindeutet (s. S. 38).
Bei höheren Blutdruckwerten Bestimmung von *Renin.*

Schwangerschaft

Physiologische Laborveränderungen, die während der Schwangerschaft gefunden werden, können ohne wesentliche pathologische Bedeutung:

Blutvolumen ↑,
BZ ↓,
BKS ↑,
Ca ↓, (stärkere Absenkungen sind gefährlich, s. unter path. Veränderungen der Schwangerschaft).
Cholesterin ↗,
CPK ↑, (in den letzten Wochen der Schwangerschaft)
CRP +, (in 30% der Schwangerschaften, während der Geburt in bis zu 50% der Schwangerschaften).
Fe ↙,
Eisenbindungskapazität ↑.
Elektrophorese:
  Albumin ↓, (absolute Plasmavermehrung),
  β-*Glob.* ↗, (beginnend im 2. Trimenon, langsam zunehmend).
  Gamma-Glob. ↘, (leichter Abfall vor allem im letzten Trimenon).
  Präalbumin ↑,
  Zöruloplasmin ↑,
Fibrinogen ↑,
Kupfer ↗, (im letzten Trimenon).
Leuko ↑, (Zunahme im letzten Trimenon, Höhepunkt bei der Entbindung, wobei dann die Werte bis zu 30–35 000/cmm ansteigen können).

Lympho ↓,
Mg ↓, (der Befund wird dann path., wenn Wadenkrämpfe auftreten).
Na ↑,
alkal. Ph. ↑, (die im 3. Trimenon auftretenden erhöhten Werte der alkal. Ph. stammen aus der Plazenta. Der plötzliche Abfall weist auf eine drohende Fehlgeburt hin!).
PBI ↑.

Im Harn findet sich eine erhöhte Ausscheidung von Östrogen, auch Kreatinin im Harn ist erhöht (es wird vermutet, daß die tubuläre Rückresorption unterdrückt wird), Harnstoffausscheidung im Harn ist dagegen etwas vermindert, eine stärkere Verminderung findet sich bei Schwangerschaftstoxikose.

Die hormonelle Verlaufskontrolle der Schwangerschaft erfolgt am besten im 1. Trimenon mit dem HCG-Test (evtl. Titer-Bestimmung), im 2. und 3. Trimenon mit der Östriolbestimmung im Serum (RIA). Zur Beurteilung der Plazentafunktion eignet sich besser HPL (RIA).

Pathologische Laborwerte in der Schwangerschaft, die besonders beachtet werden müssen:

Absinken des *HCG-Wertes* unter die Normkurve im 1. Trimenon.

Absinken des *Östriolwertes* bzw. des HPL-Wertes während des 2. und 3. Trimenons unter die Normwerte (abhängig vom Schwangerschaftsalter).

Azeton +, (diabetische Azidose?).
(Hyperemesis gravidarum?).
Bili ↑,
Ca ↓↓, (bei Impetigo herpetiformis auftretend, Prognose in der Schwangerschaft sehr ernst, Interruptio angezeigt!).
Glukosurie,
Proteinurie,
Gerinnungszeit verlängert, (Hemmkörperhämophilie?).
Hämaturie, (neben der üblichen nierenbedingten Möglichkeit der Hämaturie muß auch an die Möglichkeit einer Intoxikation gedacht werden).

Leukozyturie, (Zystitis, Pyelonephritis).
Quick-Wert stärker (leichte Absenkungen können möglicherweise physiologisch vorkommen).
absinkend,
GOT ↑. (gegen Ende der Schwangerschaft deutet ein Anstieg der GOT auf eine Übertragung hin, die eine Einleitung angezeigt erscheinen läßt. Ein normaler Wert der GOT ist jedoch kein Beweis gegen die Übertragung. Die GOT-Werte können bei Übertragung jedoch sehr stark überhöht sein. Weiterhin finden sich natürlich auch GOT-Erhöhungen bei Schwangerschaftstoxikose

Schwangerschaftstoxikose

Bei Schwangerschaftstoxikose (Hyperemesis gravidarum) finden sich *GOT*-Erhöhungen. Werte unter 20 U/l finden sich im Stadium I, Stadium II zeigt Werte zwischen 20 u. 75 U/l, Stadium III (mittelschwere Toxikose) zeigt Werte zwischen 75 u. 125 U/l sowie Bilirubinerhöhung. Stadium IV (schwere Toxikose) zeigt Werte über 125 U/l. Weiterhin können bei der Schwangerschaftstoxikose neben *Elektrolytverschiebungen* und *Harnstofferhöhungen* auch eine verminderte Harnstoffausscheidung im Harn gefunden werden. Wohl durch verminderte Ausscheidung, steigen die *Harnsäure*-Werte im Serum ebenfalls an, dagegen sinken *Natrium* und *Alpha-Amylase* im Serum ab.

Schwangerschaftsvorsorgeuntersuchung

s. Spezial-Literatur

sehr gut: Stoll, Schwangerenvorsorge in der Praxis, Springer-Verlag Berlin, Heidelberg, New York.
gut und wichtig: Richtlinien der KV

Die Schwangerschaftsvorsorgeuntersuchung sollte routinemäßig vom niedergelassenen Arzt systematisch anhand der erlassenen Richtlinien erfolgen. Nur sporadische Untersuchungen ohne festes Programm sind abzulehnen.

Schwartz-Bartter-Syndrom

Bronchialkarzinom, das eine ACTH-ähnliche Substanz produziert und zum sekundären Hyperkortizismus führt.

Labor:
K ↓,
K-Harn ↓,
Na ↓,
17-KS Harn ↑.

Allgemeine Neoplasma-Zeichen s. unter Carcinoma   S. 128

Schwarzwasser-Fieber

(Progressiver hämolytischer Ikterus bei Malaria s. d., va. a. bei Chinin-Behandlung)

Bili ↑↑,
Ery ↓↓,
Roter oder dunkler Urin,
Methämoglobinurie,
Oxyhämoglobinurie,
Harnstoff ↑,
Kreatinin ↑.

Schweinebandwurm

s. unter Wurmerkrankungen   S. 823 (u. S. 820)

Schweinehüter-Krankheit

s. unter Leptospirosen   S. 451

Schwermetallvergiftung

Beweisend: *Spektralanalytischer Nachweis des Metalls im Blut.*
Hinweisend: Proteinurie, kombiniert mit Aminoazidurie.
           Im Blutbild Anämie oder toxische Granulation (kann fehlen!).

s. auch unter Bleivergiftung   S. 111

Schwindel

Definition und Entstehung:

Der Schwindel wird definiert als Störung der Beziehung des eigenen Körpers zum Raum. Es handelt sich um eine unlustbetonte subjektive Empfindung, durch die Gleichgewichtsstörungen bewußt werden. Der Schwindel wird als Informationskonflikt in den zentralnervösen lageanalysierenden Strukturen gedeutet. Schwindelsensationen können sowohl bei Funktionsstörungen der visuellen, vestibulären und kinästhetischen Systeme entstehen, als auch bei fehlerhafter Tätigkeit der zentralen, der Gleichgewichtserhaltung dienenden Apparate im Hirnstamm, Kleinhirn und Großhirn. Als Ursache peripherer, wie zentraler regulärer Schwindelerscheinungen stehen durchblutungsabhängige Störungen weitaus an erster Stelle. Mehrere Faktoren der Schwindelentstehung wirken oft komplex ineinander. Die sogenannten systematischen Schwindelformen beruhen überwiegend auf lokalisierten Durchblutungsmängeln im Vertebralis-Basilaris-Strom-Bereich. Die sogenannten asystematischen Schwindelsensationen sind dagegen fast immer Ausdruck einer diffusen, das gesamte Gehirn betreffenden Mangeldurchblutung, also Vorstufen oder Vorboten einer Ohnmacht. Sie kommen entweder auf dem Boden passagerer Blutverteilungsstörungen in Form vago-vasaler Fehlreaktionen oder passagerer Blutförderungsstörungen in Form vago-kardialer oder sympathiko-kardialer Anfallsreaktionen zustande. Schwindel kann aber auch als rein psychisch entstandenes Phänomen auftreten, als Konversions-Syndrom neurotischer oder hysterischer Fehlhaltungen oder als katathymes Symptom im Rahmen endogener Psychosen.

Subjektive Erscheinungen des Schwindels

a) Allgemeine Symptome, die als Schwindel gedeutet werden:

Benommenheitsgefühl,
Druck im Kopf,
wie Betrunkensein,
Schwarzwerden vor den Augen,
Flimmern vor den Augen,
Schwankgefühle,
Gangunsicherheit,
sich plötzlich festhalten müssen,
wie auf Watte gehen,
unbestimmte Angstsymptome.

Schwindel

b) Echter Schwindel:
Drehschwindel,
Seitwärtsdrall,
meist Anfallscharakter des Schwindel,
oft ängstliches Ruhighalten des Kopfes und Vermeidung jeder Bewegung,
evtl. begleitende Hörstörungen oder Tinnitus (Ohrensausen).

c) Häufig beobachtete Begleiterscheinungen des Schwindels:
Übelkeit,
Erbrechen,
Unwohlsein,
Blässe,
Kollapsneigung,
Benommenheit,
Schweißausbruch,
Klage über Doppelbild und Parästhesien.

Anamnese:

Die wichtigsten anamnestischen Fragen bei der Schwindelanamnese sind:

1. seit wann,
   wie häufig,
   bei welcher Gelegenheit,
   in welcher Körperlage,
   wie auslösbar.
2. Wie wird der Schwindel charakterisiert:
   Schwankschwindel,
   Drehschwindel,
   Schwarzwerden vor den Augen,
   Flimmern oder Ringe vor den Augen,
   Übelkeit,
   Magendruck,
   Unwohlsein,
   mir wird schlecht,
   Unsicherheit,
   schwebendes Gefühl,
   Benommenheit,
   „Mattscheibe"?.
3. Wie lange dauern die Zustände?
4. Wodurch sind sie zu bessern?

Untersuchungsprogramm bei Schwindel

Otologischer Routinestatus,
Hörprüfung mit Audiogramm,
Vestibularisuntersuchung mit kalorischer Spülung,
Otologischer Hirnnervenstatus,
Posturale Prüfungen, z. B. Romberg, Kraniokorpographie,
Koordinationsprüfungen, z. B. Zeigeversuch, Diadochokinese,
Untersuchung mit der Frenzelbrille (Leuchtbrille mit 15–20 Dioptrien),
Evtl. Elektronystagmographie (ENG),
oder Photoelektronystagmographie (PENG),
Großer neurologischer Status,

Augenstatus
   Refraktion,
   Augenhintergrund,
   Augendruck,
   Akkommodationsprüfung etc.

Interner Status, insbesondere
   Blutdruckmessung,
   Schellong-Test,
   Herz-Lungenauskultation,
   bei Tachykardie oder Hitzegefühl auch Temperaturmessung,
   evtl. Steh-EKG, Langzeit-EKG,
   evtl. Telemetrie.

Ergänzende technische Diagnostik:

Sequenzszintigraphie des Gehirns,
Ophthalmodynamographie,
EEG,
Echo-EG,
Schädelrheogramm,
Computertomogramm,
evtl. *Karotisangiographie* oder *Vertebralisangiographie.*

Labordiagnostik (Normabweichungen, die einen Schwindel auslösen können):
   Hb (↑↓),
   Ery (↓↑),
   Hämatokrit (↑↓),
   Leuko (↑↑)-(↑↑↑),
   Diff.-BB. (Eosinophilie),
   BKS (↑),

Elektrophorese (Dysproteinämie),
Blutgasanalyse ($CO_2\downarrow$),
K ($\uparrow\downarrow$),
Na ($\uparrow\downarrow$),
Ca ($\uparrow\downarrow$),
Mg ($\downarrow$),
Fe ($\downarrow$),
Cl ($\downarrow\uparrow$),
BZ ($\uparrow$),
Harnstoff ($\uparrow$),
Kreatinin ($\uparrow$),
GPT ($\uparrow$),
Gamma-GT ($\uparrow$). (Bei stärkerer Erhöhung, auch bei Gamma-Glob.-vermehrung Ammoniak ($\uparrow$)).
AP ($\uparrow$),
TPHA (wenn + ergänzende Lues-Tests s. S. 459)

Bei Hypertonie:
Untersuchung auf *pressorische Substanzen.*

Bei Tachykardie:
Temperaturmessung, Untersuchung auf pressorische Substanzen, *T3-RIA, T4-RIA.*

Bei Schwindel sinnvolle Röntgenuntersuchungen:
Rö HWS,
Rö NNH,
Rö Schädel in 2 Ebenen,
Rö Felsenbeinaufnahmen (Stenvers-Aufnahme),
Rö Thorax,
CTG (s. o.).

Differenzierung des Schwindels nach Verlauf der Schwindelzustände

1. Attackenschwindel

Paroxysmal auftretender, bis zu Stunden dauernder, wiederholter, nicht lageabhängiger Schwindel.
a) labyrinthär: Menière-Anfall.
b) zentral: Menière'scher Symptomenkomplex bei transitorischer Vertebralis-Basilaris-Insuffizienz.

2. Dauerschwindel (Typ A)

Akut beginnend, einmalig auftretend, tagelang bis chronisch anhaltend und langsam abnehmend.

a) labyrinthär: Labyrinthapoplexie,
traumatische Labyrinthschädigung,
bei Querfraktur des Felsenbeins,
akute Labyrinthitis,
Neuronitis vestibularis.

b) zentral: Hirnstamm- und Kleinhirnmalazien.

3. Dauerschwindel (Typ B)

Verwaschener Beginn, wechselnde Intensität, mal zu-, mal abnehmend. Wochenlang bis chronisch andauernd.

a) peripher: Akustikusneurinom,
andere chronische raumfordernde oder entzündliche Prozesse im Kleinhirn-Brückenwinkel-Bereich (Gliome und Metastasen des Hirnstamms),
Kleinhirntumoren,
Meduloplastome, vor allem im Kindes- und Jugendalter,
Astrozytome,
Lindau-Tumoren oder Metastasen meist im mittleren oder höheren Alter.

4. Lageschwindel

Tritt nur in bestimmten Positionen des Kopfes auf, meist geringe Intensität, hält so lange an, wie der Kopf in dieser bestimmten Lage verharrt. Ursachen fast durchwegs in zentralen vestibulären Strukturen.

5. Lagerungsschwindel

a) beim plötzlichen Aufrichten oder Aufstehen,
Hypotonie-Syndrom,
andere Ursachen zerebraler Mangeldurchblutung,
Herz-Kreislaufkrankheiten.

b) Änderung der Körper- und Kopflage, meist in sagittaler Ebene oder beim Niederlegen, meist nach einer gewissen Latenz auftretend und nur wenige Sekunden anhaltend,
Ohr- und Labyrintherkrankungen,
Bogengangsfistel,
Erkrankungen des zentralen Nervensystems,
Transitorische Durchblutungsstörungen zentraler vestibulärer Strukturen im Vertebralis-Basilaris-Strombereich.

Schwindel 691

Hinweiszeichen auf periphere Ätiologie eines Schwindels:
Wenn gleichzeitig Hörsymptome (Hörverminderung) und Tinnitus auftreten,
plötzlich einsetzender Rotationsschwindel mit 2-5 Std. Dauer,
völlig beschwerdefreie Intervalle, abgesehen von Tinnitus und Hörverminderung,
langdauernder rotatorischer Schwindel, der langsam und kontinuierlich zurückgeht,
Unfähigkeit, im Gehen Schilder zu lesen,
Schwindel bei plötzlichen Druckveränderungen z. B. beim Schließen einer Autotür.

Auf eine zentrale Ursache des Schwindels deuten hin:
Gleichzeitiges Bestehen neurologischer Symptome,
Kopfschmerzen,
Doppeltsehen,
Schwindel beim Heben des Blickes,
Schwindel von nur Sekunden langer Dauer,
Schwindel bei Streß-Situationen,
einige Tage dauernder Schwindel von wechselndem Intensitätsgrad, wobei die Beschwerden diskontinuierlich zurückgehen.

Differentialdiagnostik des Schwindels nach Ätiologie

I. Exogener (physiologischer) Schwindel
II. Otologischer (vestibulärer) Schwindel
III. Schwindel bei neuralen und regulatorischen Funktionsstörungen
   a) neurologische Ursachen   s. S. 694
   b) Ursachen vorwiegend im Bereich der internen Medizin
                                            s. S. 697
IV. Ophthalmologischer Schwindel (gestörte visuelle Impulse)
                                            s. S. 700
V. Psychiatrische Ursachen (Schwindel als Konversions-Syndrom)
                                            s. S. 700

I. Exogener Schwindel bei Gesunden
   1. Verschiedene Formen von Fliegerschwindel,
   2. Schwindel bei anderen ungewohnten Situationen.

II. Otologischer Schwindel
   Erkrankungen des Vestibularsystems.

   Schwindelarten:
   Drehschwindel, Schwankschwindel, Liftgefühl, Lateropulsion,

Scheinbewegung der Umgebung deuten auf systematischen Vestibularisschwindel. Evtl. kann auch Trunkenheitsgefühl, Taumeligkeitsgefühl und Unsicherheitsgefühl beim Vestibularisschwindel auftreten.

A) der **benigne paroxysmale Lageschwindel**
Tritt nicht nur beim Aufrichten, sondern auch beim Hinlegen und bei Lagewechsel auf, Tage und Wochen mit großer Schwindelbereitschaft wechseln mit wochen- und monatelang freien Intervallen ab. Schwindeldauer wenige Sekunden bis Minuten, nur geringe vegetative Nachwirkungen. Nachweis durch rasches Hinlegen aus dem Sitzen in die Horizontale mit leichter Kopfhängelage. Nach einer Latenz von 1–3 Sekunden entwickelt sich meist ein aufschaukelnder, rotierender Nystagmus, mit dem dann auch der Schwindel auftritt (nicht jederzeit reproduzierbar). Nicht selten nach Schädeltraumen auftretend, manchmal auch in Intervallen bei einem Morbus Menière auftretend oder ohne erkennbare Ursache.

B) **Rezidivierender und einmaliger peripherer vestibulärer Schwindel**
Spontannystagmus, Drehschwindel, heftige vegetative Begleitsymptome, spontanes Auftreten ohne an Lagewechsel gebunden zu sein, klingt in Ruhe nicht ab, Dauer zwischen 5 Min. bis zu Tagen, ja sogar Wochen. Starke Zunahme der Beschwerden bis zum Erbrechen.

Differentialdiagnostik nach Ursachen:
1. Entzündungen

Otitis media acuta und chronica	BKS ↑, Leuko ↑, evtl. Fieber, Schmerz.
Cholesteatom	bei Einbruch am lateralen Bogengang entsteht eine Labyrinthfistel, die bei termischer oder pressorischer Reizung Schwindel hervorruft.
Sinusitis	Rö NNH, evtl. Suche nach einem großen durchbrechenden Zahngranulom.
Meningitiden	Evtl. Kernig und Lasègue +.
Lues	TPHA und FTA frühzeitig +.
Tuberkulose	

Schwindel

2. Menière'sche Krankheit	Rezidivierende, abrupt auftretende Schwindelattacken von tage- bis wochenlanger Dauer, Lageunabhängigkeit, Verschlimmerung bei Kopfbewegung und Anblick bewegter Gegenstände, Nystagmus, Ohrenklingen oder tiefes Brummen bis zum hohen, zischenden Ton, Hören unreiner Töne (Frequenzschwankungen), meist einseitig ausgebildete Hörstörung, Drehschwindelkrisen, Propf- und Völlegefühl im Ohr, evtl. flüchtige Bewußtseinstrübung.
Tumoren	Innenrohr-, Kleinhirnbrückenwinkel Tumoren, dabei sind akute Drehschwindelanfälle keine typischen Frühsymptome. So verursacht z. B. das Akustikusneurinom zunächst einen schleichend progredienten Ausfall von N. vestibularis und cochlearis, später kann es über eine Druckschädigung zu Ausfällen im Bereich der benachbarten Nn. facialis und trigeminus kommen, anhaltender, wechselnd starker Schwindel.
4. Labyrinthapoplexie	Plötzlich einsetzendes Ohrensausen, Hörstörung auf der gleichen Seite und Schwindelgefühl (= akuter Hörsturz), häufig nach intensiver Sonnenbestrahlung auftretend.
5. Zustand nach Commotio cerebri	Contusio labyrinthis.
6. a) Ototoxische Schäden	Streptomycin, Kanamycin, Neomycin, Gentamicin. Schäden nach Virusinfektionen.
b) Mumps, Zoster oticus, nach grippalen Infekten	
7. Vestibularisneuronitis	Schädigung des peripheren vestibulären Neurons (plötzlicher Drehschwindel, Erbrechen, keine Hörstörungen, evtl. *BKS* ↑, *Leuko* ↑).

8. Traumatische Schäden	z. B. Pyramidenfraktur, Zustand nach Operationen am inneren Gehörgang und im Kleinhirn-Brückenwinkel-Gebiet.
9. Lokal ausgeprägte Durchblutungsstörungen	Zerebrale Arteriosklerose oder andere interne Erkrankungen, die sich lokal besonders stark auswirken (Differentialdiagnostik s. S.179–).

III. Schwindel bei neuralen und regulatorischen Funktionsstörungen

A) **Neurologische Ursachen des Schwindels**

1. Zirkulationsstörungen im ZNS

a) zerebrale Durchblutungsstörungen intermittierende zerebrale Ischämie, intermittierende Basilarinsuffizienz, Hirninfarkt	wichtiges Gefäß-Syndrom: Lageabhängiger Schwindel, Ataxie (keine Ohrgeräusche im Gegensatz zum Menière, Vestibularisprüfung und Audiogramm o.B.), Sehstörungen, optische Halluzinationen (siehe Psychiatrie!), Bewußtseinsstörungen (Beteiligung des Hirnstamms).
Wallenberg-Syndrom	(Durchblutungsstörung im Bereich der A. cerebelli post inf. mit Schluckstörung, Heiserkeit, Hornersyndrom, Nystagmus, Trigeminusausfall, dissoz. Empfindungslähmung d. Gegenseite. Labor ∅, allenfalls im EEG Allgemeinveränderung.
Thromboembolie	(Herzvitien, Herz-Arrhytmien) path. Thrombozytenaggregations-Test (PAT).
Massenblutung bei Bluthochdruck	(Frühangiographie, evtl. operative Trepanation).
Sinusthrombosen	blande, septisch-metastatisch, path. Thrombozytenaggregations-Test (PAT).

Schwindel 695

2. Extrazerebrale Gefäß-   Angiographische Untersuchung an-
veränderungen   gezeigt, Ophthalmodynamographie,
    Sequenzszintigraphie
    Karotis-Externa-Stenose
    Karotis-Interna Stenose
    Subclavian-Steal-   basiläre Impression mit Durch-
    Syndrom   blutungsstörungen in den Aa. ver-
    tebrales.

3. Raumfordernde Prozesse   Hirnszintigramm, Computertomo-
    gramm, erst zuletzt Angiogramm,
    wenn dringend erforderlich.

    a) Intrazerebral
       Hirntumor   s. S. 422
       Hirnabszeß   s. S. 363
       Subarachnoidalblutung
       basale Aneurysmen
       Gefäßtumoren
       Prozesse der vorderen   Schwindel-Ataxie
       und hinteren Schädel-
       grube

       Mittelhirnprozesse   Schwindel-Ataxie-Hirnnerven-
    symptome

    b) peripher gelegene Tumoren
       Akustikusneurinom   s. unter Otologische Ursachen S. 691
       Rückenmarkstumor   Liquor!

4. Systemerkrankungen des ZNS
    a) nukleäre Atrophien
       spinale Muskelatrophie
       progressive Bulbärparalyse u. a.

    b) spastische Spinalparalyase

    c) myatrophische Lateralsklerose

    d) zerebellare Atrophien

    e) präsenile Abbauprozesse des Gehirns
       arteriosklerotische Hirnatrophie
       senile Demenz
       Alzheimer'sche Krankheit

f) Epilepsie und epilep- (Schläfenlappen-Epilepsie: Der
tische Äquivalente Schläfenlappen simuliert sämtliche
  veget. Symptome).
Schwindel-Aura

g) Entzündungen des ZNS (Enzephalo-Meningitiden).
und seiner Häute
   bakteriell (u. a. Meningokokken, Pneumokokken, Spirochäten und Tbc)
   viral (u. a. Influenza-, ECHO, -Polio-,
  Arbo-(Zeckenbiß), Zoster-Viren).
   Toxoplasmose-Lepto-
   spiren-Infektionen
   parainfektiöse Enze- (Röteln, Mumps, infektiöse
   phalo-Meningitiden Mononukleose).

h) Multiple Sklerose (Schwindel hier oft einziges Frühsymptom, anhaltender wechselnd-
  starker Schwindel)

i) Traumen des ZNS
   Commotio sub-epidurales Hämatom
   Rückenmarkstraumen
   Schleudertrauma der lageabhängiger Schwindel mit
   HWS Ataxie

j) Stoffwechselbedingte
dystrophische Prozesse
des ZNS
   funikuläre Myelose
   hepatolentikuläre Degeneration
   Wernicke-Enzephalopathie
   diffuse Sklerose

k) (Peripheres Nervensystem gehört eigentlich zu den vestibulären
   Polyneuritiden Schwindelformen bei Befall des
   Polyradikulitiden) Vestibularis

l) zerebral-vestibuläre Es handelt sich hier wahrscheinlich um
Synkopen vestibulär ausgelöste Hirnstammre-
  flexe, die zum Ausdruck kommen
  in ungewöhnlich brüskem, blitz-
  artigem Hirnstürzen, wie vom Blitz
  getroffen (Selbstverletzungsgefahr)

B) **Ursachen des Schwindels vorwiegend im Bereich der internen Medizin**

1. kardial
   Herzinsuffizienz,
   Reizbildungs-Reizleitungsstörungen,
   Arrhythmie,
   paroxysmale Tachykardien,
   Bradykardien,
   Bradyarrhythmien,
   Adams-Stokes'sche Anfälle,
   Bei den Herzvitien findet sich am häufigsten als Ursache die Aortenstenose, seltener Mitralstenose (evtl. durch Embolien mitbedingt),
   Obstruktive Myokardiopathie (idiopathische hypertrophische Subaortenstenose),
   Hypotonie-Syndrom.

2. Vaskuläre Erkrankungen
   Karotisstenose,
   Aortenisthmustenose,
   Pulseless disease,
   Subclavian-Steal-Syndrom,
   Cor pulmonale,
   Bluthochdruckkrisen vor allem bei Phäochromozytom, paroxysmale arteriosklerotische Überdruckkrisen, pulmonale Hypertonie.

3. Viszero-kardiale Reflexe
   Magen- und Gallenblasenerkrankungen,
   Roemheld-Komplex,
   Dumping-Syndrom.

4. Zentrogene kardiovasikuläre Fehlsteuerung
   Bradykardie bei Hirndrucksteigerung (Hydrozephalus, Hirn-Tumor),
   Prodromalstadium bei Jackson-Anfällen,
   Hirnödem z. B. nach Commotio cerebri, nach Insolation.

5. Blutkrankheiten
   Anämien,
   Polyglobulie,
   Polyzythämie,
   Leukosen.

6. Elektrolytstörungen
   Hypokaliämie,
   Hyperkaliämie,
   Hypokalziämie,
   Hyperkalziämie,
   Hyposiderinämie,
   Hypomagnesiämie,
   Hypernatriämie,
   Hypochlorämie.

7. Hyperventilations-Syndrom *(CO$_2$↓)*.

8. Hypovitaminosen
   Vitamin B$_{12}$-Mangel,
   Mangel an Vitamin B-Komplex,
   und Vitamin C-Mangel sollten Schwindelzustände auslösen können??

9. Intoxikationen
   Diabetes mellitus,   *(Aceton ↑)*
   Niereninsuffizienz,   *(Harnstoff ↑, Kreatinin ↑)*
   Leberinsuffizienz,   *(Ammoniak ↑, Quick-Wert ↓,*
                            Nachweis von Phenolen).
   Hypothyreose,
   Hyperthyreose,
   Morbus Addison,   s. S. 5
   Hyperparathyreoidismus,
   Fokaltoxikose,
   Parasiten,   *(Eo ↑, evtl. IgE ↑)*
   Exogene Intoxikationen   (der toxisch zentral-vestibuläre
                            Schwindel zeigt einen richtungs-
                            wechselnden Lagenystagmus.
                            Bei Kopftieflagerung in Seitenlage
                            schlägt der Nystagmus jeweils zum
                            obenliegenden Ohr).
   Alkohol,
   Nikotin,
   Barbiturate,
   Hydantoine (Überdosierung),
   Psychopharmaka,
   Tranquillizer,
   Schlafmittel,
   Antibiotika,
   Tuberkulostatika,

Zytostatika,
Chinin,
Digitalis,
Dopingsubstanzen,
Reboundphänomen nach Kortikoidlangzeittherapie.

10. Weitere Ursachen
Physikalische Ursachen z. B.
Fieber,
Wärmestauungen nach Sauna, Sonnenbad,
Strahlenkater (nach Röntgen- und Radiumbestrahlungen),
Spontanpneumothorax,
Zustand nach Darmeinläufen,
Zustand nach Rektoskopien,
Zustand nach Gastroskopien (Vagusreflex?),
Hyperventilations-Syndrom.

Skelettveränderungen
HWS-Syndrom (fast immer mit Kopfschmerzen vergesellschaftet)
Torsionsschwindel kommt manchmal vor s. S. 812
Dabei tritt der Schwindel nur bei Torsion, d.h. Drehung des Kopfes auf, während die sonstigen Veränderungen von Lage oder Lagerung keine Rolle spielen.
Schädelrheogramm und/oder Sequenzszintigramm nach bzw. bei Torsion pathologisch bei Ventelvalis-Einklemmung.

Schwindel zu Beginn von anderen Erkrankungen wie
Bakteriellen Infektes
Neoplasien
verschiedenste Stoffwechselerkrankungen

Schwindel in der Schwangerschaft
Schwindel bei Emesis und Hyperemesis s. unter Schwangerschaftstoxikose s. S. 684
Schwindel bei Präeklampsie
Schwindel bei Schwangerschaftsanämie
Schwindel nach Blutungen
Vena-cava-Syndrom (nur bei Rückenlage in der Spätschwangerschaft durch Vena cava-Kompression mit Verminderung des venösen Rückflusses).

IV. Ophthalmologische Ursachen des Schwindels
(Schwindel durch gestörte visuelle Impulse)

1. Refraktionsstörungen
   Hyperopie, Myopie,
   Akkommodationsstörungen,
   fehlerhafte Brillenkorrekturen.

2. Strabismen
   Str. paralyticus, concomitans, alternans usw.,
   Str. latens (Heterophorie),
   durch Tranquilizer.

3. Anisokorie (eigentliche Pupillenstörung)
   Blenderscheinungen,   (Arbeitsplatz)
   postkommotionelle Beschwerden,
   Schädelbasis-Prozesse,
   Cephalgia vasomotorica,   (Migräne)
   Addie-Syndrom.

4. Schwankender Augeninnendruck
   Glaukom-Komplex,
   Irido-Zyklitis, Uveitis.

V. Psychiatrische Ursachen (Schwindel als Konversions-Syndrom)

1. Psychosen
   a) endogen,
   b) exogen (Symptomatische bzw. körperlich begründbare Psychosen).

2. Neurosen (z. B. Vertigophobie, Schwindel beim Hinabblicken von hohen Häusern etc.).

3. Psychosomatische Erkrankungen

4. Psychopharmaka
   therapeutische Drogen,
   Suchtdrogen.

Schwitzen, vermehrtes

s. unter Hyperhidrosis (Nachtschweiß)   S. 533

Sehschwäche

s. unter Amblyopie S. 36

Sensibilitätsstörungen

Bei Sensibilitätsstörungen steht die neurologische Diagnostik und Differentialdiagnostik im Vordergrund. Trotzdem finden sich auch Veränderungen bei internen Krankheitsbildern, weshalb Laboruntersuchungen angezeigt sind.

In der Anamnese ist auch auf die Möglichkeit von Vergiftungen (Thallium) zu achten sowie auf die Einnahme von Medikamenten (z. B. Nepresol, Adelphan-Esidrix?).

Laborprogramm:
Ganzes Blutbild,
HbE,
Ery-Volumen,
LDH,
Schilling-Test,
Blutzucker,
Harnzucker,
Azeton,
TPHA, FTA,
Ca,
Mg,
Chlorid,
Spektralanalytische Untersuchung auf *Thallium,*
Rheographie,
evtl. *Thermographie* (bei Verdacht auf periphere Durchblutungsstörungen),
Blutgasanalyse (pCO_2 ↓, pH ↑?).
Das Laborinteresse richtet ich dabei neben dem neurologischen bzw. primär neurologischen Krankheitsbild auf die Begleitsymptomatik von Anämie, Tetanie, funikulärer Myelose, Tabes dorsalis, Hyperventilations-Syndrom.

Sepsis

Leitsymptome:
Allgemeiner Hinweis auf Infektion, hohe Temperaturen, septische Temperaturen, Schweißausbrüche, Schwächegefühl.

Labor:
BKS ↑-↑↑↑,
Blutbild:
Leuko ↑-↑↑,
nach längerem Verlauf *Ery* ↓,
Hb ↓,
Fe ↓.
Harn:
Eiweiß + (nicht immer),
Diazo +.

Bei schwerem Verlauf, insbesondere auch bei Exsikkose, Anstieg von Hämatokrit und Harnstoff.
Bei längerem Verlauf Absinken von Chol. und Auftreten hypochromer Makrozyten.

Prognostisch ungünstige Zeichen sind bei langdauernder und schwerer Sepsis das Absinken der Gamma-Glob., der Leukozyten und eine Lymphopenie.

Gezielte Untersuchungen:
Blutkultur zum Nachweis der Erreger im Blut (Liquoidvenüle) evtl. auch Kultur aus Eitermetastasen, Exsudaten oder von Knochenmarkspunktionen, evtl. auch von Urin und Liquor.

Serumkrankheit

Leitsymptome:
Fieber, Urtikaria

Typische Anamnese (Seruminjektionen)

Labor:
Eosinophilie, Tartzellen (s. Band I, Diagnostische Bewertung von Laborbefunden, S. 278),
evtl. *Plasmazellen* im peripheren Blut,
evtl. *Proteinurie, Hämaturie, Blut im Stuhl.*

Sheehan-Syndrom

Leitsymptome:
Postpartale Gewichtsabnahme, evtl. Kachexie, postpartale Amenorrhoe, postpartaler Verlust der Schambehaarung.

Laborbefunde:
Gesamtgonadotropinausscheidung ↓,
(FSH ↓, *LH* ↓*),*
17-Ketosteroide ↓,
17-Hydroxikortikosteroide ↓,
evtl. auch *T3* ↓,
T4 ↓,
im *ACTH-Test* verzögerter Anstieg der 17-KS und der 17-OHCS-Ausscheidung.
Gleichzeitig Erniedrigung des *Na/K-Quotienten* s. unter Diagnostische Bewertung von Laborbefunden   S. 4 (Band I)

Begleitbefunde:
Trübes Serum, Gesamtlipide ↑, *Triglyzeride* ↱, *Cholesterin* ↑↑, *Phosphatide* ↑↑.

Sialorrhoe

s. unter Speichelsekretion, vermehrte   S. 712

Sichelzell-Anämie

s. unter Anämie, hämolytische   S. 41 u. S. 325

Sigma-Divertikulitis

Leitsymptome:
Hauptsächlich im Bereich des mittleren und linken Meso- und Hypogastrium lokalisierte Schmerzempfindungen. Teilweise kontinuierliches Druckgefühl, teilweise intermittierend krampfartig oder von stechendem Charakter. Ausstrahlen in den Rücken möglich, manchmal auch Schmerzprojektion nach rechts, sofern die Sigmaschlinge bis in diese Region reicht. Oberbauchbeschwerden kommen dann vor, wenn bei stenosierender Divertikelkrankheit ein Dehungsschmerz auftritt.

Lokal umschriebener Druckschmerz möglich, bis hin zu starken Schmerzen mit Symptomatik einer lokalen Peritonitis, Bauchdeckenspannung und Entlastungsschmerz.

Laborbefunde:
$BKS \uparrow$,
$Leuko \uparrow$,
$Linksverschiebung,$ } im akuten Divertikulitisschub
$Blut\ im\ Stuhl\ oft +$,
$Hb \downarrow$,
$Ery \downarrow$,
$Fe \downarrow$ (meistens).

Ergänzungsdiagnostik:
Röntgenologische Untersuchung (Kolon-Kontrast). Wegen des Perforationsrisikos sollten die Untersuchungen möglichst nach Abklingen einer akuten entzündlichen Phase vorgenommen werden, wobei höherer Einlaufdruck vermieden werden muß. Insbesondere bei Perforationsverdacht sollten nur wasserlösliche Kontrastmittel verwandt werden.
Doppelkontrastdarstellung kann gefährlich sein.

Konventionelle Rekto-Sigmoidoskopie mit starrem Instrument wegen erhöhtem Perforationsrisikos kontraindiziert. Indikationsstellung zur Rekto-Sigmoidoskopie auch mit fiberoptischem Endoskop ist äußerst streng zu stellen und nicht zum Nachweis der Divertikel erforderlich, sondern nur zum differentialdiagnostischen Ausschluß eines anderen Prozesses z.B. Karzinom.

Sigma-Karzinom

Allgemeine Tumorzeichen s. auch S. 128

Differentialdiagnostik zwischen Divertikelkrankheit und Sigma-Karzinom nach Filippini

	Divertikelkrankheit	Karzinom
Anamnese	lang	kurz
Beschwerden	episodisch rezidivierend	progressiv
Stuhlregulation	Stuhlunregelmäßigkeiten im Schub	abrupter konstanter Wechsel der Stuhlgewohnheiten
Gewichtsverlust	∅ − +	+ +
Leibschmerzen	+ +	(+)
Blutabgänge	episodisch im Schub, oft massiv	kontinuierlich, selten massiv
tastbare Resistenz	weich	derb
Fieber	+	(+)
Hb, Ery	↘	↓
Linksverschiebung	+ +	(+)
Leukozytose	+ +	(+)
Stuhl auf Blut	∅ − +	∅ − +
IgE	→	↑↘
Rektosigmoidoskopie (Biopsie)	Entzündung	Neoplasma
Radiologie	ausgedehnter Befall	umschriebener Defekt
Übergang in normale Schleimhaut	allmählich	abrupt mit überhängenden Enden
Lokalisation	selten in terminalen 25 cm des Dickdarms	häufig im unteren Sigma und Rektum
Fistelung	+ +	(+)
konservativer Therapieversuch	Besserung des Befundes	stationärer Befund
Laporotomie	Unterscheidung oft erst histologisch im Resektionspräparat möglich	

Simmonds-Krankheit (hypophysäre Insuffizienz)

Leitsymptome:
Schwächezustände, Gewichtsabnahme, sexuelle Störungen, fahle Blässe, trockene Haut, RR ↓.

Labor:
BZ ↓,
Glukosebelastungskurve abgeflacht,
T3 ↓,
T4 ↓,
Radiojod-Kurve erniedrigt,
17-KS ↓,
17-OHCS ↓,
FSH ↓,
LH ↓,
TSH ↓,
ACTH ↓.

Mit TRH-Gabe läßt sich ein hypothalamischer von einem hypophysären Hypothyreoidismus differenzieren.
STH (RIA) zeigt nur einen geringen Anstieg nach Insulinhypoglykämie (Achtung, es besteht eine verstärkte Insulinempfindlichkeit!!). Auch geringer Anstieg nach Arginin-Infusion.

Ergänzungsdiagnostik:
Röntgenaufnahme des Schädels, insbesondere Sella-Aufnahme, evtl. Computer-Tomogramm.

Augenstatus   Bei Perimetrie findet sich unter Umständen ein Ausfall der temporalen Gesichtsfelder, was auf einen raumfordernden Prozeß im Bereich der Sella hinweist. Ein Kraniopharyngeom geht eher mit allgemeiner Erblindung einher.

Singultus

s. unter Aufstoßen   S. 84

Sinus-cavernosus-Thrombose

Leitsymptome:
Kopfschmerzen, Benommenheit, langsamer Beginn, nicht plötzlich eintretend, meist sind, wenn es sich um jüngere Menschen handelt, schwere Raucher betroffen, Koma nur in schweren Fällen. Beidseits frühzeitig Lidödem auftretend. Bei Basilaristhrombose mit doppelseitiger Unterbrechung der Formatio reticularis kann es zu einem Coma vigile kommen, bei dem der Patient offene und häufig umherblickende Augen hat, bei sonst völligem Fehlen auf irgendwelche Reize und völlig relaxierter Muskulatur.

Labor:
Pathologischer *Thrombozytenaggregations-Test* (PAT).
Liquor klar und farblos, evtl. Xanthochromie oder leichte Sanguinolenz möglich. Liquorzucker nicht erhöht. 50–300/3 Zellen nachweisbar.

Ergänzungsdiagnostik:
Augenhintergrund,
Neurologischer Status.

Sinusitis

Leitsymptome (nicht immer vorhanden):
Kopfschmerzen, neuralgische Gesichtsschmerzen, Völlegefühl in der Nase, evtl. diffuse allgemeine Herdsymptomatik, nicht selten auch beschwerdefrei.

Laborbefunde. Nicht sicher vorhanden sind:
BKS ↑,
Leuko ↑ (Neutrophilie),
evtl. *Differentialblutbild: Basophile* ↑.

Bei anamnestischen Hinweis auf langen Verlauf Untersuchung auf Amyloid durchführen.

Wichtige Ergänzungsdiagnostik:
Röntgen NNH,
Anlegen einer Kultur aus Material, das aus den Nasennebenhöhlen gewonnen wurde, evtl. durch Spülung oder auch z.B. aus Abstrich in der Nähe des Meatus der Kieferhöhle bei Sinusitis maxillaris.

Sjögren-Syndrom

Leitsymptome:
Schluckbeschwerden, Heiserkeit, Keratitis, Konjunktivitis, evtl. chronische Polyarthritis, Nagelwachstumsstörungen, andere Schleimhautstörungen, z. B. trockener Nasenraum, trockener Mund, rissige Lippen, Atrophie der Speichel-, Tränen-, Schweiß- und Schleimdrüsen.

Laborbefunde:
BKS ↑,
evtl. Rheumafaktor +,
Fe ↓,
evtl. *LE-Zellen nachweisbar,*
evtl. *unspezifischer LE-Test.*

Skelettveränderungen

Bei röntgenologisch nachgewiesenen Skelettveränderungen ungeklärter Ursache sind folgende Untersuchungen angezeigt:
Alkal. Phosph.,
Ca Serum und Harn,
Phosphor Serum (und Harn bei path. Serumbefund),
Blutgasanalyse (Alkalireserve),
BKS,
Elektrophorese,
Harnsäure.

Ergänzungsdiagnostik:
Knochenszintigramm zur Beurteilung des lokalen Knochenstoffwechsels.

Sklerodermie

s. auch unter Durchblutungsstörungen, periphere   S. 205

Leitsymptome:
Im allgemeinen langsam progredienter Verlauf, häufig als erstes Zeichen Reynaud'sches Phänomen oder Ödem oder gesprengeltes Erythem der Haut. Später im Abstand von Monaten oder Jahren Auf-

treten von Indurationen und Atrophien der Haut. Die symmetrisch angeordneten Veränderungen schreiten von peripher an Händen und Füßen zentralwärts vor. Die Haut wird glatt und glänzend, das Gesicht maskenhaft starr. Häufig Hyperpigmentierung und Teleangiektasie auftretend. Im Unterhautzellgewebe oder periartikulär kann eine Kalzinose auftreten.

Labordiagnostik:
Ganzes Blutbild, evtl. auch Thrombozyten,
BKS,
Elphor,
Rheumafaktor (und Waaler-Rose-Test),
LE-Test,
evtl. Bestimmung von Komplement.

Differentialdiagnostik der Sklerodermie im Vergleich zu anderen Kollagenosen (nach Shulmann)

Klinische Befunde	Sklero-dermie	Dermato-myositis	Lupus erythema-todes dissemi-natus	Periarteri-itis nodosa	Rheuma-toide Arthritis
Geschlechtsverteilung: F:M	2:1	2:1	4:1	1:3	2:1
Erkrankungsalter	20–50	30–50	15–40	20–50	30–50
Hauterscheinungen Photosensibilität	→	→	+	→	→
Hautausschläge	→	++	++	→	→
Purpura	→	→	++	+	(+)
Teleangiektasien	+	++	→	→	→
Pigmentationen	+++	++	(+)	→	(+)
Subkutane Knoten	→	→	(+)	→	+
Kalzinose	+	+	→	→	→
Reynaud'sche Erscheinungen	+++	+	+	→	(+)
Arthralgien	(+)	+	+++	(+)	→
Arthritis	(+)	(+)	+	(+)	++++
Lymphadenopathien	→	(+)	++	(+)	+
Lungenerscheinungen	+	→	+	+	(+)

Sklerodermie

Klinische Befunde	Sklerodermie	Dermatomyositis	Lupus erythematodes disseminatus	Periarteriitis nodosa	Rheumatoide Arthritis
Pleuritis sicca oder exsudativa	(+)	→	+++	(+)	(+)
kardiale Symptomatik					
endokardial	→	(+)	+	→	(+)
myokardial	+	+	+	++	(+)
perikardial	(+)	→	++	+	(+)
Blutdrucksteigerung	+	→	+	+++	→
Dysphagie	++	+	+	→	→
Leibschmerzen	(+)	(+)	+	+++	→
Blutiger Durchfall	(+)	→	(+)	+	→
Gestörte Nierenfunktion	+	→	+	++	→
Myalgien und Muskelatrophie	+	++++	+	++	+++
Periphere Neuritis	→	→	(+)	++	(+)
Umschriebene Hautläsionen	→	→	+	+	→
Laborbefunde					
Hb, Ery ↓	(+)	(+)	+++	+	++
Leuko	→	→	↳	↑	→
Eosinophile ↑	→	→	→	++	→
Thrombozyten ↓	→	→	+	→	→
Globuline ↑	(+)	(+)	+++	+	+
Rheumafaktor	+	(+)	+	+	+++
LE-Zellen (LE-Test)	(+)	→	+++	→	(+)
BKS	↑	↳	↑↑↑	↑↑	↑↑
GOT	↳	↑↑	→	↳	→

Die Häufigkeit wurde wie folgt geschätzt:
++++: 80–100%, +++: 60–80%, ++: 40–60%, +: 20–40%, (+): weniger als 20%, keine Erhöhung gegenüber der Norm.

Skorbut (Möller-Barlow'sche Krankheit)

Diagnose klinisch.

Leitsymptome:
Nach vitaminfreier Kost (3–4 Monate) auftreten von Haut und Schleimhautblutungen,
allgemeiner Leistungsknick.

Labor:
Blutungszeit verlängert,
Hb ↓,
Ery ↓,
GE ↓,
AP ↓,
Sed: Ery +,
Stuhl auf Blut +.

Sonnenbrand

Leitsymptome:
Anamnes. Fieber, Unruhe, Schlaflosigkeit, meist stärkerer Schädigung mit allgemeinen Hitzeschäden oft kombiniert.

Labor:
Im allgemeinen nicht erforderlich, bei schwerstem Erythema solare ähnlich wie bei Verbrennungen   S. 792

Spät-Dumping-Syndrom

Leitsymptom:
Schwäche, Schwindel, Schweißausbrüche nach dem Essen, insbesondere nach Magen-Operationen auftretend.

Labor:
BZ ↑-↓↓ ca. 20–30 Min. nach kohlenhydratreicher Mahlzeit.

Speicheldrüsenerkrankungen

Bei Speicheldrüsenerkrankungen mit Abflußbehinderung, unter anderem auch durch die Entzündung, kommt es zu einem Anstieg der Alpha-Amylase im Serum.

Bei **Parotitis epidemica** stammt die Amylase nicht nur aus der Parotis, sie kann ebenso aus dem mitbetroffenen Pankreas stammen.

Parotitis purulenta: Meist stärkerer lokaler Schmerz, *Leuko* ↑.

Speichelsteinverschluß: Sialographie als Ergänzungsdiagnostik, oft ist der Speichelstein am Meatus tastbar.

Sjögren'sche Erkrankung (Chron. Atrophie der Tränen-, Speichel-, Schleim- und Schweißdrüsen), häufig findet sich *Fe* ↓.

Ergänzungsdiagnostik bei Speicheldrüsenerkrankungen:
Speicheldrüsenszintigraphie.

Speichelsekretion

A) Verringerte Speichelsekretion
s. unter Zungentrockenheit S. 828

B) Vermehrte Speichelsekretion (Ptyalismus, Sialorrhoe)

Labor:
Blutbild,
Entzündungs-Tests (BKS, CRP, evtl. Elphor),
bei Hinweis auf Vergiftungen gezielte Untersuchungen auf
Blei,
Brom,
Chlor,
Kupfer,
Quecksilber,
TPHA, FTA.

Differentialdiagnostik:

1. **Physiologisch**
   Nach Geruchs- und Geschmacksreizen (Gewürze),
   in der Schwangerschaft.

2. **Vagotonusreiz,** insbesondere auch nach
   Medikamenten,
   chemischen Substanzen,
   Pilocarpin,
   Muskarin,
   Nikotin.

3. **Zentral-nervöse Ursachen**
Seekrankheit,
Neurosen,
Trigeminusneuralgie,
Migräne,
Enzephalitis,
Parkinson-Syndrom,
Bulbärparalyse,
Tabes dorsalis,
Lyssa, s. S. 494

4. **Bei Vergiftungen**   s. oben

5. **Als Begleitreaktion bei Entzündungsprozessen im Mundhöhlenbereich** (Lokaluntersuchung!).

Sperma, blutiges
s. unter Hämospermie S. 334

Sphärozytose, hereditäre
s. unter hämolytische Anämie S. 324

Spira-Syndrom

Fluorose = chron. Intoxikation durch starke Trinkwasserfluorierung.

Leitsymptome:
Nagelverfärbungen, Querfurchbildungen der Nägel, Schmelzdefekte der Schneidezähne, Magen-Darmstörungen, Obstipation, neurol. Störungen (Krämpfe, Parästhesien), Haarveränderungen, Knochenveränderungen.

Laborprogramm:
K,
Ca,
Phosphor,
Alkal. Phosph.,
Fe,
Spektralanalytischer Fluornachweis.

Spirolacton-Behandlung, Laborkontrollen
s. unter Diuretika S. 176

Splenektomiebefunde (Begleitbefunde)
Anfänglich vorübergehend Rechtsverschiebung im Blutbild,
Basophile ↑,
Eosinophile ↑,
Auftreten von *Target-Zellen, Howell-Jolly-Körperchen*, Auftreten von *Siderozyten*.
Eryresistenz ↑.

Splenomegalie
s. unter Milzvergrößerung S. 512

Spondylarthritis ankylopoetica (Morbus Bechterew)

Leitsymptome:
Meist in frühen Morgenstunden Schmerzen im Bereich der Ileosakralgelenke und im Bereich des thorako-lumbalen Übergangs, Schmerzen und Bewegungseinschränkung der gesamten Wirbelsäule, evtl. Empfindung der Brustwandstarre, Thoraxschmerzen, gürtelförmig oder präkordial, vor allem auch bei Niesen, Husten, Pressen und Atmen, evtl. auch Gelenkschmerzen und Schmerzen an Sehnenansätzen.

Sichernde Allgemeinbefunde:
Einschränkung bei Vorwärtsbeugung (Schober-Zeichen) auf weniger als 4 cm und eingeschränkte Rotation der LWS-BWS auf weniger als 30° bei fixiertem Becken bzw. Einschränkung der Atemexkursion unter 3 cm bei maximaler Einatmung und erheblicher Bewegungseinschränkung der HWS in allen 3 Richtungen bzw. morgendliche Ruheschmerzen im LWS-Kreuzbein-Ileosakralgelenk und subjektive Morgensteifigkeit im Wirbelsäulenbereich bzw. Kombination von Fersenschmerzen, anamnestischer oder befundmäßiger Feststellung einer Iritis und positivem HLA-Antigen-W 27.

Eindeutig beweisend sind jedoch die röntgenologischen Befunde einer Sakroilitis oder der typische Röntgenbefund an der Wirbelsäule.

Laborbefunde:

HLA-Antigen-W 27 +,
Latex-Rheumafaktor meist ∅ (in ca. 15 % +),
BKS ↳ - ↑↑,

Elektrophorese:
 alpha-2 ↑,
 beta ↑,
evtl. gesonderte Bande zwischen beta- u. gamma-Globulinen. Der Anstieg der alpha-Globuline deutet auf einen frisch-entzündlichen Schub hin.

FE ↳,
CU ↳, } umgekehrt wie bei PCP
Ca ↳,
(vor allem im akuten Schub mit Immobilisation)
Antistaphylolysin-Titer + (unspezifisch), evtl. *ASL-O-Titer* nicht selten unspezifisch ↑.

Beweisend: Typischer Röntgenbefund.

Spondylitis

Leitsymptom:
Lokaler Wirbelschmerz.

Labor:
Entzündungs-Tests können negativ sein, aber auch path. Werte aufweisen, z. B.:

BKS,
CRP,
Elphor,
Leuko.

Das *Röntgenbild* kann einen negativen Befund zeigen.

Meistens frühzeitig, vor Veränderungen im Röntgenbild, ist eine Veränderung mit gestörter oder vermehrter Aktivitätseinlagerung im *Knochenszintigramm* nachweisbar.

Spontanpneumothorax

s. unter Dyspnoe S. 207

Sprue (nicht tropische)

Leitsymptome:
Voluminöse, breiige, faulig riechende Fettstühle. Gewichtsabnahme.

Laborbefunde:
Ery ↓,
FI ↑,
HbE ↑,
Megalozytenbildung (Vitamin B_{12}-Mangel),
Ca ↓,
Cholesterin ↓,
K ↓,
Mg ↓,
Spontan-Quick-Wert ↓ (Verminderung der Faktoren II, VII, X),
Stuhl auf Fett +,
Xylose-Resorptions-Test pathologisch (↓).

Differentialdiagnostik:
Differentialdiagnostisch zu unterscheiden von der Sprue ist vor allem im kindlichen Alter die Mukoviszidose, aber auch Gastrokolonfistel, Whipple'sche Krankheit, intestinales Lymphom, Enteritis regionalis (ausgedehnte Fälle), Amyloidose, Syndrom der blinden Schlinge, intestinale und mesenteriale Tuberkulose.

Stauungsleber, kardiale

Ubg +,
Bili ↑, bei Rechtsherzinsuffizienz nicht über 4 mg %,
Blutzucker ↓,
Bromsulfaleinretention erhöht,
Chol ↓,
Galaktosebelastung pathologisch,
SGPT ⊿ (im allgemeinen nicht über 25 mU),
ChE ↓ (bis auf 40–50 % der Norm),
Evtl. *gamma-Glob.* ↑,
Evtl. *K* ↓ (das Serum-Kalium kann trotz eines Kalium-Defizits normal sein!).

Stauungsniere

Leitsymptom:
Unbestimmte diffuse Beschwerden, Schmerzen im Nierenlager aber auch im Bauchbereich, auch eine Appendizitis kann vorgetäuscht werden, aber auch beschwerdefreie Fälle kommen vor.

Labor:
> *Proteinurie* meist leicht, selten über 1‰,
> Ausscheidung von wenig *hyalinen Zylindern*,
> *Inulin-Clearance* ↓,
> *PAH-Clearance* ↓↓,
> *Filtrationsfraktion* ↑.

Isotopennephrogramm:
Beim Isotopennephrogramm zeigt die kranke Niere eine ansteigende Kurve, wobei auch Phase I und II verzögert sein können.

Auch szintigraphisch und nicht zuletzt röntgenologisch läßt sich die Stauung optimal nachweisen. Vor einer Röntgenuntersuchung sollte jedoch wegen der wesentlich geringeren Strahlenbelastung das Isotopennephrogramm immer vorgezogen werden.

Stauungspapille
s. unter Kopfschmerz S. 416

Steatorrhoe (idiopathisch)
s. auch unter Malabsorption S. 500

Labor:
> *Fett im Stuhl* ↑,
> ^{131}*J-markiertes Triolein* zeigt die gestörte Aufnahme,
> *D-Xylose-Resorption* ↓,
> *BZ (nüchtern)* →,
> *BZ (2 Std. pp)* ↓,
> *Serum-Karotin* ↓,
> *Chol.* ↓,
> *Triglyzeride* ↓,
> *Gesamtlipide* ↓,
> *Elphor:* Alb ↗,
>   Glob. ↗,
>   GE ↗.

Weitere Befunde, die bei Steatorrhoe gefunden werden können:
Alkal. Ph ↑,
Ca ↓,
Phosphatide ↓,
Megalozytenbildung (HbE ↑, FI ↑),
K ↓ (auch bei festen Stühlen),
Phosphat ↓,
Spontanquick-Wert ↓ (Verminderung der Faktoren II, VII und X),
Rechtsverschiebung im Blutbild.

Differentialdiagnostik der Steatorrhoe:
Maldigestion

Exokrine Pankreasinsuffizienz	(Pankreatitis, Pankreaskarzinom, Mukoviszidose)
nach Magenresektion	(pankreatozibale Asynchronie, sekundärer Lipasemangel)
Zollinger-Ellison-Syndrom	(Inaktivierung der Lipase durch HCl u. a.)
intra- und extrahepatische Cholostase	(Mangel an Gallensalzen)
ausgedehnte Dünndarm- erkrankung -resektion	(z. B. Morbus Crohn) oder (insuffiziente Reabsorption von Gallensalzen)
bakterielle Überwucherung	(Syndrom der zuführenden Schlinge, Dünndarmdivertikulose, Dünndarmstenose)
Cholestyramin, Neomycin	(ineffektive Gallensalze)

Malabsorption

Idiopathische und tropische Sprue	
Morbus Whipple	
Amyloidose	
Radiogene Enteritis	
Lambliasis	(Giardiasis)
Dünndarmresektion oder -bypass	(z. B. Gastroileostomie, operativ bei extremer Adipositas, Gastroileokolostomie)
Intestinale Ischämie	
selten bei Endokrinopathie	(z. B. Hypoparathyreoidismus)
Abetaliproteinämie	(gestörte Bildung von Chylomikronen)

Primäre Lymphangiektasie
Sekundäre Lymphangiektasie   (z. B. bei abdominellem
                                  Lymphosarkom)
Pericarditis constrictiva
Rechtsherzinsuffizienz
auch bei Morbus Whipple

Stein-Leventhal-Syndrom

Leitsymptome:
Sterilität, Amenorrhoe, Hirsutismus, stark vergrößerte zystische Ovarien, zum Teil adipöse junge Frauen.

Das Syndrom umfaßt ein Spektrum sich überschneidender Dysfunktionen von Ovar und Nebennierenrinde mit einer nicht nur von Patientin zu Patientin, sondern auch bei derselben Patientin temporär wechselnden klinischen Symptomatologie.

Labor:
> *17-Ketosteroidausscheidung* ↗
> (24 Std.-Harn)
>
> Mit Dexamethasonhemmung läßt sich die Ausscheidung der adrenalen 17-KS bremsen, durch Gonadotropine die Ausscheidung von in Ovarien gebildeten Androgene steigern, so daß sich mit der Kombination dieser Tests das richtige Ausmaß und Relation der Erkrankung erst richtig erkennen läßt.
>
> Während normalerweise bei androgen produzierenden Ovarial- und Nebennierenrinden-Tumoren deutlich erhöhte Ausscheidungen der 17-KS vorkommen, findet sich beim Sheehan-Syndrom (Syndrom der polyzystischen Ovarien) immer nur eine leichte Erhöhung der 17-KS und/oder der 17-OH-Kortikoide.

Sterilität

A) Sterilität des Mannes   (s. auch Fertilitätsstörungen S. 260)

Bei der Bewertung der Sterilität sind neben den bei Fertilitätsstörungen aufgeführten Untersuchungen vor allem auch hormonelle Untersuchungen wertvoll zur weiteren Abklärung. Es gilt vor allem zu differenzieren zwischen primären Hypergonadismus (hypergonadotroper Hypogonadismus), bei dem die Sterilität auf dem Boden eines Hodenschadens besteht und eunem sekundären Hypogonadismus (hypogonadotroper Hypogonadismus), bei dem in Folge einer Hypophysenvorderlappeninsuffizienz zu wenig Gonadotropin gebildet wird.

Labordiagnostik:

Testosteronbestimmung (RIA)	Erniedrigte Werte können sowohl durch eine primäre (testikuläre), als auch durch eine sekundäre (hypothalamisch, hypophysäre) Leydig-Zellinsuffizienz bedingt sein. Die Werte sollten wiederholt werden, da der einmalig normale Wert eine Insuffizienz nicht ausschließen.
Differenzierung mittels *Choriongonadotropin-Test*	(HCG-Test). Man spritzt dazu 3 Tage hintereinander 5000 IE HCG i.m. und vergleicht die Testosteron-Werte vom 1. Tag vor der 1. Injektion mit dem Testosteron-Wert des 4. Tages.

Ergebnis:
1. Fehlen eines Anstiegs von Testosteron: Interstitielle Insuffizienz.
2. Anstieg des Testosterons: Es liegt keine intestitielle, sondern eine tubuläre Insuffizienz vor oder eine Störung im Hypothalamus-Hypophysenbereich (sekundärer Hypogonadismus). Hier steigt der Testosteron-Wert mindestens auf das Doppelte gegenüber dem Erstwert.
Bei beidseitigem Kryptorchismus spricht ein Anstieg des Testosteron-Werts für funktionstüchtiges Hodengewebe (in diesem Falle sollte man jedoch eine Woche lang täglich 5000 IE HCG spritzen.*
Ein fehlendes Ansteigen spricht für Anorchie bzw. irreparablen Hodenschaden.

---

* Handelpräparate: Predalon, Pregnesin oder Primogonyl.

LH-Bestimmung (Bestimmung des luteotropen Hormons)

LH fördert die Sekretion von Testosteron in den Leydig-Zellen des Interstitiums. Niedere LH-Werte sprechen für einen sekundären (hypothalamisch-hypophysären) Hypogonadismus. Niedere LH-Werte sind meistens mit niederen FSH-Werten vergesellschaftet. Finden sich erhöhte LH-Werte, so spricht dies für einen primären Hypogonadismus mit interstitieller Insuffizienz.

FSH (RIA)

Das folikelstimulierende Hormon fördert die Spermiogenese in den Tubuli. Niedere FSH-Werte sprechen für einen sekundären (hypothalamisch-hypophysären) Hypogonadismus, erhöhte Werte für eine tubuläre Störung der Testes (sekundärer Hypogonadismus).

GnRH-Test (Gonadotropin-Releasing-Faktor-Test)

Mit diesem Test lassen sich hypothalamische und hypophysärbedingte Störungen unterscheiden, außerdem wird die Differentialdiagnostik von primärem und sesekundärem Hypogonadismus abgesichert.

Prinzip: Bestimmung des LH-Basis-Werts und des FSH-Basis-Werts. Man spritzt dann 100 μg Gonadotropin-Releasing-Faktor. (Handelspräparat: GnRH-Serono). Nach 30 Min. wird Blut entnommen zur erneuten LH-Bestimmung, nach 60 Min. wird Blut entnommen zur erneuten FSH-Bestimmung.

Bewertung: Normale Gonadenfunktion besteht bei mindestens 2–5fachem Anstieg der LH-Werte bzw. 1½–3fachem Anstieg der FSH-Werte.

Primärer Hypogonadismus: LH steigt um mindestens das Doppelte, FSH um mindestens das 1,4fache des Ausgangswertes.

Hypophysärer (sekundärer) Hypogonadismus: Anstieg von LH und FSH unter der Norm.

Hypothalamischer (sekundärer) Hypogonadismus: Normale Werte für LH und FSH. Finden sich erniedrigte Anstiegwerte bei Verdacht auf hypothalamische Störung, so gibt man an den folgenden 4 Tagen weiterhin GnRH i.m. Jetzt spätestens finden sich normalisierte FSH- und LH-Werte.

Clomiphen-Test

Prinzip: Man gibt 2 Tbl. Dyneric (entspricht 100 mg Clomiphen-Zitrat) täglich 1 Woche lang. Da Clomiphen die Ausschüttung des Gonadotropin-Releasing-Faktors stimuliert, finden sich bei intaktem Hypothalamus deutliche Anstiege anfangs erniedrigter LH- und FSH-Werte. Fehlt der Anstieg nach Clomiphen-Gabe, so ist eine hypothalamische Störung wahrscheinlich, insbesondere, wenn die Gabe von Gonadotropin-Releasing-Faktor einen Anstieg ergab.

Differentialdiagnostik der männlichen Sterilität

1. PRIMÄRER HYPOGONADISMUS

A) **Tubuläre Insuffizienz**
   Exogene Schäden:
   Wärme,

NB: Die Intensität der Wärmeschädigung z.B. durch enge Hosen (Jeans) liegt etwa 2000fach so hoch als die Schädigung durch ionisierende Strahlen bei der gegenwärtigen natürlichen und künstlichen Belastung.

Entzündungen, vor allem
Mumps,
Gonorrhoe,
Lues,
Allgemeiner Schaden durch langdauerndes Fieber,
Rückenmarksverletzungen mit neuralen Störungen,
Ionisierende Strahlen,
Druckatrophie,
Toxische Schäden.

Kongenitale Anomalien:
Germinalaplasie,
XXY-Trisomie,
Klinefelter-Syndrom.

Konnatale Schädigung:
Beidseitiger Kryptorchismus.

Laborbefunde:
Testosteron ↙,
Testosteron nach *HCG* Anstieg auf mindestens das Doppelte des Ausgangswertes,
FSH > 6,5 IE/l,
LH > 4,7 IE/l,
nach *GnRH* zeigt *FSH* überschießende Werte, *LH* mindestens das Doppelte des Ausgangswertes.

B) Interstitielle Insuffizienz	(Störung der Leyding-Zellfunktion, Störung der Testosteronproduktion).
Climacterium virile	Testosteron nach HCG zeigt einen geringen Anstieg, der unter dem Doppelten des Ausgangswertes liegt. FSH > 6,5 IE/l, LH > 4,7 IE/l. Hier ist LH stärker erhöht als FSH, im Gegensatz zur tubulären Insuffizienz, wo die FSH-Werte stärker erhöht sind als die LH-Werte. Nach GnRH zeigt LH meist überschießende Werte, während FSH mindestens das 1,5fache des Basis-Wertes aufweist.

C) Kombinierte interstitielle und tubuläre Insuffizienz

Kastrations-Syndrom
Konnatale Anorchie
Totale Atrophie (z. B. nach fortgeschrittenen Entzündungen, nach schweren traumatischen Schäden)
Erbleiden,
Degenerative Syndrome
  Myotonia atrophicans,
  Steine.
Kombination mit zystischer Pankreasfibrose
Behandlung mit Antiandrogenen (chem. Kastration)
  Testosteron-Basis-Wert ↓,
  Testosteron nach HCG: Anstieg gering (weniger als das Doppelte des Ausgangs-Wertes),
  FSH > 6,5 IE/l,
  LH > 4,7 IE/l,
  GnRH-Test: FSH überschießend, LH überschießend.

2. SEKUNDÄRER HYPOGONADISMUS

A) Hypophysärer Hypogonadismus

Hypophysär
Hypophyseninsuffizienz
  Schwere Hungerzustände,
  Myxödem,
  Kachexie verschiedener Ursachen,
  Partielle Hypophyseninsuffizienz,
  Panhypopituitarismus.
Östrogenüberschuß
  Iatrogen durch Therapie,
  Leberzirrhose,
  Adrenogenitales Syndrom.
    Testosteron ↓,
    Testosteron nach HCG > als das Doppelte des Basis-Werts,
    FSH < 3,7 IE/l, LH < 1,7 IE/l,
    GnRH-Stimulation: FSH < 1,5fach Basis-Wert, LH < als das Doppelte des Basis-Werts. Clomiphen-Test: Anstieg von FSH und LH.

B) Hypothalamischer Hypogonadismus
Kallmann-Syndrom (Anosmie + hypogonadotroper Eunuchismus)
Morbus Boeck mit hypothalamischer Beteiligung
Testosteron ↓,
Testosteron nach HCG > als das Doppelte des Basis-Wertes.
FSH < 3,7 IE/l. LH < 1,7 IE/l,
GnRH-Stimulation: FSH und LH zeigen normale Reaktion. Falls erniedrigt, sollte die Stimulation 5 Tage fortgesetzt werden, dann spätestens kommt es zu einem normalen Wert. Clomiphen-Test: FSH und LH bleiben niedrig.

B) Weibliche Sterilität

Anamnese:
Befragung der allgemeinen Entwicklung, Menarche, Zyklusanamnese, Aborte und Geburten, Ausschluß innerer Erkrankungen und entzündlicher Erkrankungen im kleinen Becken. Operationen, Galaktorrhoe. Familienanamnese, anamnestischer Hinweis auf psychische Erkrankungen, partnerschaftliche Sexualanamnese, Häufigkeit des Koitus.

Allgemeinuntersuchung:
Inspektion und Allgemeinuntersuchung, Körpergröße und Körpergewicht (Adipositas?), z. B. Schilddrüsenerkrankung (T3, T4), Verdacht auf Nebennierenstörung, Hirsutismus (17-KS, 17-OHCS), Diabetes (BZ, Harnzucker, Azeton), Lebererkrankungen (GOT, GPT, Gamma-GT, evtl. Cholinesterase, Elphor, Spontan-Quick-Wert).
Untersuchung auf genetische Störungen,
Brustuntersuchung (Sekretabgang?).

Spezielle Untersuchungen:
Gynäkologische Allgemeinuntersuchung mit phasenkontrastmikroskopischer Untersuchung des Nativ-Vaginal-Sekrets.
Zytologischer Abstrich von der Zervix, Vaginalzytologie, Zervix-Sekretuntersuchung (Spinnbarkeit, Farnkraut-Test). Hiermit läßt sich die aktuelle Östrogenkonzentration im Organismus und das Vorliegen einer präovulatorischen Phase am besten indirekt beurteilen. Bei Amenorrhoe korrelieren die Ergebnisse der Gestagen- und Östrogen-

Tests eng mit dem vaginal-zytologischen Funktionsbild. Der positive Gestagen-Test weist auf eine Amenorrhoe mit geringem Östrogenmangel hin. Mit dem Östrogen-Test kann man eine hochgradige Östrogenmangel-Amenorrhoe, bei der eine Entzungsblutung auftritt, von einer uterinbedingten Amenorrhoe, bei der jegliche Blutung ausbleibt, abgrenzen.

Basaltemperatur: Mit der Basaltemperatur-Messung erhält man Auskunft über die Art ovarieller Funktionsstörungen, ob es sich um einen anovulatorisch oder path. ablaufenden avulatorischen Zyklus handelt.

Spätestens nach Erstellung einer Basaltemperatur-Kurve mit normalen Werten bei normaler Zyklusanamnese und sonst unauffälligem Befund sollte eine Sterilitätsuntersuchung des Partners eingeleitet werden (s. S. 260 unter Fertilitätsstörungen).

Weiterhin soll der Sinn des Postkoital-Tests nach Sims und Huhner erläutert werden. Beim Spermien-Penetrations-Test wird die Mobilität der Spermien im Zervix-Sekret wenige Stunden nach vollzogenem Geschlechtsverkehr geprüft. Findet man Zervixfaktoren und Postkoital-Test negativ und ist die Basaltemperatur-Kurve noch hypotherm, so wird dieselbe Untersuchung nach 2–3 Tagen wiederholt. Falls beide positiv sind, muß man zunächst den andrologischen Befund abwarten. Bei nicht massiv gestörtem andrologischen Befund sollte stationär die Tubendurchgängigkeit der Patientin geprüft werden. Bei positivem Befund der Zervixfaktoren, jedoch negativem Postkoital-Test (tote Spermien) muß Blut abgenommen werden zur Spermaantikörperbestimmung.

Laborbefunde:
Soweit nicht schon oben aufgeführt, sind bei der Beurteilung der weiblichen Sterilität vor allem die Hormonbestimmungen von Bedeutung. Vor allem die *Gonadotropine FSH* und *LH* sind von Bedeutung zur Beurteilung der Amenorrhoe bzw. zum Nachweis der Ovulation und einer Frühgravidität.

Sind die gonadotropen Hormone erhöht, so spricht dies für eine primäre Ovarialinsuffizienz. Der Verdacht wird unterstrichen im *GnRH-Test (Gonadotropin-Releasing-Hormon-Test)* durch eine überschießende Freisetzung von FSH und LH.

Die *Östrogenbestimmung (Harn)* ist von Bedeutung für die Kontrolle der ovariellen Reaktion bei Gonadotropinbehandlung.

Prolaktinbestimmung ist von Bedeutung zur Beurteilung einer Amenorrhoe, bei Verdacht auf Hypophysentumoren und bei allen mit Brustsekretion bzw. Galaktorrhoe einhergehenden Zyklusstörungen.

Die Bestimmung des *Testosterons* und der *17-KS* sind angezeigt bei Fällen mit Hirsutismus oder sonstigem klinischen Verdacht auf Androgenüberproduktion.

Die *Progesteron (Pregnandiol)-Bestimmung* ist angezeigt zur Beurteilung einer Corpus-luteum-Insuffizienz, bei fehlendem Temperatureffekt nach Gestagen-Gabe oder in der Corpus-luteum-Phase.

Differentialdiagnostik der Sterilität:

1. **periphere Ursachen**
   Vagina   Lokale Untersuchung
     Gynatresie,
     Aplasie.
   Uterus
     Stummer Zyklus,
     Synechien,
     Pseudohermaphroditismus masculinus externus.

2. **gonadenbedingte Ursachen**
   Pseudohermaphroditismus masculinus externus,
   Hypoplasie der Ovarien,
   Gonadendyskinesie,
   Tumoren,
   Entzündungen,
   Stein-Leventhal-Syndrom,
   Polyzystisches Ovar.

3. **hypophysäre Ursachen**
   Hypophysentumoren,
   Nekrosen,
   Entzündungen,
   Idiopathischer Gonadotropinausfall,
   Zwergwuchs.

4. **dienzephale Ursachen**
   Koinzidenz mit Fettsucht,
   olfaktorogenitale Dysplasie,
   Laurence-Moon-Bardet-Biedel-Syndrom.

5. andere Ursachen
Nebennierenrinde
Cushing-Syndrom *Cortisol-Bestimmung, RR* ↑
Adrenogenitales Syndrom, *Testosteron- und 17-KS-*
NR-Insuffizienz. *Bestimmung*

Schilddrüsenerkrankungen
Hyperthyreose,
Hypothyreose.

Steroid-Therapie-Folgen
s. unter Cortisonbehandlung S. 433

Still-Felty-Syndrom
s. unter Felty-Syndrom S. 259
Differentialdiagnostik s. unter Gelenkschwellungen S. 294

Stimmveränderungen

Anamnese:
Äußere Umstände, wie Erkältungen, durchzechte Nacht, starkes Rauchen etc. sind auszuschließen.
Vorangegangene Hormontherapie?
Vor weiteren Laboruntersuchungen ist die Laryngoskopie angezeigt.

Labor:
Gegebenenfalls *Entzündungs-Tests.*

Bei Hinweis auf Virilisierungs-Symptome bei Frauen z.B. Amenorrhoe, Klitorishypertrophie bei gleichzeitigem Hirsutismus Bestimmung der *17-KS*, evtl. *Testosteron-Bestimmung.*

Bei Erhöhung der 17-KS Hinweis auf Nebennierenadenom oder Nebennierenkarzinom S. 366

Stomatitis epidemica (Maul- und Klauenseuche)

Viruserkrankung, die in erster Linie als Tierseuche von Bedeutung ist, jedoch auf den Menschen übertragen werden kann.

Symptomatik:

Meist sind die Erscheinungen beim Menschen sehr gering. Es können jedoch schwere Verlaufsformen vorkommen, wobei nach einer Inkubationszeit von 3–8 Tagen (2–18) Prodromalerscheinungen mit Fieber, Kopf- und Kreuzschmerzen, Mattigkeit, Trockenheit und Brennen im Mund auftreten können. Es besteht ein typischer zweiphasiger Krankheitsverlauf, wobei sich in der ersten Phase eine lokale Primärblase findet, in der 2. Phase kommt es dann zur Generalisation, wohl in Rahmen einer allgemeinen Virämie. Das Generalisationsstadium tritt nach 2 Tagen auf, wobei herpesähnliche Blasen mit klarem, später etwas milch-trübem Sekret auftreten können. Auch an Fingern, Fußsohlen, weiblichen Brüsten, an der Genitalschleimhaut, an der Augenbindehaut wurden Blasen beobachtet, auch pneumonische Infiltrate und gastrointestinale Erscheinungen können vorkommen. Neben tiefen ausgestanzten Epithelschäden können auch weitgehende Schleimhautzerstörungen am Gaumen, Wangen, Zahnfleisch und Lippen auftreten mit schmierigen Belägen.

Diagnostik:

1. *Komplement-Bindungsreaktion,* die jedoch nicht immer sehr zuverlässig ist.

2. *Meerschweinchen-Schutzversuch* (Serum der zu untersuchenden Person einsenden an Anstalt zur Tierseuchenbekämpfung).

3. *Tierversuch* (Der Inhalt verdächtiger Bläschen wird in die skarifizierte Planta des Meerschweinchens eingerieben. Nach 4–5 Tagen tritt eine Bläschenbildung auf. Auch der Versuch mittels intraepithelialer Injektion in die Zunge junger Schweine erzeugt typische Bläschen).

Bei meningealer Beteiligung zeigen sich wohl kaum mehr als 30/3 Zellen im Liquor. Eine Eiweißvermehrung kommt dabei im Liquor nicht vor.

Strahlenschäden

Zusammenstellung der klinischen Symptome der Strahlenkrankheit (nach Bacq u. Alexander)

Zeit nach dem Strahleninsult	Letaldosis 600 R	Halbe Letaldosis 400 R	Mäßige Dosen 300 R–100 R
	Nausea und Erbrechen nach 1–2 Stunden		
1. Woche	Keine charakteristischen Symptome		
	Durchfall, Erbrechen, Entzündung von Mund und Rachen	Keine charakteristischen Symptome	
2. Woche	Fieber, Rasche Gewichtsabnahme, Tod (wahrscheinlich 100%ige Mortalität)		Keine charakteristischen Symptome
3. Woche		Beginnende Epilation, Appetitlosigkeit und allgemeine Übelkeit, Fieber, Schwere Entzündung von Mund und Rachen	Epilation, Appetitlosigkeit und allgemeine Übelkeit, Trockener Hals
4. Woche		Blässe, Petechiale Blutungen, Durchfall, Nasenbluten, Rasche Gewichtsabnahme, Tod (wahrscheinliche Sterblichkeit 50%)	Blässe, Petechiale Blutungen, Durchfall, Mäßige Gewichtsabnahme (Erholung möglich, wenn nicht durch eine ungünstige körperliche Disposition oder durch eine Infektion oder durch eine sonstige überlagerte Schädigung kompliziert)

Strahlenschäden

I. akuter schwerer Strahlenschaden
a) letale Strahlendosis: Hinweis dann gegeben, wenn innerhalb 2 Std. nach dem Ereignis massives Erbrechen eintritt.

b) akuter schwerer Strahlenschaden ohne sofort letale Dosis:
Bald Absinken aller Blutzellen, insbesondere *Leukozyten, Erythrozyten* und *Thrombozyten*, später Auftreten thrombopenischer Blutungen (Auftreten von Ulzerationen und sonstigen Infektfolgeschäden bei Abwehrschwäche). Absinken der Immunglobuline *(IGA, IgM, IgG)*.

II. Chronische Strahlenschäden
Zeichen einer Strahlenschädigung bei niederer Dosierung ist das Auftreten *2-kerniger Lymphozyten*.
Absinken der Immunglobuline.

Die wichtigsten Laborveränderungen bei Strahlenschäden
(Hb ↓),

Ery ↓,   Die aplastische Anämie ist die häufigste Todesursache nach Strahlenschäden.

Leuko ↓,   Besondere Gefährdung gegenüber Infekten, Hautinfekte, Ulzerationen etc.

Thrombo ↓.

Besonderheiten im Blutausstrich, die auf Strahlenschäden hindeuten:
  2-kernige Lymphozyten
  Plasmazellen im peripheren Blut

CRP +,

GOT ↑,

Alkal. Ph. ↑,   Vermutlich durch Osteoplastenschädigung bedingt

Elektrophorese:
  Alpha-Glob. ↑, vor allem Alpha-2-Glob. ↑
  (Gamma-Glob. ↑ bei Röntgenschäden).

Gerinnungszeit verlängert,
Stuhl auf okk. Blut +.

NB: Nach Strahlenschäden kann sich initial eine Leukozytose entwickeln, die später zu Leukopenie mit Linksverschiebung der Neutrophilen führt, dann tritt im Ablauf die Lymphopenie auf und die Thrombozytopenie. Bei akuter und chron. Überbelastung mit Strahlen finden sich im peripheren Ausstrich neben unreifen Zellen der weißen Reihe auch unreife Zellen der roten Reihe. Schließlich finden sich monozytoide Zellen nach Strahlenexposition, jedoch nur in sehr geringer Zahl.

VORSORGE-UNTERSUCHUNG:
Bei der Beurteilung **im Rahmen einer Arbeit mit radioaktiven Stoffen** ist vor allem die sofortige Meidung der Strahlenexposition angezeigt, wenn eine Leukopenie unter 3000/ccm vorliegt, eine ausgeprägte Linksverschiebung, eine Lymphopenie oder Thrombozytopenie sowie eine Anämie insbesondere, wenn Erythroblasten auftreten.

Streptomycin-Behandlung

Unter Behandlung mit Streptomycin sollten *Blutbildkontrollen* und Kontrollen des *Harnstatus* durchgeführt werden, außerdem vor Behandlung und während der Behandlung häufig *Vestibularisprüfung* und *Audiometrie*.

Die Höchstdosierungsrichtlinien für Streptomycin sind primär zu beachten.

Häufigste Laborveränderungen bei Streptomycinbehandlung:

Bili ↑,	Streptomycin kann einen ikterischen Leberschaden ohne Verschluß-Syndrom auslösen. Wenn Bili ↑ auch GOT und GPT-Kontrolle
Eosinophile ↑,	Bei Streptomycinallergie
Erythrozyten ↓	Gelegentliche Knochenmarksdepression
Thrombozyten ↓.	Gelegentliche Knochenmarksdepression

Striae

Anamnese: Rasche Gewichtszunahme? Gravidität?

Allgemein wichtig: RR?

Labordiagnostik:
BZ,
17-OHCS,
17-KS,
Cortisol,
Harnzucker,
Azeton.

Ergänzungsdiagnostik:
Röntgen Abdomen (raumfordernder Prozeß?),
Sonographie,
CTG.

Differentialdiagnostik:
Gravidität
Rasche Gewichtszunahme mit Bindegewebseinrissen durch Fettgewebe
Morbus Cushing (blaurötliche Striae)   s. S. 155
Basophiles Hypophysenadenom
Iatrogen (Kortikoidgaben, lange hochdosiert)
Raumfordernde Bauchprozesse
Striae infectiosae bei Typhus   s. S. 777
Am Rücken (meist horizontal verlaufend)
   Bronchiektasen   (Rö-Thorax, evtl. Bronchographie)
   Wirbelsäulenprozesse (Rö WS).

Strongyloides

s. unter Wurmerkrankungen   S. 820–

Struma

I. Struma bland

Untersuchungsprogramm:

A) Szintigramm mit Technetium; wenn der Jodstoffwechsel interessiert, können zusätzlich T3 und T4 mitgeführt werden (s. S. 665)

B) Radiojodtest (mit ^{131}J) und Szintigraphie der Schilddrüse nur bei besonderen Fragestellungen.
Siehe unter Schilddrüsenkrankheiten S. 665

II. Struma mit zusätzlichen Veränderungen
Struma schmerzhaft

Untersuchungsprogramm:
Szintigraphie,
BKS,
CRP,
Leuko,
Diff.-BB.,
Elektrophorese,
Fe,
Schilddrüsenantikörper.

Struma mit Atemnot oder Engegefühl sowie inspiratorischem Stridor

Untersuchungsprogramm:
1. Szintigraphie nach A oder B.
2. Röntgen Trachea in 2 Ebenen. Weniger der engste Durchmesser ist entscheidend als die Relation von engstem Durchmesser zum durchschnittlichen Trachealdurchmesser.
3. Funktionsprüfung der Trachea.
   a) Schnupfversuch beim Röntgen.
   b) Inspirationstest im Rahmen einer Lungenfunktionsprüfung (normal: 70–80% der Vitalkapazität/sec. bei rascher Inspiration. In der Trachea tritt nicht nur durch den vorhandenen relativen Unterdruck, sondern auch durch die rasch bewegte Luft eine starke Belastung der Trachea ein. Bei lebensbedrohlicher Tracheomalazie ist der Inspirationstest kontraindiziert. Hier besteht allgemein-klinisch schon ein schwerer inspiratorischer Stridor.

Struma mit Verdacht auf Karzinom
Hinweisende Verdachtszeichen:
1. Sehr rasches Schilddrüsenwachstum, vor allem auch in teilbegrenzten Bezirken.
2. Plötzliches Wachstum eines alten Kropfknotens.
3. Verhärtung und stärkere höckerartige Knotenbildung.

4. Spontane Rekurrenslähmung (Heiserkeit).
5. Venenstauung im umgebenden Halsgebiet.
6. Horner-Syndrom plötzlich auftretend.
7. Abnehmende Verschieblichkeit einer Struma (Schluckprüfung der äußeren Beweglichkeit).
8. Einseitige Abnahme der Karotisdurchblutung (Karotispuls fühlen, Stenosegeräusch der Karotis mit Stethoskop prüfbar, Ophthalmodynamographie).

Mit größerer Wahrscheinlichkeit neigen zur malignen Entartung:
1. Szintigraphisch kalte Knoten (nach verschiedenen Literaturangaben 1–7% der Fälle).
2. Rezidivstrumen.

Untersuchungsprogramm:

Schilddrüsenszintigramm

Ganzkörperszintigramm (Hier ist ^{131}J besser geeignet).

Entdifferenzierte Schilddrüsenkarzinome speichern meist kein Jod und kommen meist als kalte Knoten zur Darstellung. Metastasen stellen sich im Szintigramm nicht dar.

Differenzierte Schilddrüsenkarzinome speichern meist, ihre Metastasen kommen deswegen auch häufiger zur Darstellung beim Ganzkörperszintigramm.

Befunde des Labors:
Allgemeine Neoplasmazeichen:
Fe ↓,
BKS ↑,
alpha-2-Glob. ↑
Evtl. sind Schilddrüsenantikörper nachweisbar. Bei Schilddrüsenkarzinomen sind nicht selten Zeichen einer Jodfehlverwertung nachweisbar mit abfallendem Thyroxinanteil und Anstieg von PBJ/Thyroxin-Quotient.
^{131}J im Serum nach 48 h erhöht.

NB: Es gibt keine sichere szintigraphische und labormäßige Unterscheidungsmöglichkeit von Schilddrüsenkarzinom und Schilddrüsenentzündung. Hier ist nicht selten die BKS ebenfalls erheblich erhöht bei erniedrigtem Serumeisen.

III. Sonderformen der Struma

Retrosternale Struma
Struma, die hinter das Sternum in den Mediastinalraum hineinragt.

Intrathorakale Struma
Röntgenologisch das Bild eines Mediastinaltumors. Beweis szintigraphisch.

Ringkopf
Beide Schilddrüsenlappen umwachsen ringförmig die Trachea.

Retroviszeraler Kropf
Kropf, der sich zwischen Luftröhre und Speiseröhre entwickelt.

Stuhlveränderungen

I. Stuhl auf okk. Blut positiv	s. u.
II. Stuhlverfärbungen	s. S. 737
III. Fettstühle	s. S. 739
IV. Diarrhoe (Durchfall)	s. S. 171
V. Obstipation (Verstopfung)	s. S. 555

I. Stuhl auf okkultes Blut positiv

A) Zuerst Fehlerquelle ausschließen z.B. Zahnfleischbluten nach Zähneputzen. Fehlerhafte Diät. Bei Beschwerdefreiheit Untersuchung evtl. wiederholen. Bei zusätzlichen Beschwerden, Schmerzen etc. Blutsenkungsbeschleunigung, frische Anämie sofort Intensivdiagnostik anschließen. Je nach Lokalisation der subjektiven Beschwerden Priorität der einzelnen Röntgenuntersuchungen. Bei Ober- und Mittelbauchschmerzen zunächst Röntgen Ösophagus, Magen, Dünndarm. Bei Schmerzen im rechten Unterbauch und der gesamten linken Bauchregion zuerst Kolon-Kontrast. Ergänzungsuntersuchung durch Ösophago-Gastroskopie/Duodenoskopie bzw. Rektoskopie oder Koloskopie mit dem Fiberglaskoloskop.

Labordiagnostik:

Nur ergänzend soweit erforderlich, Verlaufskontrolle des roten Blutbildes, des Hämatokrits, Neoplasmadiagnostik s. S. 128

Stuhl auf Blut massiv positiv

B) **Teerstühle** (Blutung aus den oberen Magen-Darmregionen)
Vor Durchführung invasiverer Diagnostik auf alle Fälle Gerinnungsstatus vorziehen, insbesondere Thrombozytenbestimmung, Blutungs- und Gerinnungszeit (Rekalzifizierungszeit), Quick-Wert, PTT. Bei Hinweis auf Aszites großen Leberstatus anschließen.

Bei Hinweis auf Ösophagusvarizen, Spidernävi, Palmarerythem ebenfalls großen Leberstatus anschließen.
Röntgenmethoden und endoskopische Methoden wie unter I. aufgeführt zur Lokalisation.

C) **Rote (frische, blutige) Stühle**
Ruhr differentialdiagnostisch ausschließen s. S. 36 u. S. 86.

Rektum- und Sigmakarzinom ausschließen durch digitale Untersuchung, Rektoskopie, Kontrasteinlauf.

II. Stuhlverfärbungen

Normale Stuhlfarbe ist hellbraune Färbung (Hinweis auf vorwiegende Pflanzenkost) oder dunkelbraune Färbung (Hinweis auf vorwiegende Fleischkost).

1. Schwarzer Stuhl
Differentialdiagnostik wie unter Teerstühlen aufgeführt s. oben

Differentialdiagnostik
Blutungen aus dem Bereich der oberen Magen-Darmregionen,
Einnahme von Eisenpräparaten,
Wismut,
Kohle,
Rotwein,
Schwarze Kirschen,
Heidelbeeren.

2. Gelbverfärbung des Stuhl
Normalbefund bei Säuglingen.

Bei Erwachsenen Labordiagnostik:
Diarrhoe-Differentialdiagnostik,   S. 171
Allgemeine Entzündungstests,
IgE,

verschiedene Untersuchungsmethoden zum Ausschluß einer
beschleunigten Dünndarmpassage. Entweder
  Röntgendiagnostik oder
  Probekost oder
  radioaktive Markierung.
Bakt. Stuhluntersuchung auf path. Keime.

Differentialdiagnostik
Durchfälle verschiedenster Ursache,
beschleunigte Dünndarmpassage nervöser Ursachen,
schwere Dünndarmentzündung einschließlich allergischer Ursachen.
IgE? Diff.-BB.: Eo ↑?

3. Grauverfärbung des Stuhls

Labordiagnostik (Minimaldiagnostik)
Alkal. Phosph.,
Bili,
GPT.

Ergänzende Diagnostik wie unter Fettstühlen aufgeführt (S. 739)

Differentialdiagnostik
Gallenwegsverschluß,
Steatorrhoe verschiedenster Ursachen.

4. Grünverfärbung des Stuhls
Physiologisch: Nach stark chlorophyllreicher Gemüsenahrung kann sich der Stuhl physiologisch grün verfärben.

Labordiagnostik
Wie unter Gelbverfärbung des Stuhls aufgeführt, insbesondere auch *bakteriologische Untersuchung auf Pyozyaneusinfektion* (insbesondere, wenn antibiotische Behandlung voranging).

Differentialdiagnostik
Neben chlorophyllreicher Gemüsenahrung findet sich eine Grünverfärbung bei beschleunigter Dünndarmpassage,
bei Zerstörung der Darmflora (Pyozyaneusinfekt),
nach Aufnahme von Kalomel.

III. Fettstühle

Leitsymptom
Schmierig-glänzender Stuhl, evtl. auch leicht grau-weißliche Färbung des Stuhls. Der Stuhl haftet meist sehr stark an der Toilettschüssel.

Labordiagnostik
Stuhluntersuchung auf Fette und Fettsäuren (Färbemethoden mit Sudanrot und Nilblau),
allgemeine Untersuchung auf unverdaute Bestandteile,
Katalasebestimmung im Stuhl,
Chymotrypsinbestimmung im Stuhl,
Bestimmung im Serum von
    Ca,
    K,
    Na,
    P,
    alkal. Ph.,
evtl. Elektrolyte auch im Harn bestimmen.

Spezialmethoden (ambulant möglich)
D-Xylose-Resorptions-Test,
Schilling-Test,
wenn path., Wiederholung des Schilling-Test mit Intrinsic-Faktor, Bestimmung der Resorptionsverhältnisse mit ^{131}J-markiertem Triolein.
Ergänzende Untersuchung mit ^{131}J-markierter Oleinsäure.

Spezialmethoden (nur stationär in Spezialinstituten möglich)
Pankreozymin- und Sekretin-Test (Doppelballonduodenalsonde).

Differentialdiagnostik
Gallenwegsverschlüsse   (Obstruktionsikterus), dann ist alkal. Phosph. stark erhöht,
äußere Gallenfistel,
Ductus pancreaticus-Verschluß,
Chron. Pankreopathien,
Postgastrektomie-Syndrom,
Zöliakie   (evtl. IgE ergänzend durchführen),
Steatorrhoe,
Tropische Sprue,

Schwere Diarrhoe mit mangelnder Verdauung,
Gastrokolische Fistel,
Whipple-Syndrom (*Hb* ↓, *Ery* ↓, *BKS* ↑, *GE* ↓, *Ca* ↓, *Chol* ↓, multiple Bauchbeschwerden, intestinale Lipoidose),
Erkrankungen der mesenterialen Lymphknoten
z. B. Lymphogranulomatose,
Lymphosarkom,
Amyloid des Darms.

Stupor

Da Stupor nicht nur durch Psychosen ausgelöst sein kann, müssen grundsätzlich bei Stupor Untersuchungen durchgeführt werden.
Am wichtigsten ist der Ausschluß eines Diabetes oder anderer Zustände, die eine Hypoglykämie auslösen können *(BZ ↓-↓↓)*.
Azeton im Harn.
Weiterhin findet sich Stupor bei Leberausfall bzw. im hepatischen Praekoma *(GPT ↑, GLDH ↑, Gamma-Glob. ↑ Hinweis auf Leberzirrhose, ChE ↓* Hinweis auf Leberzirrhose). „Dann immer *Ammoniak* bestimmen". *Hb, Leuko, K, Na, Harnstoff, Kreatinin, Sediment.*
Nicht selten finden sich auch stuporöse Zustände nach Shunt-Operationen wegen portalen Hochdrucks.

Weitere Ursachen eines Stupors sind
Diabetes insipidus, (Spez. Gewicht des Harns ↓, Polyurie)
Stupor bei Bergkrankheit,
Stupor bei hysterischen Reaktionen,
Stupor bei Nikotinsäuremangel,
Encephalopathie durch Pellagra,
Stupor bei Prostigminvergiftung,
Stupor bei infektiösen Enzephalopathien z.B. Tuberkulose des Kindes.

Subazidität

s. unter Anazidität, die im Effekt nur einer ausgeprägten Form einer Subazidität entspricht s. S. 50/51

Subklaviageräusch

s. unter Durchblutungsstörungen S. 179–

Subklaviaverschluß

s. unter Durchblutungsstörungen, arterielle　　　　　　　　　　S. 179-

Subdurales Hämatom

Labor:
>   *Liquor* xanthochrom, bei Durchriß blutig,
>   normalerweise bis 50/3 Zellen vorwiegend Lymphozyten.
>   Bei Zellanstieg schlechte Prognose.
>   Bei massiver Blutung evtl. Ery ↓.
>   Bei subduralem Hämatom findet sich evtl. lokal ein path. EEG.
>   Oft path. Hirnszintigrammbefund.
>   Path. CTG-Befund.

Subduralhaematom

s. unter Contusio cerebri　　　　　　　　　　　　　　　　　S. 151
s. auch Kopfschmerz　　　　　　　　　　　　　　　　　　　S. 416

Subphrenischer Abszeß

Leuko ↳, *BKS* ↳.
Vergleichende Untersuchung von Röntgenübersicht im Stehen (hohe Einstellung) mit Leberszintigramm.
CTG.

Sulfonamid-Folgen

(Laborveränderungen, die durch Sulfonamide ausgelöst sein können).

Harn:
  Ubg +,
  Eiweiß +　　　　　　(Proteinurie nach Intoxikation bzw.
  　　　　　　　　　　　Sulfonamidnephrose).
  Bilirubin ↑　　　　　(entweder durch ikterischen Leberschaden
  　　　　　　　　　　　mit Verschluß-Syndrom (AP ↑, Gamma-
  　　　　　　　　　　　GT ↑, LAP ↑) oder aber in Folge Hämolyse.

: Sulfonamid-Folgen, Syphilis

Ery ↑ (Kompensations-Erythrozytose bei Methämoglobinämie im Gefolge längerer Sulfonamid-Einwirkung).

Ery ↓ (Entweder bei symptomatischer hämolytischer Anämie oder nach Knochenmarksdepression (selten)).

Harnstoff ↑ (Harnwegsverschluß mit sekundärer Funktionsstörung und Verschluß der Tubuli durch Sulfonamidkristallbildung, dem folgt dann eine Oligurie).

Lympho ↑ (lymphatische Reaktion).

GOT ↑ (bei schweren akuten Leberschäden, akuter gelber Leberdystrophoe, evtl. hepato-renales Syndrom).

Thrombo ↓

Xanthoprotein ↑ (falsch positiv?).

Cholesterin ↑

BZ ↓ (Potentierung von Sulfonyl-Harnstoffen bei Diabetes-Therapie?).

Koproporphyrin II ↗ (K I →) bei symptomatischer Porphyrinurie.

Bei Unverträglichkeitserscheinungen kann eine Agranulozytose auftreten, bei allergischen Veränderungen auch eine *Eosinophilie* und ein Anstieg des *IgE*.

Swimming-pool-disease

Leitsymptome:
Hautläsionen ulzerösen Charakters an den Extremitäten.

Labor:
Nachweis säurefester Bazillen (Myobacterium balnei, wahrscheinlich identisch mit Myobacterium marinum). Die *Kultur* sollte nicht bei 37°C, sondern bei 31°C angesetzt werden.

Syphilis

s. unter Lues S. 459

Tabes (dorsalis)

Serumbefunde
WAR oft negativ,
TPHA +.

Liquorbefunde
WAR im Liquor meist +,
Liquor immer klar und farblos,
Druck →,
Zucker →,
Chlorid →,
Lymphozytose (15–100/3 Zellen),
Gesamteiweiß ↑,
Eiweißquotient ↑,
Pandy: Opaleszenz,
Nonne-Apelt: Opaleszenz,
Mastix-Reaktion: Schlanke, linksanliegende Zacke.

Tachykardie (ungeklärte)

Laborbasisprogramm bei ungeklärten Tachykardien
Ganzes Blutbild,
BKS,
GOT ⎫ (bei Erhöhung ergänzt durch CPK, GPT
LDH, ⎬ und HBDH)
T3-RIA,
T4,
K,
Ca,
EKG,
evtl. Röntgen-Thorax.

Differentialdiagnostik der Tachykardie nach einem weiteren Leitsymptom

A) Tachykardie mit Blutdruckabfall, niederem Blutdruck oder Absinken eines erhöhten Blutdrucks

Kollaps/Schock	s. S. 91 u. S. 676
Herzinfarkt	S. 358

744 Tachykardie (ungeklärte)

Lungenembolie	(atemabhängiger Thoraxschmerz, evtl. röntgenologischer Thoraxbefund, vor allem nach Auftreten des Infarktes, früher ist schon das Lungenszintigramm positiv. Nach Auftreten des Infarktes auch *Leuko* ↑, *BKS* ↑, auch EKG-Veränderungen. Häufig Thrombophlebitisanamnese oder Bettlägrigkeit).
Allergische Reaktion	(allergischer Schock) *Eosinophile* im peripheren Blut (oder ∅), IgE ↑.
Akute Blutung	(Meist intestinal) Tachykardie und Blutdruckabfall erstes Symptom der Blutung. Erst nach Stunden kommt es zu einem Absinken des Hämatokrits und damit zum Absinken der Erythrozyten- und Hämoglobin-Werte.

B) Tachykardie mit erhöhten Blutdruckwerten

Phäochromozytom	Starke Blutdruckerhöhung kann vorkommen. Nachweis erhöhter Ausscheidungswerte von pressorischen Substanzen, insbesondere Adrenalin, Noradrenalin und Abbauprodukte, insbesondere Vanillinmandelsäure.
Hyperthyreose	(vor allem erhöhte Blutdruckamplitude kann vorkommen). *T3* ↑, *T4* ↑, *PBI* ↑, *Cholesterin* ↓.
Dünndarmkarzinoid	(auch hier können erhöhte Blutdruckwerte vorkommen. Typisch ist die vermehrte *5-Hydroxyindolessigsäure-Ausscheidung (24-Std.-Harn)*, insbesondere nach Auftreten eines Flush.
Beri-Beri	Erhöhte Blutdruckamplitude kann vorkommen. Typische Nahrungsanamnese. Weiterhin Nachweis erhöhter Werte von *Brenztraubensäure im Blut*.

Hyperkinetisches Herz-Syndrom.

Tachykardie (ungeklärte)

Verschiedenste Ursachen

Herzerkrankungen	Häufig path. EKG-Befund, häufigste Ursache jedoch Herzinsuffizienz, die auch mit normalen EKG-Befund einhergehen kann. Ergänzende Leitsymptome sind dann Beinödeme, Nykturie und Kardiomegalie, vor allem durch Röntgen-Thorax nachweisbar. Neben verschiedenen Herzerkrankungen ist auch an einen Herzbeutelerguß zu denken.
Paroxysmale Tachykardie	Plötzlicher Beginn, oft auch schlagartiges Aufhören, typisch ist die anschließende Polyurie wasserklaren Harns.
WPW-Syndrom	Typisches EKG
Myokarditis	
Kalim-Mangel-Tachykardien	
Tetanien	bei anderen Elektrolytstörungen, insbesondere in Kombination mit tetanischen Anfällen.
Psychogene Tetanien	
Hyperventilations-Syndrom	*(pCO$_2$ ↓, in schweren Fällen auch pO$_2$ ↑)*.

Vergiftungen und sympathikoton wirkende Substanzen
  Kaffee,
  Tee,
  Cola-Getränke,
  Nikotin,
  Adrenalin,
  Atropin,
  Kokain,
  CO-Vergiftungen,
  Thallium,
  Cyanid-Vergiftung, im Gefolge einer Hypothermie,
  Vergiftungen nach Tierbissen, insbesondere Schlangenbissen.

Vitaminmangelzustände	insbesondere Beri-Beri und Skorbut, bei letzterem meist positiver Rumpel-Leede-Test.

Tachykardie (ungeklärte)

Tachykardie bei Untergewicht und Kachexie	Physiologisch durch Vermehrung der Oberfläche im Verhältnis zum Volumen.
Hyperthermie und Temperaturerhöhung vor allem bei Infektionskrankheiten	*BKS* ↑, *Leuko* ↑, meist Linksverschiebung im *Diff.-BB.*, kultureller *Erregernachweis*, evtl. aus Blut mit *Liquoidvenüle* oder aus Krankheitsherd.
Porphyrie (verschiedene Porphyrieformen)	*Porphyrinnachweis*, insbesondere Kopro- und *Uroporphyren*.
Methämoglobinämie	Labor: *Spektroskopischer Methämoglobinnachweis* mit typischer Bande. Klinisch grau-braune Zyanose.

Tachykardie auslösende chemische Substanzen (nach Moeschlin S. – Vergiftungen)

Eine Steigerung der Pulsfrequenz wird bei einer Anzahl von Vergiftungen beobachtet, wobei die Ursache ganz unterschiedlich sein kann (Sympathikusreizung, Vaguslähmung, Kollaps, Herzversagen). Besonders hervortretend ist die Tachykardie bei folgenden Giften:

Abrin (Abrus precatorius)
Acetaldehyd
Acetanilid
Adrenalin
Alkohole
Amanita muscaria
Amanita pantherina
Aminophyllin
Amphaetaminpp. (Benzedrin ® etc.)
Arsenik
Atropin
Chlorpromazin u. Derivate
Coffein
Cytisin
Dinitrophenol
Kohlenoxyd
Kokain
Ephedrin
Epinephrin-Derivate
HN3 (Stickstoff-Wasserstoffsäure)
Methämoglobinbildner
Naphazolinum nitricum (Privin®) (initial)

Nikotin
Nitrite
Nitrobenzole
Paranitrochlorbenzol
Procain
Pyribenzamin
Thallium
Yohimbin
Zyanide

Taeniasis
s. unter Wurmerkrankungen S. 820

Tay-Sachs-Krankheit

Leitsymptome:
Kirschrote Fovea centralis, grau-weiße Makula, meist bei jüdischer Rasse vorkommend.

Labor:
GOT ↑ bis zum 5-fachen,
LDH ↑ bis zum 5-fachen,
Ganglosid-Nachweis!

Temperaturerhöhung
s. unter Fieber S. 266

Tendinitis, kalzifizierende
(Pseudogicht = Chondrokalzinosis)

Leitsymptome:
Gichtähnliches Bild, das sogar subjektive Besserung auf Kolchizin zeigen kann.

Labor:
Normale oder niedere Serumharnsäure-Werte.

Diagnose:
Röntgenologische Diagnostik!

Tetanie

Leitsymptome:

Die manifeste Tetanie zeigt spontan vorhandene Symptome ohne Anwendung von Kunstgriffen, häufig typische Geburtshelferstellung der Hände, Pfötchenstellung der Hände, auch Spasmen der Gesichtsmuskulatur und Spasmen der glatten Muskulatur innerer Organe können vorkommen. Bei Kindern kann man auch Spasmen an den Beinen feststellen. Die Tetanie äußerst sich als an- und abschwellende tonische Muskelkontraktion ohne pathologische Bewegungsmuster, keine klonischen Krämpfe. Die Klagen der Kranken betreffen immer die Schmerzhaftigkeit, weniger die Bewegungsausfälle. Eine anfallsartige Steigerung der schmerzhaften Spasmen kommt nicht vor. Eine Ausnahme bilden lediglich die tetanischen Anfälle der Kleinkinder bei Rachitis.

(Finden sich Begleitsymptome wie Beklemmungsgefühl, Atemnot, Herzklopfen, Zittern, Angstzustände, so sind diese nicht durch eine Tetanie, insbesondere durch Hypokalzämie oder Chlorverlust erklärbar. Anfallsartige Beschreibungen, oder von Begleitpersonen und Angehörigen dramatisch als Anfallsgeschehen geschilderte Ereignisse, sprechen gegen eine Tetanie).

Als latente Tetanie bezeichnet man die Bereitschaft zur tetanischen Reaktion, die nur durch Kunstgriffe auslösbar ist. Dazu gehört vor allem das positive Chvostek-Zeichen und das positive Trusseau-Zeichen. Die Prüfung der galvanischen oder faradischen Erregbarkeit nach Erb ist obsolet. Leitsymptom der latenten Tetanie sind evtl. geschilderte Parästhesien an den Händen.

Labordiagnostik:

1. Basisdiagnostik
   Serum-Ca,
   EKG.

2. Ergänzungsdiagnostik
   Bestimmung von Mg,
   Blutgasanalyse (wichtig HCO_3, pH-Bestimmung),
   K,
   P,
   Cl.

Differentialdiagnostik:

I. Tetanie bei Hypokalzämie

Leitsymptom:
Ca ↓, im EKG ST-Strecke verlängert bei normal breitem T.

Hypoparathyreoidismus

Idiopathischer Hypoparathyreoidismus	Als Leitsymptom evtl. Debilität oder Gonadendysgenesie oder Osteogenesis imperfecta. Labor: *P* ↑, *Ca-Harn* ↓, *P-Harn* ↓. *Ellsworth-Howard-Test meist negativ.*

Pseudohypoparathyreoidismus

Strumipriver Hypoparathyreoidismus

Hypoparathyreoidismus nach Strumaoperation

Vitamin-D-Mangel
   Rachitis
   Malabsorption

Kalziumverluste anderer Ursachen
   Große Bluttransfusionen
   Abusus von Oxalat
   Starke Fluoridaufnahme
   Kationenaustauscher

Eiweißverlust bei Niereninsuffizienz	Meist mit Proteinurie bzw. in der polyurischen Phase, evtl. *Harnstoff* ↑, evtl. *Kreat.* ↑, auf alle Fälle jedoch path. Ausscheidungsleistung im *ING* oder bei *Clearance-Testen*. Path. Ausfall des Konzentrationsversuchs.
Mangelernährung mit Hypoproteinämie	

II. Tetanie bei Normokalzämie

Magnesium-Mangel-Syndrom	*Mg* ↓

Chlorverlust
   bei Erbrechen
   bei Durchfall
	(Chloriprive Tetanie)

750 Tetanie

Hyperaldosteronismus (primärer)	$K \downarrow$, $Cl \rightarrow$, $Na \uparrow$, *Aldosteronausscheidung vermehrt, Na/K-Quotient im Harn umgekehrt.*
Alkalose	
metabolische Alkalose	Typische Veränderung in der Blutgasanalyse, Absinken der Alkalireserve, evtl. $P \uparrow$, evtl. *Harnstoff* $\uparrow$, evtl. *Kreat.* $\uparrow$, evtl. $Na \downarrow$, evtl. $Cl \downarrow$.

Hyperventilations-Syndrom

Hyperventilations-Syndrom mit noch im physiologischen Bereich liegender Steigerung der Hyperventilation bei gleichzeitiger Verschiebung der Szent-Györgyi-Formel	Wenn sämtliche Komponenten der Szent-Györgyi-Formel tetaniform verschoben sind und gleichzeitig etwas hyperventiliert wird, kann eine Tetanie auftreten. Szent-Györgyi-Formel: $$\frac{K, P, HCO_3}{Ca, Mg, H+}$$ Eine Zunahme der Zählerwerte und eine Abnahme der Nennerwerte führt zur Steigerung der neuromuskulären Erregbarkeit.
Psychogenes Hyperventilations-Syndrom	Sämtliche anderen Werte der Szent-Györgyi-Formel vollständig normal, gleichzeitig ausgeprägte Überlagerung mit anderen Symptomen wie Angst, Beklemmungsgefühl, Zittern, Herzklopfen, Atemnot. Hier muß grundsätzlich eine Psychoanalyse angeschlossen werden. Die symptomatische Kalziumtherapie (die vorübergehende Besserung bringt) verhindert hier eine kausale Beseitigung der Ursache.

III. Andere tetaniforme Krankheitsbilder
Maternitätstetanie,
Tetaniforme Zustände bei
Vergiftungen z. B. Strychnin,
Koffein, Nikotin, Schwermetalle, Phosphor,

Organische Hirnschäden   Neurologische Differentialdiagnostik!
Lyssa,
Tetanus   s. im Folgenden

Tetanie, chloriprive

Laborbefunde:
Alkalireserve ↑,
Na ↓,
Ca ⊿,
Cl ↓,
Phosphat ↳,
Rest-N ↳.

Tetanus

Leitsymptome:
In der Anamnese häufig, aber nicht immer, Hinweis auf Verletzung, Wunde, eingezogenen Holzsplitter etc. Häufigstes und im Vordergrund stehendes Symptom ist die Kieferstarre oder später auch das Auftreten eines Trismus (erschwertes Öffnen des Mundes) evtl. Fazialiskrampf, Nackensteifigkeit, Unruhe, Reizbarkeit, Schluckbeschwerden, Obstipation, Kopfschmerzen, Halsschmerzen, Fieber, Starre in Armen und Beinen. Auch Steifheit in Muskulatur von Bauch, Hals oder Rücken kann vorkommen, evtl. auch lokalisierter Tetanus nur bei Muskelgruppen in der Nähe der Wunde vorkommend. Typisch ist die Sprechbehinderung im Anfall wegen Starrheit des Brustkorbes oder wegen Glottiskrampf. Bei stärker beeinträchtigter Atmung Auftreten von Zyanose, evtl. auch Asphyxie mit Todesfolge möglich.

Labordiagnostik:
Keine typische Labordiagnostik, evtl. kann Clostridium tetani aus Wundproben kultiviert werden.
Leuko ↗.

Die Diagnose kann nicht labormäßig gestellt werden, sondern muß anamnestisch und auf Grund der typischen Symptomatik gestellt werden.

Tetanus, Thalassämie

Differentialdiagnostik:
1. Tetanie s. im Vorhergehenden
2. Iatrogen zugeführte Medikamente, die Spasmen auslösen können, insbesondere Atarax, Thorazin, Chlorpromazin, Amphetamine und andere.

Tetrachlorkohlenstoffvergiftung

Leitsymptome:
Völlegefühl, Übelkeit, Erbrechen, Leibschmerzen, Diarrhoe, Rücken- und Hüftschmerzen ausstrahlend in die Oberschenkel. Oligurie, Ödemneigung.
Anamnestische Angabe des Gebrauchs von Tetrachlorkohlenstoff (CCl_4), vor allem zu Reinigungszwecken.

Labor:
> GOT ↑↑↑,
> LDH ↑↑↑,
> GPT ↑↑,
> $HBDH$ ↑↑,
> $Bili$ ↗,
> $Harnstoff$ ↑↑,
> $Kreatinin$ ↑↑,
> $Elektroverschiebung,$ K (↑)
> $Base\text{-}Excess$ ↓,
> $Quick\ (spontan)$ ↓, (Verminderung der Faktoren II, VII und X durch den Leberschaden)
> BZ ↓,
> $Alpha\text{-}Amylase\ Serum$ ↓.

Thalassämie

s. unter hämolytische Anämie S. 324

Thiabutacid-Behandlung, Laborkontrollen
s. unter Diuretika S. 175

Thiacid-Behandlung, Laborkontrollen
s. unter Diuretika S. 175

Thiosemicarbazon (TSC)
Unter Behandlung mit diesem Tuberkulostatikum sind regelmäßige Laborkontrollen erforderlich.

GPT
GOT } alle 6 Wochen,

Blutbild
Harnstatus } alle 3 Monate

Thoraxschmerzen

Differentialdiagnostische Gruppeneinteilung:

I.	Bedrohlicher Thoraxschmerz	s. u.
II.	Akuter Thoraxschmerz	s. S. 755
III.	Belastungsabhängiger Thoraxschmerz	s. S. 755
IV.	Atemabhängiger Thoraxschmerz	s. S. 756
V.	Thoraxschmerz mit Atemnot	s. S. 758
VI.	Lokaler Thoraxschmerz	s. S. 758
VII.	Verschiedene andere Thoraxschmerzen mit unterschiedlichen Leitsymptomen.	s. S. 760

I. Bedrohlicher Thoraxschmerz

Leitsymptome:
Tachykardie, Blutdruckabfall, Angstgefühle, meist Todesangst, Pat. bewegt sich wenig und macht wenig Worte, Blässe, kalter Schweiß auf der Stirne.

Thoraxschmerzen

Laborprogramm:
BKS,
Hb,
Ery,
Leuko,
CRP,
GOT,
CPK,
evtl. ergänzt durch HBDH oder LDH, vor allem, wenn das Ereignis schon mehr als 5 Tage zurückliegt, bzw. der Verdacht auf Lungenembolie besteht,
PAT.

Ergänzungsdiagnostik:
EKG und Nehb'sche Ableitungen,
(falls kreislaufmäßig möglich):
Thorax-Rö,
Lungenszintigramm, vor allem bei Verdacht auf Lungenembolie/ Infarkt.

Differentialdiagnostik:

1. Herzinfarkt — s. S. 358

2. Lungenembolie/ Lungeninfarkt — Oft Atemnot, manchmal schwach, manchmal stark ausgeprägt, oft röchelnd-knisternder Atem, evtl. leichte Zyanose, in schweren Fällen stärker ausgeprägt, meist stark beeinträchtigtes Allgemeinbefinden. Bei pleuranahem Infarkt oft atemabhängiger Schmerz. Labor: Mit Beginn des Lungeninfarkts *Leuko* ↑, *BKS* ↑, *LDH* ↘, *HBDH* ↗, *HBDH/LDH-Quotient* < 0,81, *GOT* ↗. In EKG evtl. flüchtiges Hinterwandinfarktbild.

   Röntgen-Thorax: Evtl. keilförmige Infarktschattenbildung.

   Im *Lungenszintigramm* sind die Defekte viel früher erkennbar, auch da, wo im Röntgenbild nichts zu sehen ist.

3. Schwere Endo-Myokarditisformen

4. Perikarditis mit großem (Typischer Röntgen-Befund)
Perikarderguß

II. Akuter Thoraxschmerz

1. Herzinfarkt	s. S. 358
2. Lungenembolie	s. oben S. 754 u. S. 467.
3. Cyriax-Syndrom	Plötzlich auftretender, sehr heftiger Brustwandschmerz meist im Bereich einer vorderen Axillarlinie, gelegentlich zur Schulter und zum gleichseitigen Arm ausstrahlend. Meist nach plötzlichen ungewöhnlichen Bewegungen, wie Husten, Schneuzen oder Recken auftretend und sich atemsynchron verstärkend. Palpatorisch deutlicher Druckschmerz im Bereich der Rippenenden der 8.–10. Rippe mit tastbarer Deformität und abnormer Dislokationsmöglichkeit der Rippenknorpel (Untersuchung am entspannt liegenden Patienten!) Ätiologisch indirekte Traumatisierung mit Lösung der vorderen Rippenknorpel aus ihrer Bandverbindung.
4. Akuter stenokardischer Anfall bei Koronarinsuffizienz	Oft psychische Belastung vorausgehend (s. III.).
5. Brustwand-Syndrom	s. unten VII/7

III. Belastungsabhängiger Thoraxschmerz

1. Koronarinsuffizienz	typischer EKG-Befund mit Senkung der ST-Strecken, evtl. erst dargestellt oder verstärkt nach Belastung, z. B. mit dem Fahrradergometer.
2. Leichte Infarkte (die als solche nicht imponieren)	
3. Endo-Myokarditis	s. S. 218–
4. Perikarditis	s. S. 394

5. Pneumonien mit verrin- (Perkussionsbefund!, Röntgen-Thorax!).
   gerter Atemoberfläche
6. Spontanpneumothorax s. unten

IV. Atemabhängiger Thoraxschmerz (der Schmerz verstärkt sich rhythmisch mit den Thoraxexkursionen)

1. Pleuritis sicca
   Leitsymptom:
   Atemsynchrones
   Reibgeräusch, meist
   auch fühlbar.

   (BKS je nach Grundkrankheit z. B. nach Pneumonie, Lungengangrän, Abszessen, bei verschiedenen Tumoren, Tbc, Mediastialerkrankungen, Pulmonal-arterienembolie).
   Diagnostisch entscheidend: Punktionsbefund mikroskopisch (zytologisch), bakteriologisch.

2. Pleuraempyem
   Leitsymptom:
   Lokaler Druck-
   schmerz, evtl. ver-
   strichene Zwischen-
   rippenräume, im
   Vergleich zur
   gesunden Seite
   erhöhte Körper-
   temperatur, meist
   schweres Krank-
   heitsgefühl,
   oft Tachypnoe.

   Labor: *BKS* ↑↑, BB: *Leuko* ↑, oft *Ery* ↓, *Hb* ↓. Diagnostisch entscheidend: *Röntgen-Thorax*, Pleurapunktion mit bakteriologischer Erregerbestimmung. Testung immer anschließen.

   NB: Bei Pleuraempyem mit negativer Bakterienkultur besteht immer der Verdacht auf eine Tbc!

3. Pleuritis
   diaphragmatica

   Leitsymptom: Oberbauchdruckschmerz rechts oder links, Schonhaltung des Zwerchfells, vor allem bei der Thoraxdurchleuchtung feststellbar mit herabgesetzter Zwerchfellbeweglichkeit, auch Schmerzen beim Schlucken, Husten, Singultus.

4. Bornholmer
   Krankheit

   Meist im Sommer oder frühen Herbst auftretend, Jugendliche und Kinder häufiger betroffen, akuter Beginn, Fieber, schubweiser Verlauf. Ausgeprägte Pleurodynie mit Muskelschmerzen, auch Kopfschmerzen und abdominelle Beschwerden (Pseudoappendizitis!)

kommen vor. Die muskuläre Form befällt auch Schulter- und Extremitätenmuskulatur. Abklingen der Beschwerden nach 4–14 Tagen.
Labor: *BKS* ↗, *BB: Leuko* ↓, *Lympho* ↑, *Eo* ↱, *Serum-KBR ab 10. Tag* +. Bei meningialer Beteiligung im Liquor Eiweißvermehrung und mäßige Pleozytose.
Röntgen-Thorax: Negativer Befund (Diagnostik per exclusionem).

5. Sommergrippe

Verschiedene andere Coxsackie-Virusinfektionen, auch verhältnismäßig häufig meningial verlaufend mit Pleozytose bis über 1000/3 Zellen, oft Splenomegalie.

Labor: KBR und positiver Neutralisations-Test, evtl. auch Virusnachweis aus dem Stuhl (nur von epidemiologischer Bedeutung, nicht für Therapie).

6. Spontanpneumothorax

Immer mit akuter Atemnot einhergehend.
Leitsymptom: Einseitig fehlendes Atemgeräusch, Röntgen-Thorax!

7. Lungeninfarkt mit Pleurabeteiligung

s. oben S. 754 u. S. 467

8. Interkostalneuralgie

(Negative Laborbefunde)

9. Myalgien nach Überlastung

(Anamnese, negative Laborbefunde, evtl. GOT ↗ und CPK ↗).

10. Vertrebragener Thoraxschmerz

(Skoliose, posttraumatisch etc., oft wie Interkostalneuralgie verlaufend).

11. Tietze-Syndrom

s. unten S. 759

12. Chondrokostal-Syndrom

s. unten S. 759

13. Cyriax-Syndrom

s. unten S. 755

14. Trichinose

s. S. 775

15. Lungen- und Pleuratumoren (Röntgenbefund, allgemeine Tumor-Tests, CRP, Elektrophorese, Fe, LDH, IgE).

16. Rippen- und Skeletttumoren (Labor wie bei Lungen- und Pleuratumoren, zusätzlich alkal. Phosph., Knochenszintigramm)

17. Entzündliche Oberbaucherkrankungen vor allem hochsitzende Peritonitis, Pankreatitis.

V. Thoraxschmerzen mit Atemnot

1. Pneumonien, vor allem Lobärpneumonien *(Röntgen-Thorax!, Leuko meist ↑, bei manchen Viruspneumonien auch ↓).*

2. Lungenembolie/Lungeninfarkt   s. oben S. 754 u. S. 467

3. Pleuraergüsse, größere
   Malignome (in 35% der Fälle)
   Tbc (in 30% der Fälle)
   Herzinsuffizienz (in 8% der Fälle)
   Infarkte (in 7% der Fälle)
   Pneumonien (in 5% der Fälle)
   rheumatische Ergüsse (in etwa 1% der Fälle)

4. Asthma bronchiale (Exspirium verlängert, Eosinophile ↑, IgE ↑).

5. Herzinfarkt mit Linksherzversagen (Meist knisternd-röchelnder Atem)

VI. Lokaler Thoraxschmerz

1. Pleuraempyem   s. oben S. 756

2. Rippenfraktur (Anamnese!, Biegungsschmerz bei Doppeldruck auf weit von der Fraktur entfernte Rippenpunkte) Röntgen!

3. Rippenprellung Anamnese (lokaler Druckschmerz ohne Biegungsschmerz).

4. Andere Frakturen
   Wirbelsäule
   Sternum
   Klavikula

5. Cyriax-Syndrom   s. oben S. 755

6. Rippentumoren   *Röntgen!, Knochenszintigramm! Oft alkal. Phosph. ↑, evtl. auch saure Phosph. ↑.*

7. Pancoast-Tumoren (Lungenspritzen-Karzinom mit Alteration des Halssympathikus)   Schultergürtelschmerzen, Lymphstauungen im Armbereich, neurotrophische Handstörungen, Horner'scher Symptomenkomplex.

8. Tietze-Syndrom   Starke Vorwölbung im Bereich der parasternalen Rippenknorpel, vor allem Rippe 1-4. Re > Li. Lokaldruckschmerz, manchmal auch Spontanschmerz bei Bewegung, Husten und Niesen sowie tiefem Atmen. Meist bei Frauen, selten bei Männern mit schwerer körperlicher Arbeit auftretend. Röntgen: o. B., Labor: BKS →, Leuko →. Ätiologie: Wahrscheinlich Dauerbruch mit Pseudarthrose im Gefolge von Mikrotraumen (Osteoporose?)

9. Chondrokostal-Syndrom (Chondrokostal-präkordial-Syndrom)   Umschriebener Schmerz an dem Sternokostalgelenk mit umschriebenem Druckschmerz, Beschwerden bei Belastung oft weniger als in Ruhe, Verstärkung bei bestimmten Körperhaltungen, insbesondere bei Dehnung und Kompression des Brustkorbes. Oft Projektion in die Herzgegend. Meist bei Männern auftretend (monotones Heben, Schieben, Stoßen, Bedienung schwerer Fahrzeuge, Presslufthämmer etc.) Pseudangina pectoris!. Röntgen: o. B., Labor: o. B.

10. Cyriax-Syndrom   s. II, 3., S. 755

VII. Verschiedene andere Ursachen von Thoraxschmerzen

1. Roemheld-Syndrom (Besserung nach Aufstoßen oder Defäkation oder nach Bewegung)

2. Paroxysmale Tachykardie (Meist Druck in der Halsgegend, nach dem Anfall Polyurie – wasserklarer Harn).

3. Herpes zoster (Halbseitig segmental, bandförmiger Verlauf. Im späteren Verlauf Bläscheneruptionen, Hyperästhesien).

4. Herztraumen (Anamnese, Röntgen-Thorax, EKG)

5. Verschiedene Coxsackie-Virusinfektionen

6. Osteomyelitis im Thoraxskelettbereich

7. Brustwand-Syndrom, vorderes (Schein-Anginapectoris-Syndrom oder Brustwandschmerz-Syndrom) — Brustkorbschmerzen im vorderen Teil des Brustkorbs besonders präkardial ohne Schmerzausstrahlungen. Bestimmte Bewegungen und Körperhaltungen können die Anfälle auslösen. Unabhängigkeit von psychischer und körperlicher Belastung. Druckschmerzhaftigkeit vor allem im Bereich des Sterums und der Herzregion. Spontane Exazerbation. Röntgen-Thorax, EKG und Labor o. B.

8. Ausgehen von Kopf, Hals und Schultern
   a) Zervikale Radikulitis – Zervikalsyndrom
   b) Thorakale neurovaskuläre „Inlet-Syndrome" – Halsrippe, Scalenus-anticus-Syndrom, kosto-klavikuläres Syndrom.
   c) Periartikuläre Fibrositis.
   d) Skapulo-kostal-Syndrom.

9. Thoraxwand
   a) Haut und Hautanhang – Herpes zoster, prästernales Ödem bei Mumps, Adipositas dolorosa, Sklerodermie.
   b) Gefäße – Mondor-Erkrankung.
   c) Brustwirbelsäule und Nervensystem – Radikulopathie, Tumoren des Nervensystems, multiple Sklerose.

d) Kostal, interkostal und muskulär Schmerzen – Trauma, physikalische Einwirkungen, Neuropathie, entzündliche Läsionen, Neoplasmen von Rippen, Knorpel oder Nervengewebe, Tietze-Syndrom, Myodynie, präkardiales Knacken (catch).
e) Sternum-Xiphoidalgie, Manubriosternale Arthralgie. Arthritis, Osteomyelitis, Neoplasma.
f) Die Mammae

10. Thoraxviszera und Gefäße
   a) Aorta – sakkuläre und dissekierende Aneurysmen, Aneurysma des Sinus Valsalva. (TPHA!).
   b) Pulmonalarterie – Embolie, Aneurysmen, Hochdruck im kleinen Kreislauf.
   c) Ösophagus – Ösophagitis, Hiatushernie, Achalasie, Tumoren.

11. Mediastinum: mediastinales Emphysem, Mediastinitis, Tumoren, Thymon (s. o.)

12. Abdomen
   a) Diaphragmatische Hernie,
   b) Gastroduodenale Erkrankungen,
   c) Gallenwegserkrankungen,
   d) Akutes diaphragmatisches Syndrom, Hedblom-Syndrom, Diaphragmaflattern, Hämatom,
   e) Milzinfarkt.

13. Nichttopographische Klassifikation etc.
   a) Präkardiale Migräne,
   b) Neurozirkulatorische Asthenie (vegetative Dystonie),
   c) Hyperventilations-Syndrom,
   d) Psychoneurose,
   e) Barré-Liéou-Syndrom,
   f) Periodic disease,
   g) Syndrome von Nothnagel, Gower, Eppinger und Hess, Lewis,
   h) Gicht.

Thorn-Syndrom

s. unter Saltloosing-Nephritis S. 658

Thrombose

I. Arterielle Thrombose

Wesentlichste Leitsymptome:
Claudicatio intermittens, Belastungsschmerz, der in Ruhe verschwindet, nächtliche Schmerzen, trophische Störungen, Ekzeme, erniedrigte Hauttemperatur in den betroffenen Gebieten. Allgemein-klinisch oder anamnestisch Hinweis auf Vorschädigung der Arterien (Arteriosklerose?, Raucher?, chron. Hyperlipidämie?, Hypertoniker?).
Eingehende Diagnostik und Differentialdiagnostik s. unter Durchblutungsstörungen S. 179.
Zur Differenzierung von venösen Thromben und den in den einzelnen Kapiteln aufgeführten diagnostischen Methoden, eignet sich auch die Thermographie, wobei sich bei Thrombosen mit arteriellen Verschlüssen erniedrigte Hauttemperaturen, bei venösen Thrombosen erhöhte Hauttemperaturen zeigen.
Auf eine akute arterielle Thrombose deuten ähnlich, wie bei der akuten arteriellen Embolie, die akut auftretenden heftigen Schmerzen der Extremität hin, die noch deutlich kühler und blasser zum Ausdruck kommen, als bei der langsam auftretenden arteriellen Thrombose. Der Schmerz tritt oft plötzlich, peitschenschlagartig auf mit Parästhesien, Sensibilitäts- und Motilitätsstörungen sowie Kältegefühl. Distal der Verlegung sind die arteriellen Pulse nicht mehr nachweisbar.

Wesentlichste technische Erstdiagnostik:
Oszillographie,
Rheographie,
PAT meist stark pathologisch.

Differentialdiagnostik:
Arteriosklerose,
Endangiitis obliterans (Winiwarter-Bürger),
Lokale Arterienerkrankungen:
  Entzündungen,
  Narben,
  Fibrosen,
  Tumoren,
  Metastasen,

Blutkrankheiten:
Thrombozythämie,
Polyzythämie,
Polyglobulie,
Thrombotisch-thrombopenische Purpura, (Splenomegalie, Hepatomegalie „Szintigramm von Leber und Milz", Thrombo ↓),
(Fieber, BKS ↑↑, Leuko ↘, Eo ↑, Alpha-2-Glob. ↑, Gamma-Glob. ↑).

II. venöse Thrombose
Diagnostik s. unter Venenerkrankungen S. 789

Differentialdiagnostik
Lokale Venenerkrankungen,
Thrombophlebitis,
sekundär bei schweren Allgemeinerkrankungen,
bei Neoplasmen sekundär,
bei Thrombozythämie,
bei Polyglobulie,
bei Polyzythämie,
bei Herzerkrankungen,
bei Hypotonie,
im Gefolge einer Schwangerschaft,
bei langer Ruhigstellung, insbesondere, wenn Varikosis vorliegt,
bei lokaler Venenstauung verschiedenster Ursachen wie
    Traumen,
    Hämatome,
    Tumoren.

NB: Gefäßerkrankungen, insbesondere arterielle aber auch venöse Erkrankungen können in allen Körperbezirken vorkommen, finden sich jedoch am häufigsten an den Beinen.

Thrombozytopenie

Leitsymptome:
Leichte Thrombozytopenien werden meistens zufällig festgestellt. Stärkere Thrombozytopenien stellen sich dar durch intrakutane Blutungen, Spontanhämatome.

Labordiagnostik:
Spezielle diagnostische Methoden werden nur klinisch bzw. in Spezialinstituten durchgeführt.

Begleitbefunde, in der Praxis feststellbar:
Path. Rumpel-Leede-Test,
path. Heparintoleranz-Test oder Heparinverbrauchs-Test beweisen gestörte Thrombokinasebildung,
path. Retraktions-Proben,
Thrombelastogramm path. mit Verminderung der maximalen Thrombuselastizität,
Plättchenaggregations-Test (PAT) zeigt bei Thrombopathien Fehlen eines leichten Kurvenanstiegs,
evtl. ergänzend nachweisbare Veränderungen im
  Blutbild,
  IgE (bei allergischen Veränderungen erhöht),
  Milzszintigramm (wichtig bei Hypersplenie, Retikulosen, Speicherkrankheiten, Leukämien, Kwashiorkor).

Differentialdiagnostik der Thrombopenie:

Menstruation,	Die Thrombozytenwerte fallen um 50–70%, um am 4. Tag der Menstruation wieder normale Werte zu erreichen.
Essentielle Thrombopenie, (Morbus Werlhof)	
Chron. Form	Blutungszeit verlängert, Gerinnungszeit normal, Prothrombinkonsumptions-Test path., schmales Thrombelastogramm mit deutlich verminderter Thrombuselastizität.
Akute Form	Besonders starke Thrombopenie, schwere akute Blutungen, häufig Lymphozytose und Eosinophilie.
Kongenitale Megakaryozytenaplasie,	
Leukämien,	Vor allem akute Formen
Plasmozytom,	
Knochenmarkskarzinosen,	
Retikulosen,	
Speicherkrankheiten,	
Myelofibrose/Myelosklerose,	
Hypersplenie,	
Perniziosa,	
Kwashiorkor,	
Verschiedene aplastische Zustände,	
Strahlenschäden,	

Nach schweren Verbrennungen,
Post vaccinationem,
Insektenstiche,
Spinnenbisse
Schlangenbisse,
Neugeborenenthrombopenie,   Mutter in der Schwangerschaft an thrombopenischer Purpura erkrankt. Vermutlich Übergang mütterlicher Antikörper auf das Kind.

Nach Bluttransfusionen,
   a) bei Blutgruppenunverträglichkeit,
   b) nach rascher Übertragung von mindestens 5 l Konservenblut bei großen Operationen,

Schwere toxische und infektiöse Schäden des Knochenmarks,

Chemische Gifte und Medikamente, vor allem Benzol,   s. u.

Virusinfekte, z. B. infektiöse Mononukleose,

Menigokokken-Meningitis,

Thrombische thrombopenische Purpura, (Moschocowitz-Syndrom)   Multiple Thrombosen kleiner Arterien, thrombopenische Purpura und hämolytische Anämie kombiniert.

Kasabach-Meritt-Syndrom   Thrombopenie kombiniert mit Hämangiom und hämorrhagischer Diathese bei Afibrinogenämie.

Substanzen (Medikamente), die eine Thrombopenie auslösen können, sind:

Acetazolamid
Acidum phenylcinchonicum (Atophan)
Antipyrin
Apronalid (Sedormid)
Arsenpräparate
Atebrin
Barbiturate

Benzol und Derivate
Carbutamid (Nadisan)
Chloramphenicol
Chinin und Chinidin
Chlorothiazid-Derivate
Colchicin
Diamox
DDT

Digitoxin
Dinitrophenol
Glykole
Goldpräparate
Haarfärbemittel
Heparin (selten)
Hydantoin-Derivate
Meprobamat
Insulin (selten)
Isonikotinsäurehydrazid
Lithiumkarbonat
Oxytetrazyklin

PAS
Phenylbutazon
(Butazolidin, Irgapyrin)
Quecksilberpräparate
Ristocetin (Spontin)
Saluretika
Salizylate
Streptomycin (selten)
Sulfonamide
Thiouracile
Wismut
Alle Zytostatika

Thymom

Allgemeindiagnostische Hinweiszeichen:
evtl. cushingartige Symptome,
evtl. Fieber,
evtl. Neuromyopathie,
evtl. Zeichen immunologischer Insuffizienz (häufig vorkommend).

Labormäßige Hinweiszeichen, die vorkommen können:
Blutbild
    Ery ↓ (aplastische Anämie), auch Panmyelophthise,
    Lympho ↑,
Ca ↑,
Elphor: Gamma-Globuline ↓.

Wichtige Ergänzungsdiagnostik:
Röntgen-Thorax in 2 Ebenen,
Tomographie,
CTG,
evtl. Mediastinoskopie.

Thyreoidea
s. unter Schilddrüsenkrankheiten   S. 662

Thyreoiditis

Radiojodtest mit Szintigramm
(niedere blockierte Kurve bei Totalbefall),
BKS ↑↑,

Elphor Alpha₂-Glob. ↑ bei akut entzündlichem Tumor,
   Gamma-Glob. ↑ bei Hashimoto-Thyreoiditis,
Leuko ⟆ bei Virusthyreoitiden,
   ↑↑ bei bakterieller Thyreoiditis,
Schilddrüsenantikörper evtl. nachweisbar je nach Art der Therapie,
Fe häufig ↓↓ bei Virus-Thyreoiditiden.

Thyreotoxische Krise
s. unter Differentialdiagnostik von Bewußtseinsstörungen   S. 99

Tibialis anterior Syndrom
s. unter Durchblutungsstörungen, periphere   S. 205–

Tietze-Syndrom
s. unter Thoraxschmerz   S. 759

Tinnitus aurium

Das eigentliche echte Ohrensausen (Tinnitus aurium) ist von Kopf- bzw. Schädelgeräuschen (Tinnitus cranium) zu unterscheiden, wobei hier der Untersuchungsgang ähnlich verläuft (s. u.). Weiterhin müssen akustische Halluzinationen ausgeschaltet werden. Ohrensausen findet sich bei etwa 50–60 % aller Ohrerkrankungen.

Diagnostik:
Im Vordergrund der Diagnostik stehen die otologische Untersuchung mit otologischen Allgemeinstatus und speziellen Untersuchungen, insbesondere Audiometrie, wobei sich zusätzliche Informationen ergeben durch überschwellige Audiometrie, Impedanzaudiometrie und Tympanometrie. Weiterhin müssen die Fälle von Ohrensausen immer auch einer neurologischen Untersuchung, einer ophthalmologischen und evtl. einer orthopädischen Untersuchung (HWS-Prozesse?) zugeführt werden.

Die Labordiagnostik beschränkt sich auf den differentialdiagnostischen Ausschluß einer Ursache durch Intoxikationen, Stoffwechselstörungen oder Infektionen, evtl. auch von Durchblutungsstörungen.

Tinnitus aurium

Labordiagnostik:
BZ,
Harnstoff oder Kreatinin,
K,
Na,
Ca,
Blutgasanalyse,
Ganzes Blutbild einschließlich Diff.-BB.,
Hämatokrit,
GOT,
BKS,
Fe,
IgE,
evtl. Elektrophorese.

Ergänzungsdiagnostik, die wegen ihrer Wichtigkeit meist vorgezogen wird:
Schädelrheogramm unter besonderer Berücksichtigung der tiefen parietalen Teile,
Schädelaufnahme vor allem röntgenologische Spezialaufnahmen (Stenvers),
Hirnszintigraphie, vor allem Sequenzszintigraphie,
CTG,
Angiographie,
Audiometrie, sofern nicht schon durchgeführt (s. o.).

Differentialdiagnostik:

I. **Subjektiv wahrnehmbare Ohrgeräusche**

1. Äußeres Ohr
    Zerumen,
    Gehörgangsentzündung,
    Gehörgangstumor.

2. Mittelohrbereich
    Otosklerose,
    Mittelohrentzündung,
    Folgezustände der Mittelohrentzündung,
    Mittelohrtumoren,
    Epipharynxtumoren,
    Tubenstenosen verschiedener Genese.

3. Innenohr
   Traumafolgen,
   Intoxikationen,
   Stoffwechselstörungen,
   Infektionskrankheiten,
   degenerative Prozesse des Innenohrs,
   Durchblutungsstörungen,
   Tumoren.

4. Zentrale Prozesse
   verschiedenste neurologische Erkrankungen.

5. Andere Ursachen
   reflektorisch bei HWS-Erkrankungen,
   Gebissveränderungen,
   Kieferveränderungen,
   Nasenerkrankungen,
   Augenerkrankungen.

II. Objektive Ohrgeräusche (auch vom Untersucher wahrnehmbar)

Gefäßanomalien
   am Thorax,
   im Halsbereich,
   im Schädelbereich.

Muskelspasmen
   im Gaumenbereich durch Beeinflussung der Tube.

Mittelohrmuskulatur
   bei Schmerzen oder Allgemeinerkrankungen auftretend oft schon feststellbar vor subjektiver Schmerzempfindung.

Kaumuskulatur

Klaffen der Ohrtrompete

Kiefergelenkserkrankungen mit Kaugeräuschen.

Differentialdiagnostik nach Art der Ohrgeräusche:

Tieffrequente Geräusche:	Hinweis vor allem auf Mittelohrprozesse.
Hochfrequente Geräusche:	Meist dem Innenohr zugeordnet.

Einseitige Ohrgeräusche: Meist Hinweis auf schwerer Erkrankungen, oft vergesellschaftet mit einseitiger Schwerhörigkeit: Gehörgangskarzinom, Epipharynxkarzinom, Mittelohrtumor, Kleinhirnbrückenwinkeltumoren, Akustikusneurinom.

Tollwut
s. unter Lyssa S. 494

Tonsillenveränderungen
s. unter Angina S. 56

Tonsillitis

Laborprogramm:
Rachenabstrich, mikroskopische Untersuchung, Kultur, insbesondere zum Nachweis hämolytischer Streptokokken und Diphtheriebakterien, evtl. zum Nachweis von Pneumokokken, Staphylokokken, Candida.
ASL-Titer (↑),
Leuko ↑,
BKS ↱.
In schweren Fällen *Harn auf Eiweiß* +.
S. auch unter Angina S. 56

Toxisches Schilddrüsenadenom
s. unter Adenom, autonomes S. 6

Toxoplasmose

Leitsymptome:
Lymphknotenschwellungen unklarer Genese, aber auch Fieber, meist subfebrile Temperaturen, Unwohlsein, Gelenkschmerzen, makulopapulöses Exanthem, Konjunktivitis, Myokarditis, psychotische Bilder, auch Depressionen können vorkommen.

Labor-Tests:
> *Sabin-Feldman-Test* ab einem Titer von 1:28 positiv,
> *KBR* ab 1:50 positiv.

Unspezifische Begleitreaktionen: *Bili* ↗, *Ubg evtl.* +/+.

Ergänzende Tests:
Neutralisations-Test,
Positiver Toxoplasmin-Hauttest,
Erregernachweis aus Lymphknotenpunktat evtl. direkt oder tierexperimentell (Mäuse, Goldhamster). Auch Erregernachweis evtl. in Urin, Sputum und Liquor möglich.

In letzter Zeit besteht die Möglichkeit gegenüber dem technisch aufwendigen Sabin-Feldman-Test den für die Routinediagnostik günstigeren Immunofluoreszenz-Test (IFT) einzusetzen. Der IFT ergibt auch mit Differenzierung von IgM- und IgG-Antikörpern die Möglichkeit der Abgrenzung von akuten bzw. chron. und klinisch irrelevanten lat. Infektionsstadien, welche im Vergleich zur diesbezüglichen Aussage von SFT und KBR auf anderen immunologischen Grundlagen beruht.

Nach anderen Literaturangaben liegt in Verbindung mit entsprechenden klinischen Symptomen dann der Verdacht einer Toxoplasmose nahe, wenn die KBR $\geq$ 1:10 und der SFT $\geq$ 1:1024 besteht. Der Titerverlauf findet sich entsprechend beigefügter Tabelle.

Bei Fällen mit zerebralen Symptomen findet sich eine Erhöhung des Eiweißgehaltes des Spinalliquors kombiniert mit einer leichten oder mäßigen Pleozytose.

Bei fieberhafter Verlaufsform oder stärkeren Fieberattacken kann bei Erwachsenen, häufiger bei Kindern, eine Lymphozytose mit evtl. einer Vielzahl atypischer mononukleärer Zellen gefunden werden, ähnlich wie bei infektiöser Mononukleose. Die Paul-Bunnell-Reaktion ist hier jedoch negativ.

Evtl. Ery ↓ (Symptomatische hämolytische Anämie).

Schwangerenbetreuung:
Vor oder bei Beginn der Schwangerschaft sollte die Immunität geprüft werden mit Sabin-Feldman-Test (SFT) oder Immunfluoreszenz-Test (IFT). Bei negativem Ergebnis Kontrolle alle 4–6 Wochen. Die serologischen Untersuchungen können bei entsprechendem Verdacht im Rahmen der Mutterschaftsvorsorge durchgeführt werden.

Beurteilung der Seroreaktionen bei Toxoplasmose

Krankheits-stadium	IFT oder SFT	KBR	Bemerkungen
Fehlende Immunität	negativ	negativ	Bei Schwangeren regelmäßige serologische Überwachung nötig.
Beginnende, latente oder abklingende Infektion	$\leq 1:1000$	$< 1:10$	Nur bei Schwangerschaft oder Krankheitserscheinungen serologische Kontrolle nötig.
Akute Infektion	$\geq 1:1000$	$\geq 1:10$	Titer steigend. IgM-Antikörper nachweisbar. Fetus gefährdet! Therapie!
Immunität	$\leq 1:1000$	negativ	Schwangerschaft ohne Gefährdung des Fetus.

NB: Erregernachweis z.B. mit Immunfluoreszenzfärbung nur in einigen besonderen Fällen erforderlich, z.B. bei Enzephalitis und Meningitis.

Tracheomalazie

Leitsymptom:
Subjektiv Atemnot,
Objektiv v. a. Behinderung der Einatmung,
(Inspiratorischer Stridor).

Labor:

Spirographie:
Beim Inspirationstest läßt sich der Zustand der Trachea gut beurteilen. Es wird der Wert gemessen, der bei forcierter Einatmung erreicht wird nach einer Sekunde. Als normal können Werte bis 80 % der Vitalkapazität angesehen werden. Werte darunter bedürfen einer Ergänzungsuntersuchung:
Röntgen Trachea (mit Schnupfversuch),
Schilddrüsenszintigramm,
bei Neoplasma-Verdacht auch Neoplasmatests (s. d.).

Inspirationstest – Durchführung:
1. Vitalkapazität bestimmen,
2. Maximale Einatmung/sec messen,
3. Prozentsatz errechnen, z. B.
   Vitalkapazität 5,0 l
   Inspirationstest 2,5 l/sec = 50% = erheblich gestörte Trachealfunktion.

(Die verminderten Werte entstehen
a) durch den Unterdruck in der Trachea,
b) durch den zusätzlich strömungsbedingten Unterdruck).

Trainingsmangel

Nach starker körperlicher Belastung kommt es zu einem Anstieg der CPK, auch die Transaminasen werden leicht angehoben. Weiterhin findet sich eine Verschiebung bei der Blutgasanalyse in Richtung metabolischer Azidose nach Belastung.

Bei starkem Trainingsmangel findet sich eine starke Verschiebung zur metabolischen Azidose, Abnahme des Bikarbonat bzw. Rückgang des Base-Excess.

Bei stärkerer körperlicher Belastung, die länger andauert, kommt es zu einem Anstieg der neutrophilen Leukozyten sowie zu einem Anstieg der fibrinolytischen Aktivität.

Ergänzungsdiagnostik in der Praxis:
Beim EKG zeigt sich nach ergometrischer Belastung ein zu starker Frequenzanstieg mit vergrößerter Frequenzrückkehr zur Ausgangslage.
Evtl. leichte ST-Senkungen.

Tremor (von Dr. N. Schneemann)

Leitsymptom:
Unwillkürliche, rhythmische, alternierende Dauerbewegungen von rascher Frequenz (mindestens 4–5/sec) mit relativ kleinen Amplituden in stereotyper Weise. Bevorzugt Hände und Kopf („Ja-Tremor", „Nein-Tremor"), kann aber auch ganzen Körper miteinbeziehen. Ruhe-Tremor schwindet bei Willkürbewegungen, Intentionstremor nimmt bei Zielbewegungen zu.

Formen des Tremors

a) essentieller Tremor
(oft familär, path.-anat. gelegentlich Schwund von Striatumzellen),
Anamnese!,
∅ *Labor.*

b) psychogener Tremor
bei vegetativ labilen Personen oft unter Streß,
∅ *path. Laborbefund.*

c) seniler Tremor
d) hirnarteriosklerotischer Tremor } ∅ *Labor.*
e) parkinsonistischer Tremor (Morbus Parkinson)

f) alkoholtoxischer Tremor
Leberfunktionsproben *(GPT, γ-GT, Cholinesterase).*

g) sonstige toxische Einflüsse
Brom, Phenacetin, Morphium, Quecksilber (Tremor mercuralis = grob),
Anamnese!

h) Thyreotoxikose
T3 ↑, T4 ↑, PBJ ↑.

i) hepatolentikuläre Degeneration
Abtionstremor (kein Intentionstremor) mit Hyperkinesen,
Leberdiagnostik (Leberzirrhose),
Cu-Ausscheidung im Urin 10–20-fach gesteigert,
Amino-Azidurie,
Verminderung des Zöruloplasmins,
Kaiser-Fleischerscher Kornealring.

k) Multiple Sklerose.

Laborprogramm:

SGPT oder γ-GT,
SGOT,
Ch-E,
Cholesterin,
Triglyzeride,
T-3 } *bei Tachykardie oder/und*
T-4 } *Gewichtsabnahme,*

evtl. Radiojodtest mit Schilddrüsenszintigramm bei Struma,

Elektrophorese   *1. bei Verd. auf Leberzirrhose,*
Cu.   *2. wenn ChE ↓,*

Triamteren-Behandlung, Laborkontrollen
s. unter Diuretika   S. 176

Trichinose

Leitsymptome:
1–2 Tage nach Aufnahme infizierten Fleisches treten Leibschmerzen mit Erbrechen und Durchfällen auf. Nach etwa 8–10 Tagen Muskelschmerzen vor allem der Atemmuskulatur, Kau- und Schluckmuskulatur. Hohe Temperaturen, die rezidivierend über Tage und Wochen auftreten können. Auch Singultus und Lidödeme kommen vor. Seltener Arthritis, Pleuritis und Enzephalitis. In Spätstadien rheumatoide Beschwerden.

Labordiagnostik:
Trichinennachweis in Resten des aufgenommenen Fleisches, wenn noch vorhanden. Erwachsene Würmer können während eines Zeitraumes von 7–14 Tagen nachgewiesen werden. In späteren Stadien nur noch Zystennachweis im muskelbioptischen Material des Patienten möglich. In diesen späteren Stadien findet sich im Stuhl kein Einachweis.

Spezifische Untersuchungsmethoden:
Komplement-Bindungsreaktion,
Bachmann-Intrakutan-Test   (Injektion von Zystenextrakt als Antigen). Kreuzreaktionen mit anderen Trichuris-Infektionen kommen vor. Die Präzipitations-Reaktion wird positiv am Ende der 3. Infektionswoche und bleibt für etwa 1 Jahr positiv.

Begleitbefunde:
Etwa ab dem 10. Tag der Infektion entwickelt sich eine ausgeprägte *Eosinophilie mit mäßiger Leukozytose. IgE ↑.*

Trichuriasis
s. unter Wurmerkrankungen   S. 823

Trockene Zunge
s. unter Zungentrockenheit S. 828

Trommelschlägelfinger
s. unter Nagelveränderungen (Uhrglasnägel) S. 543

Tüpfelnagelbildung
s. unter Nagelveränderungen S. 542

Tularämie
s. unter Lymphknotenschwellungen S. 478

Tumoren des zerebrospinalen Systems

Leitsymptome:
Auffällige neurologische Symptomatik, Parästhesien, motorische Störungen, evtl. epileptische Anfälle. Manchmal nur Kopfschmerzen ohne neurologische Symptomatik.
Oft Hinweis am Augenhintergrund (Stauungspapille), evtl. Doppelbilder, evtl. eingeschränktes Gesichtsfeld.

Labor:
Liquor-LDH > Serum-LDH Hinweis auf malignen Tumor.

Beweisend:
Nachweis von *Tumorzellen im Liquor* (selten!).

Wichtige Ergänzungsdiagnostik:
EEG,
Hirnszintigramm,
Rö-Schädel, CTG,
Rö-Sella (v. a. bei Gesichtsfeldausfall oder sonstigem Verdacht auf
  Hypophysenbefall),
Ventrikulographie,
Angiographie,
(Evtl. Echoenzephalogramm),
Myelographie.

Typhus abdominalis

Leitsymptome:
Leichte, evtl. etwas erhabene blaßrote makulöse Effloreszenzen, die mit Glasspatel gut wegdrückbar sind. Kopfschmerzen, Abgeschlagenheit, Benommenheit, hohes Fieber, das nach treppenförmigem Ansteigen auch Werte um 40° erreicht und dann nach einer Kontinua einen lytischen Abfall zeigt. Evtl. Milztumor.

Labor:
BKS ↑↑ (ab 2. Krankheitswoche), Leuko ↓, Eosinophile ↓, Lymphozyten ↑ (relativ).

Beweisend: Erregernachweis, in der 1. Krankheitswoche aus dem Blut, in der 2. Krankheitswoche aus dem Stuhl. Agglutinationstiter (Gruber-Widal-Reaktion) ab der 2. Woche positiv.

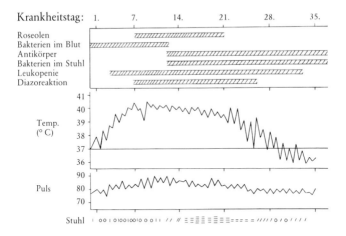

„Typischer" Verlauf eines Typhus abdominalis. Nach Germer.

Übertragung

Bei der überalterten Schwangerschaft können folgende Befunde auftreten: Absinken von HPL,
Anstieg von GOT,
Später auch Absinken von Östriol.

Uhrglasnägel

s. unter Nagelveränderungen S. 543

Ulcus duodeni

Leitsymptome:

Spätschmerz im mittleren oder rechten Epigastrium nach Nahrungsaufnahme. Der Schmerz wird unterbrochen durch erneute Nahrungsaufnahme oder Antazida. Sehr typisch ist der Nüchternschmerz, der nach längerer Eßpause oder nachts auftritt. Bei Ulkus an der Hinterwand strahlen die Schmerzen häufig in den Rücken aus. Dies findet man auch bei Penetration in das Pankreas.

Laboruntersuchungen:

Typische Laborwerte können fehlen. Bei größerem Ulkus, insbesondere bei Penetration, können Entzündungszeichen auftreten *(BKS ↑, Leuko ↑)*. Bei Penetration ins Pankreas können erhöhte Werte gefunden werden von:
Alpha-Amylase im Serum und Harn,
Lipase.

Bei der fraktionierten Magensonde mit maximaler Stimulation (Pentagastrin), die heute im allgemeinen nicht mehr durchgeführt, sondern nur noch bei besonderen Fragestellungen, finden sich folgende Werte: Basalsekretion über 4 mval/Std. (Normalwerte bei 2-3 mval HCl/Std., Frauen 1-2 mval HCl/Std.). Bei maximaler Stimulierung mit Pentagastrin steigt die HCl-Sekretion häufig über 120 mval/Std.

Differentialdiagnostisch wichtige Ergänzungsuntersuchungen:

Gastrinbestimmung   Stark erhöhte Werte bei Zollinger-Ellison-Syndrom,
Leicht erhöhte Werte auch bei anderen Ursachen von Ulcus duodeni und ventriculi.

Ulcus duodeni

Calcium	↑ bei Hyperparathyreoidismus.
Alkal. Phosph.	wichtig zur Differentialdiagnostik des Hyperparathyreoidismus.
Parathormon	Bestimmung nur erforderlich bei Veränderungen von Ca, alkal. Ph. oder evtl. Phosphat.
GPT	↗ bei Leberzirrhose.
ChE	↓ bei Leberzirrhose.
Serumeiweißelektrophorese	Gamma-Glob. ↑↑ bei Leberzirrhose Alpha-2-Glob. ↑ bei stärkeren entzündlichen Veränderungen des Ulcus duodeni.

Ergänzungsdiagnostik (diagnostisch beweisend):

Röntgen	Die Röntgenuntersuchung ist diagnostisch der endoskopischen Untersuchung gleichwertig bei frischen Fällen.
Endoskopische Untersuchung	Die endoskopische Untersuchung ist angezeigt als Ergänzung zur Röntgenuntersuchung.
	Sie ist der Röntgenuntersuchung vorzuziehen, wenn früher schon häufiger Duodenalulzera festgestellt wurden, wenn auf Grund früherer Untersuchungen bereits ein Narbenbulbus festgestellt wurde und sie ist vorzuziehen zur Vermeidung einer unnötigen Strahlenbelastung bei Verlaufskontrolle.
	Eine Kontrolluntersuchung ist überhaupt nicht angezeigt bei Beschwerdefreiheit nach entsprechender Intensivtherapie.
	Eine endoskopische Ergänzungsuntersuchung ist auf alle Fälle angezeigt und nachzuholen bei röntgenologisch nachgewiesenem Narbenbulbus ohne sicheren Ulcusnachweis.

Veraltete ergänzende Untersuchungsmethoden:
Magensaftuntersuchung nach Koffein- oder Alkoholprobetrunk, insbesondere auch Gastracid-Test und Desmoid-Test (ungenau, nicht beweisend, hohe Fehlerquote). Eine noch akzeptable, aber nicht beweisende Untersuchungsmethodik ist die Endoradiosonde (Heidelberger-Kapsel), bei der ein erhöhter pH-Wert im Magen festgestellt werden kann ohne besondere Beeinträchtigung des Patienten.

Vorbereitende Untersuchung vor endoskopischer Untersuchung, insbesondere, weil eine Probeexzision möglicherweise durchgeführt wird:
Kleiner Gerinnungsstatus:
Thrombozyten,
Blutungszeit,
Gerinnungszeit,
(Rekalzifizierungszeit),
Quick-Wert,
PTT.

Ulcus ventriculi

Leitsymptome:
Oberbauchschmerzen vor allem im Epigastrium, die jedoch auch sehr schwach sein können, evtl. sogar fehlen. Je höher das Ulkus sitzt, umso früher tritt der Schmerz auf.

Finden sich periodisch und schubweise Schmerzen, so spricht dies für ein peptisches Ulcus. Hier wechseln absolut beschwerdefreie Intervalle mit stärksten Magenbeschwerden ab. Der Schmerzcharakter ist bohrend oder brennend, er wird diffus oder umschrieben im Mittelbauchbereich angegeben.

Laborbefunde:
Allgemeine Laboruntersuchungen, wie bei Ulcus duodeni.   S. 778

Fraktionierte Magensonde mit maximaler Stimulation (nur in Ausnahmefällen durchgeführt und nicht mehr zur Routinediagnostik gehörend): Normochlorhydrie findet sich häufig bei präpylorischem Ulcus ventriculi. Hypochlorhydrie findet sich häufig bei subkardialem Ulkus (Fornix-Ulkus, ebenso bei Gastritis mit partieller Atrophie vorkommend). Hyperchlorhydrie findet sich bei präpylorischem Ulkus, Ulzera nach Zollinger-Ellison-Syndrom und Reizmagen mit gesteigerter Aktivität bei normaler Magenschleimhaut. Ebenso bei diffuser Oberflächengastritis ohne Atrophie.

Röntgendiagnostik:
Die Röntgendiagnostik wird beim Magenulkus im allgemeinen im Vordergrund stehen. Mit der typischen Symptomatik kann im allgemeinen zusammen mit dem Röntgenbefund eine beweisende Diagnose gestellt werden.

Lokalisation: 80% der Magenulzera finden sich an der kleinen Kurvatur. Häufige Lokalisation auch Angulus und Antrum ventriculi. In 3% der Fälle finden sich multiple Ulcera ventriculi. Magendivertikel sehen röntgenologisch wie ein Ulkus aus, machen jedoch keine Beschwerden. Bioptisch verifizierbar.

Ulkus an der großen Kurvatur ist immer stark neoplasmaverdächtig!

Endoskopie:
Vor der endoskopischen Untersuchung muß die Untersuchung vorbereitet werden wie Ulcus duodeni aufgeführt s. S. 778. Die endoskopische Untersuchung ist vor allem angezeigt zur weiteren Verifizierung des Befundes, insbesondere bei Vorliegen eines umschriebenen Befundes. Weiterhin ist die Endoskopie angezeigt bei Fortbestehen von Beschwerden, wenn ein negativer Röntgenbefund ohne Nachweis eines Ulkus vorliegt. Schließlich ist die Endoskopie angezeigt zum Ausschluß eines Karzinoms und zur Verlaufskontrolle einschließlich des morphologischen Beweises eines vollständigen Rückgangs des Ulkus. Diese Untersuchung selbst stellt eine Karzinomausschluß-Diagnostik dar.

Untergewichtigkeit und Gewichtsabnahme

I. Anorexie s. S. 72

Einzelne der unter Anorexie auftretenden Gewichtsabnahmen können auch bei noch normalem Appetit gefunden werden, vor allem bei

leichteren Leberschäden,
Leberzirrhose,
beginnenden Malignomen,
dienzephalen und zerebralen Erkrankungen.

II. Mangelernährung

Typische Anamnese,
evtl. Elektrolytstörungen,
evtl. Störungen der Elektrophorese bzw. GE.

III. Jugendlicher Diabetes S. 168

782 Untergewichtigkeit und Gewichtsabnahme

IV. Nebennierenrindeninsuffizienz

Leitsymptome:
Adynamie, RR ↓.

Labor:
17 KS ↓ und *17-OH-CS* ↓ im 24 Std.-Harn,
K ↑, *Na* ↓ (↘), *Cl* ↓ (↘),
Alkalireserve evtl. ↓, *Blut pH* ↓,
Hämatokrit ↑.

1. **Primäre Nebennierenrindeninsuffizienz**
   ACTH-Test pathologisch,
   Na/K-Quotient sinkt nicht unter 1 nach ACTH-Belastung.

2. **Sekundäre Nebennierenrindeninsuffizienz**
   (fehlende Nebennierenstimulation infolge Hypophysenerkrankung, z. B. Sheehan-Syndrom, Simmondsche Kachexie).
   ACTH-Test nicht pathologisch, oft aber verzögertes Ansprechen der Nebenniere, vor allem bei längerer Erkrankung.
   Na/K-Quotient sinkt hier nach Belastung ab.

NB: Unter Addisonismus versteht man die leichte Symptomatik einer Nebenniereninsuffizienz bei normaler Nebennierenfunktion, ACTH-Test normal. (Verminderte periphere Wirksamkeit der Nebennierenrindensteroide in der Peripherie.

V. Konstitutionelle Magersucht

Familienanamnese.

Marfan-Syndrom: Spinnfingrigkeit, evtl. Mißbildungen, kongenitale Herzfehler, Augenlinsenmißbildungen, Trichterbrust, Kyphoskoliose.

VI. Infektionskrankheiten,

die häufig Gewichtsabnahme bedingen

Tbc: Rö-Thorax, Erregernachweis, Sputumuntersuchungen,
   Harn auf Tuberkelbakterien und Mikrohämaturie
   evtl. Röntgenverfahren anderer Lokalisation.

Nephritis s. d.,
Ruhr s. d.,
Leptospirosen s. d.,
Typhus s. d.,
Cholera: Exsikkose, typische Stühle.

VII. Starke Schmerzen
z. B. bei chronisch deformierenden Polyarthritiden.

VIII. Gewichtsabnahme trotz normalem oder sehr gutem Appetit

1. **Hyperthyreose**

   Leitsymptom: Tachykardie,

   Thyroxin ↑, T$_3$-Test ↑, Chol ↓ (nicht beweisend),
   typischer Radiojodtest, ChE ↑.

2. **Malabsorptions-Syndrom** S. 500

   Leitsymptom: Oft unspezifische Bauchbeschwerden,
   pathologische Stühle.

   Labor-Differentialdiagnostik: Xylose-Resorptionstest, Schilling-Test, Fe, evtl. Fe-Resorptionstest, evtl. fraktionierte Magensonde, evtl. Resorptionsstudien mit radioaktiv markierten Fettsäuren,
   Stuhluntersuchung auf unverdaute Bestandteile,
   evtl. Stuhl auf pathogene Keime.

Urämisches Koma
s. unter Differentialdiagnostik von Bewußtseinsstörungen   S. 99

Urethritis

Leitsymptome:
Brennen beim Urinieren, häufiger Harndrang, in den Dammbereich ausstrahlende Schmerzen.

Laborprogramm:
Urethralabstrich mit Platinöse, mikroskopische Untersuchung des gesamten Ausstriches,
Anlage einer Kultur, evtl. auch aus Harn.

Ergänzungsdiagnostik:
TPHA,
evtl. spezielle Gonokokkenkultur.

Urtikaria

Erytheme, die quaddelartig auftreten in umschriebenen Bereichen, deutlich erkennbares quaddelähnliches oder fleckförmiges Ödem der Haut. Die Erscheinungen beginnen zunächst gewöhnlich mit Juckreiz, später zeigt sich dann die Urtikaria mit Rötung.

Labor:
Keine spezifische Diagnostik möglich, nur ein Teil der urtikariellen Fälle sind auf Allergien zurückzuführen, häufige allergische Ursachen sind Arzneimittel und Insektenstiche, sowie Nahrungsmittel auch bakterielle Infektionen und Virusinfektionen können Ursache sein, nicht selten auch Kälte- und Wärmereize.
s. auch unter Allergie S. 31

Varizen

s. unter Venenerkrankungen S. 789

Vaquez-Osler-Syndrom

Gerötete Augenlider, tiefrote Schleimhäute, Blutungsneigung und Thrombosebereitschaft, Embolieneigung, Spleomegalie.

Labor:
Verbreiterte Prince-Jones-Kurve,
Ery ↑,
Leuko ↑,
Thrombo ↥,
Diff.-BB.: Poikilozytose, Anisozytose,
Blutvolumen ↑,
Bili ↧.

Vasculitis allergica S. 34

Vasoneurosen

s. unter Durchblutungsstörungen, periphere S. 205

Vegetative Dystonie

Die vegetative Dystonie ist keine Erkrankung, sondern ein Symptomenkomplex, der bei verschiedensten Erkrankungen auftreten kann. Die symptomatische Behandlung der vegetativen dystonen Erscheinungen ohne fortführende Diagnostik ist daher als Kunstfehler zu betrachten.

Leitsymptome:
Als Ausdruck der vegetativen Dystonie können multiple subjektive Beschwerden auftreten, insbesondere Beklemmungszustände, subjektive Herzbeschwerden, paroxysmale Tachykardie, Extrasystolen, Schweißausbrüche, Kopfschmerzen, Ohnmachtneigung, Schwindelzustände, Schwarzwerden vor den Augen, Flimmern vor den Augen, Ohrensausen, kalte Extremitäten, Parästhesien, Erröten oder Erblassen, Schlafstörungen, Konzentrationsschwäche, emotionelle Überregbarkeit, auch Dysmenorrhoe und Vaginismus, allgemeine Leistungs-

schwäche. Je nach Art der vegetativen Dystonie können stark wechselnde Formen mehr sympathikotone und mehr parasympathikotone Formen vorkommen.

Folgende Funktionen werden gefördert durch	Sympathikus	Parasympathikus
Puls	beschleunigt	verlangsamt
Herz	Tachykardie	Bradycardie
Pupillen	weit (Mydriasis)	eng (Miosis)
Gefäße	Neigung zu Spasmen Quincke-Ödem	Dilatation
Blutdruck	Hebung	Senkung
Haut- und Schleimhautdurchblutung	vermindert	vermehrt
Schweißbildung	kalt, klebrig	warm, dünnflüssig
Bronchen	Dilatation	Konstriktion
Verdauungstrakt (Tonus, Peristaltik, Drüsenfunktion)	Hemmung	Förderung, aber auch Spasmenneigung
Blase	Harnretention (Detrusorerschlaffung, Sphinktererregung)	Urinentleerung (Detrusorerregung, Sphinktererschlaffung)
Genitalien	Angiospasmen	Vasodilatation/vermehrte Durchblutung/Erektion
Nebennieren (Adrenalinausschüttung)	angeregt	gehemmt
Insulinausschüttung	fraglich gehemmt	angeregt
Allgemeine Stoffwechselfunktion	Steigerung	Senkung
Schilddrüsenstoffwechsel	Steigerung	Hemmung
Körpertemperatur	Anstieg	Abfall
Tagesrhythmus	tags (Wachen, Leistung)	nachts (Schlaf, Erholung)
Alkalireserve	Förderung der Azidoseneigung	Förderung der Alkaloseneigung
Blutzucker	Hebung	Senkung
Leukozyten	Anstieg mit Neutrophilie und Linksverschiebung	Abfall mit relativer Lymphozytose und Eosinophilie

Differentialdiagnostik der vegetativen Dystonie

A) Vorwiegend sympathikotone vegetative Dystonie

Hyperthyreose ausschließen (T3 ↑, T4 ↑)	s. S. 373
Nebennierenerkrankung ausschließen,	(Bestimmung von Adrenalin, Noradrenalin, Vanillinmandelsäure)
Dienzephale Regulationsstörungen mit subfebrilen Temperaturen,	(Diagnose per exclusionem)
Psychisches Streß-Syndrom mit aggressionssteigernden Momenten (physiologische Regulation),	
Reichlich Aufnahme von sympathikusfördernden Substanzen, insbesondere Kaffee, Tee,	
Hyperkinetisches Herz-Syndrom	(Diagnostik per exclusionem)

B) Vegetative Dystonie mit vorwiegend parasympathikotoner Reaktionslage

Ausschlußdiagnostik einer Hypothyreose (T3 ↓, T4 ↓, Chol. ↑)
s. auch S. 662 u. 665

Depression
  exogen,
  endogen,

Schlafmangel,

Rekonvaleszenzphase nach schweren Erkrankungen.

C) Allgemeindiagnostik bei vegetativen Dysregulationen verschiedenster Art und ohne besondere Betonung von Sympathikus oder Parasympathikus bzw. mit wechselnden Beschwerden.

1. Herdsuche	Die Laborallgemeindiagnostik zeigt nur in schweren Fällen eine Normabweichung wie folgt, meist labormäßig hier keine Normabweichung: BKS ↗, CRP +, Elphor: Alpha-2-Glob. ↑, häufiger Gamma-Glob. ↑.

Vegetative Dystonie

Lokale Herdsuche steht im Vordergrund:

Tonsillen	Lokaluntersuchung
Nasennebenhöhlen	Röntgen
Gallenblase	alkal. Phosph., Rö Gallenblase
Appendicits chronica	Verlaufsbeobachtung, da oft wechselnder Bauchbefund, evtl. rektale Untersuchung.
Adnexitis	Gynäkologische Untersuchung
Prostatitis	Rektaluntersuchung
Osteomyelitis	Entzündungszeichen meist ausgeprägt vorhanden. Path. Knochenszintigramm, path. Röntgenbild.
Pyelonephritis chronica (eine der häufigsten Ursachen)	Path. Sediment muß bei der Erstuntersuchung nicht vorhanden sein. Häufige Verlaufskontrollen angezeigt, Isotopennephrogramm oder Sequenzszintigramm zeigen frühzeitig Alterationen. Daher wiederholte Kontrollen von Harnsediment, evtl. Harnkultur.
Rheumatische Erkrankungen	s. S. 294
Dentogener Herd	Vitalitätsprüfung, Röntgenologischer Zahnstatus.

2. Häufig veränderte Laborbefunde bei vegetativer Dystonie

$Fe \downarrow$,
$K \uparrow\downarrow$,
$Ca \uparrow\downarrow$,
$BZ \uparrow\downarrow$.

Vegetative Regulationsstörungen mit Flush-Syndromen   S. 279

Gelegentlich findet sich auch eine vegetative Symptomatik als erstes Symptom eines Neoplasmas.

Bei der Herdsuche können unterstützend eingesetzt werden:
  1. Thermographie   Zur Feststellung von Durchblutungsänderungen im Bereich von

2. Galliumszintigramm	bestimmten Dermatomen entsprechend der Segmente, die herdbefallen sind. mit dem evtl. chron. Entzündungen, Empyeme und Neoplasmen nachgewiesen werden.

Venenerkrankungen

I. Varizen

Erweiterte, gewunden verlaufende Venen, meist oberflächlich an den unteren Extremitäten, gelegentlich auch am Bauch (Caput medusae) bei portaler Hypertension. Umschrieben am Unterbauch bei Beckenvenenthrombose oder Verschluß nach Beckenvenenthrombose.

Ursache:
Erbanlage,
besondere Belastung durch langes ruhiges Stehen,
Bindegewebsschwäche,
Fettleibigkeit,
Schwangerschaft.

II. Oberflächliche Thrombobophlebitis

Leitsymptome:
Leichtere, manchmal auch intensivere Schmerzen im Bereich der befallenen Venen. Haut und Unterhautgewebe sind in der Umgebung gerötet und schmerzhaft. Der Schmerz kann sich nach Belastung verstärken. Neben der Rötung findet sich in der Umgebung Überwärmung und Infiltration sowie Druckempfindlichkeit. Bei der oberflächlichen Thrombophlebitis tritt kein Ödem, keine Zyanose und keine seitenverschiedene Konsistenz auf. Körpertemperatur normal, BKS →.

III. Tiefe Thrombophlebitis (tiefe Phlebothrombose)

Ödemneigung des befallenen Gliedes, am frühesten leichte Knöchelschwellung auftretend. Überwärmung der befallenen Extremitätenabschnitte, einseitige leichte Zyanose im Stehen (besonders bei Beckenvenenthrombose). Oft subfebrile Temperaturen. Subjektiv klagen die Patienten über Ziehen, Hitzegefühl, Schmerzen im Unterschenkel. Evtl. Spasmen in der Unterschenkelmuskulatur. BKS ↑, Puls beschleunigt.

Allgemeinsymptome:
Druckschmerzhaftigkeit an folgenden Fußpunkten:
Fußsohle (Payr),
hinter dem Fußknöchel (Bisgaard),
bei starker Plantarflexion des Fußes (Homans),
beim Pallotement der Wande,
Druckschmerz im Gebiet der V. tibialis media,
Schmerzen in der Kniekehle,
Schmerzen im Verlauf des Addtorenkanals am Oberschenkel,
Schmerzen in der Leiste,
Schmerz lokal bei langsamem Aufpumpen einer um die Wade gelegten Manschette schon bei Druck unter 100 mmHg.

Häufig finden sich sogenannte Prattsche Warnvenen im Bereich der vorderen Schienbeinkante.

Im Vollbild der tiefen Beinvenenthrombose findet sich ein zunehmendes schmerzhaftes Ödem. Bei Beckenvenenthrombose klagen die Patienten oft über Schmerzen oder Druckgefühl im linken oder rechten Unterbauch bei tiefer Inspiration.

IV. Sonderformen

Phlegmasia alba dolens	Die befallende Extremität ist sehr schmerzhaft, überwärmt, jedoch nicht gerötet, sondern blass. Diese Blässe wird durch einen reflektorischen Spasmus der Arterien bedingt.
Phlegmasia coerulea dolens	Akute Thrombose fast aller Venen eines Beines. Die Extremität färbt sich blau und schwillt an. Es tritt häufig ein hypovolämischer Schock hinzu. Diese Form der Thrombose findet sich häufig bei Patienten mit malignen Tumoren.

Diagnostik:

A) Labordiagnostik
BKS,
Ganzes Blutbild,
Elektrophorese, wenn eine Polyglobulie oder Polyzythämie vorliegt, weil dann die BKS normal ist,
evtl. CRP,
PAT,
Bei unklarer Thrombophlebitis, Neoplasmaverdacht Neoplasma-Tests S. 128
IgE.

Bei Herzerkrankungen oder Verdacht auf Herzerkrankungen oder Verdacht auf Herzerkrankung sowie bei beidseitigen Ödemen: Rö-Thorax,
EKG, evtl. Belastungs-EKG (kontraindiziert bei tiefen Thrombosen, Beckenvenenthrombosen etc.).

B) Gezielte Spezialdiagnostik bei Venenerkrankungen

Allgemeindiagnostik:

Trendelenburg-Versuch	Er dient der Beurteilung der Klappeninsuffizienz am proximalen Ende der langen V. saphena und der kommunizierenden Venen zwischen den oberflächlichen und tiefen Gefäßen.
Perthes-Versuch	(Klappeninsuffizienz der Vv. perforantes?)
Linton-Versuch	(Obstruktion der tiefen Venen?)

Rheographie

1. Zur Abgrenzung eines arteriellen Erkrankungsbefundes.
2. Mit Inspirations-Test zum Ausschluß einer tiefen Thrombose. Bei tiefer Inspiration sinkt physiologischerweise die Kurve allgemein ab durch beschleunigten Abfluß in die V. cava inferior. Bei tiefer Thrombose wird dieser beschleunigte Abfluß behindert, so daß es nur zu einem geringen oder ganz fehlenden Absinken der Kurve kommt.

Phlebographie   Die Phlebographie erlaubt den generellen Nachweis einer Thrombose, sie gibt Auskunft über Sitz und Ausdehnung des Venenverschlusses. Über das Ausmaß der Kollateral-Zirkulation ermöglicht sie eine Aussage. Die Untersuchung ist technisch einfach und sehr risikoarm. Indikation vor allem vor einem geplanten operativen Eingriff sowie vor Beginn einer Gerinnungstherapie.

NB: In etwa 30% der Patienten mit dem klinischen Zeichen einer tiefen Thrombose findet sich ein normales Venensystem.

125J-Fibrinogen-Test Nach Verabreichung von ^{125}J-Fibrinogen reichert sich das radioaktiv markierte Fibrinogen in den Thromben an, so daß diese mit entsprechenden Detektoren nuklearmedizinisch festgestellt werden können.

Venenthrombose, tiefe

Unspezifische Laborbefunde:
Fibrinolytische Aktivität ↑,
Leuko ↗,
BKS ↗,
Plasmaviscosität ↑,
Thrombo ↗,
Fibrinogen ↗.

Lokalisation möglich
1. mit ^{125}J-markiertem Fibrinogen,
2. Doppler-Verfahren mit Messung der unterschiedlichen Strömungsgeschwindigkeit,
3. aszendierende Phlebographie.

Verbrennungen

Bei größeren Verbrennungen sind für Prognose und Allgemeinverlauf Verlaufskontrollen von wesentlicher Bedeutung. Dies wird leider in so manchen Belegkrankenhäusern und kleineren Hospitälern nicht genügend beachtet

Kleinere Verbrennungen 1. und 2. Grades bedürfen im allgemeinen keiner besonderen Labordiagnostik.

Größere Verbrennungen und Verbrennungen 3. und 4. Grades sind im Verlauf intensiv labormäßig zu beobachten.

Minimaldiagnostik:
Leuko, Harnstoff, Hämotokrit, K, Hb, (Ery).

Ergänzungsdiagnostik:

Blutvolumen-Bestimmung, vor allem bei erhöhtem Hämatokrit (Vorsicht mit Farbstoffmethoden, besonders wenn sich eine Niereninsuffizienz entwickelt. Besser sind nuklearmedizinische Methoden).
Kreatinin, Diff.-BB., Blutzucker, Harn-Azeton, Harnzucker, Fe, Bilirubin, Aldehyd-Probe, LDH, Serum-Elektrophorese.

Pathologische Befunde (Bewertung):

Hämatokrit ↑,
nimmt entsprechend Flüssigkeitsverlust zu.

Harnstoff ↑,
zunehmend entsprechend Nierenschädigung, bzw. infolge herabgesetzter glomerulärer Filtrationsrate bei Oligämie oder Verbrennungsschock. Zusätzlich steigt der Harnstoff infolge gesteigertem Eiweißabbau.

Kalium ↑
(mit je 1 g N verlassen ca. 3 mval K/l die Zellen).

Kreatinin ↑,

Leuko ↑
(innerhalb weniger Stunden).
Der Leukozytenverlauf zeigt zwei Gipfel: Der 1. ist eine direkte Folge der Verbrennung, zeigt sein Maximim nach 6 bis 12 h und fällt nach etwa 5 Tagen unter Umständen bis zum Normalen. Ab 5. bis 10. Tag kann sich ein zweiter Leukozytengipfel infolge Sekundärinfektion entwickeln.

Lympho ↓
(innerhalb weniger Stunden, Dauer bis 4 Tage).

Eosinophile ↑
(meist 3 Gipfel:
1. nach wenigen Stunden,
2. nach 3 bis 5 Tagen,
3. nach 4 bis 6 Wochen).

NB: Eosinophile ↓ bei schweren Schockzuständen,
toxische Granulation der Neutrophilen.

Blutvolumen ↓

Hb ↓
immer wenn mehr als 5% der Körperoberfläche verbrannt sind. Der erniedrigte Wert geht erst zurück, wenn höchstens 2% der Körperoberfläche noch nicht geheilt sind.

Blutzucker ↑
normalerweise kommt es im Gefolge einer Verbrennung zu einem deutlichen Anstieg. Ein latenter Diabetes kann dabei manifest werden.

Blutzucker ↓
bei gleichzeitiger Entwicklung einer Nebenniereninsuffizienz.

GE ↑
infolge Flüssigkeitsverlust.

GE ↓
in späteren Stadien infolge rascher Normalisierung des Flüssigkeitsverlustes, während der Albuminverlust nur langsam ausgeglichen werden kann.

Albumin ↓

Ergänzende Befunde:

Schistozytose
(Schistozyten sind Erythrozyten mit einem Durchmesser unter 3 μ, die innerhalb weniger Stunden nach der Verbrennung im peripheren Blut erscheinen).

Siderozyten ↑ (30–100‰)

Thrombo ↓
(Minimum vom 1. bis 4. Tag, in der 2. bis 3. Krankheitswoche können erhöhte Werte vorkommen).

Alpha-Amylase-Serum ↓

Fe ↓

Fe-Resorptionskurve abgeflacht.

Fe ↑
wenn sich eine toxische hämolytische Anämie infolge der Verbrennung entwickelt.

dann indirektes Bilirubin ↑,

evtl. Aldehydprobe verstärkt,

Kreatinin (Harn) ↑,

17-OH-CS ↑
(wenn nicht sekundäre Nebenniereninsuffizienz),

17-KS ↑,

Koproporphyrin III ↗,

Spontan-Quick ↓,

Fibrinogen ↑,

Freie Aminosäuren im Serum ↑,

Na-Harn ↓
(solange Retention in Verbrennungsödemen besteht).

Der Körper befindet sich bis zur Heilung in negativer Stickstoffbilanz.

Verstopfung

s. unter Obstipation S. 555

Vergiftungen

(von . . . . Summa, Oberarzt 2. Med. Klinik, Nürnberg)

Die Zahl der Substanzen, die möglicherweise eine Vergiftung verursachen können, wächst von Jahr zu Jahr. Mit ihr auch die dadurch versehentlich entstandenen oder auch bewußt herbeigeführten Vergiftungen. Suizidale Vergiftungen, nahezu zwei Drittel aller Vergiftungen, die in den Jahren 1971–1974 auf der Toxikologischen Abteilung des Nürnberger Krankenhauses behandelt worden sind, verursachen dabei nicht selten die größten diagnostischen Schwierigkeiten (Abb.1).

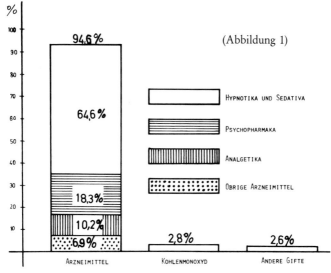

Suizidale Vergiftungen der Jahre 1971–1974
Toxikologische Abteilung II. Medizinische Klinik Nürnberg

Mit der Zahl der toxischen Substanzen werden wir zwangsläufig auch vor immer neue diagnostische und therapeutische Probleme und Entscheidungen gestellt. Nicht selten haben dabei die diagnostischen Überlegungen oder gar aufwendige Laboruntersuchungen hinter der lebensrettenden Soforttherapie zurückzustehen, so z.B. der Nachweis der Serumcholinesterase bei einer suizidalen Intoxikation mit einem Pflanzenschutzmittel aus der Reihe der Alkylphosphate. Auch wird ein schweres komatöses Krankheitsbild mit darniederliegendem Kreislauf und insuffizienter Atmung den gerufenen Arzt sicher nicht veranlassen, den Nachweis einer möglichen Schlafmittelvergiftung zu führen, sondern er wird zunächst den akuten und lebensbedrohlichen Zustand des Patienten therapieren. Es gilt hierbei der Leitsatz: **"Die Zeit ist die Feindin von Gegenmaßnahmen und die Freundin des Giftes"**.

Für den gerufenen Arzt stellt sich also zunächst immer die Frage, ist der Patient nicht durch die lebensbedrohliche Schädigung der vitalen Funktionen von Herz und Kreislauf oder noch nicht resorbierter toxischer Substanzen mehr gefährdet, als durch eine unvollständige Diagnostik.

Es muß daher im Zusammenhang mit der Diagnostik einer Vergiftung ausnahmsweise auch von ihrer Therapie die Rede sein, dort nämlich, wo sie absoluten Vorrang hat. Bei diesen therapeutischen Maßnahmen handelt es sich um die Elementarhilfe, wie wir sie im großen und ganzen als erste Hilfemaßnahmen kennen, und wo nötig bzw. von Bedeutung auch um Maßnahmen zur raschen Giftentfernung. Hierher gehören zunächst eine entsprechende Lagerung des Patienten in einer stabilen Seitenlage. Die Atemwege müssen frei gemacht und frei gehalten werden, was je nach Bewußtseinslage durch zusätzliche Hilfsmittel (Güdel-Tubus, Intubation) erfolgen muß, um notfalls rasch künstliche Atemhilfe spenden zu können.

Herz-Kreislaufstörungen führen in erster Linie zu Blutdruckabfall, meist auf Grund einer Schädigung der zentralen Regulationsmechanismen. Störungen der Herzdynamik, des Herzrhythmus oder auch hypertone Zustände sind seltener, jedoch für bestimmte Vergiftungen geradezu pathognomonisch und somit möglicherweise ein entscheidendes diagnostisches Kriterium.

Zu beachten sind weiterhin vor allem Störungen des Säure-Basen-Haushaltes, wobei einem raschen therapeutischen Eingreifen, so z.B. bei Säuren- oder Laugenvergiftungen oder bei der Alkylphosphatvergiftung, lebensentscheidende Bedeutung zukommt.

Notwendiges Instrumentarium und entsprechende Medikamente hierfür sollten in jedem Arzt- bzw. Notfallkoffer vorhanden sein.

Einige bei Vergiftung zusätzlich empfehlenswerte Instrumente und Medikamente seien erwähnt:

Hilfsmittel:

1. Naso-ösophageale Magensonde (Durchmesser 6–10 mm) mit Verbindungsschlauch und Auffangbeutel
2. Magenschlauch (14–18 mm Durchmesser) mit möglichst durchsichtigem Zwischenstück und Trichter zur Magenspülung
3. Blasenkatheter
4. Absaugevorrichtung.

Medikamente: *

Neben den üblichen Notfall-Medikamenten für Herz- und Kreislauf, Atmung und Schock sei auf spezielle Medikamente zur Entgiftungsbehandlung besonders hingewiesen:

1. Antidote:

Aminophenol (z.B. Präparat Dimethylaminophenol 4 DMAP, Ampullen zu 5ml, Firma Köhler) zur Behandlung von Blausäure-Vergiftungen.

Amylnitrit (z.B. Präparat Nitramyl-Inhalationsampullen zu 0,1 g, Firma Dr. Thilo, Mainz) zur Behandlung der Blausäure-Vergiftung.

Atropin 0,5mg, Ampullen zu 1 ml (Vorrat wenigstens 10 ml!) zur Behandlung von Alkylphosphat-Vergiftungen.

D-Penicillamin (z.B. Metallkaptase, Firma Heyl, Trolovol (Firma Bayer) bei verschiedenen Schwermetall-Vergiftungen.

Laevallorphan (z.B. Lorfan, Firma La Roche) zur Behandlung von Morphin-Vergiftungen.

Natriumthiosulfat (z.B. Präparat Natriumthiosulfat der Firma Köhler, S-hydril, Firma Heyl) zur Behandlung verschiedener Gas- oder Dampfinhalations-Vergiftungen, zur Behandlung von Vergiftungen durch Stickstoffoxyde, sowie aromatische und alipathische Nitroverbindungen, zur Behandlung von Vergiftungen durch Zyanide, Nitrite und aromatische Amine (Anilin) sowie zur Behandlung von Vergiftungen mit Alkylantien (Zytostatika, Lost).

Obidoxim (z.B. Präparat Toxogonin, Firma Merck) bei Alkylphosphat-Vergiftungen.

---

* wurde hier wegen Dringlichkeit bei Vergiftungen aufgenommen!

Neostigmin (z. B. Präparat Prostigmin, Firma Roche) bei Atropin-Vergiftungen, Vergiftungen durch Tollkirsche, einige Pilze und verschiedene Muskelrelaxantien.

Silikone = Entschäumer (z. B. Präparat Sab Simplex, Firma Parke-Davis) bei Vergiftungen durch Waschmittel.

2. Weitere zur Entgiftungsbehandlung zu empfehlende Medikamente:

Auxiloson-Inhalationsspray zur Behandlung verschiedener Inhalations-Vergiftungen durch Reizgase bzw. Reizdämpfe.

Tierkohle und Natriumsulfat (Glaubersalz) zur unspezifischen Entgiftungsbehandlung durch Resorptionshemmung und beschleunigte Ausscheidung.

Paraffinöl zur Resorptionshemmung von lipoidlöslichen Giften, insbesondere allen Erdölprodukten, vor allem chlorierten Kohlenwasserstoffen aus der Reihe der Lösungsmittel (Tri und Tetra) und der Schädlingsbekämpfungsmittel.

Absolute Indikation für sofortiges therapeutisches Handeln im Sinne der oben erwähnten Umstände sind z. B.:

Schwere **Schlafmittelvergiftungen** mit gewöhnlich darniederliegendem Kreislauf und gestörter Atemfunktion. Sie verlangen insbesondere rasche und gezielte Therapie im Sinne der Elementarhilfe.

Alkylphosphat-Vergiftungen (E 605) mit der Gefahr des Herz- und Atemstillstandes erfordern hohe Dosen von Atropin (initial 10–20 ml Standardlösung intravenös) und anschließend Toxogonin (1 ml = 250mg i. v.).

Cyan-Vergiftungen erfordern sofortige Inhalation von Amylnitrit bzw. i. v. Verabreichung von Aminophenol (Dimethylaminophenol 4-DMAP) 3–4mg pro kg Körpergewicht i. v. und anschließend Natriumthiosulfat 100–500mg i. v.

Toxisch-allergische Zustände, z. B. bei Arzneimittel-Allergie oder Tiergiften (Bienen, Wespen, Schlangen) verlangen sofortige hohe Dosen von Cortison i. v. (500–1000mg), Kalzium und evtl. Antihistaminika und Kreislaufmittel i. v.

Opiat-Intoxikationen mit drohendem Atemstillstand sollten möglichst noch vor dem Transport ins Krankenhaus mit Lorfan 1–2 ml i. v. behandelt werden.

Inhalationsvergiftungen durch verschiedene Reizgase mit drohendem Lungenödem müssen nach Entfernen aus dem schädigenden

Milieu sofort Kortikosteroide, Strophanthin und Lasix in entsprechender Dosierung erhalten.

Maßnahmen zur raschen **Giftentfernung** sind nur dort **vor** einer gezielten **Diagnostik** nötig, wo sicher und ohne zusätzliche Gefährdung des Patienten mögliche Giftstoffe noch entfernt werden können. Dies kann z. B. bei einer oralen suizidalen Intoxikation der Fall sein, bei welcher durch Auslösen von Erbrechen oder Magenspülung noch nicht resorbierte Tabletten irgendeines unbekannten Arzneimittels oder Reste eines Schädlingsbekämpfungsmittels entfernt werden können. Gewarnt werden muß vor kritikloser Anwendung von Apomorphin als Emetikum, da es zusätzlich kreislauftoxische Wirkung entfaltet und **nur** unter gleichzeitiger Gabe eines Kreislaufmittels (Effortil, Novadral o. ä.) angewandt werden sollte.

Bei unklaren **oralen Vergiftungen durch Lösungsmittel** kann der raschen Verabreichung von Paraffinöl (Erwachsene 200 ml, Kinder 30–100 ml trinken lassen) lebensrettende Bedeutung zukommen. Eine Magenspülung ist wegen der Wasserunlöslichkeit dieser Substanzen unangebracht und außerdem äußerst gefährlich, da bei Aspiration auch nur geringster Mengen, zusätzlich Bronchopneumoniegefahr besteht.

Trotzdem nun bei nicht wenigen Vergiftungen rasches und entschlossenes therapeutisches Handeln im Sinne der Elementarhilfe, der möglicherweise lebensrettenden Antidot-Therapie und der Giftentfernung vonnöten ist, werden wir prinzipiell nicht von einem verantwortungsbewußten ärztlichen Tun abweichen können, das von uns vor der Therapie zunächst eine möglichst umfassende und gezielte Diagnose fordert. Bisher haben wir ja im wesentlichen lediglich ein akutes, lebensbedrohliches Krankheitsbild behandelt, nun aber gilt es, vor die Kausaltherapie mit den uns zur Verfügung stehenden Mitteln auch eine möglichst exakte Diagnose zu stellen.

Aller Diagnostik voran kann man nicht zu oft den viel zitierten Satz stellen: **An eine Vergiftung denken!**

Eine Fehldiagnose kann bei Vergiftungen fatale, ja lebensbedrohliche Folgen für den Patienten haben. Ich denke nur an die Möglichkeit einer nicht erkannten E 605-Vergiftung oder an einen als zerebrale Ischämie fehldiagnostizierten Botulismus. Welche der im folgenden aufgeführten diagnostischen Möglichkeiten der behandelnde Arzt auszuschöpfen vermag, wird im einzelnen davon abhängen, wann und wo er vor die Frage der Diagnostik einer Vergiftung gestellt wird und vor allem welche technischen Möglichkeiten ihm überhaupt, bzw. zur gegebenen Zeit zur Verfügung stehen.

Zur Diagnostik stehen uns zur Verfügung:
I. Anamnese
II. Klinischer Befund
III. Asservierung von Giftresten
IV. Toxikologische Analyse
V. Differentialdiagnostische Untersuchungen

I. Anamnese

Im Prinzip unterscheidet sich die Diagnostik von Vergiftungen kaum von der anderer Erkrankungen. Eine wesentliche Besonderheit jedoch ist, daß man sehr oft bezüglich der Anamnese lediglich auf die **Fremdanamnese** von Angehörigen, Freunden, Berufskollegen, zufällig Anwesenden oder Begleitpersonen angewiesen ist. Trotzdem aber kann auch sie wichtige, ja oft entscheidende Hinweise zur Sicherung unserer Diagnose: „Vergiftung durch . . . . ." liefern.

Bei ihrer Erhebung insbesondere bei bewußtlosen Patienten sind zunächst einmal die „sieben goldenen Ws" der Kriminalistik zu beachten, nämlich

Wer (Personalien)
Wo (Ort der Vergiftung)
Wann (Zeit)
Was (mögliches Gift)
Wie viel (Giftmenge)
Wie (Giftaufnahme)
Warum (Motiv).

Außerdem ist von Bedeutung, nach irgendwelchen **Krankheitssymptomen** oder Auffälligkeiten im Verhalten des Patienten in der letzten Zeit zu forschen. Als wesentliche anamnestische Daten sind nach Möglichkeit auch **zurückliegende schwerere Erkrankungen bzw. Begleiterkrankungen** in Erfahrung zu bringen, die bei einer anschließenden Entgiftungsbehandlung von Bedeutung sein können, oder solche, die eine Vergiftung komplizieren bzw. durch eine Vergiftung zusätzlich als Komplikation beachtet werden müssen (Herz- oder Nierenerkrankungen, Diabetes, Hypertonie u. ä.). Begleiterkrankungen u. a. lassen den Anteil der über 60jährigen Patienten bei schwer oder tödlich verlaufenden Vergiftungen gegenüber den jüngeren er- oder tödlich verlaufenden Vergiftungen gegenüber den jüngeren Patienten erheblich ansteigen (Abb. 2).

Weiterhin ist zu beachten, sofern man nicht selbst der im allgemeinen behandelnde Arzt des Patienten ist, sich nach dessen Hausarzt und evtl. anderen ihn behandelnden Ärzten (z. B. Nervenarzt) zu erkundigen. Später nötige Rückfragen bei diesen Ärzten werden hierdurch erheblich erleichtert.

Diese anamnestischen Daten sollten schriftlich festgehalten werden. Sie ersparen nicht nur sich, sondern auch weiterbehandelnden Kollegen unnötige Arbeit, und verhelfen womöglich dem Patienten dadurch zu einer rascheren und optimaleren Behandlung.

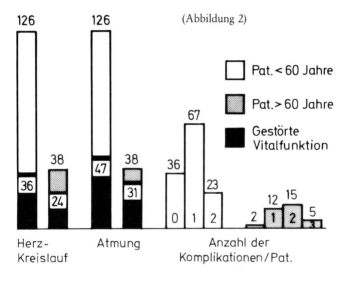

Störungen der Vitalfunktion bei schweren Schlafmittelvergiftungen (Fallzahl 1973).

II. Klinischer Befund

Dem klinischen Befund kommt bei der Diagnostik, insbesondere der Schnelldiagnostik, einer Vergiftung neben der Anamnese eine ganz wesentliche Bedeutung zu. Nicht immer wird ein tief komatöses Zustandsbild durch aufgefundene leere Tablettenröhrchen eines Schlafmittels oder durch einen entsprechenden eindeutigen Abschiedsbrief als Schlafmittelnarkose geklärt.

Bei einer orientierenden Allgemeinuntersuchung sind daher neben der

Bewußtseinslage

Stadium 0 Patient schläft, kann aber geweckt werden.
Stadium 1 Patient reagiert auf Schmerzreize, nicht ansprechbar.
Stadium 2 Wie oben, die meisten Reflexe sind vorhanden.
Stadium 3 Fast alle Reflexe fehlen, Kornealreflex meist vorhanden,
Stadium 4 Alle Reflexe fehlen. Kreislaufzusammenbruch, Atemlähmung.

der **Atmung**,
den **Kreislaufverhältnissen** des Patienten,
dem **Hautkolorit** und evtl. Verunreinigungen der Haut,
dem **Reflexstatus** einschließlich **Pupillenreaktion** und
dem **vegetativen Status**, Veränderungen an
den **Schleimhäuten** und typischem Geruch
der **Ausatmungsluft** besondere Bedeutung zu schenken.

Man muß sich damit abfinden, daß eindeutige giftspezifische Hinweise nur bei 20–25% der Patienten vorhanden sind. Aber gerade sie können im speziellen Fall, sozusagen als Leitsymptom, dem behandelnden Arzt den entscheidenden Hinweis geben und ihn nach weiteren, die Diagnose erhärtenden Symptomen gezielt suchen lassen. Einige wenige, für einzelne Vergiftungen typische Symptome seien im folgenden genannt:

Zentrales Nervensystem:

Koma: Bei Hypnotika- oder schweren Psychopharmaka-Vergiftungen.

Krämpfe: Bei Halogenkohlenwasserstoff-Vergiftungen (DDT, Tri, Tetra), Atropin- und Alkylphosphat-Vergiftungen (E 605). Tetaniforme oder parkinsonähnliche Krampfbilder können Ausdruck einer Psychopharmaka-Intoxikation sein.

Erregungszustände: Bei Atropin-, Alkohol-, Koffein- und bei Vergiftungen mit Kohlenwasserstoffen (Benzin, Benzol, Tri). Außerdem bei Vergiftungen mit Aufputschmitteln.

Pupillenreaktion: Weite Pupillen bei Atropin-, Weckamin-, LSD-, Haschisch-, Kokain-, Meskalin- und Pilz-Vergiftungen (Fliegenpilz, Pantherpilz).
Enge Pupillen z.B. bei Hypnotika- und Opiat-Vergiftungen sowie zu Beginn einer Alkylphosphat-Vergiftung.

Atmung

Atemdepression: Bei Hypnotika- und Psychopharmaka-Intoxikationen, bei Vergiftungen durch Alkohol und Opiate.

Hyperventilation: Bei Vergiftungen mit Weckaminen, Koffein, Atropin, Kohlenmonoxyd und Methämoglobin-Bildnern (Nitrite, Nitrate) und bei Pilzvergiftungen.

Lungenödem: Bei Inhalations-Vergiftungen durch Reizgase oder Reizdämpfe (Chlorgas, Nitrosegase) und im Zusammenhang mit Rauch-Vergiftungen.

Sehstörungen

Bei Botulismus, Alkohol-, Methanol-, Atropin- und Blausäure-Vergiftungen, sowie bei Vergiftungen durch Schädlingsbekämpfungsmittel.
Sehstörungen mit Ptosis und Schluckbeschwerden: Botulismus.

Herz-Kreislauf

Blutdruckabfall bzw. **Volumenschock:** Durch peripher oder zentral angreifende Toxine bei Hypnotika-, Psychopharmaka- oder Opiat-Vergiftungen.

Bradycardie: Bei Digitalis- oder Opiat-Vergiftungen.

Tachycardie: Bei Vergiftungen durch Aufputschmittel, Atropin, Koffein, Nikotin, Kohlenmonoxyd und Vergiftungen durch Methämoglobin-bildende Substanzen (Nitrite, Nitrate, Phenacetin u. ä.).

Hautkolorit

Rosiges Aussehen: Bei Kohlenmonoxyd- und Blausäure-Vergiftungen.

Blaue bis **tiefblaue Hautfarbe** und **Zyanose:** Bei Vergiftungen durch Methämoglobin-bildende Substanzen (Nitrite, Nitrosegase, Anilin, Nitrobenzol, Bittermandelöl).

Vegetativer Status

Schweißausbruch bzw. **starker Speichelfluß:** Bei Pilz-Vergiftungen, Vergiftungen durch Aufputschmittel und Schädlingsbekämpfungsmittel (z. B. Alkylphosphate = E 605), bei Vergiftungen durch Antidiabetika (Insulin, Sulfonylharnstoffe), sowie bei Schwermetall-Vergiftungen wie Blei, Quecksilber, Thallium oder Wismut.

Trockene Schleimhäute: Bei Vergiftungen durch Atropin, Coffein, Vergiftungen mit Opiaten oder Parkinsonmittel.

Ausatemluft bzw. Geruch in der Umgebung
Zwiebel oder Knoblauch: Viele Alkylphosphate (E 605 u. a.)
Azeton: Bei Vergiftungen durch Lacke bzw. Lösungsmittel
Faules Heu: Bei Vergiftungen durch Phosgen bzw. Phosphorwasserstoff.
Bittermandel: Vergiftungen mit Blausäure bzw. Nitrobenzol.

Diese gifttypischen Symptome kann man aber wie gesagt höchstens bei 20–25 % der Vergiftungen erwarten. Bei etwa 45 % findet man nur giftverdächtige Symptome und bei etwa 30 % liegt eine ganz uncharakteristische Symptomatik vor. Nicht selten wechseln die Symptome und nicht zuletzt können insbesondere mit steigendem Lebensalter vermehrt auftretende Begleiterkrankungen die Symptomatik gänzlich verschieben. Es kann dem Patienten jedoch schon viel geholfen sein, wenn wir auf Grund der von uns erhobenen Befunde und des klinischen Bildes an die Möglichkeit einer Vergiftung denken. Vergessen wir also nicht:

Jede veränderte Bewußtseinslage bzw. eine der beschriebenen Symptome kann Folge einer Vergiftung sein!

III. Asservierung von Giften

Die toxikologische Analyse ist die sicherste diagnostische Methode zum Nachweis einer Vergiftung. Voraussetzung aber für einen zuverlässigen und verwertbaren Giftnachweis ist eine sachgemäße Asservierung geeigneter Untersuchungsproben.

Zur Giftasservierung kommen in Frage:
Giftreste, z.B. an Kleidung oder Körper, Reste aus Trinkgefäßen oder Verpackungsmaterial,
Erbrochenes oder Spülflüssigkeit,
Stuhl, Urin, Vollblut sowie heparinisiertes Blut.

Bei Asservierung von Giftresten ist zu beachten, daß sie mit Namen des Patienten, mit Datum der Asservierung und Hinweis auf vermutete Art der Vergiftung versehen werden. Die Asservate sind kühl zu lagern und gut verschlossen zu versenden. Untersuchungen werden normalerweise an allen toxikologischen Abteilungen bzw. rechtsmedizinischen Instituten durchgeführt.

IV. Toxikologische Analyse

Sie ermöglicht uns einen exakten, sowohl qualitativen wie auch quantitativen, direkten oder indirekten Nachweis möglicher Gifte. Neben groborientierenden, meist ohne großen Zeitaufwand oder besonders ausgestattetem Labor durchzuführende Untersuchungen, gibt es hochdifferenzierte, genaue und daher aufwendige und praktisch nur in speziell dafür eingerichteten Labors auszuführende, toxikologisch-analytische Untersuchungsmethoden. Nur von ersteren soll aber hier die Rede sein, da nur sie im Rahmen dieser Ausführungen von Interesse sein können.

Genauso wenig kann in diesem Zusammenhang auf typische Blutbildveränderungen bei einer chronischen Bleivergiftung oder auf die entsprechenden Untersuchungen zum Ausschluß eines, möglicherweise durch Lösungsmittel verursachten Leberschadens eingegangen werden – auch nicht, wie man durch Bestimmung des Harnsediments, des Harnstoffs oder des Kreatinins möglicherweise erste diagnostische Hinweise auf eine Schwermetall-Vergiftung bekommen kann.

Gute Hilfe für diagnostische, auch differentialdiagnostische Untersuchungen im Zusammenhang mit einer fraglichen Vergiftung liefern:

1. *Zahlreiche Testpapiere* wie z. B.:
   Dextrostix, Azettest, Multistix u. a. zum Nachweis von Zucker, Eiweiß, pH, Harnstoff, Blut u. m. in Körperflüssigkeiten.
   Niturtest zum Nachweis von Nitriten.
   Phenistix für Salizylatnachweis.
   Merkotest zur Bestimmung der Cholinesterase bei Alkylphosphat-Vergiftungen.

2. Das *pH-Universalpapier* zur Aziditätsbestimmung von Giftresten des Mundspeichels, des Erbrochenen oder der Spülflüssigkeit.

3. Das *Dräger'sche Gasspürgerät* zur Untersuchung der Ausatmungsluft bzw. der Umgebungsatmosphäre des Patienten, zum Nachweis einer großen Zahl toxischer Substanzen wie z. B. Alkohol, Ammoniak, Kohlenmonoxyd, verschiedene auch chlorierte Kohlenwasserstoffe u. v. m. Besonders geeignet für Betriebsärzte oder im werksärztlichen Dienst tätige Ärzte.

4. *Röntgen-Übersichtsaufnahmen* können die Verdachtsdiagnose einer akuten Schwermetall-Vergiftung oder einer solchen durch bromhaltige Schlaf- oder Beruhigungs- bzw. auch Schmerzmittel wegen der schattengebenden Eigenschaften dieser Substanzen erhärten.

5. Schon *qualitative Vorproben* auf Barbiturate (z. B. *Zwikker'sche Reaktion),* Alkaloide, Pyrazolen-Derivate, Phenothiazin-Derivate und andere im Urin erfordern neben einem gut ausgerüsteten Labor auch entsprechend Zeit und Erfahrung. Für die Praxis kommen sie daher nicht in Frage und müssen in der Regel größeren Krankenhäusern vorbehalten bleiben.

6. *Quantitative Untersuchungen* erfordern, wie schon erwähnt, ein hierfür speziell eingerichtetes Labor zur Durchführung Dünnschicht- oder gaschromatographischer Untersuchungen.

Die Möglichkeiten durch toxikologische Analysen in der Diagnostik einer Vergiftung weiterzukommen sind also, mit Ausnahme der in größeren Krankenhäusern tätigen Ärzte, für den einzelnen relativ gering.

V. Differentialdiagnose

Bekanntlich wirft nahezu jede toxische Substanz, sobald sie zu einer Vergiftung geführt hat, ihre eigenen differential-diagnostischen Probleme auf. Für den praktisch tätigen Arzt entstehen aber Schwierigkeiten bei der Diagnose einer Intoxikation in erster Linie dann, wenn das Bewußtsein des Patienten erheblich oder gar völlig im Sinne eines komatösen Zustandsbildes beeinträchtigt ist. Hier fehlen dann oft verwertbare anamnestische Angaben und auch der klinische Untersuchungsbefund erlaubt weniger klare Aussagen. Wertvolle Zeit kann im Hinblick auf eine rasche und optimale Therapie verloren gehen. In diesem Zusammenhang kann und soll daher nur auf die differentialdiagnostische Problematik solcher Krankheitsbilder eingegangen werden.

Bei einem komatösen Zustandsbild ist differentialdiagnostisch in erster Linie an ein zerebrales Koma zu denken und zwar im Zusammenhang mit

einem apoplektischen Insult,
einer akuten Hirnmassenblutung,
einem subduralen Hämatom,
entzündlichen Hirn- oder Hirngefäßprozessen,
einem zerebralen Tumorgeschehen,
einem epileptischen Anfall oder auch
einer akuten Psychose.

Pathologisches Reflexverhalten, Nackensteife, auch Pupillendifferenz und Blickparesen schließen eine Vergiftung, insbesondere eine Hypnotika-Vergiftung, keineswegs aus. Ein wechselnder neurologischer Befund spricht sogar eher für eine derartige Vergiftung.

Als Koma nicht zerebraler Genese muß man u. a. in die differentialdiagnostischen Überlegungen einbeziehen:
Hypoglykämien,
Hyperglykämien,
Coma uraemicum,
Coma hepaticum,
thyreogenes Coma,
hypophysäres Coma.

Nicht selten aber können die Anamnese oder Untersuchungen mit den oben erwähnten Testpapieren auch wertvolle differentialdiagnostische Hinweise liefern.

Auszuschließen sind weiterhin komatöse Zustände im Rahmen von
schweren Herz-Kreislauferkrankungen,
broncho-pulmonaler Insuffizienz mit Hypoxieschäden, oder
hochfieberhaften septischen Krankheitsbildern.

Gleichzeitige Krampfzustände müssen in erster Linie an eine hirnorganische Erkrankung und bei entsprechend eindeutigem Befund auch an einen Tetanus denken lassen.

Unruhe und Erregungszustände können Ausdruck einer Stoffwechselstörung sein, nicht selten auch durch ein neurologisch-psychiatrisches Krankheitsbild (endogene Psychose, Hysterie) bedingt sein.

Die rasche und sichere Diagnose einer unklaren Vergiftung wird auch in Zukunft aus vielen Gründen nicht einfacher werden. Zu viele toxische Substanzen machen zu viele und zu uncharakteristische Symptome und Beschwerden. Soforttherapie im Sinne der Elementarhilfe steht oft am Anfang einer gezielten Diagnostik. Dem Patienten kann bereits viel geholfen sein, wenn wir dabei zunächst einmal die Möglichkeit einer Vergiftung in unsere differentialdiagnostischen Überlegungen einbeziehen. Wertvolle Hilfe sowohl in diagnostischer als auch therapeutischer Hinsicht liefern weiterhin zahlreiche Informations- und Behandlungszentren für Vergiftungsfälle, die rund um die Uhr Auskunft erteilen. Stellvertretend seien genannt:

1. Reanimationszentrum der Medizinischen Klinik und Poliklinik der Freien Universität Berlin im Klinikum Westend
1000 Berlin 19, Spandauer Damm 130
Durchwahl: (0 30 30 35/ 4 66-2 15-4 36
Zentrale: (0 30) 3 03 51

2. Medizinische Abteilung des Krankenhauses Barmbek,
   Giftinformationszentrale
   2000 Hamburg 33, Rübenkamp 148
   Durchwahl: (0 40) 63 85/3 45, 3 46

3. Toxikologische Abteilung der 2. Medizinischen Klinik
   Rechts der Isar der Technischen Universität München
   8000 München 80, Ismaninger Straße 22
   Durchwahl: (0 89) 41 40 22 11
   Zentrale: (0 89) 4 14 01

4. 2. Medizinische Klinik der Städt. Krankenanstalten Nürnberg,
   Toxikologische Abteilung
   8500 Nürnberg 5, Flurstraße 17, Abholfach
   Durchwahl: (09 11) 3 98 24 51

Darüber hinaus geben auch zahlreiche im Taschenbuchformat erschienene Büchlein brauchbare Hinweise bei Vergiftungen.

Z. B. Vergiftungsregister
    Haushalts- und Laborchemikalien
    Arzneimittel. Symptomatologie und Therapie
    W. Braun und A. Dönhardt
    2. überarbeitete und erweiterte Auflage
    Georg Thieme Verlag, 1975.
oder
    Erste Hilfe bei Vergiftungen. Ratgeber für Laien und Ärzte
    M. Daunderer, N. Weger. Springer-Verlag
    Berlin - Heidelberg - New York, 1975.

Leitsymptome bei akuten exogenen Vergiftungen (nach 3. Cyran, Klinikum Großhadern, München)

Giftstoffe Symptome	Medikamente								Insektizide		
	Barbiturate	Gluthetimid	Methaqualon	Bromkarbamide	Tranquilizer	Neuroleptika Antidepressiva	Salizylate	Digitalis	Organophosphate	Paraquate	Thallium
Abdominalschmerz							+			+	+
Atemlähmung	+	+	+	+	+	+			+		
Bewußtseinsstörung	+	+	+	+	+	+					
Bradykardie							+		+	+	
Diarrhoe									+	+	
Dyspnoe							+	+	+	+	+
Erbrechen							+	+	+		+
Erregtheit						+			+		
Foetor									+		
Herzrhythmus- störungen				+				+			
Hyperreflexie		+	+			+					
Hyperthermie			+				+				
Hypo-Areflexie	+			+							
Ikterus										+	
Krämpfe		+	+			+		+	+		
Lungenödem				+					+		
Miosis									+		
Mundtrockenheit					+	+					
Muskelschwäche						+				+	+
Mydriasis		+				+	+				+
Nierenschädigung										+	
Silivation									+		
Sehstörungen								+			
Tachykardie						+					+

Leitsymptome bei akuten exogenen Vergiftungen (nach 3. Cyran, Klinikum Großhadern, München)

Giftstoffe	Rauschgifte				Lösungsmittel				
Symptome	Äthylalkohol	Methanol	Opiate	Nikotin	Säuren	Laugen	Halog. Kohlenwasserstoffe	Benzin, Aromate	Org. Lösungsmittel
Abdominalschmerz			+		+	+	+		
Atemlähmung	+	+	+	+				+	+
Bewußtseinsstörung	+	+	+	+			+		+
Bradykardie			+	+					
Diarrhoe				+			+	+	+
Dyspnoe	+								
Erbrechen	+	+	+	+	+	+	+		
Erregtheit			+	+			+	+	+
Foetor	+						+	+	
Herzrhythmusstörungen									
Hyperreflexie									
Hyperthermie									
Hypo-Areflexie	+								
Ikterus							+		
Keämpfe		+	+	+				+	+
Lungenödem					+	+	+		
Miosis			+						
Mundtrockenheit									
Muskelschwäche		+		+					
Mydriasis		+							
Nierenschädigung							+	+	+
Salivation					+	+			
Sehstörungen		+	+	+					+
Tachykardie	+	+		+	+	+	+		

Gase			Schwermetalle u.a.				Nahrungsmittel			
Kohlenmonoxyd	Reizgase (Phosgen, SO₂, Chlor u.a.)	Nitrose Gase	Hg-Verbindungen	Blei	Arsen	Strychnin	Atropin	Muskarin, Muskaridin (Fliegenpilz)	Phalloidin (Knollenblätterpilz)	Botulismus
				+	+					
+	+	+					+	+		+
+		+					+	+	+	
								+		
			+		+			+	+	
+	+	+								
+			+	+	+			+	+	+
+	+					+	+	+		
+										
+	+					+				
+										
					+				+	
+						+				
+	+	+								
								(+)	+	
							+			+
+										
						+	+	+		+
			+		+					
			+	+				+		
					+		+			
+	+	+	+			+		+	+	

Vertebralis-Basilaris-Insuffizienz

Die Diagnose wird in erster Linie klinisch-anamnestisch gestellt:
Schwindel (v. a. Torsionsschwindel, d. h. bei einseitiger Drehung des
Kopfes und Halten in dieser Stellung   s. auch S. 699
Gleichgewichtsstörungen,
Sehfelddefekte,
Diplopie,
Sehstörungen (flüchtige Photopsie, Amlyopie),
Kopfschmerzen (intesiv, meistens okzipital),
oft Schmerzen bei Kopfrotation (Torsion der HWS),

aber auch allein auftretend bei

Bewußtseinsstörungen	(Verwirrheitszustände, flüchtiger Stupor, Koma),
Viszerale Störungen	(Vasomotorische, kardiale und respiratorische Dysrhythmie, Nausea, Erbrechen),
Bewegungsstörungen	(Tonusverlust-Anfälle, Hemiplegie, Tetraplegie, Pseudobulbärparalyse, Akinese, Tremor, Ataxie),
Hörstörungen	(ein- oder beidseitig Taubheit, Tinnitus),

Sensibilitätsstörungen im Gesicht und Körper,
Mirgäneartige Anfälle,
Krampfanfälle.

Diagnostik:

Schädelrheogramm,
Sequenzszintigramm,
evtl. Vertebralisangiographie,
Röntgen HWS (evtl. in 4 Ebenen).

Vinylchlorid-Krankheit

Leitsymptome:

Sklerodermieähnliche Hautveränderungen, Raynaud-Syndrom, Hinweis auf Leberschäden, Hepatomegalie oder Splenomegalie, Oberbauchbeschwerden, Müdigkeit, verminderte Leistungsfähigkeit, Schwindelgefühle. Anamnestischer Hinweis auf Vinylchlorid-Exposition, vor allem bei Arbeitern oder in der Umgebung von Vinylchloridfabriken, bei Autoklaven-Arbeitern und Arbeitern in der Verpakkungsindustrie.

Laborbefunde:
GPT ↑,
GOT ↑,
evtl. alkal. Phosph. ↑,
evtl. Thrombozyten ↓.

Leberbiopsie:
Auffällig gleichmäßige, netzwerkartige Struktur im Sinne einer Maschendraht-Fibrose. Auffällig häufig deutliche Fibrosierung im Bereich der portalen Felder. Herdförmige Vergrößerungen und polymorphide Hepatozyten.
In einem Teil der Fälle kommen Ösophagus- oder Magenfundus-Varizen vor.
Weiterhin finden sich Zeichen einer Sklerodermie, jedoch ohne Zersplitterung und Fragmentation der elastischen Fasern. Rückbildungsfähigkeit des Befundes scheint gegeben zu sein.

Röntgenbefund:
In ausgeprägten Fällen finden sich bandförmige Osteolysen der Fingerendphalangen, wobei das diastale Fragment strukturelle Auflösungserscheinungen unterschiedlichen Grades aufweist oder in sich frakturiert sein kann. Diffuse Knochenatrophie des Handskeletts, evtl. auch Sklerosierung möglich. Röntgen Ösophagus zum Nachweis von Ösophagus-Varizen?

Thermographie:
Deutliche Herabsetzung der Hauttemperatur der Hände und Verlängerung der Wiedererwärmungszeit im Kälteexpositions-Test.

Arteriographie:
Einengung der Gefäßlichtung der Fingerarterien, deutlich verzögerte Füllungszeit, hochgradige Stenosen und subtotale Verschlüsse im Bereich der Grund- und Mittelphalanx bis zu vollkommen segmentalen Verschlüssen oder sogar einem Füllungsausfall der Arterien auf der gesamten Fingerlänge. Oszillogramm und Pletysmogramm der Arme zeigen normalen Befund.
NB: In etwa 10% der Fälle entwickelt sich ein Angiosarkom der Leber.

Viomycin (VM)

Unter Behandlung mit diesem Tuberkulostatikum sind folgende Laboruntersuchungen regelmäßig erforderlich:

Harnstatus *Harnstoff* *oder Kreatinin*	vor Behandlungsbeginn und dann nach 2-, später nach Verträglichkeit in 4-wöchentlichem Abstand.
Blutbild	alle 3 Monate.

Regelmäßige Kontrollen von Vestibularis und Audiometrie sind erforderlich.

Wadenkrämpfe

Allgemeinuntersuchung:
Untersuchung auf Varizen, Thrombose   s. S. 789 und S. 762
Untersuchung der arteriellen Durchblutung (Fußpulse, Rheogramm, Oszillogramm s. auch S. 187).
Untersuchung auf statische Fehlhaltungen, Beinverkürzung, äußere Hinweiszeichen auf LWS-Erkrankung.

Labordifferentialdiagnostik:
BKS,
CRP,
Ca,
Mg,
GOT,
CPK,
Hb,
Ery,
Leuko,
Diff.-BB.,
Harnsäure,
Hkt.

Ergänzungsdiagnostik:
Neurologischer Status,
Röntgen LWS,
Orthopädischer Status,

Differentialdiagnostik:
1. Überlastung von Muskelgruppen z. B. beim Sport oder bei körperlicher beruflicher Belastung nach zu langer und zu starker Belastung.
2. Magnesium-Mangel-Syndrom.
3. Kalzium-Mangel (Tetanie) s. auch S. 748
4. Exsikkose z. B. bei Cholera, Paratyphus etc. (Hkt ↑).
5. Thrombopblebitis/Thrombosen.
6. Arterielle Durchblutungsstörungen, Differentialdiagnostik
7. Toxische Schäden   s. S. 179–
   Alkohol,
   Nikotin,
   Arsen,
   bei Entziehungskur von Opiaten.

8. Neuritis.
9. Myelitis und andere Nervenerkrankungen.
10. Muskelrheumatismus.
11. Gicht.
12. Infektionskrankheiten
    Trichinose,
    Papatacci-Fieber,
    Morbus Weil,
    Febris recurrens.
13. bei starker Kälteeinwirkung.
14. Krampusneurose (nach heftiger oder ungewohnter Bewegung auftretende Krämpfe).
15. Unnatürliche Körperhaltung und -Stellung.

Wadenschmerzen

s. auch unter Durchblutungsstörungen, arterielle　　　　　　S. 180–

Wangenschwellungen

1. Schwellung nach Kontusion anamnestisch ausschließen.
2. Schwellung durch dentogene Ursachen zahnärztlich rasch ausschließen lassen. Röntgen Zahnstatus, evtl. Kiefer-Röntgen.
3. Mumps　　　　　　　　　　　　　　　　　　　　　　S. 523
4. Weitere Möglichkeiten differentialdiagnostisch ausschließen.

Röntgen:
Sinusitis maxillaris: Verschattung?
Knochentumor: Gestörte Knochenkontur?
(TG).

Labor:
Leuko, Diff.-BB., BKS, alpha-Amylase in Serum und Harn, (evtl. Harnstoff, evtl. K ↓).
Leuko ↑.

Parotitis purulenta: *Leuko ↑↑, Diff.-BB. stark linksverschoben, BKS ↑, Temperatur ↑, alpha-Amylase ↑, Keimnachweis im Speichel.*

Marantische Parotitis: Wie Parotitis purulenta. Anamnese! Evtl. *Harnstoff* ↑ (Urämie), *evtl. K* ↓. Bei Urämie kann auch von sich aus eine chronische, nicht eitrige Parotitis auftreten.
Labor: *Harnstoff* ↑↑, *Rest-N* ↑.

Parotitis epidemica: Umgebungsanamnese! Weiteres s. S.   unter Mumps. Spezifische KBR positiv.
Leuko →.

Speichelstein-Verschluß: Leuko und BKS o.B., alpha-Amylase →↗, Hier Röntgen: Sialographie.

Parotishypertrophie:
Vitamin-A-Mangel (?),
Vitamin B-Mangel (?),
Alkoholismus,
Adipositas,
Chronische Hungerzustände,
Leukosen,
Agranulozytose,
Morbus Cushing,
Diabetes,
Evtl. allergische Krankheiten,
Evtl. auch bei Struma auftretend.

Labor entsprechend der Grundkrankheit. Meist keine Parotisbeschwerden.

Parotis-Mischtumor:
Leitsymptom:
Meist einseitige schmerzlose Parotisschwellung ohne wesentliche Beschwerden.

Labor:
Histologische Untersuchung eines Exzidats, wenn durch Sialographie ein Speichelsteinverschluß ausgeschlossen werden konnte.

Maligne Parotis-Tumoren:
Leitsymptom:
Rasches Wachstum eines einseitigen, derben, meist knotigen Tumors. Oft auch derbe Metastasen in den regionalen Lymphknoten.

818 Wangenschwellungen

Labor:
Evtl. Tumor- bzw. Karzinomzeichen s. d.,
alpha-Amylase evtl. ↑, *Leuko evtl.* ↗,
Fe häufig ↓.

Beweisend:
Histologischer Tumornachweis nach Probeexzision,

Parotiszysten
Leitsymptom:
Derb elastische(r) Knoten.

Labor uncharakteristisch.

Chronische Parotitiden bei Intoxikationen
Pb,
Hg,
J,
Cu.

Sjögren-Syndrom
Leitsymptome:
Rezidivierende mäßige Parotishypertrophie, Keratoconjunctivitis sicca, Laryngitis, Pharyngitis, Rhinitis, evtl. Mundwinkelrhagaden, Arthritis.

Labor: *BKS* ↑↑, *Globuline* ↑, *Fe* ↓, *evtl. Hb* ↓, *Ery* ↓,
Diff.-BB. evtl. Plasmazellen ++.

Mikulicz-Syndrom
Leitsymptome:
Mäßige symmetrischer schmerzlose Schwellungen aller Speicheldrüsen mit verminderter Speichelsekretion, Schwellung der Tränendrüsen. Oft auch Splenomegalie und Lymphknotenschwellungen.

Formen:
Symptomatisch: Bei Morbus Hodgkin (s. S. 489),
Lymphatischer Leukämie (s. S. 454),
Tuberkulose

Wenn diese drei Formen diagnostisch ausgeschlossen wurden, darf ein **idiopathisches Mikulicz-Syndrom** diagnostiziert werden.

Heerfordt-Syndrom

Leitsymptome:
Parotitis, Keratokonjunktivitis, Hirnnervenlähmungen.
Grundkrankheit Morbus Boeck.

Labor:
BKS ↗- ↑, meist gamma-Glob. ↑,
BB.: evtl. Ery ↓, Lympho ↓, Eo ↑.

Wegener-Krankheit
Maligne Form der Periarteriitis nodosa mit Harnstoff-Erhöhung
S. 378

Weil'sche Krankheit
s. unter Leptospirosen   S. 451

Whipple-Syndrom
s. unter Gelenkschmerzen   S. 299

Wilms-Tumor
Seltener Nierentumor, v.a. bei Kindern unter 3 Jahren auftretend.

Leitbefund:
Harnsed.: Ery +,
Renin ↑, wenn gleichzeitig Hypertonie besteht.
Diagnostisch wertvoll: i. v. Pyelogramm,
Nierenszintigramm,
Renovasogramm.

Wilson-Syndrom
Linsenkerndegeneration und Leberzirrhose, dunkelgraue bis braune Hautpigmentierung, Kayser-Fleischer'scher Kornealring, Spleomegalie.
Bili ↗, BZ (↓), Harn: Aminosäureausscheidung, vermehrte Kupferausscheidung.

Windpocken

Leitsymptome:
Rosa Bläschen, Knötchen, evtl. auch nur Flecken oder Krusten von einem Hof umgeben, Effloreszenzen verschiedener Stadien sind nachweisbar. Entwicklung vor allem am Kopf und Stamm, später Ausbreitung über den Körper.

Labor:
Normalerweise nicht nötig. Bei besonderer Fragestellung kann mikroskopisch das Bläschenmaterial untersucht werden, wobei sich große multinukleäre Zellen zeigen können mit Einschlußkörperchen in den Zellkernen. Diese Elementarkörperchen zeigen eine Agglutinationsreaktion mit Rekonvaleszentenserum. In atypischen Fällen (evtl. überlagert mit Zweiterkrankung) und Fieber bei stärkerem Krankheitsverlauf kann die Differentialdiagnostik zu Pocken durch elektronen-mikroskopische Darstellung des Virus gestellt werden. Die Viren unterscheiden sich elektronenmikroskopisch deutlich.

Wurmkrankheiten

Leitsymptome:
Oft stummer Verlauf, aber auch verschiedenste Symptome können auftreten, wie subfebrile Temperaturen, Bauchschmerzen, Durchfälle, Gewichtsabnahme, Muskelschmerzen, Lidödeme, Erbrechen.

Labor:

Hinweiszeichen:
Eosinophile Zellen ↑-↑↑↑ (Evtl. auch Aneosinophilie),
IgE ↑.

Diagnostisch beweisend:
Nachweis der Würmer, bei Bandwürmern der *Proglottiden* bzw. auch der *Wurmeier* im Stuhl, der *Larvenstadien im Sputum*, evtl. auch von *Zysten* im Exzidat z. B. bei Trichinen.

Wurmkrankheiten

Erkrankung	Infektionsmodus	Leitsymptome	Diagnostik	Bemerkungen
Ancylostomiasis (Ancylostoma duodenale, Necator americus)	Perkutane Larveninvasion, praktisch nur in warmen Ländern, insbesondere Afrika und Asien	Dermatitis, abdominelle Beschwerden, Blässem evtl. Kachexie, Völlegefühl, Appetitlosigkeit, Obstipation oder Durchfälle	Stuhl: Eier nativ, Larven auf Agar, Eosinophile ↗, Hb ↓, Ery ↓↓, Stuhl auf Blut +	Eintrittspforte meistens Füße beim Barfußgehen. Die Weibchen legen bis zu 10000 Eier täglich
Ascariasis (Ascaris lumbricoides = Spulwurm)	Orale Eierzufuhr, beschmutzte Nahrungsmittel, Selbstinfektion möglich	Unbestimmte Leibschmerzen, Übelkeit, Erbrechen, Obstipation, Unruhe. Rastlosigkeit, bei schwerem Fall auch Ileus möglich, manchmal Symptomatik wie grippaler Infekt, evtl. allergische Hautmanifestationen, Hustenanfälle und bronchitische Zustände bei der Lungenwanderung	Stuhl: Einachweis, evtl. Wurmnachweis, etwa 6–12 cm lange Würmer. Sputum: Larvennachweis. Eosinophilie: Während der Wanderung durch die Lunge bis etwa 10%. IgE hier möglicherweise ↑, später wieder absinkend, die Eosinophilie kann bei alleinigem Darmbefall wieder völlig fehlen	Serologische Untersuchungsmethoden ohne Bedeutung. Einachweis verhältnismäßig leicht, da tgl. bis zu 200 Eier pro Weibchen abgegeben werden (plum-povale, verhältnismäßig große Eier).
Lambliasis	Oral, Zysten, Schmierinfektion, Lebensmittel, gelegentlich auch Trinkwasser	Meistens symptomlos, gelegentlich Völlegefühl oder Durchfall, evtl. Malabsorption	Duodenalsaft: Veget. Form, im Stuhl Zysten. Evtl. Eosinophilie, evtl. IgE ↗, bei schwerem Befall evtl. Ubg +/+, evtl. alkal. Phosph.	

Wurmkrankheiten

Erkrankung	Infektionsmodus	Leitsymptome	Diagnostik	Bemerkungen
Oxyuriasis (Enterobiasis, Enterobius vermicularis, Madenwurm)		Juckreiz am After, besonders nachts, oft sehr quälend, gelegentlich auch Vulvo-Vaginitis, selten auch Appendizitis vorkommend	Nachweis der etwa 10–12 mm langen weißen Würmchen, Analinspektion, Tesastreifen-Test paraanal, vor allem morgens, Aufbringen auf Objektträger zur Untersuchung in der Praxis. Eier sichtbar bei mittlerer Vergrößerung. Im Stuhl sind meistens keine Eier, zeitweise vereinzelt Würmer makroskopisch feststellbar	
Strongyloides stercoralis (Zwergfadenwurm)	Perkutanes Eindringen von Larven	Beim Eindringen in die Haut Dermatitis, Creeping eruption (Hautmaulwurf). Die Würmer im Darm rufen Bauchschmerzen hervor, aber auch Übelkeit, Gewichtsverlust, allgemeine Schwächezustände, Durchfälle mit Obstipation abwechselnd. Bei starkem Wurmbefall evtl. kombiniert mit anderen Krankheiten kann es zu starker Kachexie bis zum Tod kommen.	Diagnose aus dem Stuhl sehr schwierig, wiederholte Untersuchungen sind oft nötig. Mit Anreicherungsverfahren lassen sich manchmal die Larven nachweisen. Bei Duodenalsaftuntersuchung etwas höhere Trefferquote	In tropischen und subtropischen Gebieten vorkommend

Wurmkrankheiten

Taeniasis Rinderbandwurm (Taenia saginata)	Oral, Finnen, Eierübertragung auch durch Insekten und Selbstinfektion möglich.	Uncharakteristische Allgemeinsymptome, unklare Bauchbeschwerden, Blässe, Gewichtsverlust, Appetitlosigkeit ist nervöse Beschwerden können vorkommen, sind jedoch nicht obligat.	Nachweis von Stuhl-Proglottiden und Eiern. Eine Eosinophilie fehlt. Hb ↓↗, Ery ↑↗	
Schweinebandwurm (Taenia solium)	Selbstinfektion s. unten.		Wie bei Rinderbandwurm	Sonderform Zystizerkose s. unten
Fischbandwurm	Genuß von Fischen (roher Genuß oder mangelhaft gekochter Fisch)	Hb ↓, Ery ↓, HbE ↑, Ery-Volumen ↑, Bild der Vitamin B12-Mangelanämie	Stuhl-Proglottiden und Eier	
Toxocara canis (Hundespulwurm)	Häufig Übertragung auf Kinderspielplätzen und in Parks, wo Hunde ausgeführt werden und Stuhl absetzen, die Eier werden aufgenommen und entwickeln im Darm die Larven, die die Darmwand durchdringen und im Körper herumwandern	Sehr unterschiedlich je nach Ort des Befalls	Eosinophile ↑↑, serologische Untersuchungen, nur Spezialllabors, Kreuzreaktionen mit anderen Nematoden kommen jedoch vor	Besondere Gefährlichkeit bei Befall von Gehirn und Augen. Bei Retinabefall Granulombildung, die an ein Retinoblastom erinnert
Trichuriasis (Trichuris, Trichura = Peitschenwurm)	Oral, Eier, verunreinigte Nahrungsmittel	Fehlen meistens, zeitweise uncharakteristische Bauchbeschwerden, bei stärkerem Befall Bild einer Colitis ulcerosa	Nachweis im Stuhl wegen spärlichem Eiervorkommens schwierig, Konzentrationsverfahren sind erforderlich. Die	Die Würmer leben im Dickdarm. Vermehrung neuer Generationen im Gast wird möglich

Wurmkrankheiten

Erkrankung	Infektionsmodus	Leitsymptome	Diagnostik	Bemerkungen
			Eier haben eine typische zitronenförmige Gestalt. Diagnostik auch durch Nachweis von Würmern gelegentlich möglich. Eosinophile	
Zystizerkose	Selbstinfektion durch Unreinlichkeit in Folge Aufnahme von Eiern des Schweinebandwurms aus dem eigenen Stuhl. Es bilden sich nach Durchbohren der Darmwand durch Larven, auf dem Blutweg in der Muskulatur, Leber, Herz und Gehirn Finnen, die zu tödlichen Funktionsstörungen führen können.	Je nach Befall des Organs sehr unterschiedlich, bei Leberbefall alkal. Phosph. ↑, Eosinophile ↑, IgE ↑		
Zwergbandwurm (Hymenolepis nana)	Oral	Bauchbeschwerden, Leibschmerzen, Übelkeit, Erbrechen, Durchfälle, im Wechsel mit Verstopfung, Juckreiz am After kommt vor.	Einachweis im Stuhl, manchmal Konzentrationsverfahren zur Eianreicherung erforderlich	Vorkommen im Mittelmeerraum, in Süd- und Ostasien sowie im tropischen Amerika

Zeek'sche Hypersensitivitätsangiitis

s. unter PAN S. 581 (u. S. 204)

Zerebraler Insult/zerebro-vaskuläre Störungen

s. auch unter Apolexie S. 70

Leitsymptome und Diagnostik siehe beigefügte Tabelle.

Diagnose bedrohlicher zerebrovaskulärer Störungen

	Intrazerebrale Blutung	Hirnthrombose	Hirnembolie	Subarachnoidalblutung	Intrakranielle Blutung bei Gefäßmißbildung
Beginn	Gewöhnlich bei körperlicher Aktivität. Erhebliche Kopfschmerzen (falls der Patient seine Beschwerden mitteilen kann)	Prodromale Episoden von Schwindelgefühlen, Aphasie und anderen Symptomen mit Besserungen zwischen den Anfällen. Keine Abhängigkeit von körperlicher Anstrengung	Symptomatik entwickelt sich gewöhnlich in Sekunden oder Minuten. Kein Kopfschmerz. Meist keine Vorzeichen. Keine Abhängigkeit von körperlicher Anstrengung	Plötzliches Einsetzen schwerer Kopfschmerzen. Keine Abhängigkeit von körperlicher Anstrengung	Plötzlich auftretende „Schlaganfälle" junger Patienten. Kein Kopfschmerz. Keine Abhängigkeit von körperlicher Anstrengung
Verlauf	Schnelle Entwicklung einer Hemiplegie und anderer Symptome (in Minuten oder einer Stunde)	Allmähliche Progredienz (in Minuten bis Stunden). Manchmal schnelle Besserungen	Schnelle Besserungen möglich	Unterschiedlich; größte Gefahr gewöhnlich an den ersten Tagen	Frühe Stadien meist am kritischsten
Vorgeschichte und nosologische Beziehungen	Blutungsverdacht zumal bei gleichzeitigen sonstigen Blutungen, bei akuter Leukose, aplastischer Anämie, thrombopenischer Purpura und Leberzirrhose	Hinweise auf Arteriosklerose (zumal der Kranzgefäße, peripherer Gefäße und der Aorta). Disponierende Begleitkrankheiten: Diabetes mellitus, Xanthomatose	Rezente Embolien (1) in anderen Organen (Milz, Nieren, Lungen, Extremitäten, Intestinum), (2) in verschiedenen Gefäßprovinzen des Gehirns	Anamnestisch wiederholte Nackensteifigkeit, Kopfschmerzen und evtl. vorausgegangene Subarachnoidalblutung	Anamnestisch wiederholte Subarachnoidalblutungen; Epilepsie

	Intrazerebrale Blutung	Hirnthrombose	Hirnembolie	Subarachnoidalblutung	Intrakranielle Blutung bei Gefäßmißbildung
Bewußtsein	Rasch progrediente Bewußtseinsstörung bis zum Koma	Relative Bewußtseinsklarheit	Relative Bewußtseinsklarheit	Relativ kurzdauernde Bewußtseinsstörung	Relativ kurzdauernde Bewußtseinsstörung
Neurologische Befunde	Herdzeichen oder bestimmten Arterien zugeordnete Syndrome; Nackensteifigkeit	Herdzeichen oder bestimmten Arterien zugeordnete Syndrome	Herdzeichen oder bestimmten Arterien zugeordnete Syndrome	Herdzeichen fehlen häufig. Kernig- und Brudzinski-Zeichen positiv	Herdzeichen; kranielle Gefäßgeräusche
Spezielle Befunde	Hochdruck-Retinopathie, Linkshypertrophie des Herzens und Hinweise auf hochdruckbedingte Zerebralsklerose	In vielen Fällen Hinweise auf Koronarsklerose bzw. allgemeine Gefäßsklerose	Herzrhythmusstörungen (absolute Arrhythmie!) oder Myokardinfarkt (gewöhnlich stammen die Embolie aus dem Herzen)	Subhyaloide (präretinale) Blutungen	Subhyaloide (präretinale) Blutungen und retinale Angiome
Blutdruck	Arterielle Hypertonie	Arterielle Hypertonie	Normotonie	Oft arterielle Hypertonie	Normotonie
Liquor cerebrospinalis	Massiv blutig	Klar	Klar	Massiv blutig	Massiv blutig
Röntgenaufnahmen des Schädels	Verdrängung der Epiphyse zur Gegenseite	Erkennbare Verkalkung des Siphons der A. carotis interna; Verlagerung der Epiphyse zur Gegenseite möglich	Epiphyse nicht oder nur gering verlagert	Manchmal partielle Verkalkung der Wand des Aneurysmas	Röntgenologische Darstellung typischer Verkalkungen möglich
Zerebrale Angiographie	Das hämorrhagische Areal erscheint gefäßfrei; die Arterien und Venen der Umgebung sind gestreckt und verlagert	Arterieller Verschluß oder Einengung des Circulus Willisii (A. carotis interna usw.)	Verschluß von Ästen des Circulus Willisii (A. carotis interna usw.)	Typische aneurysmatische Veränderungen von Arterien des Circulus Willisii (A. carotis interna, A. cerebralis media, A. cerebralis anterior usw.)	Charakteristische arteriovenöse Mißbildungen

Erlaubte Reproduktion aus J. G. CHUSID: Correlative Neuroanatomy and Functional Neurology, 14. Ausgabe. Lange 1970.

Zerebrale Gefäßsklerose

Die Diagnose wird vor allem anamnestisch gestellt. Die Kranken klagen über zunehmende Merkfähigkeitsstörungen, Gedankenschwund, Reizbarkeit, Verstimmbarkeit, Rührseligkeit, weiterhin bestehen oft Kopfschmerzen, Schwindelneigung, mimische Starre, Durchschlafstörungen, jedoch starke Einschlafneigung z. B. Einnicken beim Fernsehen, beim Vortrag, beim Lesen.

Objektivierende Untersuchungsmethoden:

1. *Schädelrheogramm* — Beim Schädelrheogramm erkennt man Veränderungen der zerebralen Pulswellen. Weiterhin werden Seitendifferenzen im Durchblutungsvolumen bei jedem einzelnen Pulsschlag erkannt sowie insgesamt Hinweiszeichen auf Verminderung des Durchblutungsvolumens.

2. *Sequenzszintigraphie des Gehirns* — Man erkennt vermindertes Durchblutungsvolumen, verzögerte Anströmung und Seitendifferenzen, die Beurteilung der Gefäßschwingungsfähigkeit z. B. durch Form der einzelnen Pulswelle ist jedoch nicht möglich.

3. *Ophthalmodynamometrie* — Hier werden die Blutdrücke der A. ophthalmica seitengetrennt gemessen. Bei manchen Gefäßerkrankungen mit Blutdruckdifferenzen ergänzt diese Untersuchung die Diagnostik.

4. *EEG* — Es lassen sich unter Umständen sekundäre Folgestörungen im Gefolge der Gefäßsklerose diagnostizieren bis hin zur Altersepilepsie. Die Durchblutungsminderung selbst kann jedoch nicht unmittelbar bewiesen werden.

5. *(Karotisangiographie)* — Diese Untersuchung ist im Alter gefährlicher als bei jüngeren Patienten, die Indikation sollte daher nur in Ausnahmefällen und besonders streng gestellt werden.

Labormethoden gibt es keine. Eine geringe Bedeutung für die weitere Prognose hat die Bestimmung der Lipidwerte, die Verlaufskontrolle der Blutdruckwerte, die Beurteilung irgendwelcher Herzerkrankungen.
Evtl. Ergänzungsdiagnostik wie bei Schwindel aufgeführt   S. 686

Zerebralsklerose

Zerebralsklerose ist ein schlechter Ausdruck für zerebrale Gefäßsklerose. Es handelt sich nicht eigentlich um eine Sklerosierung des Gehirns, sondern der Gefäße.
Siehe daher unter zerebrale Gefäßsklerose bei Durchblutungsstörungen!

Zerebrospinale Tumoren

s. unter Tumoren des zerebrospinalen Systems   S. 776

Zieve-Syndrom

s. unter chronischer Alkohol-Intoxikation   S. 30

Zollinger-Ellison-Syndrom

s. unter Ulcus duodeni   S. 778
und unter Ulcus ventriculi   S. 780

Zungenbrennen

s. unter Glossitis und Glossodynie   S. 308

Zungenentzündung

s. unter Glossitis   S. 308

Zungentrockenheit

Die Differentialdiagnose ergibt sich allgemein-klinisch, Labor nur unterstützend.

Ursachen der Zungentrockenheit

1. Exsikkose *(Hkt ↑)*
   Nach starkem Schwitzen oder nach Erbrechen, nach profusen Durchfällen, nach Blutverlusten,
   bei Flüssigkeitsverlust infolge Diabetes insipidus,
   bei Flüssigkeitsverlust infolge Diabetes mellitus.

2. Bei fieberhaften Erkrankungen,
   insbesondere Sepsis,
   Peritonitis,
   Pneumonie.

3. Botulismus — s. S. 118

4. Endokarditis — s. S. 218

5. Mundatmer (HNO-ärztliche Untersuchung erforderlich: Rhinoskopie).

6. Nach Einnahme verschiedener Medikamente
   v. a. Anticholinergika,
   Magenpräparate mit Anticholinergika,
   Atropin,
   Opium u. verwandte Substanzen.

Zungenvergrößerungen

Als Begleitsymptom tritt oft eine undeutliche oder verwaschene Sprache auf, evtl. auch Atmungsbehinderung oder stridoröse Atmung. Evtl. Speichelträufel. Bei langdauernder Makroglossie schon im Kindesalter bestehend, findet sich eine Deformierung oder Entstellung des Gebißes, offene Prognathie.

Bei der Anamnese ist besonders nach zeitlichem Ablauf, Einnahme von chem. Substanzen und Medikamenten, vor allem lokalen chem. Anwendungen, Mundwässern etc., zu fragen, ebenso nach künstlichen Gebissen oder Teilprothesen. Bei Verdacht auf angiomatösen Prozeß Versuch einer Änderung des Aussehens durch Lageänderung. Bei Tumorverdacht Probeexzision.

Zungenvergrößerungen

Laborprogramm:
BKS,
CRP,
Leuko,
Diff.-BB.,
Hb,
Ery,
Fe,
IgE,
Blutungszeit,
Gerinnungszeit,

bei pathologischem Befund großen
Gerinnungsstatus anschließen,
mindestens *Quick, PTT, Thrombozyten.*

Serumelektrophorese,
TPHA.

Ergänzungsdiagnostik:
Röntgen: Wenig Aussage zu erwarten, höchstens bei Verkalkungen nach umschriebenen Entzündungen oder bei Inversion in umgebenden Knochenbereichen bei malignen Erkrankungen. Ein besserer Erfolg ist vom CTG zu erwarten.

Sonologische Untersuchungen: Mit einer Spezialsonde können die tieferen Schichten der Zunge besser beurteilt werden.

Probeexzision.

Differentialdiagnostik:

I. Akut entzündliche Veränderungen der Zunge:

Leitsymptom: Schmerzen, evtl. Fieber, akuter Verlauf. Entzündungstests können positiv sein *(Leuko, CRP, BKS, Alpha-2-Glob.* ↑),

Mundschleimhauterysipel,

Evtl. *ASL-Titer* ↑, evtl. *ASTAL-Titer* ↑

Lungenabszeß,

Lungenphlegmone

Leuko ↑↑.
Regionale Lymphknotenschwellungen!
Fieber, erhebliche Allgemeinbeeinträchtigung, schmerzhafte Infiltrationen und Schwellungen im Umgebungsbereich, evtl. auch Rötung der Haut im Halsbereich.

II. Chronische Entzündungen

Schmerz als Leitsymptom nicht immer vorhanden, auch Fieber kann fehlen.

Lues, in diesem Falle TPHA +

Lepra,

Lupus vulgaris,

Melkersson-Rosenthal-Syndrom — Vor allem jüngere Frauen betroffen, schmerzlose Schwellungen im Wangen-Zungen- und Lippenbereich, extreme Makroglossie möglich, evtl. Fazialisparese oder regionale Lymphknotenschwellungen vorhanden.

Diagnose: Probeexzision: Histologisch diffuses, knötchenförmiges Granulationsgewebe und Ödem.

III. Allergische Erkrankungen

Allergisches Ödem,

Urtikaria,

Anaphylaktisches Reaktionen,

Quincke-Ödem — Allergie-Tests nicht immer positiv, evtl. IgE erhöht.

Diff.-BB.: Eosinopholie möglich, aber auch Aneosinophilie kommt vor, insbesondere bei anaphylaktischen Reaktionen.

Anamnestisch nach rezid. Kontakt mit chem. Substanzen forschen, z. B. Mundwässer, Zahnpasten.

Zahnärztl. Werkstoffe, evtl. auch Genußmittel. Nicht selten iatrogene Ursachen, vor allem Penicillin G und Penicillinabkömmlinge, Pyrazolonabkömmlinge, Hydantoinsulfonamid-Lokalanästhetika.

Allergenextrakte,
Insulin,
Insektenstiche.

IV. Mykosen

Aktinomykose,   Brettharte Infiltrate, Diagnostik s. S. 16
Moniliagranulom,
Plastomykose.   } Im außereuropäischen Raum.

V. Makroglossien nach Blutungen in den Zungenbereich

	Gerinnungsstatus
Hämophilie,	
Morbus Werlhof,	
Morbus Osler-Rendu,	Mikroangiome, dominant vererbbar.
Neoplasmen	BKS ↑, *Alpha-2-Glob.* ↑, *Fe* ↓,
Karzinome,	Von der Haut aus beginnend, daher frühzeitig erkennbar.
Sarkome,	
Zylindrome,	
Melanome,	
Schwannome,	Das Zungenkarzinom kann langsam aber auch sehr rasch wachsen, entweder ulzerös oder anfänglich auch gedeckt wachsen. Lokale Schmerzen können vorhanden sein, fehlen aber auch sehr häufig. Lymphknoten im zugehörigen Lymphgebiet vergrößert, derb und meist indolent. Probeexzision!
Acanthosis nigricans	Papillomatöse Wucherung auch im Wangen-Lippen- und Gaumenbereich möglich. An der Schleimhaut findet sich im Gegensatz zur Haut eine wesentlich schwächere Pigmentierung. Die Papillomatose steht im Vordergrund. Oft Kombination mit malignen Tumoren im Bereich des Magen-Darm-Trakts, daher auch hier Neoplasma-Tests, insbesondere Röntgendiagnostik des Magen-Darm-Traktes von besonderer Bedeutung.

VI. Makroglossie bei Stauungen

Rechtsherzinsuffizienz,
Trikuspidalstenose,
Pulmonalstenose,
Portale Hypertension   Rot-violette Verfärbung der Zunge, Venen auf der Zungenunterseite gestaut, Halsvenen sind dabei äußerlich ebenfalls immer gestaut und dilatiert.

VII. Muskuläre Zungenhypertrophie

Histologischer Nachweis von Hyperplasmie bzw. Hypertrophie der Zungenfasern, Ätiologie unbekannt.

VIII. Makroglossie bei hormonellen Erkrankungen

Myxödem,	*PBI ↓, T3 ↓, T4 ↓, TSH ↑, TSH II nach TRH-Belastung ↑↑, Chol. ↑.*
Akromegalie,	Neben Makroglossie auch wulstiger Lippenriesenwuchs etc. nachweisbar. Diagnostik s. S. 15

IX. Makroglossien bei genetischen Degenerationen und Mißbildungen

Mongolismus (= Langdon-Down-Syndrom),	Mimikarmut, stumpfer Gesichtsausdruck, Sattelnase, Ohrmuscheldysplasie, Schwachsinn.
D-Lange-Syndrom,	Unterkieferhypoplasie, Hypertelorismus, Brachyzephalus.
Wiedemann-Beckwith-Syndrom,	Geburtsübersicht, starke Geburtsgröße, BZ ↓.
Dysostosis maxillofacialis,	Oberkieferhypoplasie, Jochbeinhypoplasie, abgeflachter Kieferwinkel.
Sturge-Weber-Krabbe-Syndrom,	
Marfan-Syndrom,	
Ehlers-Danlos-Syndrom,	
Neurofibromatose v. Recklinghausen	Lappige Zungenvergrößerung, histologischer Nachweis durch Probeexzision!

X. Speicherkrankheiten

Hyalinosis cutis	Lipoproteinose
(Urbach-Wiethe-Syndrom)	Gelblich weiße, steife, kolbig verdickte Zunge, oft in Kindheit schon Heiserkeit. Hyalinisierung des Gewebes durch Eiweißausfällung.

Zwergbandwurm

s. unter Wurmkrankheiten   S. 820

Zwölfingerdarmgeschwür

s. unter Ulcus duodeni   S. 778

Zyanose

I. Pulmonale Zyanose
  A) Akut
  B) Chronisch

II. Kardiale Zyanose

III. Zyanose durch Methämoglobinbildung

IV. Periphere Zyanose

I. Pulmonale Zyanose
A) Akut
Leitsymptom:
Dyspnoe, Blauverfärbung, im Vordergrund steht die akut aufgetretene Grunderkrankung
  Tracheastenose,
  Larynxstenose,
  Pneumonie,
  Lungenembolie,
  Schwerer akuter Asthmaanfall,
  Atelektasen,
  Pneumothorax verschiedener Ursachen,
  Akute schwere Ergüsse.

Labor:
> $pCO_2 \uparrow$,
> $pO_2 \downarrow$,
> *übriges Labor je nach Grundkrankheit.*
> *EKG: Evtl. P pulmonale.*

B) Chronisch

Leitsymptom:
Aschgraue bis rot-violette Zyanose. Am Anfang nur Belastungsdyspnoe, in fortgeschrittenen Fällen auch Ruhedyspnoe. Häufig Kopfschmerzen. Im Gefolge der Erkrankung können Trommelschlegelfinger und Uhrglasnägel auftreten.

Labor:
> $Hb \uparrow$,
> $Ery \uparrow$,
> $Hkt \uparrow$,
> *Leuko je nach Grundkrankheit,*
> $pCO_2 \uparrow$,
> $pO_2 \downarrow$.
> *EKG: Rechtstyp.*

Röntgen-Thorax:
Cor pulmonale, Zeichen einer pulmonalen Hypertonie, evtl. Hinweiszeichen auf die Grundkrankheit.

Spirographie:
Stark path. Werte.

II. Kardiale Zyanose

A) Angeborene Herzfehler

Leitsymptome:
Frühzeitig auftretende Zyanose, Herzgeräusch.

Labordiagnostik:
$Ery \uparrow$, oft 6–8 Mill./cmm,
$Hb \uparrow$, durchschnittliches Zellhämoglobin vermindert,
Ery-Volumen oft vermindert,
Fe oft $\downarrow$.

836 Zyanose

Wichtige Ergänzungsdiagnostik:
Röntgen-Thorax, (s. auch unter Herzfehler S. 352)
EKG, (Rechtstyp, bei Eisenmangel-Syndrom
oft Rechtsschenkelblock).
Phonokardiogramm.
In Herzzentren ergänzende Diagnostik
Herzkatheter,
Angiokardiographie.

B) Linksherzinsuffizienz

Leitsymptome:
Oft nur mäßige Zyanose und oft auch nur unter Belastung auftretend, neben Dyspnoe auch oft feuchte RGs und evtl. Pleuraerguß nachweisbar. Evtl. Mitralklappenfehler auskultatorisch nachweisbar.
Röntgen-Thorax
Herzbefund unterschiedlich je nach Grundkrankheit, Lungenstauung nachweisbar. Evtl. Stauungserguß.
EKG,
Phonokardiogramm bei Mitralklappenfehler.

Labor:
pCO_2 ↑,
pO_2 ↓,
Herzminutenvolumen ↓.

C) Zyanose bei sekundärer Herzerkrankung durch Störung des Herzstoffwechsels,
Adipositas,
Glomerulonephritis,
Phäochromozytom,
Beri-Beri, *(Brenz-Traubensäure* ↑*).*
Glykogenspeicher- (Leitsymptom: Hepatomegalie)
krankheit.

III. Zyanose bei Methämoglobinbildung

Labor:
1. Hinweiszeichen
 Nachweis von Heinz'schen Innenkörpern,
 Evtl. normochrome Anämie.

2. Diagnostisch beweisend
Spektroskopischer Nachweis von Methämoglobin mit typischer Bande.
Nach Askorbinsäureinjektion deutliche Verminderung der Zyanose (0,2 ml einer 1%igen Lösung/kg Körpergewicht).

IV. Periphere Zyanosen
1. Arterielle Erkrankungen s. unter Durchblutungsstörungen S. 179
2. bei Venenerkrankungen s. S. 789

Zystinspeicherkrankheit
s. unter Abderhalden-Fanconi-Syndrom   S. 1

Zystizerkose
s. unter Wurmerkrankungen   S. 824

Einheiten, Meßgrößen und neue Normalwerte in SI-Einheiten sowie Umrechnungsfaktoren

Um die Vielzahl der bei der Angabe von Meßergebnissen benutzten Einheiten und Symbole zu reduzieren, haben verschiedene internationale Organisationen Empfehlungen für Meßgrößen und Einheiten in der klinischen Chemie und Hämatologie ausgearbeitet. Diese basieren auf dem Internationalen System der Maßeinheiten, welches laut Bundesgesetz ab 1.1.1978 ausschließlich verwendet werden darf (SI-Einheiten).

Meßgrößen

Das Internationale System basiert auf den folgenden voneinander unabhängigen Basisgrößen:

Basisgröße	Basiseinheit	Symbol
Länge	Meter	m
Masse	Kilogramm	kg
Zeit	Sekunde	a
Stromstärke	Ampère	A
Temperatur	Kelvin	K
Lichtstärke	Candela	cd
Stoffmenge	Mol	mol

Abgeleitete Meßgrößen

Aus den Basisgrößen entstehen durch eine mathematische Beziehung die abgeleiteten Meßgrößen.

Abgeleitete Meßgröße	Einheit	Symbol
Fläche	Quadratmeter	m^2
Volumen	Kubikmeter	m^3
Geschwindigkeit	Meter pro Sekunde	m/s
Stoffmengenkonzentration	Mol pro Kubikmeter	mol/m^3
Druck	Pascal	Pa
Energie, Arbeit, Wärmemenge	Joule	J

Vielfache der Einheiten

Durch das Vorsetzen von den in folgender Tabelle aufgeführten Vorsilben werden dezimale Vielfache oder Teile der Einheiten gebildet.

Faktor	Vorsilbe	Symbol
10^{12}	Tera-	T
10^{9}	Giga-	G
10^{6}	Mega-	M
10^{3}	Kilo-	k
1	—	—
10^{-3}	Milli-	m
10^{-6}	Mikro-	µ
10^{-9}	Nano-	n
10^{-12}	Pico-	p
10^{-15}	Femto-	f

Meßgrößen und Einheiten in der Laboratoriumsdiagnostik

Biochemischen Mechanismen liegen definierte chemische Reaktionen zugrunde. Die Meßergebnisse solcher Reaktionen sollten deshalb besser die beteiligten Moleküle, Atome oder Ionen beschreiben.

- Anstelle der Bezeichnung „**Masse**" (kg) tritt deshalb die „**Stoffmenge**" (mol). Die „**Massenkonzentration**" (kg/l) wird durch die „**Stoffmengenkonzentration**" (mol/l) ersetzt.
- Statt der Volumeneinheit „**Kubikmeter**" (m^3) darf die Bezeichnung „**Liter**" (l) weiter verwendet werden, weil diese Einheit und ihre Untereinheiten (ml, µl) sich in der Chemie als sehr zweckmäßig erwiesen haben.
- Weiterhin sind folgende nicht zum SI-System gehörende Einheiten noch zugelassen: Minute (min), Stunde (h), Tag (d), Grad Celsius (°C).
- Prozentangaben sollen nicht mehr verwendet werden. Deshalb ist z. B. der Hämatokritwert durch einen Dezimalbruch anzugeben (z. B. $45/100 = 0{,}45$). Diese Regelung unterbleibt vorerst noch bei folgenden Untersuchungen: Kohlenoxyd-Hämoglobin (CO-Hb), Methämoglobin (Met-Hb), Elektrophorese.
- Die Konzentration solcher Substanzen, bei denen die Molekülgröße noch nicht bekannt ist (z. B. Hämoglobin) oder von Stoffgemischen (z. B. Gesamtprotein) kann noch nicht als Stoffmengen-, sondern muß noch als Massenkonzentration (g/l, mg/l) angegeben werden.
- Bei Enzymen kann aus den gleichen Gründen keine Massen- oder Stoffmengenkonzentration angegeben werden. Sie werden weiterhin aufgrund ihrer Aktivität bestimmt. Internationale Einheit (U) für die Enzymaktivität ist diejenige Enzymmenge, welche den Umsatz von 1 Mikromol Substrat pro Minute (Meßtemperatur 25° C, optimale Reaktionsbedingungen) bewirkt. Zukünftig wird die Dimension „mU/ml" ohne Veränderung der Zahlenwerte durch „U/l" ersetzt.
- Bei Clearance-Untersuchungen ist das Ergebnis nicht mehr in „ml/min", sondern in „ml/s" anzugeben.

	Normalwert (SI-Einheit)	Faktor neu → alt	Normalwert (alte Einheit)	Faktor alt → neu
Aldolase	0,5 – 3,1 U/l	1	0,5 – 3,1 mU/ml	1
Alkalische Phosphatase	60 – 190 U/l	1	60 – 190 mU/ml	1
Ammoniak	F: 11 – 51 µmol/l M: 15 – 60 µmol/l	–	–	–
Amylase	70 – 300 U/l	–	–	–
Bilirubin, gesamt	bis 18,8 µmol/l	0,0585	bis 1,1 mg/100 ml	17,104
Bilirubin, direkt	bis 5,1 µmol/l	0,0585	bis 0,3 mg/100 ml	17,104
Bromthalein-Test	2 – 5 mg/l	0,1	0,2 – 0,5 mg/100 ml	10
Calcium	2,25 – 2,75 mmol/l	2	4,5 – 5,5 mval/l	0,5
Chlorid	94 – 106 mmol/l	1	94 – 106 mval/l	1
Cholesterin	< 40 J 6,4 mmol/l < 50 J 7,3 mmol/l > 50 J 8,5 mmol/l M: < 30 J 6,7 mmol/l > 30 J 7,3 mmol/l „Ideal": < 30 J < 6,0 mmol/l < 60 J < 6,7 mmol/l	38,7	F: < 40 J 250 mg/100 ml < 50 J 280 mg/100 ml > 50 J 330 mg/100 ml M: < 30 J 260 mg/100 ml > 30 J 280 mg/100 ml „Ideal": < 30 J < 230 mg/100 ml < 60 J < 260 mg/100 ml	0,0259

Serum und Plasma

	Normalwert (SI-Einheit)	Faktor neu → alt	Normalwert (alte Einheit)	Faktor alt → neu
Cholinesterase	3000 – 8000 U/l	0,001	3 – 8 U/ml	1000
CO-Hämoglobin	bis 10 %	–	–	–
Cortisol	0,23 – 0,61 µmol/l	36,25	8,5 – 22,1 µg/100 ml	0,0276
CPK opt.	bis 50 (100) U/l	1	bis 50 (100) mU/ml	1
Eisen	F: 10,8 – 25,1 µmol/l M: 14,3 – 26,8 µmol/l	5,585	F: 60 – 140 µg/100 ml M: 80 – 150 µg/100 ml	0,1791
Eisenbindg.-Kapazität total	45 – 72 µmol/l	5,585	250 – 400 µg/100 ml	0,1791
Eiweiß	65 – 80 g/l	0,1	6,5 – 8,0 g/100 ml	10
Elektrophorese Albumin einschließlich Präalbumin α_1-Globulin α_2-Globulin β-Globulin γ-Globulin	57 – 68 Rel.-% 1,8 – 4,0 Rel.-% 5,0 – 9,0 Rel.-% 8,3 – 12,5 Rel.-% 12 – 19 Rel.-%	–	–	
γ-GT	F: 4 – 18 U/l M: 6 – 28 U/l	1	F: 4 – 18 mU/ml M: 6 – 28 mU/ml	
Gesamt-Eiweiß siehe Eiweiß				

Serum und Plasma

	Normalwert (SI-Einheit)	Faktor neu → alt	Normalwert (alte Einheit)	Faktor alt → neu
GIDH akt.	F: bis 3 U/l M: bis 4 U/l	1	F: bis 3 mU/ml M: bis 4 mU/ml	1
Glukose	3,9 – 5,6 mmol/l	18,02	70 – 100 mg/100 ml	0,0555
Glukosebelastungen: orale Belastung (100 g Glukose) i.v.-Belastung (Conard-Test) Tolbutamid-Test	1. Std: bis 8,88 mmol/l 2. Std: bis 6,66 mmol/l 1,2 – 2,0% Elimin./min. T_3 – 1,5	18,02	bis 160 mg/100 ml bis 120 mg/100 ml	0,555
GOT opt.	F: bis 15 U/l M: bis 18 U/l	1	F: bis 15 mU/ml M: bis 18 mU/ml	1
GPT opt.	F: bis 17 U/l M: bis 22 U/l	1	F: bis 17 mU/ml M: bis 22 mU/ml	1
Harnsäure	F: 140 – 340 µmol/l M: 200 – 400 µmol/l	0,0168	F: 2,4 – 5,7 mg/100 ml M: 3,4 – 7,0 mg/100 ml	59,485
Harnstoff	bis 6,7 mmol/l	6,006	bis 40 mg/100 ml	0,1665
HBDH opt.	bis 140 U/l	1	bis 140 mU/ml	1
Kalium	3,6 – 5,1 mmol/l	1	3,6 – 5,1 mval/l	1

Serum und Plasma

	Normalwert (SI-Einheit)	Faktor neu → alt	Normalwert (alte Einheit)	Faktor alt → neu
Kreatinin	bis 97,2 µmol/l	0,0113	bis 1,1 mg/100 ml	88,402
Kupfer	11 – 24 µmol/l	6,3546	70 – 150 µg/100 ml	0,1574
Lactat (Plasma)	kapillar: 0,43 – 3,07 mmol/l venös: 0,3 – 1,1 mmol/l			
LAP opt.	11 – 35 U/l	1	11 – 35 mU/ml	1
LDH opt.	bis 240 U/l	1	bis 240 mU/ml	1
Lipase	bis 45 U/l	1	bis 45 mU/ml	1
Lipoprotein-Elektrophorese				
Lithium	0,00 – 0,05 mmol/l Therapiebereich: 0,6 – 0,8 mmol/l	1	0,00 – 0,05 mval/l	1
Magnesium	0,8 – 1,0 mmol/l	2	1,6 – 2,0 mval/l	0,5
Met-Hämoglobin	0,2 – 1,5 %			
Natrium	134 – 152 mmol/l	1	134 – 152 mval/l	1
Neutralfette siehe Triglyceride				

	Normalwert (SI-Einheit)	Faktor neu → alt	Normalwert (alte Einheit)	Faktor alt → neu
PBJ	236 – 630 mmol/l	0,0127	3,0 – 8,0 µg/100 ml	78,802
Phosphor	0,8 – 1,3 mmol/l	1,8	1,5 – 2,3 mval/l	0,5556
Protein siehe Eiweiß				
PSP – 60	bis 0,87 mg/l	100	bis 87 µg/100 ml	0,01
Saure Phosphatase Gesamte saure Ph. Prostata Ph.	bis 11 U/l bis 4 U/l	1	bis 11 mU/ml bis 4 mU/ml	1
Triglyceride	bis 1,96 mmol/l	87,5	bis 172 mg/100 ml	0,0114

Blutgas

	Normalwert (SI-Einheit)	Faktor neu → alt	Normalwert (alte Einheit)	Faktor alt → neu
pH	F: 7,39 – 7,44 M: 7,37 – 7,44			
pO_2	8,7 – 14,0 kPa	7,502	65 – 105 mm Hg	0,1333
pCO_2	F: 4,1 – 5,6 kPa M: 4,5 – 5,9 kPa	7,502	F: 31 – 42 mm Hg M: 34 – 44 mm Hg	0,1333
Akt. Bikarbonat	21 – 25 mmol/l	1	21 – 25 mval/l	1
Gesamt-CO_2	2,9 – 4,0 kPa	7,502	22 – 30 mm Hg	0,1333
Basenüberschuß	–2,5 bis +2,5			

Harnwerte

	Normalwert (SI-Einheit)	Faktor neu → alt	Normalwert (alte Einheit)	Faktor alt → neu
Adrenalin	13,6 – 47,5 nmol/24 h	0,1832	2,5 – 8,7 µg/24 h	5,4582
δ-Aminolävulinsäure	0,0 – 41,2 µmol/24 h	0,0131	0,0 – 0,54 mg/100 ml	76,26
Amylase	100 – 2000 U/l	1	100 – 2000 mU/l	1
Barbiturate	Nachweis qualitativ			
Calcium	3,25 – 8,25 mmol/24 h	2	6,5 – 16,5 mval/24 h	0,5
Chlorid [+]	120 – 240 mmol/24 h	1	120 – 240 mval/24 h	1
Desferal-Test	bis 89,6 µmol/6 h	5,5847	bis 500 µg/6 h	0,1791
Eisen	0,7 – 2,7 µmol/24 h	55,847	40 – 150 µg/24 h	0,01791
Eiweiß	25 – 70 mg/24 h	–	–	
Elektrophorese	Normalwerte nicht bekannt	–	–	
Fruktose (Ejakulat)	11,1 – 22,2 mmol/l	180,16	2000 – 4000 µg/ml	0,00555
Glukose	bis 2,5 mmol/l	18,016	bis 90 mg/100 ml	0,0555

Harnwerte

	Normalwert (SI-Einheit)	Faktor neu → alt	Normalwert (alte Einheit)	Faktor alt → neu
Gonadotropine LH	F: prä- und postovulat. 8 – 50 IE/24 h ovulatorisch 50 – 200 IE/24 h postmenopausal 25 – 180 IE/24 h M: 9 – 40 IE/24 h	—	—	
Gonadotropine FSH	F: prä- und postovulat. 2 – 10 IE/24 h ovulatorisch 8 – 26 IE/24 h postmenopausal 10 – 65 IE/24 h Mi: 2 – 12 IE/24 h	—	—	
Harnsteine	Nachweis qualitativ			
17-Hydroxy-Corticosteroide	F: 5,5 – 22,1 µmol/24 h M: 8,3 – 27,6 µmol/24 h	0,3625	F: 2 – 8 mg/24 h M: 3 – 10 mg/24 h	2,7586
5-Hydroxyindolessigsäure	bis 52,3 µmol/24 h	0,1912	bis 10 mg/24 h	5,2304

	Normalwert (SI-Einheit)	Faktor neu → alt	Normalwert (alte Einheit)	Faktor alt → neu
Hydroxyprolin	1 – 13 J: 25 – 80 mg/24 h/m² KO 14 – 21 J: schwankende Werte wegen unterschiedl. Wachstumsschübe 22 – 65 J: 6 – 22 mg/24 h/m² KO über 66 J: 5 – 17 mg/24 h/m² KO	—	—	
Kalium +)	35 – 80 mmol/24 h	1	35 – 80 mval/24 h	1
Katecholamine, siehe Adrenalin und Noradrenalin				
17-Ketosteroide	F: 20,8 – 48,5 µmol/24 h M: 34,7 – 62,4 µmol/24 h	0,288	F: 6 – 14 mg/24 h M: 10 – 18 mg/24 h	3,4674
Kreatin	F: bis 1144 µmol/24 h M: bis 610 µmol/24 h	0,1311	F: bis 150 mg/24 h M: bis 80 mg/24 h	7,6254
Kreatinin	7,0 – 22,0 mmol/24 h	113,12	0,8 – 2,5 g/24 h	8,8
Kreatinin-Clearance	1,42 – 2,67 ml/s	60	85 – 160 ml/min	0,0167

	Normalwert (SI-Einheit)	Faktor neu → alt	Normalwert (alte Einheit)	Faktor alt → neu
Kupfer	bis 0,78 µmol/24 h	63,546	bis 50 µg/24 h	0,01574
Magnesium	0,4 – 4,1 mmol/l 2,1 – 6,2 mmol/24 h	2	0,8 – 8,2 mval/l 4,1 – 12,3 mval/24 h	0,5
Natrium [+]	120 – 220 mmol/24 h	1	120 – 220 mval/24 h	1
Noradrenalin	82,8 – 295,5 nmol/24 h	0,1692	14 – 50 µg/24 h	5,9109
Phosphor, anorg.	22,6 – 48,5 mmol/24 h	0,03097	0,7 – 1,5 g/24 h	32,3
Phosphat-Clearance	0,17 – 0,22 ml/s	60	10 – 13 ml/min	0,0167
Porphyrine Uroporphyrin Coproporphyrin Protoporphyrin	bis 24,1 nmol/24 h bis 152,7 nmol/24 h bis 26,7 nmol/24 h	0,8308 0,6547 0,5627	bis 20 µg/24 h bis 100 µg/24 h bis 15 µg/24 h	1,2037 1,5273 1,7773
Vanillinmandelsäure	15,1 – 32,7 µmol/24 h	0,1988	3 – 6,5 mg/24 h	5,0309
Xylose-Belastung	40 – 73 mmol/5 h = 24 – 44 % Ausscheidung	0,15	6,0 – 11,0 g/5 h 24 – 44 % Ausscheidung	6,6667

[+] abhängig von der Zufuhr.

Anhang

Meteorismus (Blähungen, Flatulenz)
Chronischer Meteorismus

Vorbemerkungen: Mit jeder Mahlzeit bilden sich bei der Verdauung 1–2 Liter Gase. Alle Darm- und Blutgase diffundieren entsprechend dem Gefälle ihrer Partialdrücke in beiden Richtungen durch die Darmwand zum Druckausgleich. Ca. 80% des gebildeten Gases werden durch das Blut aufgenommen und durch die Lunge abgeatmet. Per 24 Std. werden nur etwa 1000 ccm Gas als Flatus physiologischerweise ausgestoßen. Physiologische Gasansammlungen finden sich nur in geringem Maße in der Magenblase und als stagnierende Gasmenge in der linken Kolonflexur. Der Dünndarm ist normalerweise gasfrei. Spiegelbildungen im Dünndarm (Röntgenaufnahme im Stehen!) deuten auf Ileus hin.

Differentialdiagnostik:
A Vermehrte Zufuhr und vermehrte enterale Gasbildung.

Aerophagie	Meist bei Neurosen, oft durch Tranquilizer zu bessern. Oft gleichzeitig arterielle pCO_2 (Respiratorische Alkalose)

Vermehrte Zufuhr starker gasbildender Nahrung.
  Kohl
  Hülsenfrüchte
  Käse

Vermehrter Befall der Nahrung durch gasbildende Bakterien.
  z. B. alte Salate
  Nahrungsaufbewahrung bei hoher Temperatur etc.

Maldigestionssyndrome	s. auch S. 500 und S. 503
Dysfermentie	
Dyscholie	Die meisten Leberkrankheiten!

B Diffusionsstörung
1. Venöse Stase
    Leberkrankheiten u. a. Leberzirrhose (γ-Glob. →, CHE →)
    Am stärksten ausgeprägt bei portaler Hypertension.
2. Veränderungen und Entzündungen der Darmwand (bakteriell, allergisch, Schleimhautatrophie)
3. Rechtsherzinsuffizienz

C Verminderter Abtransport
1. Langes Sitzen, Bewegungsmangel
2. Ileus (mechanisch, reflektorisch)
3. Zirkulationsstörungen (s. Bd. 1 und Bd. 3)
4. Gestörte Exhalation bei Lungenkrankheiten

Labor:
GPT,
GOT,
Indikan,
K,
evtl. Blutgasanalyse,
Elphor,
Ch-E,
evtl. IGE
Stuhl auf unverdaute Bestandteile,
Stuhl auf Chymotrypsin,
Bestimmung der Aziditätsverhältnisse des Magens

Ergänzungsdiagnostik:
Röntgen Abdomenübersicht im Stehen,
evtl. Rö-Thorax.

Literaturverzeichnis

Adams, A.E.: Pathophysiologie der Bewußtseinsstörungen. Münch. med. Wschr. *113*, 785-792 (1971)

Bacq, A.: In: Klinische Pathophysiologie. Siegenthaler (Hrsg.). Stuttgart: Thieme 1976

Bartelheimer, H., Jores, A.: Klinische Funktionsdiagnostik. Stuttgart: Thieme 1973

Begemann, H.: Klinische Hämatologie. Stuttgart: Thieme 1975

Bell, E.J., Grist, N.R.: Echoviruses, carditis and acute pleurodynia. Lancet *I*, 326 (1970)

Berendes, J.: Kopfschmerzen aus der Sicht des HNO-Arztes. Dtsch. Ärztebl. *70*, 1052 (1973)

Blum, L.A., Brühlmann, W., Peter, P., Krejs, G.J.: Diagnose und Differentialdiagnostik der chronischen Pankreatitis. Münch. med. Wschr. *117*, 1979 (1975)

Böhm, Cl. Die entzündlichen Erkrankungen der Herzwand – ihre Symptomatik u. Therapie. Med. Monatsspiegel MERCK 1971

Bonvin, B., Rüedi, P.: Zur Diagnostik und Therapie des paranephritischen Abszesses. Schweiz. Rundschau Med. (Praxis) *65*, 1010 (1976)

Brehmer, B., Sonnenberg, S.: Therapiewoche *26*, 4400 (1976)

Breuer, H., Büttner, H., Hillmann, G., Stamm, D.: Klinische Chemie in Einzeldarstellungen. In: Müller-Plathe, O.: Säure-Basen-Haushalt und Blutgase. Stuttgart: Thieme 1973

Bücherl, E.S., Krück, F., Leppla, W., Scheler, F.: Postoperative Störungen des Elektrolyt- und Wasserhaushaltes. Stuttgart – New York: Schattauer 1968

Build and Blood Pressure Study, Bd. 1, S. 16. Chicago: Society of Actuaries 1959 (Auf metrische Maße umgerechnet)

Bundesgesundheitsamt: Cholera. Merkbl. Nr. 25. In: Dtsch. Ärztebl. *69*, 1876 (1972)

Cegla, U.H., Meier-Sydow, J.: Diagnostik und Therapie der Sarkoidose. Medizin *1*, 37 (1973)

Clauss, H., Dahmer, J., Weinrich, W.: Zervikaler Kopfschmerz. Med. Welt *25*, 115 (1974)

Collo, D.: Differentialdiagnose der Makroglossie. Dtsch. Ärztebl. *72*, 2693 (1975)

Diamonde, S.: Was ist neu und wichtig in der Kopfschmerzforschung? Med. Tribune *8*, 27 (1973)

Dieckmann, H.: Kopfschmerz nicht selten Symptom eines intrakraniellen Prozesses. Medizin *3*, 1326 (1975)

Dieckmann, H.: Leitsymptom Kopfschmerz. Ärztl. Prax. *28,* 1548 (1976)
Dietrich, H.: Kopfschmerzen aus psychiatrischer Sicht. Mkurse ärztl. Fortbild. *24,* 498 (1974)
Eastham, R.D.: A Laboratory Guide to Clinical Diagnosis, 3rd ed. Baltimore: Williams & Wilkins 1973
Ehrhardt, W., Neumann, H., Schmidt, L.H., Wessig, H.: Säure-Basen-Gleichgewicht des Menschen. Darmstadt: Steinkopff 1975
Ellegast, H., Kainberger, F., Wewalka, F.: Ileus-pathophysiologische und klinische Probleme. München – Berlin – Wien: Urban & Schwarzenberg 1973
Enghardt, A.: diagnostik *5,* 403 (1972)
Exner. G.: Vertebragener Kopfschmerz. Dtsch. Ärztebl. *70,* 1049 (1973)
Ferlinz, R.: Ätiologische Zuordnung und Behandlung atypischer febriler Lungenerkrankungen in der Praxis. Med. Welt *27,* 786 (1976)
Flaho, M. et al.: Med. Welt *26,* 456 (1975)
Gartmann, H.: Zum derzeitigen Stand der Diagnose und Therapie der Gonorrhoe. Rhein. Ärztebl. *29,* 442 (1975)
Gibbs, Ph.: Three cases of acute ketotic diabetes mellitus with myocarditis: A common viral origin? Brit. med. J. *20,* 781 (1974)
Gitter, A., Heilmeyer, L. (Hrsg.): Taschenbuch klinischer Funktionsprüfungen. Stuttgart: G. Fischer 1969
Gombos, G.M., Moreno, D.H., Bedrossian, P.B.: Retinaler Gefäßverschluß durch Einnahme oraler Kontrazeptiva. Medizin *4,* 679 (1976)
Gostomzyk, J.G.: Epidemiologie der Kindesmißhandlung. ZFA *52,* 1048 (1976)
Grabner, W.: Kortikoid-Langzeitbehandlung. Fortschr. Med. *91,* 517 (1973)
Grabner, W.: Nebenwirkung der Glukokortikoide bei hochdosierter Langzeitbehandlung. FdM-Tabellen. Fortschr. Med. *90,* 665-666 (1972)
Granz, W., Ziegler, K.: Tropenkrankheiten. Leipzig: Barth 1976
Grebe, F.: Leber-, Milz-, Pankreasszintigraphie, Galliumszintigraphie. Therapiewoche *26,* 840 (1976)
Grist, N.R.: Viruses and myocarditis. Postgrad. med. J. *48,* 750 (1972)
Gröbe, H.: Differentialdiagnose der Bewußtseinsstörungen im Kindesalter. Mkurse ärztl. Fortbild. *24,* 251 (1974)
Grumbach, A., Bonin, O. (Hrsg.): Die Infektionskrankheiten des Menschen. Stuttgart: Thieme 1969
Gutsche, H., Schirop, T., Buschmann, E.: Blutzucker – und Seruminsulinverlauf beim oralen Glukosetoleranztest. Dtsch. Ärztebl. *72,* 3513 (1975)

Hagel, F. K.: Herzinsuffizienz. Einteilung, Diagnose, Therapie. Fortschr. Med. *92,* 901 (1974)
Heesen, H.: Laborbefunde in der Differentialdiagnostik innerer Krankheiten. Stuttgart: Thieme 1970
Hegglin, R.: Differentialdiagnose innerer Krankheiten. Stuttgart: Thieme 1975
Heyck, H.: Der Kopfschmerz. Kurzmonographien Sandoz 5, 1972
Hillemacher, A.: „Gefährliche" Kopfschmerzen. psycho *1,* 58 (1975)
Horster, F. A.: Differenzierte tech. Diagnostik bei Schilddrüsen-Krankheiten. Mkurse ärztl. Fortbild. *26,* 77 (1976)
Huhn, D., Heinze, H. G., Steidle, Ch.: Diagnose und Therapie bei Morbus Hodgkin. Münch, med. Wschr. *115,* 865 (1973)
Irmscher, K.: Über- und Unterfunktionszustände der Nebenschilddrüse. Rhein. Ärztebl. *26,* 488 (1972)
Jäckel, H.-O.: Jahrestagung Rechtsmedizinische Gesellschaft Wien. Med. Tribune *8,* 1 (1973)
Jesserer, H.: Prinzipien der Osteoporose-Therapie. Fortschr. Med. *95,* 387 (1977)
Junge-Hülsing, G.: Interne Notfallmedizin. Berlin – Heidelberg – New-York: Springer 1977
Kaufmann, W., Höfer, I., Caesar, K., Saborowski, F.: Fortschritte in der Differentialdiagnose und -therapie entzündlicher Erkrankungen des Herzens. Med. Welt *27,* 772 (1976)
Koller, F., Nagel, G. A., Neuhaus, K.: Internistische Notfallsituationen. Stuttgart: Thieme 1974
Krupp, M., Chatton, M., Margen, Sh.: Diagnose und Therapie in der Praxis. Berlin – Heidelberg – New York: Springer 1972
Labhart, A.: Klinik der inneren Sekretion, 2. neubearb. Aufl. Berlin – Heidelberg – New York: Springer 1971
Láhoda, F.: Kopfschmerzen bei exogenen Intoxikationen. Mkurse ärztl. Fortbild. *24,* 493 (1974)
Lauritzen, Ch.: Grundlagen der hormonalen Therapie klimakterischer Beschwerden. Dtsch. Ärztebl. *72,* 205 (1975)
Lawin, P.: Praxis der Intensivbehandlung. Stuttgart: Thieme 1971
Lawkowicz, W., Krzeminska-Lawkowicz, I.: Differentialdiagnose hämatologischer Erkrankungen. Stuttgart: Thieme 1965
Leiber, B., Olbrich, G.: Die klinischen Syndrome. München – Berlin – Wien: Urban & Schwarzenberg 1972
Lorenz, R.: Intensiv-Behandlung des Schädel-Hirn-Traumas. Med. Klin. *71,* 647 (1976)
Losse, H., Wetzels, E.: Rationelle Diagnostik in der inneren Medizin. Stuttgart: Thieme 1973
Lüderitz, B.: Mkurse ärztl. Fortbild. *24,* Heft 10 (1974)

Lüthy, R., Siegenthaler, W., Eckhardt, R.: Diagnose und Therapie der infektiösen Endokarditis. Dtsch. Ärztebl. *71*, 1081 (1974)

Lund, O.-E.: Kopfschmerzen aus ophthalmologischer Sicht. Mkurse ärztl. Fortbild. *24*, 483 (1974)

Marguth, F.: Kopfschmerzen aus neurochirurgischer Sicht. Mkurse ärztl. Fortbild. *24*, 480 (1974)

Mary, H.H.: Klinik und Therapie der Atmungsinsuffizienz. Therapiewoche *24*, 3819 (1974)

Mathies, H.: Klinik der chronischen Polyarthritis. Med. Welt *25*, 1953 (1974)

May, G.: Virusätiologie der Myokarditis. diagnostik *8*, 182-184 (1975)

Merck, Sharp u. Dohme (Hrsg.): MSD-Manual der Diagnostik und Therapie. München – Berlin – Wien: Urban & Schwarzenberg 1975

Miederer, S.E.: Infusionstherapie bei gastroenterologischen Erkrankungen. Infusionstherapie *2*, 440 (1975)

Moeschlin, S.: Klinik und Therapie der Vergiftungen. Stuttgart: Thieme 1972

Müller, K.T., Gross, R.: Zur Untersuchung und Beurteilung vergrößerter Lymphknoten. ZFA *51*, 1125 (1975)

Müller, W.: Laboratoriumsblätter *1*, 25 (1976)

Mürtz, R.: Indikationen, Methoden und Ergebnisse der Pleura- und Lungenbiopsie. Med. Klin. *68*, 59 (1973)

Mumenthaler: Die nicht banalen Kopfschmerzen. ZFA *51*, 201 (1975)

Mumenthaler, M.: Neurologie. Stuttgart: Thieme 1973

Naumann, H.H.: Leitsymptom Kopfschmerz aus oto-rhino-laryngol. Sicht. Mkurse ärztl. Fortbild. *24*, 488 (1974)

Neppert, J.: Die Onchozerkose und ihre Behandlung. Der Kassenarzt *15*, 182 (1975)

Noelle, H., Müller, K.-H.: Intoxikation. Med. Welt *27*, 1321 (1976)

Novikov, Y.I.: Viral Myocarditis (Russian). Ter. Arkh. *44*, 11 (1972); zit. n. diagnostik 8, 187 (1975)

Pabst, K.: Begriff und Definition der Herzinsuffizienz. Münch. med. Wschr. *113*, 1701 (1971)

Pfister, R.: Nagelveränderungen bei Allgemeinerkrankungen. Dtsch. Ärztebl. *70*, 3427 (1973)

Pia, H.W.: Kopfschmerz als neurochirurgisches Leitsymptom. Dtsch. Ärztebl. *70*, 1056 (1973)

Plassmann, E.: Typhus – Paratyphus. Ärztl. Prax. *26*, 3847 (1974)

Pozo, E., del: Bromocriptin (CB 154) zur Unterdrückung der puerperalen und pathologischen Laktation. Schweiz. Rundschau Med. (PRAXIS) *65*, 181 (1976)

Pralle, H., Löffler, H.: Leukozytose – was steckt dahinter? ZFA *51,* 1142 (1975)

Prellwitz, W.: Klinisch-chemische Diagnostik. Stuttgart: Thieme 1976

Ray, C.G., Portman, J.N., Stamm, S.J., Hickman, R.O.: Hemolytic syndrome and myocarditis. Association with coxsackie virus B infection. Amer. J. Dis. Child *122,* 418 (1971)

Reindell, H., Reindell, H.: Kardiale Beschwerden ohne entsprechend ausgewiesenen organischen Befund. ZFA *51,* 1360 (1975)

Reinhardt, K.: Kopfschmerz, verursacht durch Schilddrüsenzysten. Med. Welt *24,* 528 (1973)

Ricken, D.: Verh. dtsch. Ges. inn. Med. *75,* 591 (1969)

Samman, P.D.: Nagelerkrankungen. Berlin – Heidelberg – New York: Springer 1968

Sarre, H.: Nierenkrankheiten. Stuttgart: Thieme 1967

Schoen, R., Südhof, H.: Biochemische Befunde in der Differentialdiagnose innerer Krankheiten. Stuttgart: Thieme 1965

Schrader, A.: Kopfschmerzen aus internistisch-neurologischer Sicht. Mkurse ärztl. Fortbild. *24,* 475 (1974)

Schrappe, O.: Kopfschmerzen aus psychiatrischer Sicht. Dtsch. Ärztebl. *70,* 1046 (1973)

Schubert, J., Martin, H.: Diagnose und Therapie des multiplen Myeloms. Dtsch. Ärztebl. *70,* 197 (1973)

Schwaiger, M., Rodeck, G., Staib, I.: Lehrbuch der allgemeinen Chirurgie. Stuttgart: Thieme 1969

Seidel, K., Müller, S.: Die rheumatische Karditis. Tägl. Prax. *12,* 515-526 (1971)

Siegenthaler, W.: Klinische Pathophysiologie. Stuttgart: Thieme 1976

Stacher, A.: Differentialdiagnose von Lymphknotenschwellungen. Mkurse ärztl. Fortbild. *24,* 265 (1974)

Stamm, H.: Die Antibaby-Pille. Ther. d. Gegenw. *114,* 1231 (1975)

Straub, W.: Kopfschmerz aus der Sicht des Augenarztes. Dtsch. Ärztebl. *70,* 1051 (1973)

Stumpe, K.O., Krück, F.: Diffentialdiagnose generalisierter und lokalisierter Ödemformen. Mkurse ärztl. Fortbild. *22,* 130 (1972)

Sturm, A., jr.: Diagnose und Differentialdiagnostik der Hypotonie. Therapiewoche *25,* 4995 (1975)

Wagenbichler, P.: Pränatale Diagnostik. Fortschr. Med. *93,* 1520 (1975)

Waller, H.D.: Differentialdiagnose der Splenomegalie. ZFA *51,* 1134 (1975)

Wedler, H.-L.: Zur Symptomatik der Myokarditis. diagnostik *4,* 248 (1971)

Weigel, W., Kaufmann. H.J.: Der verschleierte Pflegeschaden. Röntgen-Bl. *28,* 463 (1975)

Weiß, G.: Diagnostische Bewertung von Laborbefunden. München: Lehmanns 1976
Westermann, K.W.: Pathophysiologie der arteriellen Hypotonie. Ärztl. Gespräch Mai 1973
Wolter, H.H., Thorspeken, R.: Elektrische Erscheinungen des Herzens. In: Klinische Pathophysiologie. Siegenthaler, W. (Hrsg.). Stuttgart: Thieme 1973
Zeh, E.: Die klinische Diagnose der Perikarditis. Therapiewoche *24*, 3753 (1974)
Zimmermann, H., Faust, V.: Differentialdiagnostische Aspekte des Kopfschmerzes. notabene medici 6,14 (1976)

Bezugsquellennachweis

Alkalische Phosphatase opt.
„Optimierte Standard-Methode"

Firma:
Boehringer Mannheim GmbH, Sandhoferstr. 116, Postfach 310120, 6800 Mannheim 31, Tel. 0621/7591

	Bestell-Nummer	Packungsgröße/Tests makro	mikro
monotest® Alk. Phosphatase opt.	123846	20 x 1	20 x 3 HM
monotest® [a]* Alk. Phosphatase opt.	158135	6 x 4	6 x 12 HM
Test-Combination	123854	90	270 HM
Automatenpackung	123862	5 x 100 ml	

Auch für manuelle Durchführung
(Farb-Test, Messung bei 400 bis 420 mm, z.B. Hg 405 nm)

Prinzip:
p-Nitrophenylphosphat wird durch Phosphatasen in Phosphat und p-Nitrophenol gespalten. Die nach einer gewissen Zeit freigesetzte p-Nitrophenol-Menge ist proportional der Phosphatase-Aktivität und kann nach Zugabe von Natronlauge aufgrund ihrer gelben Farbe bei 405 nm bestimmt werden.

Probenmaterial:
Serum, Plasma 0,05 ml (makro)
                0,02 ml (h. mikro)

Normalwerte im Serum:
Erwachsene: 60–170 U/l (25° C)
Kinder (3.–15. Lj.): 151–471 U/l (25° C)

Alkalische Phosphatase
Firma:
Merck, Darmstadt

---

* [a] steht für Automation. Der Test ist besonders geeignet für den Einsatz am Fast Analyzer, kann aber auch für die manuelle Durchführung verwendet werden.

Ammoniak

Firma:
Boehringer Mannheim GmbH, Sandhoferstr. 116, Postfach 3101 20, 6800 Mannheim 31, Tel. 06 21 / 75 91

	Bestell-Nummer	Packungsgröße / Tests makro	mikro
monotest® Ammoniak	125857	9–18	—

Prinzip:
Ammoniak reagiert mit α-Ketoglutarat und NADPH unter katalytischer Einwirkung von GLDH unter Bildung von Glutamat und NADP.

Plasma kann 2 Stunden aufbewahrt werden, Neubildung im Testansatz praktisch ausgeschlossen. Ergebnis liegt 30 min nach Testbeginn vor.

Probenmaterial:
EDTA-Plasma 1,0 ml

Normalwerte im Serum:
Männer: 28,2–80,4 µg/100. ml bzw.
 16,6–47,3 µmol/l
Frauen: 19,5–64,6 µg/100 ml bzw.
 11,5–38,0 µmol/l

Antibiotika-Testringe

Zur Empfindlichkeitsprüfung von bakteriellen Krankheitserregern im Agar-Diffusionstest.

Firma:
Heinrich Mack Nachf., 7918 Illertissen, Postfach 140

Testringe für die Human-Medizin:
Ringförmige Mehrfachträger mit acht Antibiotika, Chemotherapeutika und Sulfonamiden zur Testung von grampositiven und gramnegativen Erregern, von Erregern der Harnwegsinfektionen und der Darminfektionen.

Ausführliche Testbroschüre wird auf Wunsch zugeschickt.

ASL-Titer

s.S. 903 (Mikrotitrationsgeräte)

Bakteriologische Hilfmittel

s.S. 862 unten Antibiotika-Testringe
s.S. 903 Mikrotitrationsgeräte und Sterile Werkbänke

Bilirubin
DPD-Methode

Firma:
Boehringer Mannheim GmbH, Sandhoferstr. 116, Postfach 3101 20, 6800 Mannheim 31, Tel. 06 21/75 91

	Bestell-Nummer	Packungsgröße/Tests makro	mikro
monotest® 10 Bilirubin DPD-Methode	123 943	4 x 10	4 x 40
Automatenpackung	123 951	2 x 200 ml	
Auch für manuelle Durchführung		2 x 100	—

Farb-Test, Messung bei 540–560 nm, z.B. Hg 546 nm.

Prinzip:
Gesamt-Bilirubin wird nach vorheriger Freisetzung des Indirekten Bilirubins mit einer Diazonium-Verbindung zu dem entsprechenden Azobilirubin gekuppelt.
Der Test ist vor allem für die Bilirubin-Bestimmung bei Neugeborenen geeignet und enthält eine entsprechende Arbeitsanleitung.

Probenmaterial:
Serum, Plasma 0,4 ml (makro)
0,04 ml (Neugeborene)

Normalwerte im Serum:
Gesamt-Bilirubin: bis 1 mg/100 ml, bzw.
17,1 µmol/l

Bilirubin
(Methode Jendrassik)

Firma:
Boehringer Mannheim GmbH, Sandhoferstr. 116, Postfach 310120, 6800 Mannheim 31, Tel. 0621/7591

	Bestell-Nummer	Packungsgröße/Tests makro	mikro
Test-Combination	123919	50	250
	123927	250	1250

(Farb-Test, Messung bei [560–600 nm, z.B. Hg 578 nm] für Gesamt-Bilirubin und [530–555 nm, z.B. Hg 546 nm] für „direktes" Bilirubin).

Prinzip:
Gesamt-Bilirubin wird in Gegenwart von Coffein mit diazotierter Sulfanilsäure zu Azobilirubin gekuppelt, dessen Farbintensität proportional der Bilirubinkonzentration ist und nach Zugabe von Tartrat-Lösung bei Hg 578 nm gemessen wird.
„Direktes" Bilirubin wird ohne Coffeinzusatz mit diazotierter Sulfanilsäure gekuppelt und die Intensität der entstehenden Farbe bei Hg 546 nm gemessen.

Probenmaterial:
Serum, Plasma 0,4 ml (makro)
0,1 ml (mikro)

Normalwerte im Serum:
Gesamt-Bilirubin: bis 1 mg/100 ml bzw. 17 µmol/l
„Direktes" Bilirubin: bis 0,25 mg/100 ml bzw. 4,3 µmol/l

Bilirubin-Harn   s.S. 895

Blutgruppentestseren
Firma:
Cilag-Chemie, 6146 Alsbach
Firma:
ASID Bonz und Sohn GmbH, 8044 Lohhof
Blutzucker   s.S. 879 und 880

Cholesterin

Katalase-Methode

Firma:
Boehringer Mannheim GmbH, Sandhoferstr. 116, Postfach 3101 20, 6800 Mannheim 31, Tel. 06 21 / 75 91

Enzym. Farb-Test

	Bestell-Nummer	Packungsgröße/Tests makro	mikro
Test-Combination	124079	50	220
	124087	180	800

(Farb-Test, Messung bei 400–420 mm, z.B. Hg 405 nm)

Prinzip:
Cholesterinester werden durch Cholesterinesterase enzymatisch gespalten. Das gebildete Cholesterin wird zusammen mit frei vorliegendem Cholesterin unter der katalytischen Wirkung von Cholesterinoxidase durch Luftsauerstoff oxidiert und das parallel entstandene Wasserstoffperoxid in einer gekoppelten chemischen Reaktion bestimmt. Meßgröße ist ein Dihydrolutidin-Derivat, dessen Farbintensität der Cholesterin-Konzentration proportional ist (Referenzmethode).

Probenmaterial:
Serum, Plasma 0,04 ml (makro)
0,02 ml (mikro)

Cholesterin

CHOD-PAP-Methode

Firma:
Boehringer Mannheim GmbH, Sandhoferstr. 116, Postfach 3101 20, 6800 Mannheim 31, Tel. 06 21 / 75 91

Enzym. Farbtest

	Bestell-Nummer	Packungsgröße/Tests makro	mikro
Test-Combination	172626	90	180 HM
	187313	680	1400 HM
Automatenpackung	148393	4 x 500 ml	

For continuous flow systems
Für manuelle Arbeitstechnik
nicht geeignet)

(Farb-Test, Messung bei 500–550 nm, z.B. Hg 546 nm)

Prinzip:
Spaltung der Cholesterinester und Oxidation von Cholesterin, siehe Cholesterin Katalase-Methode. Das entstehende Wasserstoffperoxid bildet mit 4-Aminophenazon und Phenol unter katalytischer Wirkung der Peroxydase einen roten Farbstoff. Die Farbintensität dieses Reaktionsproduktes ist der Cholesterin-Konzentration proportional. Kein Probenleerwert erforderlich.

Probenmaterial:
Serum, Plasma 0,02 ml (makro)
              0,01 ml (mikro)

Klinische Interpretation:
Zur Erkennung des Risikofaktors Hypercholesterinämie werden folgende Grenzbereiche empfohlen:

verdächtig ab:
erhöht ab:
220 mg/100 ml bzw. 5,7 mmol/l
260 mg/100 ml bzw. 6,7 mmol/l

Cholinesterase
(Substrat: Butyrylthiocholin)

Firma:
Boehringer Mannheim GmbH, Sandhoferstr. 116, Postfach 310120, 6800 Mannheim 31, Tel. 0621/7591

	Bestell-Nummer	Packungsgröße/Tests makro	mikro
monotest® **Cholinesterase**	124125	20 x 1	—
Test-Combination (Substrat: Acetylthiocholin)	124133	30	—
Test-Combination	124117	30	—

(Farbtest, Messung bei 400–440 nm, z.B. 405 nm)

Prinzip:
Aus Acetylthiocholin bzw. Butyrylthiocholin entsteht unter der Einwirkung von Cholinesterase Thiocholin. Dieses wird zu 2-nitro-5-mercapto-benzoat umgesetzt, dessen Farbintensität gemessen wird.

Probenmaterial:
Serum, Plasma   0,02 ml

Normalwerte im Serum (25° C):
3000–9000 U/l (Substr. Butyrylthiocholin)
1900–3800 U/l (Substr. Acetylthiocholin)

Chromatographie

Firma:
Macherey-Nagel + Co., 5160 Düren

Firma:
BIOTRONIK, Borigallee 22, 6000 Frankfurt

Firma:
DESAGA, Postfach 101969, 6900 Heidelberg 1

Firma:
E. Merck, Darmstadt

CK NAC Aktiviert
„Optimierte Standard-Methode"

Firma:
Boehringer Mannheim GmbH, Sandhoferstr. 116, Postfach 3 101 20, 6800 Mannheim 31, Tel. 06 21/75 91

	Bestell-Nummer	Packungsgröße/Tests makro	mikro
monotest® CK NAC aktiviert	187 844 126 322	3 x 1 20 x 1	3 x 5 20 x 5
monotest® CK NAC aktiviert	181 188	6 x 5	6 x 5
monotest® CK NAC aktiviert	126 349	3 x 10	3 x 50
Automatenpackung	126 357	4 x 32 ml	

Auch für manuelle Durchführung
(UV-Test, Messung bei Hg 366, Hg 334 nm oder 340 nm)

Prinzip:
Die Creatin-Kinase katalysiert die Reaktion Creatinphosphat + ADP = Creatin + ATP. Das entstandene ATP wird in einer Zweistufenreaktion bestimmt, in der letztlich das gebildete NADPH Meßgröße ist.

Die neue optimierte Standard-Methode hat u. a. folgende Vorzüge:
Haltbarkeit der Reaktionslösung: sieben Tage bei + 4°C.
Verdünnungsgrenze bis 1000 U/l
Keine Störung durch Hämolyse.

Probenmaterial:
0,1 ml (makro)
0,02 ml (mikro)

Normalwerte im Serum:
Männer: 10–70 U/l (25°C)
Frauen: 10–60 U/l (25°C)

Zusatzpackung 189 219 20 Best.
Test-Combination Isoenzym CK-MB
Chromatographische Trennung der CK-Isoenzyme.
Bestimmung der CK-MB-Aktivität mit dem Test CK NAC aktiviert.

Creatinin

Firma:
Boehringer Mannheim GmbH, Sandhoferstr. 116, Postfach 3 101 20, 6800 Mannheim 31, Tel. 06 21/75 91

	Bestell-Nummer	Packungsgröße/Tests makro	mikro
Test-Combination	124 192	60–180	400

(Farb-Test, Messung bei 500–550 nm, z. B. Hg 546 nm)

Prinzip:
Creatinin bildet in alkalischer Lösung mit Pikrinsäure eine gelborange gefärbte Verbindung, deren Farbintensität der Creatinin-Konzentration proportional ist.

Probenmaterial:
Serum, Plasma
Mit Enteiweißung 1,0 ml (makro)
                       0,5 ml (mikro)
Ohne Enteiweißung
            0,2 ml
Harn: s. Arbeitsvorschrift

Normalwerte im Serum:
Männer: 0,6–1,1 mg/100 ml bzw.
         53–97 µmol/l
Frauen: 0,5–0,9 mg/100 ml bzw.
         44–80 µmol/l

im Harn:
1–1,5 g/24 Std.-Harn
für Creatinin-Clearance
Männer: 98–156 ml/min
Frauen: 95–160 ml/min

Digoxin Enzymun-Test®

Firma:
Boehringer Mannheim GmbH, Sandhoferstr. 116, Postfach 3 101 20, 6800 Mannheim 31, Tel. 06 21/75 91

	Bestell-Nummer	Packungsgröße/Tests makro	mikro
Test-Combination	199 656	96	

(Farbtest, Messung bei Hg 405, Hg 436 nm, Hg 578 nm)

Prinzip:
Elisa-Prinzip (enzyme linked immunosorbent assay)
Serum-Digoxin und Enzym (POD) – markiertes Digoxin konkurrieren um Digoxin-Antikörper, die an der Innenwand der Teströhrchen fixiert sind.
In der anschließenden Indikator-Reaktion wird die im Antikörper-Digoxin-POD-Komplex an der Röhrchenwand gebundene Enzym-Aktivität durch Zusatz von Substrat und Chromogen (ABTS®) bestimmt.
Kleinste Digoxin-Mengen lassen sich damit im Routinelabor photometrisch bestimmen.

Probenmaterial:
Serum, Plasma 0,1 ml

Eisen

Firma:
Boehringer Mannheim GmbH, Sandhoferstr. 116, Postfach 3 101 20, 6800 Mannheim 31, Tel. 06 21/75 91

	Bestell-Nummer	Packungsgröße/Tests makro	mikro
Test-Combination	124 214	30–80	375

(Farbtest, Messung bei 500-560 nm, z. B.: Hg 546 nm)

Prinzip:
Nach Freisetzung des gebundenen Eisens wird Serum mit Trichloressigsäure enteiweißt und mit $Na_2S_2O_5$ reduziert. Zweiwertiges Eisen bildet unter den Testbedingungen mit Bathophenanthrolin einen gefärbten Komplex, dessen Farbintensität der Eisenkonzentration proportional ist.

Probenmaterial:
Serum, Plasma 2,0 ml (makro)
0,5 ml (mikro)

Eisen ohne Enteiweißung

Firma:
Boehringer Mannheim GmbH, Sandhoferstr. 116, Postfach 3 101 20, 6800 Mannheim 31, Tel. 06 21/75 91

	Bestell-Nummer	Packungsgröße/Tests makro	mikro
Test-Combination	124 222	60–120	180–320

(Farbtest, Messung bei 500–550 nm, z. B. Hg 546 nm)

Prinzip:
Das an Transferrin gebundene Eisen wird durch ein Detergenz abgespalten. Das entstandene dreiwertige Eisen wird durch Natriumdithionit zu zweiwertigem Eisen reduziert. Dieses bildet unter den Testbedingungen mit Bathophenanthrolin einen gefärbten Komplex, dessen Farbintensität der Eisenkonzentration proportional ist.

Probenmaterial:
Serum   0,5 ml (makro)
        0,2 ml (mikro)

Normalwerte im Serum:

	µg/100 ml	µmol/l	Literatur
Männer	59–158	10,6–28,3	Weippl, G. et al., Blut 27 (1973) 261–270
Frauen	37–145	6,6–26,0	
Männer	80–150	14,3–26,9	Heilmeyer, L. und K. Plötner: Das Serumeisen und die Eisenmangelkrankheit Gustav Fischer Verlag, Jena 1937
Frauen	60–140	10,7–25,1	

Eisenbindungskapazität

Firma:
Boehringer Mannheim GmbH, Sandhoferstr. 116, Postfach 3 101 20, 6800 Mannheim 31, Tel. 06 21 / 75 91

	Bestell-Nummer	Packungsgröße/Tests makro	mikro
Test-Combination	125 806	40 oder 100	—
Zusatzpackung zu 124 214 und 124 222			

Eiweiß-Serum   s.S. 876

Eiweiß-Harn   s.S. 895, 896 und 876

Elektrophorese

Firma:
Bender & Hobein, 8000 München

Firma:
CARL ZEISS, 7082 Oberkochen

Fetales Hämoglobin
(Anfärbe-Methode)

Firma:
Boehringer Mannheim GmbH, Sandhoferstr. 116, Postfach 3 101 20, 6800 Mannheim 31, Tel. 06 21 / 75 91

	Bestell-Nummer	Packungsgröße/Tests makro	mikro
Test-Combination	124 249	200	—

Prinzip:
Erwachsenen-Hämoglobin (HbA), läßt sich aus Erythrozyten luftgetrockneter und Alkohol-fixierter Blutausstriche mit alkoholischer Eisen-III-chlorid/Hämatoxylin-Lösung, pH = 1,3–1,6, bei Raumtemperatur gut herauslösen, während fetales Hämoglobin (HbF) nur langsam eluiert wird.

Gerinnungsdiagnostica

Calcium-Thromboplastin
Zur Bestimmung der Einphasen-Gerinnungszeit nach „Quick"

Prinzip:
Citratplasma wird mit Gewebsthromboplastin versetzt. Die Zeit von der Zugabe des Reagenzes bis zum Eintritt der Gerinnung ist ein Maß für den Gehalt des Plasmas an Faktor II, V, VII, X und Fibrinogen.

Best.-Nr.: 126 624 12 x 2 ml Reagenz
126 632 12 x 5 ml Reagenz
126 659 12 x 10 ml Reagenz

Firma:
Boehringer Mannheim GmbH, Sandhoferstr. 116, Postfach 3 101 20, 6800 Mannheim 31, Tel. 06 21/75 91

Hepato-Quick

Prinzip:
Siehe Calcium Thromboplastin
Besonders empfindlich gegenüber Aktivitätsänderungen der Gerinnungsfaktoren II, VII und X, reagiert jedoch nicht auf Mangel an Faktor V und Fibrinogen.
Speziell für die Kontrolle der Leber-synthese-Leistung geeignet.

Best.-Nr.: 126 527 12 x 1 ml Reagenz
126 535 12 x 2 ml Reagenz
126 543 12 x 4 ml Reagenz

Firma:
Boehringer Mannheim GmbH, Sandhoterstr. 116, Postfach 3 101 20, 6800 Mannheim 31, Tel. 06 21/75 91

PTT-Reagenz
Zur Bestimmung der partiellen Thromboplastinzeit.

Prinzip:
Citratplasma wird mit PTT-Reagenz versetzt. Die Gerinnungszeit ist von sämtlichen Gerinnungsfaktoren des endogenen Systems abhängig.

Best.-Nr.: 126 551 6 x 2 ml Reagenz

Firma:
Boehringer Mannheim GmbH, Sandhoferstr. 116, Postfach 3 101 20, 6800 Mannheim 31, Tel. 06 21/75 91

874 Gerinnungsdiagnostica

Thrombin-Reagenz
zur Bestimmung der Thrombinzeit

Prinzip:
Versetzt man Plasma mit Thrombin, so wird Fibrinogen in Fibrin umgewandelt.

Firma:
Boehringer Mannheim GmbH, Sandhoferstr. 116, Postfach 3 101 20, 6800 Mannheim 31, Tel. 06 21/75 91

Thrombin-Coagulase
Zur Bestimmung der Thrombin-Coagulase-Zeit

Prinzip:
Durch Thrombin-Coagulase wird Fibrinogen in Fibrin umgewandelt. Im Gegensatz zu Thrombin aktiviert Thrombin-Coagulase nicht den Faktor XIII.

Best.-Nr.: 126 586   6 x 0,5 ml Reagenz

Firma:
Boehringer Mannheim GmbH, Sandhoferstr. 116, Postfach 3 101 20, 6800 Mannheim 31, Tel. 06 21/75 91

Staphylokokken-Clumping-Test
Zur Bestimmung von Fibrinogen-Fibrin-Spaltprodukten (FSP)

Firma:
Boehringer Mannheim GmbH, Sandhoferstr. 116, Postfach 3 101 20, 6800 Mannheim 31, Tel. 06 21/75 91

Prinzip:
Der sogenannte Clumping-Faktor aus Staphylococcus aureus-Stämmen reagiert mit Fibrinogen und Spaltprodukten.

Best.-Nr.: 126 578   max. 240 Röhrchen

Fibrinogen-Reagenz
Zur quantitativen Fibrinogen-Bestimmung

Firma:
Boehringer Mannheim GmbH, Sandhoferstr. 116, Postfach 3 101 20, 6800 Mannheim 31, Tel. 06 21/75 91

Prinzip:
Methode modifiziert nach Clauss.

Best.-Nr.: 126 691   10 x 2 ml Reagenz

Bestimmung der Einzelfaktoren II/V, VIII/IX und X
Firma:
Boehringer Mannheim GmbH, Sandhoferstr. 116, Postfach 3 101 20, 6800 Mannheim 31, Tel. 06 21/75 91
Prinzip:
Alle Gerinnungsfaktoren aus dem zu bestimmenden Plasma werden im Überschuß zugesetzt. Die Gerinnungszeit ist dann von der Konzentration des gesuchten Gerinnungsfaktors abhängig.

Faktor II	126 667	4 x 0,5 ml Reagenz
Reagenz mit		1 x 0,5 ml normal
Kontrollplasmen		1 x 0,5 ml abnormal
Zusätzlich bestellen:		
Calcium-Thromboplastin	126 624	12 x 2 ml Reagenz
	126 632	12 x 5 ml Reagenz
	126 659	12 x 10 ml Reagenz
Faktor V	126 675	4 x 0,5 ml Reagenz
Reagenz mit		1 x 0,5 ml normal
Kontrollplasmen		1 x 0,5 ml abnormal
Zusätzlich bestellen:		
Calcium-Thromboplastin	126 624	12 x 2 ml Reagenz
	126 632	12 x 5 ml Reagenz
	126 659	12 x 10 ml Reagenz
Faktor VIII	175 935	1 x 2 ml Reagenz I
		1 x 2 ml Reagenz II
		1 x 2 ml Cephalin
		1 x 2 ml Kaolinsuspension
		1 x 5 ml Imidazolpuffer-Konzentrat pH 7,4
		1 x 5 ml Calciumchlorid 0,033 mol/l
Faktor IX	175 943	1 x 2 ml Reagenz I
		1 x 2 ml Reagenz II
		1 x 2 ml Cephalin
		1 x 2 ml Kaolinsuspension
		1 x 5 ml Imidazolpuffer-Konzentrat pH 7,4
		1 x 5 ml Calciumchlorid 0,033 mol/l
Faktor X	126 683	2 x 1,0 ml Reagenz
Reagenz mit Kontrollplasmen		2 x 1,0 ml Schlangengift
		1 x 0,5 ml normal
		1 x 0,5 ml abnormal

Fibrinogen

s.S. 874

Gerinnungsdiagnostik

s.S. 873–875

Gesamt-Eiweiß
(Biuret-Methode)

Firma:
Boehringer Mannheim GmbH, Sandhoferstr. 116, Postfach 3 101 20, 6800 Mannheim 31, Tel. 06 21 / 75 91

	Bestell-Nummer	Packungsgröße/Tests makro	mikro
Test-Combination	124 281	2 x 95	—
Automatenpackung			
Biuretreagenz	147 672	4 Liter	
Leerwertreagenz	147 699	4 Liter	

(Farbtest, Messung bei 530 bis 570 nm, z. B. Hg 546 nm)

Prinzip:
Eiweiß bildet mit Kupfer-Ionen in alkalischer Lösung einen blauviolett gefärbten Komplex, dessen Farbintensität der Eiweißkonzentration proportional ist.

Probenmaterial:
Serum, Plasma 0,05 ml

Normalwerte im Serum:
Neugeborene: 5,3–8,9 g/100 ml bzw. 53–89 g/l
Kinder bis 6 Jahre: 5,6–8,5 g/100 ml bzw. 56–85 g/l
Erwachsene: 6,6–8,7 g/100 ml bzw. 66–87 g/l
im Harn: 25–70 mg/24-St.-Harn
im Liquor: 15–45 mg/100 ml

Gesamt-Lipide

Firma:
Boehringer Mannheim GmbH, Sandhoferstr. 116, Postfach 3 101 20,
6800 Mannheim 31, Tel. 06 21/75 91

	Bestell-Nummer	Packungsgröße/Tests makro	mikro
Test-Combination	124 303	40–115	—

(Farbtest, Messung bei 530–560 nm, z. B.: Hg 546 nm)

Prinzip:
Lipide bilden nach Erhitzung mit konz. Schwefelsäure bei Anwesenheit von Phosphorsäure und Vanillin rosarot gefärbte Verbindungen, deren Farbintensität der Lipidkonzentration proportional ist. Die Bestimmung kann direkt im Serum ohne vorausgehende Extraktion der Lipide durchgeführt werden, da die übrigen Serumbestandteile die Reaktion nicht stören.

Probenmaterial:
Serum, Plasma 0,05 ml

Normalwerte im Serum:
400–1000 mg/100 ml bzw. 4–10 g/l

Glaswaren für das Labor

Firma:
ASID Bonz u. Sohn GmbH, 8044 Lohhof b. München
Tel. 0 89/3 10 10 31

GLDH aktiviert
„Optimierte Standard-Methode"

Firma:
Boehringer Mannheim GmbH, Sandhoferstr. 116, Postfach 3 101 20, 6800 Mannheim 31, Tel. 06 21 / 75 91

	Bestell-Nummer	Packungsgröße/Tests makro	mikro
monotest® GLDH akt.	124 311	19 x 1	19 x 5
Test-Combination	124 320	3 x 10	3 x 50

(UV-Test, Messung bei Hg 366, Hg 334 nm oder 340 nm)

Prinzip:
Das Enzym Glutamat-Dehydrogenase katalysiert die wasserstoffübertragende Reaktion:
α-Ketoglurat + NADH + NH$_4$ + $\rightleftharpoons$
Glutamat + NAD$^+$ + H$_2$O,
deren Gleichgewicht weit auf der Seite von Glutamat und NAD liegt. Man bestimmt die Aktivität der GLDH aus der Geschwindigkeit der durch diese Reaktion hervorgerufenen NADH-Abnahme. NADH ist Meßgröße.

Probenmaterial:
Serum, Plasma 0,5 ml (makro)
0,1 ml (mikro)

Normalwerte im Serum:
Männer: bis 4 U/l (25° C)
Frauen: bis 3 U/l (25° C)

Glucose
GOD-Perid®-Methode

Firma:
Boehringer Mannheim GmbH, Sandhoferstr. 116, Postfach 3 101 20,
6800 Mannheim 31, Tel. 06 21/75 91

	Bestell-Nummer	Packungsgröße/Tests makro	mikro
Test-Combination	124 010	20	ca. 140 HM
	124 028	2 x 50	2 x ca. 580 HM
	124 036	3 x 175	3 x ca. 2900 HM
Automatenpackung	124 044	–	–

Auch für manuelle Durchführung
Enzymatischer Farbtest
Messung bei Hg 436 nm oder 560–620 nm, z.B. Hg 578 nm.

Prinzip:
Clucose wird durch das spezifische Enzym Glucose-Oxydase (GOD) zu Gluconolacton oxidiert, das in wäßriger Lösung in Gluconsäure übergeht.
Glucose + O_2 + H_2O → Gluconsäure + H_2O_2.
Das hierbei entstehende Wasserstoffperoxid oxidiert in Gegenwart von Peroxydase (POD) 2.2 -Azino-di-[3-äthyl-benzthiazolin-sulfonsäure-(6)]-diammoniumsalz (ABTS) zu einer blaugrün gefärbten Verbindung.
H_2O_2 + ABTS → Farbstoff + H_2O
Die Intensität ded Farbstoffes ist proportional der Glucose-Konzentration.

Probenmaterial:
Blut, Serum, Plasma 0,1 ml (makro)
0,05 mlh (mikro)

Gluco-quant® Glucose,
Hexokinase-Methode

Firma:
Boehringer Mannheim GmbH, Sandhoferstr. 116, Postfach 3 101 20, 6800 Mannheim 31, Tel. 06 21/75 91

	Bestell-Nummer	Packungsgröße/Tests makro	mikro
Test-Combination	158 062	2 x 55	2 x 220
	158 089	3 x 160	3 x 640

(UV-Test, Messung bei Hg 366, 334 oder 340 nm)

Prinzip:
Glucose wird in der durch Hexokinase katalysierten enzymatischen Reaktion durch ATP zu G-6-P phosphoryliert.

$$\text{Glucose} + \text{ATP} \xrightleftharpoons{\text{HK}} \text{G-6-P} + \text{ADP}$$

Durch das Enzym Glucose-6-phosphat-Dehydrogenase wird G-6-P in Gegenwart von NADP in Gluconat-6-P übergeführt.

$$\text{G-6-P} + \text{NADP} \xrightleftharpoons{\text{G6P-DH}} \text{Gluconat-6-P} + \text{NADPH} + \text{H}^+$$

Die aus NADP entstehende NADPH-Menge ist äquivalent der G-6-P bzw. Glucose-Menge. NADPH ist Meßgröße.

Probenmaterial:
Mit Enteiweißung:
Blut, Serum, Plasma 0,1 ml (makro)
                                    0,02 ml (mikro)
Ohne Enteiweißung:
Serum, Plasma   0,02 ml
Liquor und Harn s. Arbeitsvorschrift

Glucose
GOD-PAP-Methode

Firma:
Boehringer Mannheim GmbH, Sandhoferstr. 116, Postfach 3 101 20,
6800 Mannheim 31, Tel. 06 21/75 91

	Bestell-Nummer	Packungsgröße/Tests makro	mikro
Automatenpackung Auch für manuelle Arbeitstechnik geeignet	166 391	5 x 200 ml 400	— —
Automatenpackung **For continuous-flow-systems**	124 001	3 x 2 Liter	

(Für manuelle Arbeitstechnik nicht geeignet)

Enzymatischer Farbtest, Messung bei 470–560 nm, z.B. Hg 546 nm.

Prinzip:
Glucose wird durch Luftsauerstoff unter der katalytischen Wirkung von Glucose-Oxydase zu Gluconolacton oxidiert. Das entstandene Wasserstoffperoxid bildet mit 4-Aminophenazon und Phenol unter katalytischer Wirkung der Peroxidase einen roten Farbstoff, dessen Farb-Intensität der Glucose-Konzentration direkt proportional ist.

Probenmaterial: 0,1 ml

Normalwerte im Blut, Serum oder Plasma
70–100 mg/100 ml bzw. 3,89–5,55 mol/l

GOT optimiert

„Optimierte Standard-Methode"

Firma:
Boehringer Mannheim GmbH, Sandhoferstr. 116, Postfach 3 101 20, 6800 Mannheim 31, Tel. 06 21 / 75 91

	Bestell-Nummer	Packungsgröße/Tests makro	mikro
monotest® GOT opt.	124 362	20 x 1	20 x 6
monotest® ⓐ * GOT opt.	158 178	6 x 4	6 x 24
monotest® ⑩ GOT opt.	124 389	3 x 10	3 x 60
Test-Combination	124 397	2 x 25	2 x 125
	124 419	100	500
	124 427	2 x 150	2 x 750
Automatenpackung	124 435	7 x 32 ml	
(Auch für manuelle		7 x 12	7 x 64
Durchführung)			
	124 443	5 x 100 ml	
		5 x 40	—

(UV-Test, Messung bei Hg 366, Hg 334 nm oder 340 nm)

Prinzip:
Das Enzym Glutamat-Oxalacetat-Transaminase katalysiert die Gleichgewichtsreaktion L-Glutamat + Oxalacetat $\rightleftharpoons$ L-Aspartat + α-Ketoglutarat.
Man bestimmt die Aktivität der GOT aus der Geschwindigkeit der durch diese Reaktion hervorgerufenen Oxalacetat-Zunahme. Diese wird in der gekoppelten, durch Malat-Dehydrogenase katalysierten Indikatorreaktion bestimmt:
Oxalacetat + NADH + H$^+$ $\rightleftharpoons$ L-Malat + NAD$^+$.
NADH ist Meßgröße.

Probenmaterial:
Serum, Plasma 0,5 ml (makro)
0,1 ml (mikro)

Normalwerte im Serum:
Männer: bis 18 U/l;
Frauen: bis 15 U/l.

GPT optimiert
„Optimierte Standard-Methode"

Firma:
Boehringer Mannheim GmbH, Sandhoferstr. 116, Postfach 3 101 20, 6800 Mannheim 31, Tel. 06 21/ 75 91

	Bestell-Nummer	Packungsgröße/Tests makro	mikro
monotest® GPT opt.	124 524	20 x 1	20 x 6
monotest® [a] * GPT opt.	161 071	6 x 4	6 x 24
monotest® [10] GPT opt.	124 532	3 x 10	3 x 60
Test-Combination	124 559	2 x 25	2 x 125
	124 567	100	500
	124 575	2 x 150	2 x 750
Automatenpackung	124 583	7 x 32 ml	
(Auch für manuelle		7 x 12	7 x 64
Durchführung			
	124 591	5 x 100 ml	
		5 x 40	—

(UV-Test, Messung bei Hg 366, Hg 334 nm oder 340 nm)

Prinzip:
Das Enzym Glutamat-Pyruvat-Transaminase katalysiert die Gleichgewichtsreaktion
L-Glutamat + Pyruvat $\rightleftharpoons$ L-Alanin + α-Ketoglutarat.
Man bestimmt die Aktivität der GPT aus der Geschwindigkeit der durch diese Reaktion hervorgerufenen Pyruvat-Zunahme. Diese wird in der gekoppelten, durch Lactat-Dehydrogenase katalysierten Indikatorreaktion bestimmt:
Pyruvat + NADH + H$^+$ $\rightleftharpoons$ L-Lactat + NAD$^+$. NADH ist Meßgröße.

Probenmaterial:
Serum, Plasma 0,5 ml (makro)
0,1 ml (mikro)

Normalwerte im Serum:
Männer: bis 22 U/l
Frauen: bis 17 U/l

γ-GT neu

Firma:
Boehringer Mannheim GmbH, Sandhoferstr. 116, Postfach 3 101 20,
6800 Mannheim 31, Tel. 06 21 / 75 91

	Bestell-Nummer	Packungsgröße/Tests makro	mikro
monotest® γ-GT neu	125 938	20 x 1	20 x 4
monotest® [a] γ-GT neu	158 208	6 x 6	6 x 24
monotest® [10] γ-GT neu	125 946	3 x 10	3 x 40
	235 075	15 x 10	—
Automatenpackung	125 954	4 x 250 ml	
(Auch für manuelle		4 x 125	4 x 500
Durchführung)			

Bei Bedarf kann zusätzlich Puffer bezogen werden.

(Farbtest, Messung bei 400 bis 420 nm, z. B. Hg 405 nm)

Prinzip:
Das Enzym γ-Glutamyl-Transferase spaltet das Substrat γ-Glutamyl-3-carboxy-4-nitroanilid in Glutamat und 5-Amino-2-nitrobenzoat. Glutamat wird auf Glycylglycin übertragen, das freigesetzte 5-Amino-2-nitrobenzoat aufgrund seiner gelben Farbe bestimmt.

Probenmaterial:
Serum, Plasma 0,2 ml (makro)
0,05 ml (mikro)

Normalwerte im Serum:
Männer: 6–28 U/l (25° C)
Frauen: 4–18 U/l (25° C)

Hämoglobin

Firma:
Boehringer Mannheim GmbH, Sandhoferstr. 116, Postfach 3 101 20,
6800 Mannheim 31, Tel. 06 21/75 91

	Bestell-Nummer	Packungsgröße/Tests makro	mikro
Test-Combination	124 729	3 x 200	—

Prinzip:
Die im Blut vorhandenen Hämoglobinverbindungen mit Ausnahme des Verdoglobins werden durch Kaliumcyanid und Kaliumhexacyanoferrat-(III) in Hämiglobincyanid übergeführt. Die Farbintensität des gebildeten Hämiglobincyanids ist der Hämoglobinkonzentration proportional und wird bei 546 nm gemessen.
Die im folgenden beschriebene Methode lehnt sich an die Angaben von E.J. van Kampen und W.G. Zijlstra[2] an.

Probenmaterial:
Blut   0,02 ml

Hämoglobin, fetales   s.S. 872

Harnsäure Urica-quant®

Firma:
Boehringer Mannheim GmbH, Sandhoferstr. 116, Postfach 3 101 20,
6800 Mannheim 31, Tel. 06 21/75 91

	Bestell-Nummer	Packungsgröße/Tests makro	mikro
Test-Combination	124 753	50	280
	124 761	180	830

(Enzymatischer Farbtest, Messung bei 400–420 nm, z. B. Hg 405 nm; Spektralphotometer: 410 nm)

Prinzip:
Harnsäure wird durch Uricase abgebaut. Harnsäure + $2H_2O$ + O_2 $\xrightarrow{uricase}$ Allantoin + CO_2 + H_2O_2. Das entstandene Wasserstoffperoxyd oxidiert mit Hilfe des Enzyms Katalase Methanol zu Formaldehyd. In Gegenwart von Ammoniumionen bildet Formaldehyd mit Acetylaceton eine gelbgefärbte Verbindung, deren Farbintensität der Harnsäure-Konzentration proportional ist und zwischen 400–420 nm gemessen wird.

Probenmaterial:
Serum, Plasma 0,5 ml (makro)
0,1 ml (mikro)
Harn s. Arbeitsvorschrift

Normalwerte im Serum:
Männer: 3,4–7,0 mg/100 ml bzw. 202–416 µmol/l
Frauen: 2,4–5,7 mg/100 ml bzw. 142–339 µmol/l

Harnstoff

Firma:
Boehringer Mannheim GmbH, Sandhoferstr. 116, Postfach 3 101 20,
6800 Mannheim 31, Tel. 06 21/75 91

	Bestell-Nummer	Packungsgröße/Tests makro	mikro
manotest® [a]* **Harnstoff**	166 421	3 x 20	

(Enzymatischer UV-Test, Messung bei Hg 365 nm, Hg 334 nm)

Prinzip:
Harnstoff wird unter der katalytischen Einwirkung des Enzyms Urease zu Ammoniak und Kohlendioxid hydrolysiert.

$$\text{Harnstoff} + H_2O \xrightarrow{\text{Urease}} 2\ NH_3 + CO_2$$

In der anschließenden, durch Glutamat-Dehydrogenase katalysierten Indikator-Reaktion reagiert Ammoniak mit α-Ketoglutarat und NADH unter Bildung von Glutamat und NAD^+.

$$2\ \alpha\text{-Ketoglutarat} + 2\ NADH + 2\ NH_4^+ \xrightarrow{\text{GIDH}} 2\ \text{L-Glutamat} + 2\ NAD^+ + 2\ H_2O$$

Als Meßgröße dient die Extinktionsabnahme von NADH, die der Ammoniak-Menge proportional ist. Aus einem Mol Harnstoff entstehen zwei Mol Ammoniak.
Speziell geeignet für die kinetische Harnstoff-Bestimmung.

Probenmaterial:
Serum, Plasma 0,05 ml
Harn s. Arbeitsvorschrift

Harnstoff

(Methode Urease/Berthelot)

Firma:
Boehringer Mannheim GmbH, Sandhoferstr. 116, Postfach 3 101 20, 6800 Mannheim 31, Tel. 06 21/75 91

	Bestell-Nummer	Packungsgröße/Tests makro	mikro
Test-Combination	124 770	80	500
	124 788	250	1200
Automatenpackung	124 796	2 x 2 Liter	

(Auch für manuelle Durchführung)
(Enzymatischer Farb-Test, Messung bei 530–570 nm, z. B. Hg 546 nm)

Prinzip:
Harnstoff wird in der durch Urease katalysierten enzymatischen Reaktion unter Bildung von Ammoniumcarbonat gespalten.
Harnstoff + 2 H_2O → $(NH_4)_2CO_3$
Die hierbei entstehenden Ammoniumionen reagieren mit Phenol und Hypochlorit unter Bildung eines blauen Farbstoffs, dessen Farbintensität der Harnstoffkonzentration proportional ist.

Probenmaterial:
Serum, Plasma 0,0 ml
Harn s. Arbeitsvorschrift

Normalwerte:
im Serum: 10–50 mg/100 ml; 5–23 mg Harnstoff-N/100ml
im Harn: 20–35 g/24 Std.

α-HBDH optimiert
„Optimierte Standard-Methode"

Firma:
Boehringer Mannheim GmbH, Sandhoferstr. 116, Postfach 3 101 20, 6800 Mannheim 31, Tel. 06 21/75 91

	Bestell-Nummer	Packungsgröße/Tests makro	mikro
monotest® α-HBDH opt.	124 800	20 x 1	20 x 6
monotest® ⓐ * α-HBDH opt.	161 080	6 x 4	6 x 24
Test-Combination	124 818	3 x 20	325
Automatenpackung	124 826	5 x 50 ml	

(Auch für manuelle Durchführung)
(UV-Test, Messung bei Hg 336 nm, Hg 334 nm oder 340 nm).

Prinzip:
Das Isoenzym 1 der Lactat-Dehydrogenase (auch als »α-Hydroxybutyrat-Dehydrogenase« bezeichnet) katalysiert die wasserstoffübertragene Reaktion

$$\alpha\text{-Ketobutyrat} + NADH + H^+ \rightleftharpoons \alpha\text{-Hydroxybutyrat} + NAD^+$$

deren Gleichgewicht weit auf der Seite von α-Hydroxybutyrat und NAD liegt. Man bestimmt die Aktivität des Enzyms aus der Geschwindigkeit der durch diese Reaktion hervorgerufenen NADH-Abnahme. NADH ist Meßgröße.

Probenmaterial:
Serum, Plasma 0,1 ml (makro)
0,02 ml (mikro)

Normalwerte im Serum:
55–140 U/l (25°)

Kreatinin

s.S. 869 (Creatinin)

Kupfer

Firma:
Boehringer Mannheim GmbH, Sandhoferstr. 116, Postfach 3 101 20, 6800 Mannheim 31, Tel. 06 21/75 91

	Bestell-Nummer	Packungsgröße/Tests makro	mikro
Test-Combination	124 834	30–80	375

(Farb-Test, Messung bei 430-490 nm, z. B.: Hg 436 nm)

Prinzip:
Nach Freisetzung des gebundenen Kupfers wird Serum mit Trichloressigsäure enteiweißt. Kupfer bildet unter den Testbedingungen mit Bathocuproin einen gefärbten Komplex, dessen Farbintensität der Kupferkonzentration proportional ist.

Probenmaterial:
Serum: 2,0 ml (makro)
0,5 ml (mikro)

Normalwerte im Serum:
65–165 µg/100 ml bzw. 10,2–26,0 µmol/l

LAP optimiert

Firma:
Boehringer Mannheim GmbH, Sandhoferstr. 116, Postfach 3 101 20, 6800 Mannheim 31, Tel. 06 21/75 91

	Bestell-Nummer	Packungsgröße/Tests makro	mikro
monotest LAP opt.	204 323	20	20 x 1
monotest® LAP	124 869	20 x 1	20 x 6
Test-Combination	124 877	30	175

(Farb-Test, Messung bei Hg 405 nm, 400 bis 420 nm)

Prinzip:
L-Leucin-nitranilid wird durch die LAP in Leucin und p-Nitranilin gespalten. Die nach einer bestimmten Zeit freigesetzte p-Nitranilin-Menge ist proportional der LAP-Aktivität und kann aufgrund der gelben Farbe bestimmt werden.

Probenmaterial:
Serum: 0,2 ml (makro)
0,05 ml (mikro)

LDH optimiert
„Optimierte Standard-Methode"

Firma:
Boehringer Mannheim GmbH, Sandhoferstr. 116, Postfach 3 101 20, 6800 Mannheim 31, Tel. 06 21/75 91

	Bestell-Nummer	Packungsgröße/Tests makro	mikro
monotest® LDH opt.	124 885	20 x 1	20 x 6
monotest® [a] * LDH opt.	158 186	6 x 4	6 x 24
Test-Combination	124 893	3 x 12	3 x 70
	124 907	2 x 50	2 x 300
Automatenpackung	124 915	5 x 50 ml	

(Auch für manuelle Durchführung)
(UV-Test, Messung bei Hg 336, Hg 334 nm oder 340 nm)

Prinzip:
Das Enzym Lactat-Dehydrogenase katalysiert die wasserstoffübertragende Reaktion.
Pyruvat + NADH + H$^+$ $\rightleftharpoons$ Lactat + NAD$^+$,
deren Gleichgewicht weit auf der Seite von Lactat und NAD liegt. Man bestimmt die Aktivität der LDH aus der Geschwindigkeit der durch diese Reaktion hervorgerufenen NADH-Abnahme. NADH ist Meßgröße.

Probenmaterial:
Serum, Plasma 0,1 ml (makro)
0,02 ml (mikro)

Normalwerte im Serum:
120 bis 240 U/l (25° C)

Lipide

s.S. 877 und 892

Phosphor, Phospholipide

Firma:
Boehringer Mannheim GmbH, Sandhoferstr. 116, Postfach 3 101 20,
6800 Mannheim 31, Tel. 06 21/75 91

	Bestell-Nummer	Packungsgröße/Tests makro	mikro
Test-Combination	124 974	30–90	–

(Farb-Test, Messung bei 400–420 nm, z. B.: Hg 405 nm)

Prinzip:
Phospholipide werden zusammen mit Serumprotein durch Trichloressigsäure gefällt und der Niederschlag nach Zentrifugation bei 180–200° C oxydiert.
Anorg. Phosphat bildet in saurer Lösung mit Ammoniummolybdat und Ammoniumvanadat einen gelbgefärbten Komplex, dessen Farbintensität der Phosphatkonzentration proportional ist.

Probenmaterial:
Serum, Plasma 0,2 ml (Phosphor)
0,1 ml (Phospholipide)
Harn s. Arbeitsvorschrift

Normalwerte im Serum:
2,5– 5 mg anorg. Phosphor/100 ml (Erwachsene)
bzw. 0,81–1,62 mmol/l
4 – 7 mg anorg. Phosphor/100 ml (Kinder)
bzw. 1,30–2,26 mmol/l
6 – 10 mg Phospholipid-Phosphor/100 ml
bzw. 1,94–3,21 mmol/l
150 –250 mg Phospholipide/100 ml bzw. 1,5–2,5 g/l

im Harn:
0,3–1,0 g anorg. Phosphor/24-Stunden-Harn

Rheographie

s.S. 906

Saure Phosphatase

Firma:
Boehringer Mannheim GmbH, Sandhoferstr. 116, Postfach 3 101 20,
6800 Mannheim 31, Tel. 06 21/75 91

	Bestell-Nummer	Packungsgröße/Tests makro	mikro
Test-Combination	125 008	50	330

(Farb-Test, Messung bei 400 bis 420 nm, z. B. Hg 405 nm)

Prinzip:
p-Nitrophenylphosphat wird durch Phosphatasen in Phosphat und p-Nitrophenol gespalten. Die nach einer gewissen Zeit freigesetzte p-Nitrophenol-Menge ist proportional der Phosphatase-Aktivität und kann nach Zugabe von Natronlauge aufgrund der gelben Farbe bestimmt werden.
Zur Differenzierung zwischen gesamter saurer Phosphatase und Prostata-Phosphatase, die durch Tartrat spezifisch hemmbar ist, führt man den Test in Gegenwart und Abwesenheit von Tartrat durch.

Probenmaterial:
Serum: 0,6 ml (makro)
0,06 ml (mikro)

Normalwerte im Serum:
gesamte SP: bis 11 U/l (37° C)
Prostata-SP: bis 4 U/l (37° C)

Schwangerschaftstest
Firma:
Cilag-Chemie GmbH, 6146 Alsbach

Stuhl auf Blut   s.S. 902 (hemo FEC)

Tbc-Diagnostik
Firma:
MAST-DIAGNOSTICA GmbH, Schubertstr. 9, 2000 Hamburg 76

Triglyceride vollenzymatisch (Neutralfett)

Firma:
Boehringer Mannheim GmbH, Sandhoferstr. 116, Postfach 3 101 20,
6800 Mannheim 31, Tel. 06 21 / 75 91

	Bestell-Nummer	Packungsgröße/Tests makro	mikro
Test-Combination	138 355	3 x 8	3 x 10 HM
	126 012	3 x 34	3 x 40 HM
	126 039	4 x 90	4 x 110 HM
Automatenpackung	150 606	3 x 100 ml	

(Verseifung bei 37° C)
Auch für manuelle Durchführung

		3 x 34	—
Automatenpackung	166 448	2,25 Liter	

For continuous-flow-systems
(Für manuelle Arbeitstechnik nicht geeignet)

ATP, Zusatzpackung   193 585   3 x 40 Tbl.

Für automatisierte, kinetische, vollenzymatische
Triglyceridbestimmungen
(UV-Test, Messung bei Hg 366, Hg 334 oder 340 nm)

Prinzip:
Die Triglyceride (Neutralfett) werden durch enzymatische Bestimmung ihres Glycerinanteils erfaßt.
Die vorangehende Spaltung in Fettsäuren und Glycerin erfolgt enzymatisch mittels Lipase/Esterase.
Anschließend wird das entstandene Glycerin in der durch Glycerokinase katalysierten Reaktion durch ATP zu Glycerin-1-phosphat phosphoryliert.

Glycerin + ATP $\rightleftharpoons$ Glycerin-1-phosphat + ADP

Über eine weitere Hilfs- und Indikator-Reaktion mit Pyruvat-Kinase und LDH wird aus NADH NAD gebildet.
Die während der Reaktion verbrauchte NADH-Menge ist äquivalent der Glycerin-Menge. NADH ist Meßgröße.

Probenmaterial:
Serum, Plasma 0,05 ml (makro)
             0,02 ml (h. mikro)

Klinische Interpretation:
Zur Erkennung des Risikofaktors Hypertriglyceridämie werden folgende Grenzbereiche empfohlen:
verdächtig ab 150 mg/100 ml bzw. 1,71 mmol/l
erhöht ab: 200 mg/100 ml bzw. 2,29 mmol/l

Urin-Teststreifen

Albym-Test®
Firma:
Boehringer Mannheim GmbH, Sandhoferstr. 116, Postfach 3 101 20, 6800 Mannheim 31, Tel. 06 21/75 91

Zur halbquantitativen Bestimmung von Eiweiß (Albumin im Harn)

Prinzip:
Tetrabromphenolphtaleinäthylester schlägt in Gegenwart von Eiweißkörpern von hellgrüngelb nach blau um. Der Indikator reagiert besonders empfindlich auf das bei Nierenschäden bevorzugt ausgeschiedene niedermolekulare Albumin.

Best.-Nr.: 1865 185   1 x 50 Tests
1865 191   20 x 50 Tests
1865 216   50 x 50 Tests

Bilirubin/Bilur-Test®
Zum spezifischen Nachweis von Bilirubin im Serum und im Harn.

Firma:
Boehringer Mannheim GmbH, Sandhoferstr. 116, Postafch 3 101 20, 6800 Mannheim 31, Tel. 06 21/75 91

Prinzip:
Kupplung von Bilirubin mit einem stabilen Diazoniumsalz im sauren Milieu des Testpapiers. Der entstehende rot-violette Azo-Farbstoff bewirkt einen Farbumschlag nach violett.

Best.-Nr.:   50 Teststreifen
20 x 50 Teststreifen
50 x 50 Teststreifen

Bilugen-Test®
Zum gleichzeitigen Nachweis von Bilirubin und Urobilinogen im Harn.

Best.-Nr.: 1640 842   50 Teststreifen
20 x 50 Teststreifen
50 x 50 Teststreifen

Prinzip:
Siehe Bilur-Test oben

Combur⁸-Test®

Firma:
Boehringer Mannheim GmbH, Sandhoferstr. 116, Postfach 3 101 20, 6800 Mannheim 31, Tel. 06 21/75 91

Zum gleichzeitigem Nachweis von Nitrit, Eiweiß, Glucose, Ketonkörpern, Urobilinogen, Bilirubin und Blut sowie zur Bestimmung des pH-Wertes.

Prinzip:
Siehe:
Nitur-Test
Albym-Test
Gluko-Test
Ketur-Test
Bilur-Test
Sangur-Test

Best.-Nr.: 1849 588   1 x 50 Tests
          1666 540 20 x 50 Tests
          1666 557 50 x 50 Tests

Combur⁴-Test®

Firma:
Boehringer Mannheim GmbH, Sandhoferstr. 116, Postfach 3 101 20, 6800 Mannheim 31, Tel. 06 21/75 91

Zum gleichzeitigen Nachweis von Eiweiß, Glucose, Urobilinogen und Blut.

Prinzip:
Siehe:
Albym-Test
Gluko-Test
Ugen-Test
Sangur-Test

Best.-Nr.: 1849 559   1 x 50 Tests
          1666 511 20 x 50 Tests
          1666 528 50 x 50 Tests

Combur⁵-Test®
Firma:
Boehringer Mannheim GmbH, Sandhoferstr. 116, Postfach 3 101 20, 6800 Mannheim 31, Tel. 06 21 / 75 91
Zum gleichzeitigen Nachweis von Nitrit, Eiweiß, Glucose, Urobilinogen und Blut.
Prinzip:
Siehe:
Nitur-Test
Albym-Test
Gluko-Test
Ugen-Test
Sangur-Test
Best.-Nr.: 1849 559   1 x 50 Tests
          1849 565 20 x 50 Tests
          1849 571 50 x 50 Tests

Combur⁶-Test®
Firma:
Boehringer Mannheim GmbH, Sandhoferstr. 116, Postfach 3 101 20, 6800 Mannheim 31, Tel. 06 21 / 75 91
Zum gleichzeitigen Nachweis von Eiweiß, Glucose, Ketonkörpern, Urobilinogen und Blut.
Prinzip:
Siehe:
Albym-Test
Gluko-Test
Ketur-Test
Ugen-Test
Sangur-Test
Best.-Nr.: 1666 534   1 x 50 Tests
          1666 540 20 x 50 Tests
          1666 557 50 x 50 Tests

Diabur-Test®
Firma:
Boehringer Mannheim GmbH, Sandhoferstr. 116, Postfach 3 101 20, 6800 Mannheim 31, Tel. 06 21 / 75 91
Zur halbquantitaven Bestimmung von Glucose im Harn.
Prinzip:
Glucose-oxydase-peroxydase-Reaktion
Best.-Nr.: 1915 517   1 x 50 Tests
          1915 523 20 x 50 Tests

Urin-Teststreifen

Ecur-Test®

Firma:

Boehringer Mannheim GmbH, Sandhoferstr. 116, Postfach 3 101 20, 6800 Mannheim 31, Tel. 06 21/75 91

Spezialteststreifen für den Urinbefund bei der Krebsfrüherkennungsuntersuchung von Frauen und Männern mit der Bestimmung von Glucose, Eiweiß und Blut.

Prinzip:
Siehe:
Gluko-Test®
Albym-Test®
Sangur-Test®

Best.-Nr.: 1905 252 1 x 50 Tests
1942 224 20 x 50 Tests
1942 230 50 x 50 Tests

Gluketur-Test®

Firma:

Boehringer Mannheim GmbH, Sandhoferstr. 116, Postfach 3 101 20, 6800 Mannheim 31, Tel. 06 21/75 91

Zum gleichzeitigem Nachweis von Glucose und Ketonkörpern in Harn.

Prinzip:
Siehe:
Glukotest® und Ketur-Test®

Best.-Nr.: 1640 865 1 x 50 Tests
1640 871 20 x 50 Tests
1640 888 50 x 50 Tests

Gluko-Test®

Firma:

Boehringer Mannheim GmbH, Sandhoferstr. 116, Postfach 3 101 20, 6800 Mannheim 31, Tel. 06 21/75 91

Zur halbquantitativen enzymatischen Bestimmung von Glucose im Harn. Besonders geeignet für Diabetiker zur Selbstkontrolle.

Prinzip:
Glucoseoxydase-Peroxydase-Reaktion.

Best.-Nr.: 0425 260 1 x ca. 120 Tests
0424 941 10 x ca. 120 Tests
0424 958 50 x ca. 120 Tests